历代针灸名家
辨证用穴详解

以案说法

李瑞 主编

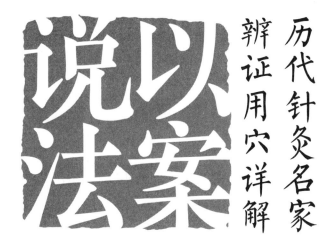

北京科学技术出版社

图书在版编目（CIP）数据

以案说法：历代针灸名家辨证用穴详解/李瑞主编. —北京：
北京科学技术出版社，2019.3
ISBN 978 - 7 - 5304 - 9434 - 9

Ⅰ.①以… Ⅱ.①李… Ⅲ.①针灸疗法 - 医案 - 中国 - 古代
Ⅳ.①R245

中国版本图书馆 CIP 数据核字（2018）第 022246 号

以案说法：历代针灸名家辨证用穴详解

主　　编：李　瑞
策划编辑：白世敬
责任编辑：张　洁　杨朝晖　董桂红　吕　艳　周　珊
责任校对：贾　荣
责任印制：李　茗
封面设计：蒋宏工作室
出 版 人：曾庆宇
出版发行：北京科学技术出版社
社　　址：北京西直门南大街 16 号
邮政编码：100035
电话传真：0086 - 10 - 66135495（总编室）
　　　　　0086 - 10 - 66113227（发行部）　　0086 - 10 - 66161952（发行部传真）
电子信箱：bjkj@ bjkjpress. com
网　　址：www. bkydw. cn
经　　销：新华书店
印　　刷：河北鑫兆源印刷有限公司
开　　本：787mm×1092mm　　1/16
字　　数：405 千字
印　　张：19
版　　次：2019 年 3 月第 1 版
印　　次：2019 年 3 月第 1 次印刷
ISBN 978 - 7 - 5304 - 9434 - 9/R · 2461

定　　价：59.00 元

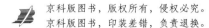

编写委员会

前　言

针灸医案学，指对以中医理论和经络腧穴理论为基础，通过针、灸、熨等各种方法对经络、穴位予以刺激，以达到防治疾病目的的医疗事件进行的记录的研究。

医案，是古代医家毕生行医经历的得意之作、精华之作。前贤悬壶济世，以苍生为念，常以回春妙手，拯救危急，所救治者何以千万数计；而所传世之医案大多寥寥数十则。这些医案大多是医者学术思想的浓缩之作，读之常有含英咀华之感，对针灸从业者裨益极大。

本书作者在北京中医药大学任教期间，连续十余年开设《针灸医案学》的教学，多年来教学相长，颇有心得。作者不敢藏私，今编纂此书，以飨读者，并寄望本书能有以下三点作用。

（一）传承中医

现代技术的进步使得医者可以通过网络在短时间内掌握大部分所需的知识，而中医教材的普及使得学生在短时间内即可掌握针灸学大部分的关键知识点。以往某位医家毕生的经验或在取穴、补泻手法方面的心得，体现在书本上时往往只有短短几行字，其重要性常常被读者有意无意地忽视。另外，书本上的内容虽能使学生习得某种治疗方法的操作，却难以了解其概念沿袭以及在历史上几经变迁的原因。

"不溯其源，则无以得古人立法之意；不穷其流，则何以知后世变法之弊"。如果不能对针灸中各个疗法及操作的历史沿袭有明确的了解，纵然掌握了其正确操作，这些知识也是空中楼阁、无根之木，在临床中常因不明其所以然而被弃于不用。《标幽赋》言："去圣逾远，此道渐坠。"作者每读至此，心中不免戚戚然。针灸疗法中针、灸、刺血、拔罐等疗法的选择，操作时补泻原则的确立和具体补泻操作方法的选择，都应是建立在对各种治疗、操作方法的历史沿革了然于胸的基础上的，而不应是受书本上知识的死板限制而选择的，所谓"从心所欲不逾矩"。

本书旨在培养读者的，就是这种"从心所欲不逾矩"的境界；其方法就在于通过对某一病证在各个朝代医家手中的治疗方法的学习，了解相关中医概念的历史沿革。

（二）培养厚重的中医底蕴和知识储备

"水之积也不厚，则其负大舟也无力；风之积也不厚，则其负大翼也无力"。中医的学习也是如此，没有深厚的文化底蕴和扎实的中医基础知识储备，是难以在临床实践中得心应手的。

现代中医教育以课堂教学与临床实践相结合，在具有科学化、标准化、效率高的优势的同时，也于一定程度上轻视了中医文化底蕴的培养。这使得学生在临床实践中，往往空有一颗"大医精诚"之心，却因没有厚重的中医底蕴，在治疗时"水浅舟大"，难能有所作为。

本书则弥补了这一缺陷。书中大量的古医案可极大地丰富读者的知识储备，以便在日后的临床中，可以信手拈来，灵活应用。

（三）培养以中医思维模式指导临床的针灸人

中医之所以能够独立于西医，不在于其特殊的操作方法，而在于其理论体系、哲学背景与意识形态能够与西医平分秋色，各有长短。现代中医研究领域，西化之风盛行，对针灸的研究也大量采用了动物实验，乃至细胞实验的方式，侧重于对信号通路传导的观察，对中医药院校的本科生、硕博士研究生的思维模式影响极大。中医一旦在思维模式上被西医"收编"，按照西医的套路进行研究，势必会导致"西医研究不清的病，中医疗效机制也说不清；西医研究明确的病，中医疗法的指标针对性不强"的尴尬局面。本书旨在通过古医案的学习，重塑未来中医针灸人才的中医思维模式。

中医所化源的中国思维模式是先进的，并不悖于指导现代科学研究。几十年前，由于人工胰岛素的成功合成，一时也兴起了关于生命也可以人工合成的思潮。而素来与生化研究无涉的梁簌溟发表见解说，"自然生命靡非始于分化孳息，而人工之造物恒必从构合入手，此世所共见。今曰从构合入手取得生命，吾窃疑其貌似在此"，断言此说并不能成立。事实证明其观点是正确的。

中国哲学思维模式并不落后，也不古板；相反，上面的例子证明以其指导现代学科研究也可以是正确、漂亮而且大气的。本书寄望于通过对古医案的学习，使读者潜移默化地接受中医思维模式，在临床中加以应用。

以上为作者抛砖引玉的拙见，望能使读者有所受益。

目　　录

第一章　针灸医案概论

第一节　针灸医案发展简史

医案，是中医临床诊疗实践的记录，相当于现代临床中的病历。医案既为医者临证提供诊疗思路及技巧，也是医者继承前人学术思想及临证经验的重要途径。中医医案从先秦两汉伊始，迄今已有两千余年。在中医发展的历史长河中，针灸医案经历了一个渐进式的发展过程。

一、先秦时期

在这一时期，医案散见于文史著作之中，数量较少，医案记载本身亦较为简单，且多是医话、医案、医事等混为一体，为记述某人事迹而作，但因其内容已初步具备了医案的诸多要素，亦可视为原始的医案。医家常认为医案之作始于《史记》，然而事实上，《史记》之前的诸子著作中已有不少散在的医案。与《周礼》成书年代相近的《左传》和《吕氏春秋》等著作中即出现了早期医案的雏形。应当说，医案的滥觞当在先秦，与中医基础理论奠基几乎同时，但我们不可单纯地认为《史记·扁鹊仓公列传》中淳于意（仓公）的25则"诊籍"就是最早的医案。

二、两汉时期

两汉时期的针灸医案仅收录在史书当中，数量较少，但此期的医家对于辑案之目的已有了明确的认识。有些医案记述简单（最少的仅二十余字），有些则视同历史纪事叙述较详，但医案的基本要素均已齐备，故可以认为在此时期，医案已基本成型，只不过在描述上存在着详略之殊。

难能可贵的是这一时期的医案将针灸造成的无形和有形损伤均如实地记录了下来，可令后世习医者引以为戒。

三、魏晋南北朝至隋唐时期

魏晋时期的医籍以方书为主，针灸医案数量仍然不多，主要散在于文史著作及方书之中。南北朝时期的医案受阴阳、五行生克理论的约束较少，医学上的实际情况得到了比较客观的反映，特别是在方、药及外科、急症学上反映得更加明显。同时为了弥补过去医学典籍"浑漫杂错"的缺陷，"类例相从""以类相续"的研究方法开始盛行。医家开始对医学中的各种实际知识，按其基本特性，进行分门别类。到了隋唐时期，随着南北对峙局面的结束，全国重归于一统，中医学的发展进入到一个总结、归纳、补充的阶段。在"大同"思想的影响下，医案的记载从以局部地区或医家个人经验为主，向注重全面整理以往的医学成就，并结合医疗实践总结新经验和吸收新成就转变。此时期的医案多出自于综合性的医书，如《外台秘要》《备急千金要方》《千金翼方》等。

四、宋金元时期

这一时期医案撰写逐渐受到医家的重视，故方书以外的医籍附案开始增多，出现了集中附载针灸医案的综合性医书及腧穴专书，编纂形式多样，不拘一格。这些医案为医家亲自撰写，抑或为门人弟子整理而成，体现了医家在针灸方面的某些诊治思路。总之，宋金元时期针灸医案进入了蓬勃发展的阶段，载案数量明显增多。

五、明清时期

明代针灸医案已日臻成熟，不仅书案形式多样，且载案数量位列历代之首，涉及的诸科证治尤以外科灸疗见长。明代涌现出许多针灸名家及其著作，如徐凤的《针灸大全》、高武的《针灸聚英》、杨继洲的《针灸大成》等。

清代中期以后，针灸医案发展缓慢，尤其是公元1882年，统治者以"针刺、火灸，究非奉君之所宜"为由下令"太医院针灸科，着永远停止"，使得清代针灸医案的发展受到很大阻碍。这一时期，虽然载案数量尚可与宋金元时期相比，但医案记录较为分散，涉及病种也颇为局限，大部分是针对痧证、霍乱等传染病的治疗，外科痈疽，五官科的喉舌疾患及厥、脱等内科急症亦占有一定比例。病种的局限导致了大部分针灸案例在治法上的单一，不过少数关于灯火焠法、太乙神针、金针拨障术的医案记载也同样能反映出这一时期针灸疗法的特色之处。在书案格式上虽然基本保持了宋明时期的风格，但远不如同时代的方药案那样千姿百态。

第二节　各时期针灸医案的出处及特点

一、先秦时期

先秦时期的医案散在分布于诸子百家的著述中，如《左传·昭公元年》记有案例公孙侨论断晋平公之疾、《吕氏春秋·至忠》中载文挚论治齐王、《吕氏春秋·爱士》中有赵简子取白骡之肝为阳城胥渠治病的记录等。该时期涉及针灸的医事记载仅有

《左传·成公十年》载医缓论晋景公病入膏肓一案。

另外，1973 年长沙马王堆汉墓出土的帛书中有《足臂十一脉灸经》和《阴阳十一脉灸经》，墓主人是西汉初年封于长沙的轪侯利仓之子，下葬于汉文帝十二年（前168）。这一考古发现也可以间接证明，在这之前的春秋战国时期应该就有关于针灸的文字记载。

先秦时期针灸医案的特点主要体现在以下两个方面。

1. 大多只停留在"论疾谈病"的层次　先秦诸子之书中的医事记载虽大多有"某人患病"的描述，也涉及一些医理，但在内容上往往缺少具体的治法，尚不能称为真正意义上的医案。如《左传·成公十年》："公（晋景公）疾病，求医于秦。秦伯使医缓为之。……医至，曰：疾不可为也。在肓之上，膏之下，攻之不可，达之不及，药不至焉，不可为也。公曰：良医也。厚为之礼而归之。"其中攻和达分别为艾灸和针刺之意。本则医案作为先秦时期文史著作中惟一涉及针灸疗法者，也仅限于论疾谈病，并未施治。

2. "意在案外"，医案重在佐证诸子思想　先秦文史著作中出现的医案，大多是借医案表达作者的思想，可谓"意在案外"。这类医事记录自然也非医学意义上医案。

如《吕氏春秋·爱士》中赵简子取白骡之肝为阳城胥渠治病一案，其真正用意在于反映君之仁德，能怜臣之疾苦；《左传·昭公元年》论晋平公因贪恋女色导致心志沉迷惑乱，实则预示着君不图恤社稷，必将祸及臣民，乃是以医喻世、以医喻治之意。因此，这些所谓的医案更偏重于喻世诲人，但它毕竟通过文史著作将当时的一些医事活动生动地记录了下来，故视其为医案的雏形更为贴切。

二、秦汉时期

秦汉时期是祖国医学发展的关键时期，无论是基础理论还是临床医学或药物学，均有了很大的进步。同时这一时期也是中医医案形成的萌芽阶段，并且已有最早的医案实例记录。

秦汉时期针灸医案的特点主要体现在以下两个方面。

1. 有意规范了医案的格式　这一时期的针灸医案基本要素均已齐备，医家对于辑案之目的已有了明确的认识。其中以仓公"诊籍"为代表的针灸医案在写作时有意使用了某些固定的词语表达，使得医案行文流畅的同时，格式也趋于固定。病因病机后置的写法，为案后附论的写作形式奠定了基础。内容上对于选穴（刺灸部位）及刺灸量的描述较为清晰，但对于病机的分析尚显不足。

2. 勇于创新　秦汉时期的医案除了在格式方面有了一定的规范以外，在内容上也有不少创新。该时期出现了最早的针灸治疗医案，最早的纯针灸治疗医案，以及针疗失当医案。

《史记·卷一百零五·扁鹊仓公列传》中扁鹊治虢太子尸厥的案例，由于要素齐备，且谈及了具体的针灸施治方法，故被视为现存最早的针灸医案记载。仓公治济北王阿母热厥案，为纯用针灸治疗的最早案例记载。而《三国志》载徐毅"误刺中肝致死"的医案是针刺而致有形脏器损伤的最早记载。

三、魏晋南北朝至隋唐时期

魏晋南北朝时期的近500种医籍（包括现存与已佚）中，医方类书籍占到30%以上，方书的大量涌现，是这一时期医学的显著特点。到了隋唐时期，医书多为卷帙浩大的综合性医书。如《备急千金要方》《外台秘要》之书掇英招萃，广集大成，标志着医学百科框架的全面确立，其中搜罗的众多处方、治法中也保存了一些有关针灸的实践经验。

这一时期针灸医案体例仍主要以顺叙记录，无固定的格式，内容上对于脉症描述较少（或根本无脉象记载），而对病因病机几乎不载，但个别案例中却提到了针刺补泻，不能不说是一大进步。其涉及的疾病范围比较局限，针法主要用于偏风、痿、痹一类的病证，灸法则针对外科肿毒、痔疾、瘿等疾患，而最早的隔蒜灸法是以案例形式记载的，故略异于其他灸方。

魏晋南北朝至隋唐时期针灸医案的特点主要体现在以下四个方面。

1. **注重实效，受理论约束较少**　直接记述某病治疗方法的方书远比阐述医理的书籍更有实用价值，这使得此时期医案著述过程中一股尚实之风悄然兴起。所言"实"，即是对于医学理论、医疗经验的检验以有无实效为标准，以切于实用为目的。《备急千金要方》《外台秘要》中的这类医案彰显了这一时期医家以实效和实用为依据整理医学经验的思路。

2. **方后附案，重点在方，有凭有据**　正是因为这种尚实之风，这一时期方书中的针灸医案多采用方（法）后附案或方中寓案的形式，重点在记述方和法，医案仅作为其效应的一种佐证。

其体例大多首列医方或治法，然后附以案例，当然作为针灸医案自然是要对腧穴（或刺灸部位）、操作方法等进行详尽而准确地描述。如葛洪的《肘后备急方·治痈疽妒乳诸毒肿方第三十六》载有灸肿令消法，曰："取独颗蒜横截厚一分，安肿头上，炷如梧桐子大，灸蒜上百壮，不觉消，数数灸，惟多为善，勿令大热。但觉痛即擎起蒜，蒜焦更换用新者，不用灸损皮肉，如有体干，不须灸。余尝小腹下患大肿，灸即瘥，每用之，则可大效也。"对蒜的选取、制备及艾炷的大小、灸量进行了描述，对施灸时的程度和注意事项进行了阐发。而在方后，作者提到"余尝小腹下患大肿，灸即瘥"，表明葛洪曾亲历其效，在医方后附以医案，也令这种疗法的可信度大大增加。

3. **医案来源广泛，质量良莠不齐**　这一时期的针灸医案来源广泛，这是由特定的历史背景所决定的。首先，频繁的战乱使得医籍的撰写侧重实效与便捷，凡有效之方皆可收录。其次，这时史书"方技传"中记载的医家逐渐增多，他们的医事活动作为其生平的一部分保留了下来，其中亦能见到运用针灸疗法治疗的案例。另外，随着小说传奇的兴起，针灸医案开始出现在唐代传奇小说以志人轶事为主的篇目中，叙事与史书传记颇为相似，多意在体现针法之神奇（灸法在民间已较为普及），能够提供的医学信息相当有限。

4. 灸法盛行　这一时期，灸法得到了广泛的应用。如《肘后备急方》中关于针灸医方有 109 条，其中灸方竟有 99 条，并对灸法的操作方法、治疗效果、注意事项等进行了论述。这一时期的灸方不仅用于常规内科疾病的治疗，且在尸厥、中恶、卒心痛等急症以及痈疽、瘰疬、鼠瘘、发背等外科疾病中也有所体现。

唐代医家秉承了魏晋南北朝时期尚灸的思想，如《备急千金要方》500 余针灸处方中，针方与灸方比约为 1∶10；《千金翼方》中针方也仅占了 1/7；而王焘在《外台秘要》中除了极少几处由于行文不便删减而抄录下来的前人针法外，几乎没有针疗法的踪影，但灸法则比比皆是。

四、宋金元时期

除医籍附案增多外，宋金元时期的笔记杂谈中亦保存了不少有价值的医学史料，其中不乏针灸医案。这些资料主要来源于撰者听闻、见闻及直接抄录他人作品，且多为志异与审实兼顾之作，对医者临证也起到了广开见闻的作用。

从整个编排体例上来说，这一时期的医案有些以病证为纲，先述病而后治验；有些列于腧穴主治汇编之后，以医家按语的形式出现；有些夹杂于医论当中作为医家某一观点的佐证；还有些专门辑出"医验"篇章记录典型医案；更有医家（如滑寿、庄绰）将医案载于序跋中，以示编纂此书之目的。因此，这些针灸医案的形式实际上与医书编纂体例及医家辑案的意图有很大关系。就具体医案写作形式而言，当时医书（方书除外）中的针灸医案多采取顺叙行文的方式，以叙为主。在医案要素的记述上，除强调病因病机的分析外，一些医案还增加了年龄、发病时间、医嘱、针后表现的记录，使医案的内容更为翔实。

宋金元时期针灸医案的特点主要体现在以下四个方面。

1. 受到理学兴起的影响　程朱理学中"格物致知"的思想对中医学的影响颇深。这种意识形态渗透到医学领域当中，则将理学的道德实践发展成为医学的科学求真，使医家们在对原有医学知识搜集、整理、校勘以及记述个人经验的同时，把他们对疾病治疗的思想见解述诸毫端，医学争鸣与创新步理学后尘而来。到了金元时期，这种影响更为明显，金元四大家各具开创性的学术争鸣即其鲜明标志。

2. 文士之人加入医案的编纂　宋金元时期文士之人开始重视历来被视为小道的医术，这与"明体达用"的宋儒理学思想密切相关。"博施济众，仁者之首善"的思想，使士人搜集整理验方、效方成为风尚。这一时期的验方搜集仍然是遵循着实效和实用性的原则。许叔微晚年之作《普济本事方》的得名，也因"皆有当时事实，庶几观者见其曲折也"，可谓重复检验。

3. 针灸案例开始见于个案专著中　医案发展到宋代已有个案专著出现，最经典的要数成书于 1149 年由许叔微编写的《伤寒九十论》。其精心筛选的 90 例病案中半数以上论前有"论曰"的字样，将案、论明确地分开，可谓是实践与理论相结合的典范。书中仅有 4 则针灸医案，主要是顺叙行文，主症及具体的治法均有记载，案后对相应观点进行了论述。

4. 出现了集中附案的医籍 宋代以后，个案总结逐渐引起医家的重视，其写作目的更多的是为了印证自己医学理论的正确和记载治疗用药的经验体会。因此，各个医家在著书立说的同时往往附上自己的临证治验，治验中既有医家亲自撰写的，又有门人弟子将其口授随录之言整理而成的。这一时期记载针灸医案较多且比较集中的首推《扁鹊心书》。

五、明清时期

明清时期个案专辑的概况，从学术思想发展的源流而论，当分为初、中、末三期。初期以私淑易水，专主温补的医案为主流；清代中叶医案的发展，当以《临证指南医案》问世为界碑；清道光年间以后，医案发展尤为显著，江浙一带，名医辈出，医案佳作亦多出现。

同时，专门整理研究医案的著作亦不拘一格，形式多样。以证类案者当推魏之琇的《续名医类案》，他紧步江瓘之后尘，摘取从《史记》至清代嘉庆朝为止，上下 1800 余年的各家医案，旁及经、史、子、集中的散在医案，成为 36 卷，分证 350 门，集案近 5000 则。其所选医案以明代以后为多，且多为江瓘所未收之案。

除以证类案外，亦有以医家为纲、以病证为目而编研的医案专书。乾隆年间杨乘六辑赵献可门人高、董、吕三家医案成《医宗己任编》，不仅开以人汇案之先河，还是以学术流派汇案的创始。

此外，亦有以专题类案的医案专书，如沈源辑《奇症汇》8 卷，乃集罕见病证为一编；张山雷的《湿温病古今医案平议》，为医案研究又启一法。

清代医家编著医案类丛书，也很注意辑录医案，乾隆年间王琦所编丛书《医林指月》12 种，收入医案 3 种，首开其端。总之，至清代，对于医案工作的搜集、整理、研究、评按等各种编纂方法已初具规模。

明清时期针灸医案的特点主要体现在以下三个方面。

1. 深入细致地发展了针灸理论，丰富了治疗方法 在针灸盛行的明代，针灸著作频频问世，针灸理论深邃繁复。明代医家有着丰富的针灸知识，并把这些针灸理论融入医案中，他们在阐释一个问题时，常常引用前代医家的著作以及医学以外的知识，使说理更有说服力。这又进一步发展了针灸理论，丰富了针灸的治疗方法。

常见的针灸治疗方法有单纯针疗、灸疗、砭疗，还有针、灸共用，针、药结合，针、砭同施，灸、药联用，针、灸、药共用，以及砭、药结合等联合疗法。此外，尚有针与按摩共用的疗法。

2. 善用"九针"，针具丰富 明代医家在针具的选用上也非常考究，根据患者病情的异同而选择不同的针具。大部分选用毫针，其次为三棱针、铍针、镵针、大针、锑针等，还有使用连环针、攒针等比较特殊的针具，甚至更以自然物或生活物品充当针具，如以竹磨尖代针、银簪烧红功同火针、新鲜竹叶为针乃取其锐也。说明当时的医家善于利用各种针具治疗疾病。

3. 重用灸法，灸药结合　这一时期大部分针灸医案记载的治疗手段为灸法，明代针灸医案中有 255 则灸法医案，记录了明代医家善用各种灸法治疗各种疾病，且施灸的方法和材料也是非常丰富的，体现了该时期灸疗手段的多样性和医家注重灸疗的普遍性。如薛己比较擅长运用灸法治疗各种疾病，尤其对外科病的灸疗作用作了很高的评价，"疮疡之症……轻者药可解散，重者药无全功，是以灼艾之功为大。凡灸法，未溃则拔引郁毒，已溃则接补阳气"。此时期医家在继承前人灸法的基础上，又进行了大胆的改革与创新，产生了许多新的灸疗方法。

清代针灸医案的数量并未超过明代且医案记载相对分散，除在综合性医书和个别针灸专书中见到外，在部分医家的个案专辑、某些专科医书和医案汇编中散记有运用针灸疗法的案例。就针灸治疗的病种而言，已从宋金元时期以内科病证为主、明代以外科疾患居多的情况，转移到主要用于痧证、霍乱等传染病的治疗上，这与清代频发疫疬有一定关系。由于病种相对局限，使得放血疗法成为此时针灸治疗的主要手段，痧证基本上采用腿弯、臂弯、十指等处放血，五官科的喉舌疾患和某些外科疮疡则以经验取穴或局部砭刺放血为主。内、外科病证无论是在数量还是在病种上均远不及宋明时期。内科病以厥、脱急症，神志及经络肢体病为主，外科则以疽为多，但两科施治时仍偏向于使用灸法。不过医案中亦体现出针灸治法的改进革新，如灯火焠法，操作简便，相对于灸法更适于小儿，故常用于脐风、痫证、胎寒等证的治疗，而太乙神针在很大程度上避免了直接灸造成的一病未愈、他病又起，令人"焦头烂额""彷徨畏惧"的弊端，针对风寒痹证、痿证及虚寒证等，在民间广为传用。金针拨障术虽在唐代便有记载，然至清代才日臻完善，有关的案例记载，也从侧面反映了此种疗法的发展状况。

第三节　学习医案的重要性

认真学习古今名医医案，能使理论与实践紧密结合起来，解决理论学习过程中不能深入的问题，可以学到随证化裁、切合实用的临床治法和医疗经验，故其必要性和重要性主要体现在以下四个方面。

一、深化已得的理论知识

理论知识如果不在临证中反复锤炼，理论与实践就会严重脱节。对于理论上本来就有争议的问题更会心存疑惑，莫衷一是。再者，古书经过辗转流传，断文错简在所难免；书面理论也不可能尽善尽美，有的片面主观，持一家之言；有的引证谬误，以讹传讹。做一个合格的中医临床、科研、教学工作者，应该广泛涉猎古今名家医案，不仅可以少走弯路，而且能够不断在学习与实践中升华理论，获得真知灼见。

二、完善对疾病的认识

医案是医家对疾病、方药认识的总结，多读、读通医案，可使我们对未知的和认识模糊的各种概念逐渐地清晰完善起来。例如石瘕一证，历来多认为是瘀血积聚于胞宫所致的癥瘕一类的病患，但毛对山曾在医案中记载，元代南邑顾寿五妻王氏，遗言必剖腹查看，其夫从她遗体腹中剖出一成形男孩，已坚如铁石。近人蒲辅周先生亦记有一孕妇流产后下一物如豆大，坚硬如石。以上病案说明，《黄帝内经》所说的石瘕应该是以化石胎儿为主症的一种疾患。该病生于胞宫，以腹大、月事不以时下、状如怀子为特征。为何有的孕妇妊娠竟会使胎儿钙化？虽然这一机制仍未明确，但是通过对病案的学习，对石瘕一证的认识，却显然已明确与完善起来。

三、圆通对证候的治疗措施

中医治病是基础理论的科学性与实际运用的艺术性两者的有机结合，临床想要做到知常达变，应当不断从医案中探求名老中医的匠心、苦心、细心之处。《杏轩医案》中记载，程杏轩儿子腹胀胸满、饮食不下、喘息不已、大小便不通，始诸医行气化瘀、利尿退肿、宣肺健脾多方用尽，病反加重。杏轩反复考虑，认为此系阳气大衰，诸症不退，气血虚弱，标本夹杂。用一平和食疗之方，最为对证。恰值腊梅盛开，于是以雪梅花、木瓜片、橘饼三味适量，家藏米酒水送下，竟使腹中胀气全消，二便通利，喘息大平。诸医问其所以，云：梅在冰雪中傲放，最得一年之阳气，清轻疏利；木瓜柔肝行气，兼养阴血；橘饼既补中气，又不壅滞，且能充饥。可谓肝肾同调，三焦俱通。如此妙法，只有从医案中方能学到。

四、总结治疗的经验教训

周学海先生曾言："每部医案中，必有一生最得力处，潜心研究，最能汲取众家之长。"章次公先生生前十分重视对失败案例的总结，指出这种总结"录之既自惕砺，且勉后学"。认真对待成功与失败两方面的经验和教训，不仅可以从医家成功中受到正面的教益，还可以从他们的失败中汲取反面训诫。因此，多读医案，实际上是熟悉他人在实践中摸索的过程，借助他山之石砥砺自己。

第四节　学习医案的方法

医案是由医家几十年来在临床中反复实践，辗转思考，不断提高，将毕生经验教训总结而成的，故是中医治学的真凭实据。梁启超先生说："治学重在真凭实据。"至于该如何研读这些"实据",如下思路与方法可供参考。

一、联系医家的学术思想

名家,皆能在临床中认真总结经验教训,三折肱而后成为良医,逐渐形成自己独特的治疗风格,并在理论上有所建树,自成一家之言。他们的医案,确实能从临证角度印证自己的理论观点。因此读好医案,能提高我们对其新理论的理解程度。反之,熟悉古今各家的主要学术见解,亦能帮助我们加深对具体医案的认识程度。二者必须有机结合,并行不悖,不得执一而偏,这样读案方能穷源及流,有所收获。

二、结合与本案有关的论著

名家医案,多深思熟虑,一方一药,皆有至理,而对于一病一证、某方某药的高度凝练的精湛见解,多有专论述及。再者前人医案,多不立病案专书,而是将医案附在医论著作之中,夹论夹案。因而读案必得结合有关论著方能体会深刻。

三、熟谙具体医案的写作特点

中医医案,不仅是罗列四诊所得,而且是对具体病证诊断治疗的高度概括与总结,有医家判断、分析、推理、辨证的线索可寻。医案写作形式多样,不拘一格。有的医文并茂,字句凝练;有的论理深刻,独具匠心;有的多有省略,言简意赅;有的词句偏长,深入细微。诸多形式,不一而足,有的明清医案,本身就是一篇短论文。因此必须熟谙中医病案的各种书写特点,这样才能读好读透。

四、对照同类医案分析对比

各家医案,多数采取以证类案的编排法。将自己采用不同治法治同一病证者数案列于一处。而医案类书,则是在同一病证下搜集了不同医家的验案。这样读时参差互比,切磋琢磨,既可对一病的发病机制、常见类型囊括胸中,又可学到某医家对某证独特的治则见解。

第二章 急 症

厥 证

扁鹊针药熨结合治厥证医案一则

扁鹊（约前407—前310），姓秦，名越人，尊称扁鹊，战国时期著名医家。

"扁鹊之治病也，审闭结而通郁滞"，此学术思想对扁鹊学派有重要影响。其创立了将命门作为一个独立脏腑的命门学说。其主要著作有《扁鹊内经》9卷、《扁鹊外经》12卷，均已佚。另有《难经》，被历代医家奉为"医经之心髓，救疾之枢机"。

原文：

其后扁鹊过虢[①]。虢太子死，扁鹊至虢宫门下，问中庶子喜方者曰："太子何病，国中治穰[②]过于众事？"中庶子曰："太子病血气不时，交错而不得泄，暴发于外，则为中害。精神不能止邪气，邪气畜积而不得泄，是以阳缓而阴急，故暴蹶[③]而死。"扁鹊曰："其死何如时？"曰："鸡鸣至今。"曰："收乎？"曰："未也，其死未能半日也。""言臣齐勃海秦越人也，家在于郑，未尝得望精光侍谒[④]于前也。闻太子不幸而死，臣能生之。"中庶子曰："先生得无诞之乎？何以言太子可生也！臣闻上古之时，医有俞跗[⑤]，治病不以汤液醴酒[⑥]，镵石[⑦]挢引[⑧]，案扤[⑨]毒熨[⑩]，一拨[⑪]见病之应，因五脏之输，乃割皮解肌，诀脉结筋，搦[⑫]髓脑，揲荒[⑬]爪幕[⑭]，湔浣[⑮]肠胃，漱涤五脏，练精易形。先生之方能若是，则太子可生也；不能若是而欲生之，曾不可以告咳[⑯]婴之儿。"终日，扁鹊仰天叹曰："夫子之为方也，若以管窥天，以郄视文。越人之为方也，不待切脉、望色、听声、写形，言病之所在。闻病之阳，论得其阴；闻病之阴，论得其阳。病应见于大表，不出千里，决者至众，不可曲止也。子以吾言为不诚，试入诊太子，当闻其耳鸣而鼻张，循其两股以至于阴，当尚温也。"

中庶子闻扁鹊言，目眩然而不瞚，舌挢然而不下，乃以扁鹊言入报虢君。虢君闻之大惊，出见扁鹊于中阙，曰：窃闻高义之日久矣，然未尝得拜谒于前也。先生过小国，幸而举[⑰]之，偏国寡臣幸甚。有先生则活，无先生则弃捐填沟壑，长终而不得反。言未卒，因嘘唏服臆[⑱]，魂精泄横，流涕长潸，忽忽[⑲]承睫，悲不能自止，容貌变更。扁鹊曰：若太子病，所谓尸蹶[⑳]者也。夫以阳入阴中，动胃繵缘，中经维络，别下于三焦、膀胱，是以阳脉下遂，阴脉上争，会气闭而不通，阴上而阳内行，下内鼓而不起，上外绝而不为使，上有绝阳之络，下有破阴之纽，破阴绝阳，色废脉乱，故形静如死状。太子未死也。夫以阳入阴支兰脏者生，以阴入阳支兰脏者死。凡此数事，皆五脏蹶中之时暴作也。良工取之，拙者疑殆。

扁鹊乃使弟子子阳厉针砥石㉑，以取外三阳五会㉒。有间，太子苏。乃使子豹为五分之熨㉓，以八减之齐㉔和煮之，以更熨两胁下。太子起坐。更适阴阳，但服汤二旬而复故。故天下尽以扁鹊为能生死人。扁鹊曰：越人非能生死人也，此自当生者，越人能使之起耳。（西汉·司马迁《史记·卷一百零五·扁鹊仓公列传》）

【注释】①虢：古国名。此指东虢，在今河南三门峡和山西平陆一带，公元前655年为晋所灭。②禳（ráng）：本作"禳"，祛邪除恶的祭祀名。③暴蹶：突然昏倒，不省人事。④谒：进见，拜见。⑤俞跗：又作俞柎，传说为上古时代黄帝时名医。⑥醴洒：酒剂。醴，古代一种甜酒。洒，滤酒。⑦镵（chán）石：石针，砭石。⑧挢（jiǎo）引：古代的一种体育疗法。挢，举起。指活动手脚。⑨案扤（wù）：指按摩、推拿疗法。⑩毒熨：用药物熨帖。熨，中医烫熨疗法，应用发热的器物在人体的一定部位上进行烫熨或滚动、摩擦来达到防病、治病的疗法。⑪拨：解衣诊察。⑫搦（nuò）：《说文解字》曰："按也。"⑬揲（shé）荒：触动膏肓。荒，通"肓"。⑭爪幕：疏理膈膜。幕，通"膜"。⑮湔（jiān）浣（huàn）：洗涤。⑯咳（hái）：《说文解字》："咳，小儿笑也。"古又作"孩"。⑰举：复兴，指救助。⑱愊（bì）臆：因悲伤而气满郁结。愊，通"愊"。⑲忽忽：泪珠滚动得很快的样子。⑳尸蹶：即尸厥，指突然昏仆，其状如尸的病证。㉑厉针砥石：研磨针石。厉、砥，都是研磨的意思。㉒三阳五会：指少商、涌泉、厉兑、隐白、中冲。㉓五分之熨：用药熨病，使温暖之气深入体内五分的熨法。㉔八减之齐：即八减剂。古方名。

【辨证思路及方法】尸厥之证，总属气机闭塞不通。按其体征，与西医学中重症癔症、休克、精神病等近似。扁鹊认为，虢太子由于阳气入于阴脉，阳脉下陷，阴脉上冲，阴阳脉失调，故形静如死状。《素问·厥论》指出"阴气盛于上则下虚，下虚则腹胀满；阳气盛于上，则下气重上而邪气逆，逆则阳气乱，阳气乱则不知人也"，此其病机；阳在上、阴在下为否卦，阴在上、阳在下为泰卦，否凶泰吉，此其吉凶。察本案可知，鸡鸣之时为凌晨1~3时，适时当阴气殆尽，阳气始生，虢太子在此时分而亡，知其阴阳两气转枢交接失常，阳气当生未生，阴气当退不退，为何？实为阴寒内盛，加之体虚，阻遏阳气升发，致使气机闭塞。

【用穴及操作分析】本案现症为昏仆假死，属急症、危症。故急则治标，针刺三阳五会以醒脑开窍，《素问·缪刺论》有云，"此五络皆会于耳中，上络左角，五络俱竭，令人身脉皆动，而形无知也"，故针刺三阳五会又含疏通手足少阴、太阴、足阳明之脉邪滞之意。因其本为阳缓阴急，气机逆乱，故又加五分之熨，利用其温热作用，达半表半里，温通散寒，使邪外出。再配合八减之剂以更熨两胁下，两胁属肝胆，是调少阳枢机而顺接阴阳之意。此案治疗总以通阳为关键，振奋阳气，使阳气来复，气复返则生。

淳于意针刺治厥证医案一则

淳于意（约前205—前140），西汉著名医家。

其重视并精通四诊，尤以望诊、切脉著称，且善于据此而断顺逆、决死生。淳于意在诊疗中"必先切其脉，乃治之"。著有《诊籍》，此书是我国现存最早的病史记录。据史书记载，淳于意还著有《生死秘要》《决死秘要》各1卷，均佚。

原文：

菑川王^①病，召臣意诊脉，曰："蹶上为重，头痛身热，使人烦懑。"臣意即以寒水拊^②其头，刺足阳明脉，左右各三所，病旋已。病得之沐发^③未干而卧。诊如前，所以蹶，头热至肩。（西汉·司马迁《史记·卷一百零五·扁鹊仓公列传》）

【注释】①菑川王：齐悼惠王刘肥之子，即武成侯刘贤。②拊：拍。③沐发：洗发。

【辨证思路及方法】本案患者"沐发未干而卧"，湿邪内侵，郁而化热，热阻气机，以致气逆于上，故见头痛、身热、烦闷。《灵枢·经脉》指出"胃足阳明之脉……循发际，至额颅，其支者，从大迎前下人迎，循喉咙，入缺盆，下膈，属胃络脾"，又《素问·厥论》曰"阳明之厥，则癫疾欲走呼，腹满不得卧，面赤而热，妄见而妄言"，故本案属阳明之厥。

【用穴及操作分析】本案以头痛、发热、烦闷为主症，用针刺足阳明经脉穴，左右各三处，有泄阳明邪热之效，可使热从下泄。更以寒水敷其头，寒水可使热从上出。下泄则烦闷除，上出则头痛止。《标幽赋》曰"泻络远针，头有病而脚上针"，诚为本案最好之注脚。

窦材灸治厥证医案二则

窦材（1076—1146），宋代医家，"温补派"代表人物之一。窦氏重视阳气，"阳气不绝，性命坚牢"，强调以"保扶阳气为本"。而在补阳诸法中，以"灼艾第一、丹药第二、附子第三"。而在诸脏之阳中，窦材尤其注重脾肾两脏之阳气，认为"脾为五脏之母，肾为一身之根"。提出四经辨证，对此窦材的观点是："伤寒只有四经，无少阳、厥阴二经"。发明睡圣散，为我国古代麻醉学做出了贡献。目前仅知窦材著有《扁鹊心书》，全书共3卷，上卷论经络、灸法；中、下卷分述伤寒诸证和内、外、妇、儿科病证。另有"神方"1卷，列94方。

原文1：

一妇人时时死去，已二日矣。凡医作风治之，不效。灸中脘五十壮，即愈。（宋·窦材《扁鹊心书·卷中·厥证》）

【辨证思路及方法】本案妇人"时时死去"，是为厥证。其病机在于气机闭塞，升降不利。中焦为气机之要冲，中焦气机紊乱则上下、左右、内外之气血阻隔乖戾，致使阳气郁闭发为厥证。故其治以疏通中焦气机为要，使气机升降得复则可获痊愈。所谓执中焦以运四旁，此之谓也。

【用穴及操作分析】中脘为胃之募穴，功能健脾和胃、通降腑气。脾胃居中焦，斡旋气机升降，灸胃之募穴可恢复气机运行，使阳气布达、气机畅行，而厥证自除。《扁鹊心书》指出："用药无效，若用吐痰下痰药即死，惟灸此穴，可保无虞。"

原文 2：

一人因大恼悲伤得病，昼则安静，夜则烦愦，不进饮食，左手无脉，右手沉细，世医以死证论之。余曰：此肾厥病也。因寒气客脾肾二经。灸中脘五十壮，关元五百壮，每日服金液丹、四神丹。至七日，左手脉生，少顷，大便下青白脓数升许，全安。此由真气大衰，非药能治，惟艾火灸之。（宋·窦材《扁鹊心书·卷下·肾厥》，另可见于《续名医类案·卷二·厥》）

【辨证思路及方法】本案为以灸中脘、关元二穴配合服用金液丹、四神丹治疗肾厥的验案。患者左手无脉，右手脉沉细，人以左为阳，右为阴，左手无脉为阳气衰微欲竭；沉是少阴脉，右脉沉细候少阴有寒，阳气不足，阴寒邪盛。此时患者饮食不进，则脾阳亦败。人以肾为先天之本、脾为后天之本，先、后天之本皆受损，阳气衰微，则性命堪忧。此时患者虽有烦躁，也应属阳虚阴盛，阴将夺阳所致，亡阳只在旦夕之间。本案病情类似《伤寒论》343 条："伤寒六七日，脉微，手足厥冷，烦躁，灸厥阴，厥不还者，死。"无论张仲景还是窦材都曰其治宜行灸法，因灸法速效，非汤药所能及。

【用穴及操作分析】中脘居中焦，为胃之募穴，应中焦脾胃。关元居下焦，为任脉与肝、脾、肾经之交会穴，应下焦属肾。灸中脘、关元二穴，能从阴引阳，补益脾肾阳气。值得注意的是其施灸剂量，关元穴达到 500 壮、中脘穴达 50 壮，均系重灸，临床不可不知。

陈景魁针灸治厥证医案一则

陈景魁，字叔旦，别号斗岩，明代针灸家，撰《五诊集治》。

原文：

陈斗岩治一妇人，病厥逆，脉伏，一日夜不苏，药不能进。陈视之，曰：可活也。针取手足阳明（手阳明大肠合谷穴，足阳明胃厉兑穴），气少回，灸百会穴，乃醒，初大泣，既而曰：我被数人各执凶器逐，潜入柜中，闻小儿啼，百计不能出，又闻击柜者，隙见微明，俄觉火燃其盖，遂跳出。其击柜者，针也；燃柜盖者，灸也。（明·江瓘《名医类案·卷三·厥》）

【辨证思路及方法】本案患者病厥逆，脉伏，药不能进，诚危重症也。厥逆病因百出，然阴阳气不相顺接之机则一也。观本案之脉伏则可知患者郁闭之机更甚，其治当以开达郁闭，沟通阴阳为要。取用手足阳明经穴通经之力，阳气运转则内闭之机得以开通。然阳气久闭不运，故必借艾火通阳温运之力以竟全功。

【用穴及操作分析】手足阳明经为气血充盛之经，用治厥逆符合于本病之机。然当选二经经穴中通经之力尤著者方可奏功。合谷穴功在开通；厉兑为井穴，功在通经，二者相合共奏通利之功。又百会穴功善调阳气神机，而具通阳醒神之力，加之艾火温通，其力更著。此妇人感觉是针灸疗效的佐证，其击柜者针欲开通也，其燃柜盖者灸火温运之力也。

心禅针药结合治暑闭卒厥医案一则

心禅，清代医僧。生活于光绪年间。著有《一得集》3卷。此书刊于1890年。卷一有医论17条，历数庸医误人之过，立论明确而言之有据，文笔犀利而少夸诞；后二卷大多为内科杂病医案，治法灵活，常常是内外合治，针药并施。他主张治病当先熟悉正常生理状态，知常达变才能正确诊断。他还强调病各不同，治法方药亦应随之而变。

原文：

武林吴子翁女，陆点翁孙媳也。丁亥①冬患伏暑症，卒然厥逆，目瞪神昏，点翁急柬召余。余往诊之，脉沉数有力，确系暑邪内闭，以夜分不能用针，急刺十指出血，及曲池、人中，方用石菖蒲、郁金、竹沥、石膏、藿香、槟榔等，先调紫雪丹八分。次早复诊，症复如前，乃用针从印堂刺入，沿皮透两率谷，开目知痛，余即告以无妨。凡治卒厥及小儿急惊风症，全视此穴，针入得气与不得气，以及顶门入针之知痛与否，决其生死。如印堂针入无气，针下空虚，如插豆腐，及顶门针入不知痛苦，虽华、扁亦难再生。此症针毕，即能开言，而方则仍主芳香、利窍、通神之品，数剂即愈。（清·心禅《一得集·卷中·吴姓女暑闭卒厥治验》）

【注释】①丁亥：清德宗光绪十三年（1887）。

【辨证思路及方法】本案疾病类似于西医学中的休克。伏暑病名首见于明代王肯堂《证治准绳》，后由"温病学派"发扬光大。《黄帝内经》记载"夏伤于暑，秋必疟疟"，为暑邪伏而后作的最早出处。吴鞠通言："长夏盛暑……其不即病而内舍于骨髓，外舍于分肉之间者，气虚者也。"石寿堂谓："推此病之由，总缘阴虚之质，夏月汗多伤液，内舍空虚，阳浮于外，暑湿合邪，深踞膜原，夏月伏阴在内，阳邪处于阴所，相安无事，然虽暂无患，必有焦烦、少寐、饮食少纳、面少华色之象，秋来阳气渐敛，邪与正争而病作矣。"伏暑总由气阴不足而有，邪气藏于体内，伏而不发，潜伤正气，故伏时愈久而病愈重。本案为冬日发病，自属重症。伏暑当于伤寒外感相鉴别。伏暑必以里证为本，有时可见表里同病，而伤寒外感一般不见里证。伏暑多挟湿邪，秋冬外感伤寒多与湿邪无关，可资鉴别。此案症见神昏、脉沉数有力，可见为里热实证，故用放血泄热之法。

【用穴及操作分析】刺十指当为十二井穴，井穴为阴阳交接之处，最擅急救泄热、醒神开窍。曲池为手阳明经合穴，阳明经多气多血，而所入为合，故曲池穴气血旺盛，刺血可令热随血出。人中为水沟别名，穴位口鼻之间，"天食人以五气，地食人以五味"，故鼻为天，口为地，三才者天地人，水沟穴当天地之间，故别名人中也，擅醒脑开窍、清热熄风。故刺诸穴出血以救急。言夜不宜用针者，以针主调营气，营气昼行以经络为主，夜行以脏腑为主，故夜间针刺较少，然急则治其标，也不必过分拘泥。印堂穴深处为泥丸宫，为元神所居之处，故印堂穴擅镇静安神、醒神开窍，针印堂穴得气则元神未损，故可救。率谷为足少阳胆经穴，印堂透刺率谷，必经攒竹、丝竹空等穴，攒竹属足太阳膀胱经穴，丝竹空属手少阳三焦经穴，而前额之处属足阳明胃经，故印堂透率谷，一针而刺三阳经，太阳主开，阳明主阖，少阳主枢，针入知痛，则气血动，气血行于阳脉，故神用而无碍。

韩贻丰针治厥证医案一则

韩贻丰，字芑斋，清初针灸医家，工诗文，善书法，旁通医学，赏识"雷火针"治病，并对之加以改进，名"太乙神针"，所治多效，乃有医名。此法名为针，实乃以药物施灸。于康熙五十六年（1717）撰成《太乙神针心法》2卷，使太乙神针得到传播。

原文：

韩贻丰摄永宁篆①，有部民被殴，死已逾夕。即单骑往验，则遍身重伤，僵挺无生气矣。因念死者父母年老贫病，惟此子，死则二老必不能生。不得已因取针，针其百会，亦冀万一，非谓其必活也。时天气甚寒，令村人各解衣轮熨尸身，又熬水令极热，探汤揉尸手足，无何得人气，体顿柔。针至十四针，忽喉中作响，口鼻微有气。诊其脉，脉忽动。乃喜曰：有救矣。至二十一针，则喉间大出声，手足能屈伸，口称遍体痛不可忍，则皆被殴处也。乃呼酒来，以药饮之，伤处糁②之以药，痛处以针针之。责令凶首保护调养，如限内死，仍抵偿。后伤者全愈，求和息，乃杖凶者而遣之。（清·魏之琇《续名医类案·卷二十一·跌仆》）

【注释】①摄永宁篆：担任永宁府地方官。②糁（sǎn）：涂抹，粘。

【辨证思路及方法】本案患者之昏死，乃外伤极重，全身经脉几近全部瘀结，气血壅塞不行，故身凉僵挺，生气渐弱。若腋下、心窝、会阴处尚有余温，则其生气尚未全尽，俾气血流通，则神回复生。

【用穴及操作分析】百会者，五脏六腑、奇经三阳、百脉之所会，故名百会。又名巅上者，由鼻上直通后顶，高起名龙骨起现，如山之长岭，中有气脉相通，人两额及鼻为三山，鼻上即山根，至顶即三山五岳气居之高位，居于巅顶，故又名巅上。可治"卒死尸厥"。本案中，针百会穴可通全身阳经，激发脉气，亦可醒神开窍，神醒则知觉复现。后村人尽各种办法，令尸身渐温，且得人气，故体渐柔渐温，气血行矣。再敷以伤药，去其病根。

厥证，主要表现为猝然昏倒、不知人事、四肢逆冷、面色苍白。其广泛对应西医学中的晕厥、中暑、虚脱、高血压脑病、脑血管痉挛、低血糖、失血性或心源性休克等有上述表现者。

现代中医教材认为，本病以气机逆乱，升降失调，气血阴阳不相接续为基本病机，本病的特点为急骤性、突发性和一时性，即急骤发病、突然昏倒、移时苏醒。本病在发病前往往有明显的诱发因素，如精神紧张、恐惧、惊吓、疼痛等；发作前有头晕、恶心、面色苍白、出汗等先期症状；发作时表现为昏仆，不知人事，或伴有四肢逆冷。由于气、血、痰、食、暑等厥的病机不同，其相应的病史及临床表现亦不同。现代针灸临床于本案治疗多以苏厥醒神为主，以督脉、手厥阴经穴为主，多取内关、中冲、涌泉、水沟、足三里诸穴或头针等，佐以随证配穴。

此外，当代有人提出，厥证发作迅速，情况危急，贵在速治，辨型应从简，故仅以虚实对厥证进行分型。实证多见气壅息粗、牙关紧闭、四肢逆冷，治以疏肝降逆、开窍启闭，可取穴水沟、太冲、合谷、涌泉、十二井穴、曲泽、委中、丰隆等；虚证多见气息微弱、张口自汗、肤冷肢凉，以调补气血、回阳救厥为治则，多取百会、关元、内关、神门等穴。在行针手法上依照"盛则泻之，虚则补之"的原则。

所录案中，扁鹊案现代多从气机逆乱考虑，配穴多选疏利气机之穴位。临床中气机逆乱包括脏腑气逆、经气上逆、阴阳逆乱等，其治疗也应有所差异，否则，若不察其因之所在，而徒以气机逆乱简而概之，则其诊断立法处方也当欠妥。针对"阳脉下遂，阴脉上争，气闭而不通"之证，扁鹊采用通阳法使阳气升发调达，阴阳转枢正常，可谓是一箭双雕，既可通滞，又可开窍，值得现代人参考。

淳于氏案，缘患者沐发未干即卧而得之，本案主症头痛现多认为是外感头痛，主要是风邪夹湿夹热，阻遏经络所致，治以祛风通络、散邪止痛，多取百会、太阳、风池、列缺等穴疏导气机。然这只是局限于对头部症状的分析，至于烦闷则无从解释。淳于意从足阳明脉入手，统诸症为一体，责乎阳明脉气逆于上，因此也只从足阳明经论治。针其左右各三所，意在使邪下泄而气通，则诸症消失。现代治疗中，先取疏导头部经气之穴，再以病因为据进行配穴，头痛、发热可得一时之解，然致病之本未除，阳明脉厥逆之气未降，热邪未清，日久烦闷更甚。

窦氏案之肾厥证，现代多认为属于慢性肾病，责之于肝失疏泄，三焦气机逆乱，浊邪泛逆；治之从肝着手，常采用疏肝理气、降逆和胃之法。然窦氏针对患者之脾肾虚寒而施以灸药结合，意在助阳而清升浊降，故患者得以转危为安。

陈氏案，现代临床治疗厥逆不醒之疾多用芳香开窍之品，亦有配合针灸治疗者，所选穴位无非十宣、百会等，其治不出通经醒神之法。而陈氏之治则依据患者全身情况，明确诊断，配穴适中，针灸结合，疗效显著，值得学习思考。

心禅案中放血一法临床常用，然必有实邪方可用之，否则徒损皮肉，泄人正气。一般而言，急症可每日放血3次左右，久病者五到七天放血1次为好。一针透刺多穴多用于偏瘫等疾病，刺激较一般针法为重，疗效也较好。

韩氏案中患者只是外伤极重，昏死之后无人抢救，天寒地冻季节，无保暖措施，体温逐渐下降，血液瘀滞不通，若非韩贻丰最后时刻抢救，断无生还希望。现代临床中，有人晕厥、昏倒时，常以指代针掐人中，或针百会，或用"回阳九针"。

第三章 内 科

第一节 中 风

甄权针药结合治中风医案一则

甄权（约541—643），唐代著名医家。重视对脏腑经络的穷源溯本；重视腧穴，绘制穴位图；提出吐故纳新可使肺气清肃，是健身延年的有效方法。撰有《针经钞》3卷、《针方》1卷、《明堂人形图》1卷。其中以《明堂人形图》流传最广，为后世针灸医者"依图知穴，推经识分"提供了重要的参考。

原文：

防风汤，主偏风[①]，甄权处疗安平公方。防风、芎䓖、白芷、牛膝、狗脊、萆薢、白术各一两，羌活、葛根、附子、杏仁各二两，麻黄四两，生姜五两，石膏、薏苡仁、桂心各三两。上十六味㕮咀[②]，以水一斗二升煮取三升，分三服。服一剂觉好，更进一剂，即一度[③]针，九剂九针，即差，灸亦得[④]。针风池一穴、肩髃一穴、曲池一穴、支沟一穴、五枢一穴、阳陵泉一穴、巨虚下廉[⑤]一穴，凡针七穴即差。（唐·孙思邈《备急千金要方·卷八诸风·偏风第四》）

【注释】①偏风：即偏枯，半身不遂。②㕮咀：咀嚼。古代煎药，先把药料切碎为末，像经过咀嚼似的，称为"㕮咀"。③一度：一次。度，量词，次。④得：可以。⑤巨虚下廉：即下巨虚穴。

【辨证思路及方法】本案病属偏风。偏风者，风邪偏客身之一边也，其状或左或右，手不能举，足不能履。《黄帝内经》所谓风邪之气，各入其门户所中，则为偏风。风乃六淫之首、百病之长，从案述可知，此案为风邪挟湿客于经络，气血壅塞而致偏风。

【用穴及操作分析】风池穴，为风邪聚集的要塞，故以风池名之，又是足少阳经与阳维脉的交会穴，善祛外风，故以风池穴祛风除邪。肩髃、曲池二穴均为手阳明经穴，合手少阳经穴支沟共奏疏通上肢气血之效。阳陵泉，为筋之会穴，足少阳经合穴，有强筋之功，合下巨虚穴，可通利下肢气血。诸穴相配有上下同名经配伍之意，共奏疏通经络、调和气血之功。且下巨虚为小肠经下合穴，又能"分清泌浊"，以除湿通络为用。五枢，足少阳经与带脉交会穴，本穴为人身长度之折中，又五者数之中，名"五枢"即中枢之意也，枢为致动之机。故诸穴合用，风邪已去，湿邪得除，经络气血疏通，故愈。本案从风、湿入手，病机责于风邪挟湿客于经络，故不仅同名经取穴上下呼应以通行气血，且以风池、下巨虚穴祛风除湿通络。

窦材灸药结合治中风医案一则

原文：

一人病半身不遂，先灸关元五百壮，一日二服八仙丹①，五日一服换骨丹②，其夜觉患处汗出，来日病减四分，一月痊愈。再服延寿丹半斤、保元丹一斤，五十年病不作。《千金》等方，不灸关元，不服丹药，惟以寻常药治之，虽愈难久。（宋·窦材《扁鹊心书·卷中·中风》，另可见于《续名医类案·卷十三·瘫痪》）

【注释】①八仙丹：《普济本事方》载八仙丹："治虚损，补精髓，壮筋骨，益心智，安魂魄，令人悦泽，驻颜轻身，延年益寿，闭固天癸。伏火朱砂，真磁石、赤石脂、代赭石、石中黄、禹余粮（五味并火煅，醋淬），乳香（乳钵坐水盆中，研）、没药（各一两）。上为细末，匀研极细，糯米浓饮丸如梧子大，或如豆大。每服一粒，空心盐汤下。有人年几七旬，梦漏羸弱，气惙惙然，虚损，得此方服之，顿尔强壮，精气闭固，饮食如旧。予常制自服，良验。"②换骨丹：《扁鹊心书》载换骨丹："治中风半身不遂，言语謇涩，失音中风者。……当归、芍药、人参、铁脚威灵仙（各二两），南星（三两），乳香（去油，二两），没药（去油，二两），麻黄（去节，三斤，另煎汁和上药）。上各为末。先将前五味和匀，后入乳香、没药，以麻黄膏和匀为丸，如弹子大。每以无灰酒下一丸，出汗，五日一服。"

【辨证思路及方法】本案为直接灸关元穴配合服用八仙丹、换骨丹、延寿丹、保元丹等治疗半身不遂的验案。外风袭人，其人必元气虚衰，经络空虚，若其人形气盛、腠理密，则邪不能中，所谓"两虚相得，乃客其形"。风邪外中，循经而入，致经络不利而出现半身不遂的症候。由于本证本于元气虚衰，故在治疗时，窦材最忌汗、吐、下法，认为"损其元气必死"，因而要用温补的方法进行治疗。

【用穴及操作分析】关元穴，居丹田之所，为人体元阴、元阳交关之处，功能培补元气。以艾灸的方法刺激关元穴最符合本案元气虚衰的病机，亦最能辅助正气。

王执中载他医灸治中风医案一则

原文：

近世名医遇人中风不省，急灸脐中①皆效。徐伊卒中不省，得桃源簿②为灸脐中百壮始苏。更③数月，乃不起。郑纠云，有一亲卒中风，医者为灸五百壮而苏，后年余八十。向使徐平灸至三五百壮，安知其不永年耶？（南宋·王执中《针灸资生经·卷一·腹部中行十五穴》，另可见于《续名医类案·卷二·中风》）

【注释】①脐中：即神阙穴，多灸良。凡灸先以盐实之。②簿：即主簿，官名。汉以后中央各机构及地方郡、县官府都设有主簿，负责文书簿籍，掌管印鉴，为掾史之首。③更：经过，经历。

【辨证思路及方法】本案为灸神阙穴治疗中风不省的验案。中风的病机多为"气虚脉络瘀阻"，分为中经络和中脏腑，而本案中的中风不省即中脏腑。古人认为艾火性温而不燥，能化痰消积、活血化瘀，急救时又能开窍启闭、回阳固脱，不但治标，而且补阴和阳，兼以治本，故常灸神阙穴以温补元阳、健运脾胃、复苏固脱。

【用穴及操作分析】神阙穴属任脉，位居脐中，为先天之根蒂，又为五脏六腑之本，气血归藏之根，灸之可以培本固元、温阳益气。《景岳全书》记载取神阙穴治中风卒倒不省，"灸百壮至五百壮，愈多愈妙，姜焦则易之"。《神灸经纶》亦指出："卒中风，神阙。凡卒中风者，此穴最佳。"又《千金翼方》急救时灸神阙，艾炷宜"大实作之"。可见用大艾炷灸神阙穴是灸治中风、救死回阳的有效手段。

李杲针治偏枯医案一则

李杲（1180—1251），字明之，号东垣老人，金元四大家之一。李杲注重脾胃，认为脾胃为元气之本，元气与胃气是名异实同。同时认为脾胃是人体气机升降的枢纽。人身的一切正常生命活动都有赖于气机升降出入的正常，脾胃升降失常，则会导致两种疾病状态，或升发太过沉降不足，或沉降太过升发不及。李杲是张元素的亲传弟子，属"易水学派"，继承了张元素"脏腑虚乘"的思想，并有所发展。李杲三大学术思想：脾胃论、内伤论、升阳泻火法。作为"补土派"的代表，其代表著作有《脾胃论》《内外伤辨惑论》《兰室秘藏》《活法机要》《医学发明》《东垣试效方》等。

原文：

陕帅郭巨济病偏枯，二指著①足底不能伸，杲以长针刺骱中②，深至骨而不知痛，出血一二升，其色如墨，又且缪刺之。如此者六七，服药三月，病良③已。（明·宋濂等《元史·卷二百零三·列传第九十·方技·李杲传》，另可见于《续名医类案·卷十三·瘫痪》《杂病广要·身体类·痹》《证治准绳·杂病·痿痹门·着痹》）

【注释】①著：附着。②骱中：委中穴。③良：果然。

【辨证思路及方法】本案为患者偏枯二指著足底不能伸医案。偏枯主要原因包括，（一）内有正气虚弱，外有邪风侵袭，阴阳偏枯，脏腑虚弱，经络亏虚，血气不足，当风冲坐，风邪乘虚而入；（二）一侧阳气阻滞，失于温养，轻则汗出异常重则形体不用而发为偏枯；（三）过食肥甘厚味，肥则生热，甘则壅滞气机生中满，久则湿热蕴于体内，湿热邪气令阴精困遏，肢体失养而不用；（四）肾藏纳精气，临证多见虚候。此肾气壅滞是因虚而致经脉气血壅滞的证候，气血壅滞不畅，经脉所过之处失于濡养，久之出现偏枯。此病证为偏枯，邪气壅滞于分肉腠理之间，当以刺络放血以祛其邪。

【用穴及操作分析】委中穴当腘窝横纹中央，于股二头肌肌腱与半腱肌肌腱的中间，功能清热、凉血、利腰膝、通经络，治疗腰痛、髋关节屈伸不利、腘筋挛急、下肢痿痹、半身不遂、癫疾反折、腹痛、吐泻、疟疾、衄血、遗尿、小便难、自汗、盗汗、丹毒、疗疮发背等。本案以此穴治偏枯是因为腰、髋、腘部与下肢乃足太阳经脉循行所过，委中是本经合穴，调理气血作用较强。刺委中既可以疏调膀胱经气、益肾强腰，治疗腰痛、髋关节屈伸不利、腘筋拘急，还可以调气血、通经络，治疗下肢痿痹。

罗天益针灸治中风医案三则

罗天益（1220—1290），字谦甫，金元时期的重要医家。罗天益往往根据症状的缓急，采取"急则治其标，缓则治其本"的治疗原则。临床上，善用燔针、三棱针或砭刺在热痛部位针刺放血，开泄邪气，无不效验。应用接经针法治疗中风引起的肢体不遂，且于循经取穴或局部取穴之前先用之，以令十二经经气相通、气血环周。师从李杲，著有《卫生宝鉴》，刊行于1281年，全书24卷，补遗1卷。

原文1：

有曹通甫外郎[①]妻萧氏，六旬有余，孤寒无依。春月忽患风疾，半身不遂，语言謇涩[②]，精神昏愦，口眼㖞斜，与李仲宽证同。予刺十二经井穴，接其经络不通。又灸肩井、曲池。详病时月，处药服之，减半。予曰：不须服药，病将自愈。明年春，张子敬郎中[③]家见行步如故。予叹曰：夫人病全得不乱服药之力。由此论李仲宽乱服药，终身不救。萧氏贫困，恬淡自如获安。《内经》曰：用药无据，反为气贼，圣人戒之。一日，姚雪斋举许先生之言曰：富贵人有二事反不如贫贱人，有过恶不能匡救，有病不能医疗。噫！其李氏之谓欤！（元·罗天益《卫生宝鉴·卷二·用药无据反为气贼》）

【注释】①外郎：官名。宋元时期对衙门书吏的称呼，亦指县府小吏。②语言謇涩：舌体转动不灵，说话艰难或吐字不清的征象。亦称语言謇吃、口不能言。多因风邪乘袭，痰涎壅盛所致。为中风主证之一。③郎中：官名。属员外级，分掌各司事务，其职位仅次于尚书、侍郎、丞相的高级官员。

【辨证思路及方法】本案症见"半身不遂，语言謇涩，精神昏愦，口眼㖞斜"，病属中风无疑。华岫云曰："凡肢体拘挛，半身不遂，口眼㖞斜，舌强言謇，此本体先虚，风阳挟痰火壅塞，以致营卫脉络失和。治法，急则先开关，继则益气充血，盈脉络通利，则病可痊愈。"（《续名医类案·卷二·中风》）徐灵胎曰："此数语是（中风）总诀。"罗天益首选刺灸用于救急，治以开窍醒神、疏通经络，合以中药通利经络、补益气血。本案特点在于中药"中病即止"。中医治病是以药物的偏性来调整脏腑阴阳的偏性，从某种意义上来讲，药物都具有一定的毒性。《素问·五常政大论》指出："大毒治病十去其六，常毒治病十去其七，小毒治病十去其八，无毒治病十去其九，谷肉果菜食养尽之，无使过之伤其正也。"即言用药不可过量。《素问·五常政大论》中亦言："夫经络以通，血气以从，复其不足，与众齐同，养之和之，静以待时，谨守其气，无使倾移，其形乃彰，生气以长，命曰圣王。故《大要》曰：无代化，无违时，必养必和，待其来复，此之谓也。"即言用药使经络通利、血气调和后应注意调养，静候时日，以待其复。本案中，罗天益先救急，然后根据病情用药减半，待患者经络、气血得复，即嘱其停药调养，后痊愈。

【用穴及操作分析】本案患者半身不遂、神志不清，为中脏腑之急症，故先刺十二井穴以开窍醒神，"接其经络不通"；又灸肩井、曲池两穴以温通经络。肩井为足少阳胆经穴，为手足少阳经、足阳明经与阳维脉的交会穴，功善行气调血；曲池为手阳明经合穴，多气多血而善于调经。二穴加灸，温通更助经气通调。

原文2：

安抚①初病时，右肩臂髆痛无主持②，不能举动，多汗出，肌肉瘦，不能正卧，卧则痛甚。经曰：汗出偏沮③，使人偏枯。予思《内经》云：虚与实邻，决而通之④。又云：留瘦不移，节而刺⑤，使经络通和，血气乃复。又言：陷下者，灸之⑥。为阳气下陷入阴中，肩髆时痛，不能运动，以火导之，火引而上，补之温之。以上证皆宜灸刺。谓此先刺十二经之井穴。于四月十二日右肩臂上肩井穴内，先针后灸二七壮。及至疮发，于枯瘦处渐添肌肉，汗出少，肩臂微有力。至五月初八日，再灸肩井，次于尺泽穴各灸二十八壮，引气下行，与正气相接。次日臂髆又添气力，自能摇动矣。时值仲夏，暑热渐盛，以清肺饮子补肺气、养脾胃、定心气。（清肺饮子：白芍药五分，人参、升麻、柴胡各四分，天门冬、麦门冬各三分，陈皮二分半，生甘草、黄芩、黄柏、炙甘草各二分。）（元·罗天益《卫生宝鉴·卷八·风中腑兼中脏治验》，另可见于《医学纲目·卷十肝胆部·中深半身不收舌难言》《济阳纲目·卷一中·中风·治中风挟虚方》《证治准绳·类方·中风》）

【注释】①安抚：官名。指安抚使，中央派遣处理地方事务的官员。②主持：支撑。③偏沮：汗出偏于半身。即半身有汗，半身无汗。多由气血不能畅流周身所致。"汗出偏沮，使人偏枯。"《素问·生气通天论》马莳注："或左或右，一偏阻塞而无汗，则无汗之半体，他日必有偏枯之患。"张志聪注："沮，湿也。……汗出而止半身沮湿者，是阳气虚而不能充身遍泽，必有偏枯之患矣。"姚止庵注："阳虚则气不周流，而汗出一偏，气阻一边，故云偏沮。"④虚与实邻，决而通之：出自《灵枢·官能》。《黄帝内经太素》云："邻，近也。虚实二气不和，通之使平。"⑤留瘦不移，节而刺之：出自《素问·三部九候论》。张介宾注："凡病邪久留不移者，必于四肢八溪之间有所结聚，故当于节之会处索而刺之。"⑥陷下者，灸之：出自《灵枢·经脉》。陷下者，一言阳气下陷；一言阳气暴脱；一言气虚下陷。本案罗天益认为是阳气下陷入阴中。

【辨证思路及方法】本案患者初病时"右肩臂髆痛无主持，不能举动"，为经络之疾，罗天益认为是阳气下陷入阴中所致；又"不能正卧，卧则痛甚"，应为实证；"多汗出"，为外感风寒，营卫不和所致，阳强而不能密，卫气失固，营阴外泄而见汗出；"肌肉瘦"，为经络不通，气血不能布达，肌肤失养所致。故治以疏通经络、行气调血为先，后兼以益气养阴、调补营卫。

【用穴及操作分析】本案中，罗天益先刺十二经之井穴，疏通经络，"接其经络不通""使经络通和"。次针肩井，肩井为足少阳胆经穴，为手足少阳经、足阳明经与阳维脉的交会穴，功善行气调血；加灸，可温补阳气，温经散寒。次加针尺泽，尺泽为手太阴肺经合穴，取之疏通上肢经气；加灸，"引气下行，与正气相接"。因时值仲夏，暑热渐盛，罗天益又用"清肺饮子补肺气，养脾胃，定心气"。其中《本草经疏》载白芍："手足太阴引经药，入肝、脾血分。"《医学启源》载白芍："安脾经，治腹痛，收胃气，止泻利，和血，固腠理，泻肝，补脾胃。"此方白芍既可敛阴止汗，又可养血、疏肝、补脾；人参补脾益肺；柴胡、升麻，升举脾胃清阳之气；麦冬、天冬滋养肺胃之阴，麦冬兼能清心除烦；陈皮理气健脾；黄芩、黄柏、生甘草清热泻火；炙甘草补脾益气，调和诸药。

原文3：

真定府临济寺赵僧判，于至元庚辰①八月间患中风，半身不遂，精神昏愦，面红颊赤，耳聋鼻塞，语言不出，诊其两手六脉弦数。尝记洁古有云：中脏者，多滞九窍，中腑者，多著四肢。今语言不出，耳聋鼻塞，精神昏愦，是中脏也；半身不遂，是中腑也。此脏腑俱受病邪。先以三化汤②一两，内疏三两行，散其壅滞，使清气上升，充实四肢。次与至宝丹③，加龙骨、南星，安神定志养神治之，使各脏之气上升，通利九窍。五日音声出，语言稍利，后随四时脉证加减用药，不旬，即稍能行步。日以绳络其病脚，如履④阈⑤或高处，得人扶之方可逾⑥也。又刺十二经之井穴，以接经络。望日舍绳络，能行几百步，大势皆去，戒之，慎言语，节饮食，一年方愈。（元·罗天益《卫生宝鉴·卷八·风中脏治验》，另可见于《医学纲目·卷十肝胆部·中深半身不收舌难言》）

【注释】①至元庚辰：元世祖至元十七年（1280）。②三化汤：《奇效良方》载三化汤："厚朴（姜制，二钱），羌活（二钱），枳实（一钱半），大黄（四钱）。上作一服，水二钟，生姜三片，煎至一钟，不拘时服。""治中风外有六经之形证，先以加减续命汤，随证治之，内有便溺之阻隔，复以此导之。"③至宝丹：《太平惠民和剂局方》载至宝丹："疗卒中急风不语，中恶气绝，中诸物毒暗风，中热疫毒，阴阳二毒，山岚瘴气毒，蛊毒水毒，产后血晕，口鼻血出，恶血攻心，烦躁气喘，吐逆，难产闷难（一本作乱），死胎不下。以上诸疾，并用童子小便一合，生姜自然汁三五滴，入于小便内温过，化下三丸至五丸，神效。又疗心肺积热，伏热呕吐，邪气攻心，大肠风秘，神魂恍惚，头目昏眩，睡眠不安，唇口干燥，伤寒狂语，并皆疗之。生乌犀屑（研）、朱砂（研飞）、雄黄（研飞）、生玳瑁屑（研）、琥珀（研）各一两，麝香（研）、龙脑（研）各一分，金箔（半入药，半为衣）、银箔（研）各五十片，牛黄（研，半两），安息香（一两半）。为末，以无灰酒搅澄飞过，滤去沙土，约得净数一两，慢火熬成膏。上将生犀、玳瑁为细末，入余药研匀，将安息香膏重汤煮凝成后，入诸药中和搜成剂，盛不津器中，并旋丸如桐子大，用人参汤化下三丸至五丸。"④履：走过。⑤阈：门槛。⑥逾：越过。

【辨证思路及方法】本案，罗天益据张元素所云"中脏者，多滞九窍，中腑者，多著四肢"，诊断患者"语言不出，耳聋鼻塞，精神昏愦，是中脏也；半身不遂，是中腑也"。又见患者面红颊赤、六脉弦数，均为阳明热盛之征。阳明热盛，腑气不通，浊气不能下降，反上扰清窍，故见诸症。其治法宜清泻阳明热邪。

【用穴及操作分析】患者面红颊赤、六脉弦数，属阳明热盛，故先以三化汤一两，清泻阳明热邪，即罗天益所谓"内疏三两行，散其壅滞，使清气上升，充实四肢"；又有精神昏愦、语言不出、耳聋鼻塞，故次与至宝丹，加龙骨、南星，安神定志养神，并用其芳香之性"使各脏之气上升，通利九窍"；其半身不遂，多因经络不通，故又刺十二经之井穴，"以接经络"。

综上各案可见，罗天益治疗半身不遂之症，多用刺十二经之井穴之法，以接通经络。

朱丹溪灸药结合治中风医案一则

朱丹溪（约1281—1358），字彦修，元代著名医家。提出"阳常有余，阴常不足"的观点，并在此基础上，确立"滋阴降火"的治则，倡导滋阴学说，创立了"丹溪学派"。擅长气血痰郁辨治。认为气血病证不外虚实两方面。从气郁认识痰证、郁证的病机，立法以行气居先，是朱丹溪辨治痰、郁的特色之一。主张顾护正气，提出"夫邪所客，必因正气之虚，然后邪得而客之。苟正气实，邪无自入之理"。师从罗知悌。著有《格致余论》《局方发挥》《本草衍义补遗》《金匮钩玄》等。

原文：

一人中风，口眼㖞斜，语言不正[①]，口角涎流，或半身不遂，或全体如是。此因元气虚弱而受外邪，又兼酒色之过也。（朱丹溪）以人参、防风、麻黄、羌活、升麻、桔梗、石膏、黄芩、荆芥、天麻、南星、薄荷、葛根、赤芍药、杏仁、川归、川芎、白术、细辛、皂角等分，加葱姜水煎，入竹沥半盏。随灸风市（奇俞穴）、百会（督脉）、曲池（大肠穴）、合谷、绝骨（胆穴，绝骨即悬钟穴）、环跳（胆穴）、肩髃（大肠穴）、三里（胃穴）等穴，以凿窍[②]疏风，得微汗而愈。（亦以汗解）（明·江瓘《名医类案·卷一·中风》）

【注释】①语言不正：指吐字不清楚。②凿窍：开窍之意。

【辨证思路及方法】本案一人患中风，出现口眼㖞斜、言语不清、口角流涎等症状，是因为体内元气虚弱，感受外邪而致，同时患者过度沉迷酒色，使体内痰热内生。治以祛风清热、养血活血之法。薄荷、葛根、防风、麻黄、羌活、升麻、荆芥、天麻、细辛、葱姜水意在疏散风邪；石膏、黄芩用以清热，兼制约风药的辛燥之性；桔梗、杏仁、白术、人参、南星、皂角、竹沥健脾化痰；治风必先治血，血行风自灭，故用赤芍药、川归、川芎养血活血。若究其用针之意，宜不出上述药物功效之外。

【用穴及操作分析】百会穴位于督脉，巅顶部，为人体最高点，此处阳气最盛，灸此穴，有升提阳气的作用；足三里穴有强壮之功，可补益全身正气，正气强，则筋脉通，并且健脾和胃以绝生痰之源；风市、环跳为祛风之要穴，配合绝骨穴可疏通下肢气血，使下肢症状得以好转；肩髃、曲池、合谷三穴可疏通上肢气血。本案中风由于

"气虚风入，并兼寒"者，故当可灸之，意在散寒祛风，得微汗而愈。

吴鞠通载他医针药结合治中风医案一则

吴瑭（1758—1836），字鞠通，清代著名医家。力辨寒温有别，阴阳水火各异，认为伤寒和温病是迥然不同的两类外感热性病。他继承吴又可、叶桂的学术思想，创立三焦体系，治温必究脏腑。提出了温病的三焦辨证论治体系。其含义有三：一是辨别病位；二是辨别证候性质；三是辨别病程和病势。在治疗方面，他提出"治上焦如羽（非轻不举），治中焦如衡（非平不安），治下焦如权（非重不沉）"的原则，并提出"治上不犯中，治表不犯里"的观点。吴鞠通把温病以是否挟湿从性质上分为温热和湿热两大类，谓之"温病之不兼湿者，忌刚喜柔""温病之兼湿者，忌柔喜刚"。治温病重阴精，治内伤重阳气，提出"留得一分津液，便有一分生机"。所著《温病条辨》，是中医温病学史上一部里程碑式的著作，全书分7卷。此外还撰有《吴鞠通医案》《医医病书》。

原文：

陶氏，六十八岁，左肢拘挛，舌厚而謇①，不能言，上有白苔，滴水不能下咽，饮水则呛，此中风挟痰之实证。前医误与腻药补阴，故隧道俱塞。先与开肺。生石膏四两、杏仁四钱、鲜桑枝五钱、云苓块五钱、防己五钱、白通草一钱五分、姜半夏五钱、广皮三钱。煮三杯，分三次服。服一帖饮下咽，服七帖而舌肿消。服二十帖诸病虽渐减而无大效，左肢拘挛如故，舌肿虽消，而语言不清，脉兼结。余曰：此络中有块痰堵塞，皆误补致壅之故，非针不可。于是延郏七兄针之，针法本高，于舌上中泉穴一针，出紫黑血半茶杯，随后有物如蚯蚓，令伊子以手探之，即从针孔中拉出胶痰一条，如匀粉②，长七八寸，左手支沟穴一针透关，左手背三阳之络用小针针十余针。以后用药日日见效。前方止减石膏之半，服至七十余帖而能策杖③行矣，服九十帖能自行出堂上轿矣，诸症悉除。（清·吴鞠通《吴鞠通医案·卷三·中风》）

【注释】①謇：迟钝，不顺利。②匀粉：一种条状透明样食物，与粉丝相似。③策杖：拄着拐杖。

【辨证思路及方法】本案之中风相当于西医学中脑血管意外引起的中枢神经系统障碍疾病，常表现为突然昏仆、半身不遂、口眼㖞斜、不语或言语謇涩、偏身麻木等。多由于身体气血不足，复因劳倦内伤、忧思恼怒、嗜食厚味及烟酒等诱发。以脏腑阴阳失调，气血逆乱，直冲犯脑，导致脑脉闭阻或血溢脑脉之外为基本病机。本案患者左肢拘挛，舌厚而謇，不能言，饮水纳食困难，为风痰阻络引起，属实证，前医辨证不当，误投滋腻补阴之药，致使经络壅滞闭塞至极。故虽与化痰通络之方，亦不能通其闭阻之脉络。

【用穴及操作分析】本案之中泉穴位于舌上，非手背腕横纹阳溪穴与阳池穴之间之中泉，考诸其他针灸书籍，未见舌上有中泉穴之记载，因海泉穴位于"舌下中脉"（《素问·刺禁论》王冰注），主治"重舌肿胀"（《针灸大全》），针刺法为"用三棱针出血"（《针灸大成》），与本案相符合，故此案之中泉疑为舌下之海泉穴。其次，"支沟透关"，属透刺法，此"关"当为内关穴。支沟穴位于腕背横纹上3寸，当阳池与肘尖连线上，属手少阳三焦经，功能清三焦邪火，通行元气，亦能舒筋通络。内关穴位于腕横纹上2寸，当大陵与曲泽连线上，属手厥阴心包经，为理气要穴，又能醒神开窍，局部兼能舒筋活血。支沟透内关，一针两穴，既能行气泻火，舒筋通络，醒神开窍，又能沟通经脉阴阳。最后，手背三阳之络，非小臂三阳络穴，因患者左肢拘挛，为脉络壅滞所致，左手背遍布三阳经之络，此处皮薄肉浅，故用小针，络现即为邪实，故针之以泻其邪。

韩贻丰针治中风医案三则

原文1：

穆大司农[①]和伦，先是左手患木风[②]，指不能伸屈，此半身不遂之兆也。召韩治，为用七针[③]，指即伸缩无恙。逾两月，复患腿疾，必恃杖而行，因力辞乞休，已而韩为针环跳、风市、三里，针数次而疾顿瘳，遂视事如故。（清·魏之琇《续名医类案·卷十三·瘫痪》）

【注释】①大司农：官名。掌国家仓廪或劝课农桑。②木风：指麻木无知觉。③七针：指中风七穴。一说为风池、大椎、肩井、间使、曲池、足三里、百会七穴。另一说为百会、曲鬓、肩井、风市、足三里、绝骨、曲池七穴。

【辨证思路及方法】本案之木风是指麻木无知觉，兼有"指不能屈伸"，因颈椎病压迫颈神经引起的上肢麻木，多不影响手指运动，故可排除颈椎病，而痹证多伴有冷热疼痛，后期才可能出现肢节屈伸困难，与此患者不同，故可得知其为中风先兆引起的上肢不遂。治愈两月后，复患腿疾，必恃杖而行，当为病根未去，邪犯下肢，致使下肢不遂，需策杖而行。

【用穴及操作分析】患者所患之证属中风先兆，发作见左上肢麻木，屈伸不利，法当行气活血、祛风通络。依据自古遵循的配穴原则，所用七针当为风池、大椎、肩井、间使、曲池、足三里、百会七穴。风池为祛风要穴，不论内风、外风，皆应取之。大椎穴为手足三阳与督脉之会，擅于振奋阳气，镇静补虚。肩井穴为手足少阳与阳维之会，擅降气行血，消肿止痛，主治肩背痹痛，手臂不举，取之可疏通局部经络，使经气上通下达。间使穴，属心包经，可宁心降逆，据现代解剖学，此穴深处有正中神经经过，针刺该穴，既可宁心降逆，又能起到刺激神经干的作用，对治疗手指拘挛屈伸不利极佳，《备急千金要方》谓间使主"久风，卒风，缓急诸风……半身不遂"。曲池为手阳明大肠经之合穴，本经多气多血，刺曲池可行气活血，血行风自灭，复能舒筋通络，擅治半身不遂，肩臂拘挛。中风多有正虚之因，气血不利，足三里穴擅补一身之气血。百会穴为手足三阳与督脉之会，功能熄风镇惊，醒脑开窍。患者之腿疾，乃因病根未去，风邪侵犯足少阳胆经，今刺环跳、风市二穴以引邪外出，舒筋通络，次针足三里穴，继补气血，以灭余风。

原文2：

韩贻丰治孔学使①尚先，患半身不遂，步履艰难，语言謇涩，音含糊，气断续，为针环跳、风市、三里各二十一针，即下床自走，不烦扶掖，筋舒血活，无复病楚意，惟语言声音如旧。翌日，又为针天突、膻中十四针，遂吐音措词，琅然条贯②矣。（清·魏之琇《续名医类案·卷十三·瘫痪》）

【注释】①学使：官名。即学政，是提督学政的简称。又称督学使者。②琅然条贯：琅然，指声音清朗貌。条贯，指有条理，井然有序。

【辨证思路及方法】本案患者症见"半身不遂，步履艰难，语言謇涩，音含糊，气断续"，可以诊断为中风之中经络。经络不通，故"半身不遂，步履艰难，言语謇涩"；气虚较重，故"音含糊，气断续"。治当补中益气，活血祛风通络。

【用穴及操作分析】环跳、风市为治疗半身不遂之腿脚不利的要穴，同为足少阳胆经穴，环跳为足少阳、太阳经的交会穴，擅祛风除湿，通经活络，主治半身不遂，下肢痿痹；风市为治风要穴，擅祛风通络，主治中风偏身不遂，下肢痿痹；足三里为胃之下合穴，可升降气机，通腑化痰，补益气血，通经活络。每穴二十一针之刺法，当为报刺法（以阿是穴为主，以痛为俞，先找一痛点直刺，行针取得针感，并留针，再用左手随病所上下循按，如症状未除可另寻痛点，然后拔出第一针，再刺另一痛点），一者加强穴位刺激量，二者扩大补泻效果。故针毕"即下床自走，不烦扶掖"。患者行动便利，但言语謇涩，音含糊，气续断，前治之时，气血已补，故此症当为经络气机不利所致，当行气利咽。膻中为八会穴之气会，功专宽胸理气，又擅长调理全身气机；天突位处息道要路，擅宣通肺气，降气化痰，主治咽喉肿痛，息道不利等疾患。其一穴十四刺为一日之量，重在行气利咽。

原文3：

韩贻丰治司空①徐元正风气，满面浮虚，口角流涎不已，语含糊不能出喉，两腿沉重，足趑趄②不克逾户限。脉之，曰：此症非针不可。遂呼燃烛，举手向顶门欲用针。徐公及其令孙大惶骇云：此处安可用火攻？强之再三，终究不允而罢。后闻韩之针颇神，复邀，与针百会、神庭、肾门、命门、环跳、风市、三里、涌泉诸穴道，俱二十一针。方针之初下也，以为不知当作如何痛楚，及药蒸气氤氲，不可名状，连声赞叹，以为美效。积久周身之病，一时顿去。（清·魏之琇《续名医类案·卷二·中风》）

【注释】①司空：官名。掌管水利、建筑。②趑趄：行走困难。

【辨证思路及方法】本案列于中风篇，察患者症状，以头面口齿为重，兼有两腿沉重，不便行走，即古代所谓血菀于上，壅滞不通。满面虚浮，口角流涎不已，言语含糊不能出喉，乃元阳虚衰，浮越于上，不能制阴；正气极虚，故声不能出喉，两腿沉重。法当醒神开窍，温肾助阳，引火归元，并舒筋通络。

【用穴及操作分析】百会穴为手足三阳与督脉之会，功能熄风镇惊，醒脑开窍，虚阳浮越于上，不得潜降时，多用此穴佐以其他引火下行之穴。神庭为神光所结之庭，通于五脏六腑四肢百骸之神系，针之有镇静醒神之效。肾门（俞）、命门二穴直补命门之火，温肾以壮阳。环跳、风市穴擅祛风通络，足三里穴补后天气血以养元阳，涌泉穴为肾气所发之处，亦能引火归元。诸穴准当，复以每穴二十一针之独特针法，催气通经，故能使患者产生"药蒸气氤氲"的得气效果。

中风是中医学对急性脑血管病的统称，其以猝然昏倒、不省人事、口角㖞斜、语言不利、半身不遂为主要临床症状，相当于西医学中的脑卒中。

中风一论自唐宋以后，特别是金元时期，突出以"内风"立论，如"风本生于热，以热为本，以风为标"（《素问病机气宜保命集·中风论》）；"心火暴盛，肾水虚衰，不能制之，则阴虚阳实而热气怫郁，心神昏冒，筋骨不用而卒倒无知"（《素问玄机原病式》）；"痰生热，热生风"（朱丹溪）等论述。

中风常由脑血管病变引发，如脑血管破裂、脑出血（如蛛网膜下腔出血）、栓塞、痉挛等中枢神经系统病变。另外，亦常见于动脉粥样硬化、高血压、心脏病、糖尿病。上述致病因素可因情绪、饮食、劳倦、气候变化、服药等诱发。偏枯，又名偏瘫或半身不遂，临床表现为一侧上下肢、面肌和舌肌下部的运动障碍，属于急性脑血管病的一个常见症状。

中风是临床中的常见病、多发病，针灸的疗效显著。中医学对中风有表里虚实之分，按病变层次有中脏腑、中经络之分，中脏腑按虚实有闭证、脱证之分，与西医学将脑卒中分为缺血性脑卒中和出血性脑卒中两类有类似之处。

中脏腑之闭证多为肝阳暴亢，气血逆乱，或夹风痰闭阻脑络，或血菀于上。当醒神开窍，取人中、十二井穴、百会、涌泉、丰隆、太冲、劳宫、四神聪等穴。中脏腑之脱证则多为真气衰微、元阳暴脱；当回阳固脱，可灸关元、神阙二穴（隔盐灸）。

中经络多为痰浊、瘀血等闭阻经络，导致一侧肢体麻木不遂、口眼㖞斜、言语謇涩等，当行气活血、化痰通络。中医认为，阳主动，肢体运动障碍，其病在阳，当取手足三阳经腧穴。"治痿独取阳明"，阳明为多气多血之经，取阳明经相应的腧穴，如肩髃、臂臑、曲池、手三里、合谷、足三里、丰隆、内庭等，有调阴阳气血、助经气运行之功，可使经脉气血旺盛，运行流畅，筋肉得养，瘫痿得治。而少阳经经气始旺，阳气方刚，取之可助阳气之运行，濡养经筋、利关节，故环跳、阳陵泉、外关、绝骨穴亦可取。周身筋脉，惟足太阳经为多为巨，手足太阳经经气相通，同盛同衰，常取承扶、殷门、委中、合阳、承山、跗阳、申脉、后溪等穴改善肢体功能，缓解关节拘急挛缩。另外，亦可配伍一些阴经穴位，如太溪，为足少阴经之原穴，可滋阴补肾，扶助先天之本；三阴交，为三阴经交会之穴，针之助益肝、脾、肾，健脾助后天之本，而使气血生化有源，阴阳相合，经络通畅，针而调之，则可达阴平阳密、扶正祛邪疗疾之功。

经脉通畅，则正气旺盛，肢体运动功能易于恢复。然，中风病证多迁延日久，机体虚弱、气血不足日久，故治之不可过急，不可贪功近利，要先从脾胃着手，针取足三里、三阴交、脾俞、胃俞诸穴，应用补法；药加党参、白术、焦三仙等调理脾胃功能。针治时当取双侧穴治之。一方面可调理脾胃，扶助后天；另一方面可调益患侧经络之气血，使之通畅充盈，有利于筋肉关节濡养，肢体功能之恢复。

此外，历代医学书籍中蕴含着大量的防治中风病的灸法，是我们先人宝贵临床实践经验的重要部分，在现今中风防治方面仍起着重要作用。有人认为艾灸可作为中脏的急救手段之一，认为艾火之性，体柔用刚，宜于中风急救；灸治中风，非惟治标，亦可治本；闭证开窍，自上而下；脱证填窍，稳守下元。还提出风中入脏后风痰阻络，气血不得周流，而艾火入经，能化痰祛瘀、搜风入络、流通血脉，故亦可施于中脏而致的后遗症。对于中风后遗症的灸治原则有如下几个方面：一是随其所在而灸之，二是取"风穴"（风府、风门、风市、风池、翳风、秉风等穴），三是辨证施灸。

所录案中，甄氏案之偏风，现多认为属中风，治以醒脑调神、疏通经络为主，多取极泉、尺泽、委中，配伍阳陵泉、肩髃、合谷等穴以疏通肢体经络。然，若只是从经络闭塞角度考虑治疗法则，忽视其病源，则难免有弃本逐末之嫌。本案药与针灸并用，正所谓"汤药不到，针可为之""针所不为，灸之所宜"（《灵枢·官能》）。中药有微发其汗、畅通营卫、除风湿之功，配合针灸，相得益彰，其功尤著，诸症自愈。现代治疗中，若只关注疏通经络，则症或可解于一时，然风湿未去，日久必使气血运行失调，经络闭塞，阻遏阳气，再生重疾。

韩氏案中，患者所患之证属中风先兆，发作先见左上肢麻木，屈伸不利，法当行气活血、祛风通络。案中所用穴位，百会、足三里、曲池、风池、肩井、环跳、风市均为中风常用要穴，诸穴合用，标本兼治，且病轻时短，韩氏针治准确，故能针到病除。案3中患者"满面浮虚，口角流涎不已，语含糊不能出喉，两腿沉重，足趑趄不克逾户限"，当为脑溢血后遗症之表现。若为脑梗死，多表现为偏身瘫痪，不常波及两侧肢体。其中风发作之时，可能有肝阳暴亢，血菀于上，故后遗症期阴不敛阳，虚阳浮越于上，元阳不归其位，故不能制阴，使阴浊弥漫。治疗既要壮火之源，又需引火归元，同时兼以开窍醒神，补后天气血以培元阳，佐以祛风通络。

朱氏所治之案，乃是由于脉络空虚、风邪入中，治疗以疏风散邪为主，扶助正气为法，灸药结合，方可取效。

罗氏案中，患者精神昏愦，面红颊赤，六脉弦数，应知为阳明热盛，当先泻实，服承气汤类方以通降腑气，再配合针灸之开窍启闭，如十二井穴或十宣、水沟，或头部神庭、本神、百会、四神聪，此外，头部运动、感觉区等亦可选用，可使神有所依，脑有所养，恢复神清智明之状态。而"肩臂膊痛无主持，不能举动"案，现多认为由经络痹阻所致，治以通经活络、祛风止痛，多取曲池、肩髃、外关、合谷等穴。然经络痹阻多只局限于经络肢体病证，至于"多汗出，肌肉瘦"，若从经络辨证则较为牵强，罗氏认为此为阳气下陷入阴中，应以灸治，"以火导之，火引而上，补之温之"。因时值仲夏，暑热渐盛，罗氏又结合时节，用清肺饮子补肺气、养脾胃、定心气。罗氏临床上善于针药结合。孙思邈在《备急千金要方》中说"针而不灸，灸而不针，皆非良医也；针灸不药，药不针灸，尤非良医也。……知针知药，固是良医"，故我辈医者应学习古圣医贤，应针药并举，择善从之。

第二节 眩 晕

华佗针刺治眩晕医案一则

华佗（约145—208），又名旉，字元化，东汉著名医学家。华佗精通内、外、妇、儿等科，尤为擅长外科，被后人称为"外科圣手""外科鼻祖"。他曾创用"麻沸散"，行胃肠手术及腹腔肿物切除术。另在古代术数、针灸、药物及养生健身等方面，也有较深造诣。他创编的"五禽戏"一直沿用至今。其主要著作有《青囊经》（已佚），《玄门脉诀内照图》。

原文：

太祖①闻而召佗，佗常在左右。太祖苦②头风③，每发，心乱目眩，佗针鬲④，随手而差⑤。（西晋·陈寿《三国志·魏书·华佗》）

【注释】①太祖：此指曹操。②苦：患。③头风：病名。指经久难愈之头痛。《医林绳墨·头痛》："浅而近者，名曰头痛；深而远者，名曰头风。头痛卒然而至，易于解散也；头风作止不常，愈后触感复发也。"④鬲：膈俞穴。⑤差：同"瘥"。病愈。

【辨证思路及方法】《灵枢·经脉》指出"肝足厥阴之脉……连目系，上出额，与督脉会于巅"，且肝为风木之脏，主疏泄而藏血，开窍于目。曹操疑心多虑，性情易恼怒急躁，营血暗耗，肝失疏泄，肝阳上亢，出现头痛。因挟风痰浊邪循肝胆经上冲头部，故兼有心乱、目眩。

【用穴及操作分析】鬲，指膈俞穴。膈俞穴为血之会，可益营血以祛风，亦可调节阳气、通达气机使浊气下降，脑自当清宁，针此一穴，则营阴得养、气机调顺、脑络得通，故病愈。此案取膈俞穴独特之处在于：一则从治血入手，头风为"风涎"之证，针此穴，取之"治风先治血，血活则风去""补阴以制阳"之意；二则此穴居于阴阳交关处，即脊之第七胸椎，当横膈附近，以上为阳中之阳，以下为阳中之阴，故针此穴，能够阳升阴降，协调阴阳。

华佗刺血、膏摩、药物结合治眩晕医案一则

原文：

《佗别传》曰：又有人苦头眩，头不得举①，目不得视，积年②。佗使悉解衣倒悬，令头去地一二寸，濡布③拭身体，令周匝④，候视诸脉，尽出五色。佗令弟子数人以铍刀决⑤脉，五色血尽，视赤血，乃下，以膏摩被覆⑥，汗自出周匝，饮以亭历犬血散，立愈。（西晋·陈寿《三国志·魏书·华佗》）

【注释】①举：抬起。②积年：多年。③濡布：湿布。④周匝：周身。⑤决：排除

阻碍物。⑥膏摩被覆：以药膏按摩，用棉被覆盖。

【辨证思路及方法】本案之头眩系为痰所扰，正所谓"无痰不作眩，痰因火动"；重浊黏滞之湿浊阻滞经络，困遏阳气，不得施展，故见头不得举；湿浊上蒙于目则目不得视。故此案之头眩乃为湿浊上升，蒙蔽清窍所致。已病多年之久，"初病在经，久病入络"，《灵枢·阴阳二十五人》指出"其结络者，脉结血不行，决之乃行"，故宜刺去恶血。

【用穴及操作分析】本案以头眩为主症，伴头不得举、目不得视，故以刺络放血法通瘀络、泻湿浊。《灵枢·经脉》指出"刺络脉者，必刺其结上，甚血者虽无结，急取之以泻其邪而出其血"，故使"解衣倒悬""濡布拭身"等法，意在观络脉血盛之处，"五色具见者，谓之寒热"，即有邪居，可刺去之，达祛邪通络之效。本案体现了"病有不能顺治，可逆治"的治疗思想，首先华佗顺"湿性趋下"之性而治，使"解衣倒悬，待诸脉尽出五色，以铍刀刺络放血"；后复"以膏摩被覆"使其周身汗出，即《素问·至真要大论》"上古多用膏摩而取汗"的应用实例，此二法皆意在使湿浊从"上"而泻；再饮以中药，湿浊已除，瘀络得通，故立愈。

张文仲、秦鸣鹤刺血治眩晕医案一则

张文仲（约620—700），唐代著名医家。曾任侍御医，尚药奉御，善疗风疾，精于灸术。通医理，尤攻风与气之研究。他认为风有124种，气有80种，若不能区分，会延误病机而致死亡。撰《张文仲灸经》一书，已佚。还著有《疗风气诸方》、《四时常服及轻重大小诸方》18首、《随身备急方》3卷、《法象论》1卷，均佚。佚文可见于《外台秘要》。

秦鸣鹤，其生卒时间、身份、籍贯及生平事迹未见于史料典籍中，仅见其与张文仲一起治愈唐高宗之目疾的记载（即本例医案）。

原文：

帝①头眩不能视，侍医张文仲、秦鸣鹤曰："风上逆，砭头血可愈。"后②内幸③帝殆④，得自专⑤，怒曰："是可斩，帝体宁刺血处邪？"医顿首请命。帝曰："医议疾，乌可罪？且吾眩不可堪，听为之！"医一再刺，帝曰："吾目明矣！"言未毕，后帘中再拜谢，曰："天赐我师！"身负缯⑥宝以赐。（宋·欧阳修等《新唐书·卷七十六·列传第一·后妃传·则天武皇后传》，另可见于《医方考·卷五·头病门第五十五》）

【注释】①帝：指唐高宗。②后：武后，指武则天。③内幸：内，内心；幸，希望。指内心希冀。④殆：危，指病重或死亡。⑤自专：擅自专断，自作主张。⑥缯：古代对丝织品的总称。

【辨证思路及方法】本案以"头眩不能视"为主症，所谓"诸风掉眩，皆属于肝""肝藏血""肝开窍于目""久视伤血"，患者长期用眼、用脑过度，耗血伤阴，血伤则肝体失养，阴伤则阳亢，阳亢则风动，风动则掉眩。故本案当属眩晕之肝阳上亢。

【用穴及操作分析】本案以头眩不能视为主症，辨证为肝阳上亢，《新唐书》谓所

刺之穴为百会，百会穴位居巅顶，属于督脉，而肝经循行经过巅顶，《灵枢·经脉》指出"肝足厥阴之脉，起于大指丛毛之际，……与督脉会于巅。"且督脉为阳脉之海，故百会穴刺血可直泻上亢之肝阳，一再刺后，唐高宗立时目明眩止。然本病本虚标实，急则治标，标缓仍当治本，法当滋阴养血、平肝潜阳。

窦材针药结合治眩晕医案一则

原文：

一人头风，发则旋晕呕吐，数日不食。余为针风府穴，向左耳入三寸，去来留十三呼，病人头内觉麻热，方令吸气出针，服附子半夏汤①，永不发。华佗针曹操头风，亦针此穴，立愈。但此穴入针，人即昏倒，其法向左耳横下针，则不伤大筋而无晕，乃《千金》妙法也。（宋·窦材《扁鹊心书·卷中·头晕》，另可见于《续名医类案·卷三·头晕》）

【注释】①附子半夏汤：《扁鹊心书》载："治胃虚，冷痰上攻，头目旋晕，眼昏呕吐等证。川附、生姜（各一两），半夏、陈皮（去白，各二两）。共为末，每服七钱，加姜七片，水煎服。"

【辨证思路及方法】头风，即经久不愈的头痛，本案并伴有头晕、呕吐及数日不食。窦材以治痰为主，强调温散，忌用寒凉。窦材认为头晕的病机为"冷痰聚于脑，又感风寒，故积而不散，令人头旋眼晕，呕吐痰涎"。究其治法，"老年人宜服附子半夏汤，少壮人宜服半夏生姜汤。若用凉剂则暂时有效，痰愈凝而愈固，难以速效矣"。他同时强调针感，认为定使头内觉麻热，方可出针。

【用穴及操作分析】风府为督脉穴，《千金方》指出其主治"头中百病"。窦材以冷痰论头风，而风府穴正为督脉之气吸湿化风之处，针此穴则冷痰得以温散，气血流通，故头内觉麻热。

王执中载华佗针刺治眩晕医案一则

王执中（约1140—1207），字叔权，南宋针灸学家。《针灸资生经》是王执中集诸家之书而成，其著书时遵古而不泥古，考证腧穴，如遇可疑之处，均据理分析，提出自己的观点，纠正前人之误。注重压痛穴的应用，提出"须按其穴疼痛处灸之方效""按其穴之酸疼处即是受病处"，针之应手取效。王执中认为临证时，针、灸、药不得偏废，反对重药而轻针，主张"针而不灸，灸而不针，非良医也；针灸不药，药不针灸，亦非良医"。王氏尤重灸法，对165种病证采用灸法治疗。其中内科病103种，外科疾病13种，妇科病10种，五官科病15种。王氏用灸，取穴少，壮数少，可谓集宋以前艾灸治疗之大成，同时，注重养生，未病先防。王执中提倡养生保健灸，提出应在未发病之前保护好易于发病的脏器，防患于未然，使机体处于阴阳平衡的稳定状态。火针、温针也是王执中医案中多次可见的治疗手段，对后世有较大的影响。撰有《针灸资生经》7卷，《读书后志》《既效方》各1卷，可惜后二书自元代以后，诸家书目均未记录，早已亡佚。

原文：

曹操患头风，发即心乱目眩，华佗针（脑空）立愈。（南宋·王执中《针灸资生经·卷一》，另可见于《铜人腧穴针灸图经·卷三》《针灸聚英·卷一》）

【辨证思路及方法】本案为针刺脑空穴治疗头风的验案。头风，即经久难愈之头痛。《医林绳墨·头痛》指出"浅而近者，名曰头痛；深而远者，名曰头风。头痛卒然而至，易于解散也；头风作止不常，愈后触感复发也"。头风乃风邪作祟，故其治以疏风清利、行气活血为主。同时要注意伴随见症，随症治之，才能收到较好疗效。

【用穴及操作分析】脑空穴，别名颞颥，具有清理头目、行气活血之功，对头目诸疾具有明确的治疗作用。《针灸甲乙经》记载："脑风目瞑，头痛，风眩，目痛，脑空主之。"又《类经图翼》指出脑空治"头痛不可忍，项强不得顾，目瞑鼻衄，耳聋"。

王执中药灸结合治眩晕医案一则

原文：

母氏随执中赴任，为江风所吹，自觉头动摇如在舟车上，如是半年，乃大吐痰，遍服痰药，并灸百会、脑空、天柱方愈。（南宋·王执中《针灸资生经·卷六·头旋》，另可见于《杂病广要·身体类·眩运》及《续名医类案·卷十六·头》）

【辨证思路及方法】本案之头眩，由外邪诱发。人之阳气，中年后渐衰，阳气不足，卫外不利，江风吹拂，风邪得以侵袭。又风为百病之长，不仅言明风可以挟表里外邪，其意更谓风气侵袭，阳气运行失常，有形邪气皆可随之涌动。本案所治患者必素有痰积，随风涌动而出，故大吐痰；阳气扰动，故见头晕。

【用穴及操作分析】此案之根本在于风邪入乘，阳气变动，故治以祛风为主，邪去气自安。百会穴乃人身总摄阳经之汇，灸之能温通阳气、祛风散邪；脑空内应脑之间隙，尤能搜风散邪；天柱功能散风祛邪。三穴合用，使风邪得去，阳气运行复常，故其病愈。

李杲刺血治眩晕医案一则

原文：

东垣治参政，年近七十，春间，病面颜郁赤，若饮酒状，痰稠黏，时眩晕，如在风云中，又加目视不明。李诊两寸洪大，尺弦细无力。此上热下寒明矣。欲药之寒凉，为高年气弱不任。记先师所论，凡治上焦，譬犹鸟集高巅，射而取之，即以三棱针于巅前眉际疾刺二十余，出紫黑血约二合。许时，觉头目清利，诸苦皆去，自后不复作。（明·江瓘《名医类案·卷二·火热》，另可见于《证治准绳·杂病·寒热门》）

【辨证思路及方法】本案为以三棱针于攒竹穴放血治疗眩晕之验案。患者于春季发病，盖春应肝木，主升发之气，升发之力太过则阳热郁积于上，阴寒留滞于下，阴不敛阳，故有面颜郁赤、眩晕时作，其人寸脉洪大、尺脉弦细弱即其佐证。其治，若服寒凉药则益损其下元，当以三棱针于头面部放血，以使郁热随血而出。

【用穴及操作分析】本案患者眩晕责之于热邪于春日乘肝经上扰头面，故当于肝经循行所过之处泻血以出其热。肝足厥阴之脉"连目系，上出额，与督脉会于巅"，故当于巅前眉际处泻血以出其郁热。

尤怡针药结合治眩晕医案一则

尤怡（？—1749），字在泾，号拙吾，晚号饲鹤山人，清代著名医学家。其从临床实际出发，立足辨证论治，以六经分篇，纂入《金匮要略》有关条文，将《伤寒论》原文重整编次，以八法贯穿仲景六经辨治体系，开创了"以法类证"研究方法之先河。对《伤寒论》六经及六经病有独特认识，以脏腑经络气化学说相结合的方式来阐释六经实质，创立了六经皆能感受寒邪的理论。"擅用经方，灵活化裁；临证诊疾，注重中气；制方用药，必本升降"是其特色。著有《伤寒贯珠集》《金匮要略心典》《金匮翼》《医学读书记》《静香楼医案》等书，内容广博，学术价值极高，对后世影响颇大。

原文：

赵忠翁，年近八旬，前任镇海教谕[①]，常患头风，发则日夜无度，左颊上额及巅，经络不时抽掣，自觉如放烟火冲状，通夜不能寐，脉虚滑流利，有时弦劲而大。余谓风阳上扰，阳明、少阳之火挟痰而逆冲于上，额旁及耳前后两颊现青络甚多，法当尽刺出血。《灵枢》云：诸络现者，尽泻之。乃刺两颊及眉心出血，复针颊车、地仓、承浆、率谷、百会、迎香等穴，行六阴数，凡针四次，筋不抽掣矣。方用僵蚕、桑叶、麦冬、山栀、石斛、丹皮、竹茹、青黛、丝瓜络、牡蛎、阿胶等品，养血和络，调理数剂而安。次年立春后复发，但不如前之甚也。时值六出纷飞[②]，不能用针，改用推法，以指代针，推后痛稍缓。雪消天霁，复针率谷、风府，方药如前法，服数剂而又愈。以后每少发，投前方辄效。徐洄溪[③]云：凡经络之病，不用针而徒用药，多不见效。其信然矣。（清·心禅《一得集·卷中·赵忠翁头风抽掣治验》）

【注释】①教谕：官名。元、明、清县学的教官，负责教育生员。②六出纷飞：大雪纷纷。六出，汉·韩婴《韩诗外传》："凡草木花多五出，雪花独六出。"雪花六角，因别称"六出"。③徐洄溪：即徐大椿。

【辨证思路及方法】本案患者职业为儒学教谕，负责一县学员之学业，常年思虑过度，以致过极化火，本已年老体衰、真阴不足，此时则不能制火，而使其煎津成痰，痰火循经上窜，多入阳明、少阳两经。故虚火上窜之时，如烟火冲撞，经脉过处，多现青络，此乃瘀阻之络。所谓"菀陈则除之"，又"诸络现者，尽泻之"，故当刺络放血，痰瘀尽，则脉气易通，邪火易去。

【用穴及操作分析】两颊有阳明经与少阳经经过，刺两颊青络，可泻出痰瘀，清其虚火。足阳明胃经面、颊两支脉分别经穴颊车、地仓，而后会于大迎，于颊车穴行六阴之数，意在补阴以制火，防止虚火循颊上额，于地仓行针刺，意在防止虚火循面上眉棱骨、眉心；任脉经承浆后绕口唇上行止于眼下，补承浆亦能助任脉之阴以制阳明之火；率谷、百会亦是和络止痛之要穴，随其处而济之以阴，取效亦捷；迎香为手阳明大肠经最后一穴，是与足阳明胃经交接之处，刺本穴行六阴之数，乃取其"随而济之"之意，滋阴以降火。经络通畅，而后药行无阻。医者因人、因病、因时制宜，针药手法相结合，不失为良医。

眩晕是临床常见病证，对应西医学中高血压、低血压、低血糖、贫血、梅尼埃病、脑动脉硬化、椎－基底动脉供血不足、神经衰弱等病，临床表现以眩晕为主要症状。

西医学将眩晕分为周围性眩晕和中枢性眩晕。周围性眩晕指内耳前庭至前庭神经颅外段之间的病变所引起的眩晕，如梅尼埃病、迷路炎、内耳药物中毒、前庭神经元炎、位置性眩晕、晕动病等；中枢性眩晕指前庭神经颅内段、前庭神经核及其纤维联系、小脑、大脑等的病变所引起的眩晕，如颅内血管性疾病、颅内占位性病变、颅内感染性疾病、癫痫等。此外，心血管疾病、血液病、中毒、椎动脉型颈椎病等也可以引发眩晕。

中医学认为此病以气血虚衰、清窍失养或风、火、痰、瘀扰乱清窍为病机，针灸临床治疗，实证以平肝潜阳、和胃化痰为治则，取百会、风池、太冲、内关、丰隆为主穴；虚证以补益气血、填精益髓为治则，取百会、风池、肾俞、肝俞、足三里为主穴。

具体辨治如下。实证：肝阳上亢，症见眩晕耳鸣，头目涨痛，烦躁易怒，失眠多梦，口苦，舌红苔黄，脉弦数，配以行间、率谷穴；痰湿中阻，症见头重如裹，胸闷恶心，呕吐痰涎，口黏，纳差，舌淡，苔白腻，脉弦滑，配以中脘、阴陵泉穴；瘀血阻窍，症见眩晕头痛，耳鸣耳聋，失眠，心悸，口唇紫暗，舌有瘀斑，脉涩或细涩，配以膈俞、阿是穴。虚证：气血亏虚，症见头晕目眩，面色淡白或萎黄，神倦乏力，舌淡苔白，脉弱，配以脾俞、气海穴；肾精不足，症见眩晕久发不已，视力减退，少寐健忘，耳鸣，腰膝酸软，舌红苔薄，脉弦细，配以悬钟、太溪穴。

值得一提的是，颈源性眩晕，即颈动脉受压迫引起血流障碍导致的眩晕，在临床中较为常见。颈项局部穴位刺激可缓解肌肉紧张、调整椎动脉血流、改善脑供血，从而提高脑干中网状结构、前庭神经核区和内耳的供血，缓解眩晕症状。

所录案中，窦氏案与王氏案现多认为属颈源性眩晕，窦氏针刺风府与王氏灸百会、脑空、天柱，均意在温通，与现代针灸治疗此类疾病时，重在缓解颈动脉压迫、改善椎基底血液循环而消除眩晕不谋而合。

华氏案、王载华氏治太祖头风案及李氏案，现多认为是高血压眩晕，其在我国中老年人群中具有非常高的发病率。随着西医学对该病生理、病理机制研究的逐步深入，高血压的治疗重点也逐渐由片面地降血压过渡到了减少靶器官损害、改善预后。目前的治疗重点为抑制肾素－血管紧张素－醛固酮系统以及交感－肾上腺系统活跃过度，主要药物有β受体阻断剂、血管紧张素转化酶抑制剂、血管紧张素受体拮抗剂、螺内酯等。上述药物可有效地治疗高血压，但临床研究发现，很多时候患者血压虽得到控制、头痛、眩晕、胸闷等并发症却并不能得到有效的缓解，这给了中医针灸很大的发展空间。现代针灸治疗多从经脉角度，常以局部及足厥阴经穴为主，取穴如太阳、太冲、足临泣、风池、外关、率谷等，可疏泄肝胆、通络止痛。然风痰浊邪未得去除，身体气血阴阳的失调无以养正，虽其症可一时得解，日久必更甚。

华氏案治头风先治血而取膈俞，王载华氏案则取脑空，二则医案出处查无错漏，为何载穴不同及有关华佗、太祖内容，也无从考究，然，脑空的确常用于治疗头目晕眩之症，且治之甚效。二穴皆可为今人借鉴。李氏案则于攒竹穴三棱针放血治疗，更是拓宽临证思路。

华氏以刺血、膏摩、药物结合治头眩案，现多认为是因清窍被扰、被蒙，治以平肝化痰定眩之法，多针刺风池、百会、内关、太冲、丰隆、阴陵泉等穴以抑肝阳、理气化痰、清利脑窍。通过疏肝理气使上升之湿浊痰邪降而除之本是无误之法，然若久病入络，络主血，邪聚络中则滞而不行，若依此法则需要相当一段时间方能除尽邪气。故西医学治疗在遵循传统方法针刺诸穴以理气化痰同时，可参考此案，临证结合放血等疗法。

张氏、秦氏案之风眩病，相当于现代高血压或糖尿病引起的眩晕。该病的病程一般较长，此处引用的史料未能体现这一点。高血压或糖尿病后期多易出现肝阳上亢，造成头晕目眩，甚至睁眼即觉天旋地转，高宗即属于此种情况。临床治疗一般多从滋水涵木、平肝潜阳的角度入手，选穴以太冲、太溪、行间、复溜、肾俞、肝俞为主，配以神庭、风池、合谷、曲池等穴。本案张文仲与秦鸣鹤只取百会刺血，突出了急则治标的治疗思路，并取得立竿见影之效。但是本病根深蒂固，标缓之后当急治其本，配以滋阴养血、平肝潜阳之方，如天麻钩藤饮等。同时，患者应当注意移情易性，放松身心，注意休息。否则易导致阳亢化热，迫血妄行，血溢络外，终致中风。

尤氏案中头风，西医学多称头痛、偏头痛、血管性头痛、紧张性头痛、三叉神经痛多见此类表现。头痛之分类不外乎内伤头痛、外感头痛。内伤头痛多由思虑过极化火、肝阳上亢、瘀血阻滞以及血虚失养引起，外感头痛则可有风寒、风热、风湿等类别。本案患者是一名儒学教谕，长年思虑，过极化火。现代社会高压工作人群与其类似，许多人都因工作思虑过重，生活压力过大，导致头痛失眠，反复发作。从根本上治疗，患者当调整心态，调畅心情，放松身心，则虚火自降。医者当采取滋阴降火之法，可取太冲、太溪、率谷、侠溪、外关、中渚、百会、风池，目赤加关冲放血，面部烘热加内庭，痰多加中脘、丰隆，烦躁不安加内关或神门、神庭。本案放血、针药相结合，谨守"菀陈则除之""实者泻之"的原则，辨证治疗毫无差池，并以实例验证"凡经络之病，不用针而徒用药，多不见效"，实为宝贵临床经验。

第三节　疟　疾

庄绰灸治疟疾医案一则

庄绰，字季裕，生卒年均不祥，喜游历，足迹遍及大江南北，见闻广博，学有渊源，是一个考证学家、民俗学家、天文学家、医药学家，对针灸尤有研究。庄绰患疟疾，久治不效，陈了翁为其灸膏肓俞而愈，故为"使真人求穴济众之仁益广于天下"，庄绰开始搜集资料并编成《灸膏肓俞穴法》。此书收集了唐宋时期孙思邈、王惟一、石藏用、叶元善、潘琪以及僧仲等六位医家取膏肓俞的数十种方法，图文并茂，并附以本人见解。这是我国古代现存最早的一本专门研究腧穴的著作。还著有《本草节要》《明堂针灸经》《脉法要略》，皆已散佚。今尚存世的有《膏肓腧穴灸法》和《鸡肋篇》。又有《杜集援证》《筮法新仪》，均收于《四库全书总目》并行于世。其他著述尚多，惜未多见。

原文：

余自许昌遭金狄之难①，忧劳危难，冲冒寒暑，过此东下。丁未八月，抵泗滨，感瘄疟②。既至琴川，为医妄治，荣卫衰耗，明年春末，尚苦胕③肿腹胀，气促不能食，而大便利，身重足痿，杖而后起。得陈了翁家专为灸膏肓俞，自丁亥至癸巳，积三百壮。灸之次日，即胸中气平，肿胀俱损，利止而食进。甲午已能肩舆④出谒，后再报之，仍得百壮，自是疾证浸减，以至康宁。时亲旧间见此殊功，灸者数人，宿疴⑤皆除。孙真人谓：若能用心方便，求得其穴而灸之，无疾不愈，信不虚也。因考医经同异，参以诸家之说，及所亲试，自量寸以至补养之法，分为十篇，并绘身指屈伸坐立之像图于逐篇之后。令览之者，易解而无徒冤之失。亦使真人求穴济众之仁，益广于天下也。建炎二年二月十二日。（宋·庄绰《灸膏肓腧穴法·跋》）

【注释】①金狄之难：发生在两宋交替之际。指北边金国进攻宋朝，迫使宋高宗南下逃跑，金兵直逼杭州的战乱历史。史称"建炎南渡"。②瘄疟：疟疾的通称。亦指经年不愈的老疟。《素问·疟论》："疟者，风寒之气不常也。"《左传·昭公十九年》："疟，寒热休作。"疟疾是以往来寒热，发作有时，头痛，汗出而解，日久左胁下有痞块等为主要表现的传染类疾病。③胕：古同"跗"。足。④肩舆：代步工具，由人抬着走，类似于轿子。⑤宿疴：久病，宿疾。疴，病。

【辨证思路及方法】本案之瘄疟乃疟疾的通称，亦指经年不愈的老疟，是由于疟邪侵入人体，伏于少阳，出入营卫，正邪交争所致的疾病，临床以寒战、壮热、头痛、烦渴、汗出热退、休作有时为主要表现。《素问·四气调神大论》："夏三月，此谓蕃秀，天地气交，万物华实，夜卧早起，无厌于日，使志无怒，使华英成秀，使气得泄，若所爱在外，此夏气之应，养长之道也。逆之则伤心，秋为瘄疟，奉收者少，冬至重病。"患者由于战乱中冲冒暑气寒湿，心气被伤，引发痎疟，又为庸医误治，重伤脾肾之阳，阳不化气，故致足肿、腹胀、气促、不能食、大便利、身重、足痿等症。

【用穴及操作分析】患者以足肿、腹胀、气促、不能食、大便利、身重、足痿为主要表现，当为脾肾阳虚之证，治当温肾助阳，暖土健脾。如从方药而论，则正邪胶着，攻补两难，殊难下手，不若艾灸温阳补虚。膏肓俞是治疗虚劳的要穴，在此处艾灸可以扶阳固卫，补养周身气血，恰合其治。

窦材灸治疟疾医案一则

原文：

一人病疟月余，发热未退，一医与白虎汤①，热愈甚。余曰：公病脾气大虚，而服寒凉，恐伤脾胃。病人云：不服凉药，热何时得退？余曰：《内经》云，疟之始发，其寒也，烈火不能止，其热也，冰水不能遏。当是时，良工不能措其手，且扶元气，待其自衰②。公元气大虚，服凉剂退火，吾恐热未去，而元气脱矣。因为之灸命关，才五七壮，胁中有气下降，三十壮全愈。（宋·窦材《扁鹊心书·卷中·脾疟》，另可见于《续名医类案·卷七·疟》）

【注释】①白虎汤：《伤寒论》载："伤寒脉浮滑，此以表有热、里有寒，白虎汤主之。白虎汤方：知母六两，石膏一斤（碎），甘草二两（炙），粳米六合。上四味，以水一斗，煮米熟汤成，去滓，温服一升，日三服。"②疟之始发……待其自衰：出自《素问·疟论》，窦材所述与原文略有出入。原文为："夫疟者之寒，汤火不能温也，及其热，冰水不能寒也，此皆有余不足之类。当此之时，良工不能止，必须其自衰乃刺之"。

【辨证思路及方法】本案为以艾灸命关治疗疟疾长期发作、元气虚衰的验案。疟疾为疟邪或疫疠之气伏于少阳半表半里，营卫相搏，正邪交争而发病。由于少阳主枢，邪入于阴则寒，邪出于阳则热，如上文所言"其寒也，烈火不能止，其热也，冰水不能遏"。寒热程度虽甚，终非本病病机，故以凉药治疗并不能治本，而其弊端在于寒凉药耗伤脾胃阳气，虽可一时缓解病情，但日后反复如故，日久可致阳气虚衰，故曰"热未去而气脱"，可谓得不偿失。本案中患者疟疾迁延月余未愈，已经耗伤气血，脾胃功能腐熟水谷、化生精微，是气血生化之源，与气血关系密切，气血耗伤则脾胃之气受损。此时误服寒凉药则脾胃气机越发受损，无力输布津液以致其凝聚成痰，结于少阳之络，日久必有胁下气滞，乃至癥块。其法当宣通阳气，祛邪外出，并培补脾胃，以化生气血、恢复气机运行而消积聚。

【用穴及操作分析】疟疾邪在少阳，但久疟必有气血衰少、元气耗伤之虞。故应温补中焦以化生气血，使气机条畅，不至结聚胁下，并能宣通阳气，鼓动疟邪外出。奇穴命关位于脾脏附近，能治疗诸种脾病。故以艾灸命关为治，阳气宣通，疟邪得散，气机运行而胁中下气而愈。

王执中灸治疟疾医案一则

原文：

有人患久疟①，诸药不效，或教之以灸脾俞，即愈。更一人亦久患疟，闻之，亦灸此穴而愈。盖疟多因饮食得之，故灸脾俞作效。（南宋·王执中《针灸资生经·卷三·疟》，另可见于《古今医案按·卷三·疟》）

【注释】①久疟：指日久不愈之疟疾。

【辨证思路及方法】本案为灸脾俞穴治疗久疟的验案。疟虽有风、暑、湿、痰、温、牝、牡、瘅、痎之分，然久疟责之于脾者多矣。盖气血两亏，脾胃虚寒，痰湿内生，复感外邪以致疟疾经久不愈。本案为久疟，久病必虚，故治宜扶正助脾以祛邪。

【用穴及操作分析】脾俞内应脾脏，为脾气转输、输注之穴。俞者，言其气之所输也。脾俞为足太阳经经穴，主治腹胀、黄疸、呕吐、泄泻、痢疾、便血、水肿、背痛。另外《素问·刺疟》指出"凡治疟，先发如食顷乃可以治，过之则失时也"，疟发前半小时至一个半小时施治甚验，可参之。

张从正刺血治疟疾医案一则

张从正（1156—1228），字子和，号戴人，金代人。张从正在治疗疾病时，强调攻邪，而在攻邪诸法中，其最擅长运用的就是汗、吐、下三法；高度重视气血流通的重要性，认为"《内经》一书，惟以血气流通为贵"；慎用补药，擅用泻法亦与此密切相关。张从正认为攻邪之法，可以调畅气机，疏达气血，"使上下无碍，气血宣通，并无壅滞"。张从正推崇刘完素的学说，故其学术思想也深受"火热论"的影响。著有《儒门事亲》、《心镜别集》1卷、《张氏经验方》2卷、《张子和治病撮要》1卷、《秘传奇方》2卷。

原文：

会陈下有病疟二年不愈者，止服温热之剂，渐至衰羸，命予药之。余见其羸，亦不敢便投寒凉之剂，乃取《内经·刺疟论》详之曰：诸疟不已，刺十指间出血。正当发时，余刺其十指出血，血止而寒热立止，咸骇其神。余非炫术，窃见晚学之人，不考诂典，谬说鬼疾，妄求符篆，祈祷辟匼，法外旁寻，以致病人迁延危殆。（金·张从正《儒门事亲·卷一·疟非脾寒及鬼神辨四》，另可见于《杂病广要·外因类·疟》《古今医案按·卷三·疟》《续名医类案·卷七·疟》）

【辨证思路及方法】本案为以《素问·刺疟》原文之法论治疟疾的验案。《素问·刺疟》治疟虽均以放血为法，但讲求辨经而治，即"十二疟者，其发各不同时，察其病形以知其何脉之病也"，该篇中详细提及了足三阴、三阳及五脏疟的见证。然患者患疟两年，疟者寒热往复，耗伤精血，其六脉应均为虚象，见症亦以虚为主，《素问·刺疟》指出"诸疟而脉不见，刺十指间出血，血去必已"，其治疗的时机为"先发如食顷"。医者谨遵《黄帝内经》原方，于当发时刺八邪出血，则"血止而寒热立止"，其验如神。正如《素问·刺疟》中所言"一刺则衰，二刺则知，三刺则已"。

【用穴及操作分析】《针灸大成》将"十指间"命名为八邪，并对八邪做了进一步的细化，称第1、第2指缝处为大都，第2、第3指缝处为上都，第3、第4指缝处为中都，第4、第5指缝处为下都。八邪一穴首见记载即为论述其治疟之功，《素问·刺疟》指出"诸疟而脉不见，刺十指间出血"，即无法从脉象辨知何经之疟时，统以此穴治疗。可见其为治疟之经典穴位，对各种分型均有一定的作用。该穴除可治疟之外，尚有清热消肿、通络止痛之功，治疗手臂红肿、热痛、麻木，以及目赤肿痛。如《素问·病机气宜保命集》记载："大烦热，昼夜不息，刺十指间出血，谓之八关大刺。目疾睛痛欲出，亦大刺八关。"

本节病案疟疾，与西医学中的疟疾相对应。临床特点是寒战、高热、头痛汗出、休作有时。

西医学研究发现，疟疾是雌蚊通过叮咬人体，将体内寄生的疟原虫传入人体所致。疟原虫在红细胞内增殖成裂殖子，使红细胞胀大、破裂，裂殖子及疟原虫的代谢产物流入血液，引起异性蛋白反应，使机体产热。由于西医学对疟疾的致病机制研究清楚，能够进行有针对性的治疗，故在常规情况下，其疗效更加突出。目前临床上有控制疟疾发作的药物如氯喹、青蒿素等，及伯氨喹啉等防复发药物。尽管西药治疗疟疾有诸多优势，但针灸治疗疟疾仍发挥着一定的作用。借助现代研究结果，将针灸治疗疟疾的时机选在病发前2小时，可获得最好的疗效，因此时新生裂殖子还未离开红细胞，通过针刺提高网状内皮系统功能，最易将体内疟原虫吞噬消灭。

现代中医认为此病病因是感受疟邪，但其发病与正虚抗邪能力下降有关，初期多为邪实而正不虚，病久则为虚实夹杂之证。疟疾以疟邪伏于半表半里为病机，以和解少阳、驱邪截疟为治则，取穴多以大椎、陶道、中渚、间使、后溪为主穴。本病具体辨治如下。温疟：热多寒少，汗出不畅，骨节酸痛，口渴引饮，便秘尿赤，舌红苔黄，脉弦数，配以曲池、外关穴。寒疟：寒多热少，口干不渴，胸闷脘痞，时有呕恶，神疲乏力，面色少华，舌淡苔白，脉弦迟，配以至阳、期门穴。久疟：寒热不甚，自汗乏力，面色萎黄，纳少倦息，舌红苔薄，脉细弱，配以脾俞、足三里、三阴交穴。疟母：左胁下有痞块，隐隐作痛，或寒热时作，神疲乏力，唇甲色白，舌淡脉弦细，配以章门、痞根穴。

也有医者以清热解毒、疏通阳气为治则，以大椎、间使为主穴，感冒型配风池、曲池、合谷，非典型配阿是穴，胃肠型配中脘、天枢、合谷、足三里，脑型配人中、内关、三阴交。实验中对非洲几内亚比绍的疟疾患者进行治疗，结果显示，除在以高热、呕吐，伴意识障碍、烦躁、嗜睡为兼证的脑型患者中痊愈率较低外，针灸对其余疟疾分型均有不俗的疗效。

此外，自古已有灸法防治疟疾经验，现代亦有人以隔姜灸（于直径2cm、厚0.3cm的姜片上置底径1.5cm、高1cm的艾炷）灸大椎、命门，依法对刚果（布）疟疾患者进行治疗，取得了非常疗效，且疗效在中青年患者及症见非周期性发热伴咽部疼痛不适或间歇性发热寒战的患者中尤佳。

所录案中，庄氏案中，患者自诉"为医妄治，荣卫衰耗，明年春末，尚苦胕肿腹胀，气促不能食，而大便利，身重足痿，杖而后起"。"胕肿腹胀"为邪实之表现，"气促不能食""身重足痿"则说明正气大虚，"大便利"且无热象，说明此疟疾当为寒疟，由于误治，病久致虚，当用温阳达邪、补益气血之法治疗，方药常用柴胡桂枝干姜汤或何人饮随证加减，取穴以大椎、至阳、足三里、脾俞、中脘、间使为主。大椎、至阳加艾灸，可温通诸经阳气、温宣少阳；艾灸足三里、脾俞、中脘可温中益气、截疟祛寒；间使为治疟疾要穴，可振奋心神，诸穴合用，可共奏扶正祛邪之功。

然，庄氏以艾灸膏肓一穴即获殊功，力专而效速。膏肓俞，定位在背部，当第4胸椎棘突下，旁开3寸。《明堂铜人灸经》载"正坐，曲脊，伸两手，以臂着膝前，令正直手大指与膝头齐，以物支肘，勿令臂得动摇"，医者随后摸穴，"从胛骨上角摸索至胛骨下头，其间当有四肋三间，灸中间。依胛骨之里，肋间空，去胛骨容侧指许"；《备急千金要方》与《外台秘要》云"按之自觉牵引于肩中，是也"，且称灸本穴后"令人阳气壮旺"，故后来列此为补虚弱、温肺气的要穴。《玉龙赋》所言"膏肓补虚劳"及《行针指要歌》所言"若针劳，须向膏肓及百劳"，均指此意。

窦氏案、王氏案，现多认为分属温疟、久疟，当分别治以清热除疟、扶正祛邪，并随证配穴。然前者实为久治不愈，阳气耗散之阳虚发热，后者因饮食得之，故窦氏以艾灸命关痊愈，王氏以艾灸脾俞收效。二者体现了精良取穴辨证施针。若只是见症取穴，不究其病因病机，如窦氏案中继以曲池、外关诸穴泄热，则必将加重病情。

张氏案，现认为属温疟，不同于现代选穴，其以十宣刺血治疟，速泄其热，简单效神。

第四节　伤　　寒

许叔微药灸结合治伤寒医案一则

许叔微（1079—1154），字知可，宋代真州（今江苏仪征）人，南宋著名医学家。许叔微治疗杂病多取用脏腑辨证法，而在五脏六腑之中，尤其看重脾胃及肾，提出了"趺阳胃脉定生死，太溪肾脉为根蒂"的说法，提倡以温润之药（如熟地黄、肉苁蓉、菟丝子等）或血肉有情之品（如羊肾、羊肝、麋茸等）补肾。同时，重视真气，认为人体真气充足则不易感染病邪，即使受到病邪侵袭也会发展为正邪相争的实证，虽然发病急，正邪斗争剧烈，但容易治愈，病程较短。如果真气不足则邪易深入，病程迁延难愈，不利于治疗。他将中风分为中脉、中腑、中脏，并提出了中风宜灸的十二个腧穴，还详细列举了取穴的方法、艾灸注意事项，其灸法治疗中风的思想对后世有一定的影响。其对《伤寒论》中有论无方的条目采用《备急千金要方》的方剂进行补足，对于论述不详的部分采用《诸病源候论》的内容进行补充。许叔微著述颇丰，辑有《普济本事方》10卷、《普济本事方续集》10卷，另有《伤寒百证歌》5卷、《伤寒发微论》2卷、《伤寒九十论》（合称《许叔微伤寒论著三种》），尚有《仲景三十六脉法图》及《治法八十一篇》《辨类》《翼伤寒论》等书（已佚）。

原文：

刘中道初得病，四肢逆冷，脐中筑痛，身疼如被杖，盖阴证也，急投金液①、来复②之类，其脉得沉而滑。盖沉者，阴证也；滑者，阳脉也。病虽阴而是阳脉，仲景所谓阴证见阳脉生也。于是再灸脐下丹田百壮，谓手足温，阳回体热而汗解。或问：滑脉之状如何？曰：仲景云，翕奄沉名曰滑。古人论滑脉，虽云往来前却，流利展转，替替然与数相似，曾未若仲景三语而足也。翕，合也，言张而复合也，故云翕为正阳；沉，言脉降而下也，故曰沉为纯阴；方翕而合，俄降而下，奄谓奄忽之间复降也。仲景论滑脉，方谓谛当也。（宋·许叔微《伤寒九十论·阴病阳脉证》，另可见于《续名医类案·卷一·伤寒》）

【注释】①金液：即金液丹。《扁鹊心书》载："金液丹（一名保元丹，一名壮阳丹）……此丹治二十种阴疽，三十种风疾，一切虚劳，水肿，脾泄，注下，休息痢，消渴，肺胀，大小便闭，吐衄，尿血，霍乱，吐泻，目中内障，尸厥，气厥，骨蒸潮热，阴证，阴毒，心腹疼痛，心下作痞，小腹两胁急痛，胃寒，水谷不化，日久膀胱疝气膨膈，女人子宫虚寒，久无子息，赤白带下，脐腹作痛，小儿急慢惊风，一切疑难大病，治之无不效验。舶上硫黄十斤，用铜锅熬化，麻布滤净，倾入水中，再熬再倾，如此七次，研细，入阳城罐内，盖顶铁丝扎定，外以盐泥封固八分厚阴干。先慢火煅红，次加烈火，煅一炷香，寒炉取出，埋地中三日，去火毒，再研如粉，煮蒸饼为丸，梧子大。每服五十丸或三十丸，小儿十五丸。气虚人宜常服之，益寿延年功力最大；一切牛马六畜吐食者，灌硫末立愈；一切鸡鹅鸭瘦而欲死者，饲以硫末，可以立愈且易肥。"②来复：指来苏丹。《圣济总录》载："来苏丹方太阴玄精石硫黄硝石白矾水银各一分上五味，同研，令水银不见星，入瓷合子内，烧通赤，粟米饭和丸，如小豆大，每服三丸，温水下。"《太平惠民和剂局方》载："硝石、太阴玄精石、舶上硫黄各一两，五灵脂、青皮、陈皮各二两。此药配类二气，均调阴阳，夺天地冲和之气，乃水火既济之方。"

【辨证思路及方法】本案为艾灸丹田穴治疗伤寒少阴证的验案。患者症见"四肢逆冷，脐中筑痛，身痛如被杖"，四肢逆冷见于伤寒少阴证，四肢为诸阳之本，四肢逆冷示阳气虚衰已极；阳气虚衰则阴寒内聚，寒凝于内则"脐中筑痛"；身痛与浮脉相合候表证，可见于太阳伤寒证，与沉脉相合则候里证，盖阴寒内盛，阳气衰微无以温煦肌肤，肌肤不荣则痛，故见身痛。可见本案属伤寒少阴证。伤寒以太阴、少阴证最为危急，盖以其阳气亏虚，阴寒内盛，故最为危急。今患者初得病即为少阴证，以此推知其素体阳虚，以金液丹、来复丹等大补阳气是治本之法，故患者"脉得沉而滑"，为阴证见阳脉之顺象。故其治疗应温阳祛邪，艾灸补益之效最强的关元穴，使患者"手足温，阳回体热而汗解"，正应成无己"阴病见阳脉而主生者，则邪气自里之表，欲汗而解也"的论断。

【用穴及操作分析】关元为人体补益要穴，功擅培补元气。《针灸甲乙经》谓其"治虚劳冷惫"；《针灸大成》谓其治"积冷虚乏……冷气结块痛，寒气入腹痛"；《类经图翼》则云"但是积冷虚乏皆宜"。艾灸此穴则能够温补回阳，其效更佳。

窦材灸药结合治伤寒医案一则

原文：

一人患肺伤寒，头痛，发热，恶寒，咳嗽，肢节疼，脉沉紧，服华盖散[①]、黄芪建中汤[②]，略解。至五日，昏睡谵语，四肢微厥，乃肾气虚也。灸关元百壮，服姜附汤，始汗出而愈。（宋·窦材《扁鹊心书·卷中·肺伤寒》，另见于《续名医类案·卷一·伤寒》）

【注释】①华盖散：《扁鹊心书》载华盖散："治伤寒头痛发热，拘急，感冒，鼻多清涕，声音不清。大能解利四时伤寒，瘟疫瘴气等证。麻黄（四两，浸去沫），苍术（八两，米泔浸），陈皮、官桂、杏仁（去皮尖）、甘草（各二两），共为末。每服四钱，水盏半，煎八分，食前热服，取汗。"②黄芪建中汤：《金匮要略》载："虚劳里急，诸不足者，黄芪建中汤主之。即前方小建中汤（桂枝三两，芍药六两，甘草三两（炙），生姜三两，大枣十二枚，饴糖一升），加黄芪一两半。"

【辨证思路及方法】本案为灸关元穴治疗伤寒的验案。患者有恶寒、发热、头痛、肢节痛等邪犯卫表之症，似为新感伤寒，卫表被郁之证。然其脉为沉紧，而非浮，沉脉应肾，紧为有寒，提示肾阳已虚，寒邪已入里。虽有表邪，然为表里同病，此时服解表之剂已不足为治，故服用可宣肺解表、祛痰止咳的华盖散和温补中气、和里缓急的黄芪建中汤。因未对少阴证进行针对治疗而仅能略解，以致病至五日上出现昏睡、谵语、四肢微厥等重症。盖四肢为阳气之根本，四肢微厥则阳气虚衰已重，幸而其程度尚微，故当以温肾阳之姜附汤，配合补益阳气的灸法作用于补益要穴关元以为治。患者汗出，示邪已由里出表，且阳气已复，有力蒸腾津液作汗，使邪从表解，故其病可愈。窦材并未提及此时脉象如何，但以"汗出"观之，脉象应已由沉转浮。本案虽属成功治愈，然以先时服黄芪建中汤五日后昏睡、谵语而言，是误治。其病看似表证，实为表里同病且里病尤危，当先救危急之肾阳，其辨证要点仅在"脉沉紧"三字上。当头痛、发热之时，灸关元百壮，有"舍症从脉"之意。

【用穴及操作分析】关元作为任脉与足三阴经之交会穴，是人身元阴、元阳关藏之处，最能补益元气，故治疗一切虚劳冷惫之疾。《类经图翼》指出"但是积冷虚乏皆宜灸"，因此本穴着艾则能够收温阳散气之功，阳回气通、耳便自利，其中之妙实有不能尽数者。

杨继洲针药结合治伤寒医案一则

杨继洲（约1522—1620），字济时，著名针灸家。杨继洲勤求古训，重视对经典的溯源，强调以《黄帝内经》《难经》等经典为基础，并提出："不溯其源，则无以得古人立法之意；不穷其流，则何以知后世变法之弊。"对临床治疗提出"宁失其穴，勿失其经"。总结和创新了针刺手法，提出十二字分次第手法、下手八法、二十四法、补泻手法的要点、刺有大小，建立了比较规范和实用的针刺手法体系。重视针刺得气，主张"宁失其时，勿失其气"，首倡针灸、药物并重，强调针灸、药物综合运用。主要著有《针灸大成》。该书内容丰富，总结了明代以前我国针灸的主要学术经验，重新考定了穴位的名称和位置，阐述了历代针灸的操作手法，记载了各种病证的配穴处方和治疗验案，是对针灸学的又一次重要总结。

原文：

壬申岁，大尹①夏梅源公，行取至蛾眉庵寓，患伤寒。同寅诸公，迎视六脉微细，阳症得阴脉。经云：阳脉见于阴经，其生也可知；阴脉见于阳经，其死也可许。予居玉河坊，正值考绩，不暇往返之劳，若辞而不治，此公在远方客邸且莅政清苦，予甚恻之。先与柴胡加减之剂，少效，其脉尚未合症，予竭精殚思，又易别药，更针内关，六脉转阳矣。遂次第进以汤散而愈。后转升户部，今为正郎。（明·杨继洲《针灸大成·卷九·医案》）

【注释】①大尹：官名。明代称太守为大尹。

【辨证思路及方法】伤寒有广义与狭义之分。广义伤寒泛指一切热性病，狭义伤寒仅指风寒之邪侵袭体表所致者，症可见头痛、项强、恶寒发热、骨节疼痛、无汗、脉紧等。"阳脉见于阴经"，即阳脉见于伤寒阴经之病，"其生也可知"，为病顺；"阴脉见于阳经"即阴脉见于伤寒阳经之病，"其死也可许"，为病凶。本案患者"阳症得阴脉"属逆脉，杨继洲先与柴胡剂加减，可知为少阳证，少阳证本为弦脉，但今脉微细，为邪气内陷厥阴、邪盛正衰之候。单用柴胡之剂难以祛邪外出，故同时配以针刺治疗。

【用穴及操作分析】本案脉症相逆，症兼少阳、厥阴，故其用穴必以贯通二经经气为要。厥阴经与少阳经互为表里，内关属手厥阴心包经络穴，一穴通两经，针之可使内陷厥阴之邪外出少阳，故六脉可转阳。

本节病案属感冒，对应西医学中的上呼吸道感染、流行性感冒等。主要临床表现为恶寒发热，头痛，咳嗽，周身疼痛等。

现代中医教材认为，此病以卫表失和、肺失宣肃为病机，临床用穴以祛风解表为治则，取列缺、合谷、风池、大椎、外关为主穴。具体辨治取穴如下。①风寒证：恶寒重，发热轻，肢节酸痛，鼻塞声重，时流清涕，咽痒咳嗽，痰稀，口不渴，苔薄白，脉浮紧，多配风门、肺俞穴，可加灸法。②风热证：发热重，恶寒轻，咽喉肿痛，鼻流浊涕，痰黄而黏，口渴，苔薄黄，脉浮数，配以曲池、尺泽，可于大椎行刺络拔罐。

③暑湿证：身热，肢体酸痛，头昏涨痛，咳嗽痰黏，心烦，口中黏腻，胸脘痞闷，苔薄黄而腻，脉濡数，配以中脘、足三里穴。

其中，艾灸以其行气活血、温阳散寒的功能，特擅治疗阳虚疾患。历代医家对这一点一致认同。近代有研究者以每周连续灸关元、大椎穴对全身或局部畏寒或肢冷的患者进行治疗，结果显示患者全血黏度、红细胞积压、红细胞聚集指数、红细胞沉降率等血液流变学指标均较治疗前有显著改善。即艾灸关元等穴通过降低血液黏度，增加血流速度，改善了末梢血液循环状况，从而治疗局部或全身畏寒、肢冷的症状。

所录案中，许氏案、窦氏案，现多认为是风寒型感冒，皆见身疼、四肢厥冷。西医学认为四肢发凉的原因是末梢血液循环差，并不以疾病看待。中医学历来将四肢视为诸阳之本，《伤寒论》惜字如金，却在"辨少阴病脉证并治篇"中多次将手足逆冷与否的情况与生死挂钩，如第 288 条云"少阴病，下利，若利自止，恶寒而踡卧，手足温者，可治"；第 292 条云"少阴病，吐利，手足不逆冷，反发热者，不死"；第 295 条"少阴病，恶寒身踡而利，手足逆冷者，不治"；第 296 条"少阴病，吐利、躁烦、四逆者，死"。中医学将四肢逆冷视为阳气衰微的表现，其原因可有肾阳衰微、阴寒内盛、寒邪直中等，在治疗上应选取补益阳气的药物如附子、干姜等，或以艾灸灸治。现有采用三伏天隔附子饼灸治疗四肢逆冷的研究：于三伏天分别取神阙、命门、关元三穴隔附子饼灸，对四肢逆冷的患者进行治疗，获得了非常疗效。而许氏案、窦氏案皆灸关元收效。其意古今相通。

杨氏案之伤寒，现多认为属少阳证。若仅从少阳选穴而治，则效果不尽人意。杨氏注意到本案存在脉症相逆，故取与少阳相表里之厥阴经内关穴，使六脉转阳。关于脉症顺逆之问题，现代人在重视程度上远不及古人。脉有顺逆之分，脉症顺逆是指从脉与症的相应与否来判断疾病的顺逆。在一般情况下，脉与症是一致的，即脉症相应，但也有时脉与症不一致，也就是脉症不相应，甚至还会出现相反的情况。从判断疾病的顺逆来说，脉症相应者主病顺，不相应者主病逆，逆则病凶。故提示临床上要脉症结合，不能从症状单方面辨证论治，只有全面收集四诊资料，运用中医基本理论综合分析，才能分辨脉证的真假，揭示疾病的本质。

第五节　发　　汗

许叔微刺井穴治发汗医案一则

原文：

庚戌[①]五月，李氏病伤寒，身热，头痛，无汗，浑身疼痛，脉浮大而紧。予投以麻黄汤，数服终不得汗，又多用张苗烧蒸之法[②]，而亦不得。予教令刺阳明，少间汗出，漐漐遍身一时间，是夕身凉病退。

论曰：《刺热论》云：热病先手臂痛，刺阳明而汗出。又曰：刺阳明出血如大豆，立已。盖谓刺也，阳明穴，在手大指内侧，去爪甲角，手阳明脉之所出也。刺可入同身寸之一分，留一呼。大凡伤寒热病，有难取汗者，莫如针之为妙。仲景云：凡治温病，可刺五十九穴。《素问》云：病甚者，为五十九刺。其详在注中。（宋·许叔微《伤寒九十论·刺阳明证》）

【注释】①庚戌：宋高宗建炎四年（1130）。②张苗烧蒸之法：王焘《外台秘要》载："苗云：曾有人做事疲极汗出卧单簟，中冷得病，但苦寒蜷，诸医与丸、散、汤，四日之内，凡八发汗，汗不出。苗令烧地布桃叶蒸之，即得大汗，于被中就粉敷身，极燥乃起，便愈。后数以此发汗，汗皆出也。人性自有难使汗出者，非但病使其然，蒸之无不汗出也。"本法特点在于以桃叶蒸汗，发汗而无伤正气。后阮河南在桃叶外增蚕沙之类药物作为改进，其理亦相同。

【辨证思路及方法】本案为以刺少商出血配合麻黄汤治疗太阳伤寒表证的验案。太阳伤寒，寒性凛冽，由卫分透至营分，以致卫阳外闭，营血内伤。卫阳外闭则全身腠理因寒闭敛，以致无汗；而卫阳被郁，不得宣泄，以致发热。营血内伤则运行不畅，筋肉拘紧；加之寒性凝滞、收引，又主痛，故有遍身疼痛。又足太阳膀胱之脉是动则病中有"冲头痛"，故患者头痛。由是观之，患者诸症均为太阳伤寒所致，正应张仲景"太阳病，头痛、发热、身疼、腰痛、骨节疼痛、恶风、无汗而喘者，麻黄汤主之"之言。以麻黄汤治疗是为正治。配合针刺手太阴肺经井穴少商出血可宣畅肺气以发散寒邪，开毛窍使邪从汗解。

【用穴及操作分析】少商为肺经井穴。肺主一身之气，能调节气的升降出入而宣发卫气，调节腠理的开合，恢复机体卫外及调节汗液的排泄。本案有趣之处在于前法诸般发汗不效，刺井穴则须臾即得。医者以麻黄汤发汗为对症治疗，并非误治，张苗烧蒸之法亦为强力发汗之法，所以不效者，枢机未开也，犹如门闩未启而全力推门，非其法。井穴为一经经气始发之处，又是阴阳经脉相交的场所，能交通相表里的两经，故斡旋内外，使汗从阴出阳而作解。

发汗，是中医治则，用于以恶寒发热、头痛、咳嗽、周身疼痛为主症的外感热病。相当于西医学的抗病毒及解热镇痛疗法。

中医理论以外邪入侵所致的卫表失和，表气闭塞，气机失畅为外感病机。临床用穴总以祛风散寒为治则，取合谷、大椎、列缺、风池为主穴，并随证加减，平补平泻。亦可采用背俞穴走罐的方法进行治疗。

所录许氏案，现多认为风寒感冒，属卫阳郁闭不宣，法当祛风散寒。然许氏以井穴商阳治其外感诸症，可窥其独到经验。而井穴用以清泻热邪、用于发汗之法，《黄帝内经》中即有论述，如《灵枢·热病》载："热病七日八日，脉口动，喘而短者，急刺之，汗且自出，浅刺手大指间……热病体重，寒热痔，肠中热……及下诸指间，索气于胃络，得气也。"可见井穴清散本经之热的效果甚佳。

此外，井穴亦可用于清散周身热证。治疗外感引起的高热不退时，取少商、商阳、中冲、关冲放血，而少泽、少冲、中冲等井穴放血，则对因热满心包、痰火扰心等热邪导致的神昏、谵语疗效显著。

第六节　自　汗

窦材灸治自汗医案二则

原文1：

一人每日四五遍出汗，灸关元穴亦不止。乃房事后，饮冷伤脾气。复灸左命关百壮而愈。（宋·窦材《扁鹊心书·卷中·虚劳》，另可见于《续名医类案·卷十五·汗》）

【辨证思路及方法】 本案为艾灸命关穴治疗虚劳自汗的医案。患者所患之虚劳自汗因房事后饮冷所致，证属脾肾阳虚。房劳耗伤肾阳，肾阳虚损而致温化水谷无力，此时饮食则益发损伤脾之阳气。阳虚则卫表不固，腠理开泄，脾虚则脾气不升，气不摄津，而致自汗。其治当培补阳气，益气固表。前者灸关元穴可培补元气，治疗虚劳冷惫、卫表气虚所致之自汗多。但本案患者之汗证，盖饮冷伤脾气所致，应以脾阳受损为直接原因，故应温补中焦之气，气足则可固摄津液，使汗液不致过量排出。

【用穴及操作分析】 左命关穴与胃相近，位居中焦，故能治中焦之疾。灸法可温经散寒，培补阳气，艾灸命关穴可补益脾胃阳气，为窦材所推崇。《扁鹊心书》指出："能接脾脏真气，治三十六种脾病。凡诸病困重，尚有一毫真气，灸此穴二三百壮，能保固不死。一切大病属脾者，并皆治之。"

原文2：

一人额上时时汗出，乃肾气虚也。不治则成痨瘵。先灸脐下百壮，服金液丹而愈。（宋·窦材《扁鹊心书·卷中·虚劳》，另可见于《续名医类案·卷十五·汗》）

【辨证思路及方法】 本案为直接灸气海穴治疗肾气虚所致额头出汗的验案。虚劳一证，窦材认为"多由七情六欲，损伤脾肾"所致，其证"始则困倦，少食，额上时时汗出"。故本案患者乃虚劳之轻证，当及时补益肾气，否则将成痨瘵。关于虚劳的证治，窦材认为如黄芪建中汤一类的温平药，病重药轻，补益之功不强，无益于病，徒耗元气，贻误病机。至于知母、地黄、当归一类补益下焦药物，虽有补益之功，但其性黏腻难于消化吸收，于虚劳患者则有耗伤脾胃阳气之弊，故首推"先于关元灸二百壮，以固肾气，后服保命延寿丹，或钟乳粉"。

【用穴及操作分析】 脐下穴，《外台秘要》云与气海同位，是异名同穴。气海穴是强壮要穴，《铜人腧穴针灸图经》中记载："气海者，是男子生气之海也。"《针灸资生经》中说："气海者，盖人之元气所生也。"此穴有培补元气、益肾固精的作用，故在此艾灸可以温肾纳气，治疗肾气虚所致的自汗。

自汗，指不因劳累活动、温度过高、穿衣过多或服用药物等因素而自然汗出的症状。西医学认为植物神经紊乱等原因可引起此病。

现代中医学认为，该病可由气虚、阳虚、气阴两虚等虚证导致，也可由热炽阳明、暑湿、内热等实证诱发。临床上主要以气虚、阳虚或气阴两虚为基本病机，治疗以益气、温阳、滋阴为原则，取太渊、气海、肺俞、风门为主穴。具体辨治取穴如下。①气虚证：动辄汗出，少气懒言，气短乏力，舌淡，脉微弱，配以外关、大椎、风池等穴，可加灸法。②阳虚证：汗出恶风，畏寒肢冷，舌淡胖，脉沉微，配以关元、命门，可加以艾灸神阙。③阴虚证：夜寐盗汗，五心烦热，午后潮热，颧红，口干口渴，舌红苔少，脉细数，配以阴郄、太溪、复溜等穴。

所录案中，窦氏两则医案，现多认为属阳虚，多取关元、合谷、复溜穴。然，如第一则医案中记载，艾灸关元并不能止汗，窦氏则注意到患者的发病原因乃房事后饮冷伤脾，选择艾灸命关直达病所，故效速。而窦氏二案，属肾气虚，阳不敛阴，则针药结合，培元固本、补肾敛阴。

第七节　消　渴

窦材灸药结合治消渴医案一则

原文：

一人频饮水而渴不止，余曰：君病是消渴也，乃脾肺气虚，非内热也。其人曰：前服凉药六剂，热虽退而渴不止，觉胸胁气痞而喘。余曰：前证止伤脾肺，因凉药复损元气，故不能健运，而水停心下也。急灸关元、气海各三百壮，服四神丹，六十日津液复生。方书皆作三焦猛热，下以凉药，杀人甚于刀剑，慎之。（宋·窦材《扁鹊心书·卷中·消渴》，另可见于《续名医类案·卷九·消》）

【辨证思路及方法】本案为以艾灸气海、关元二穴为主治消渴的验案。患者初时症状的描述有"频饮水而渴不止"，加之服寒凉药后有"热虽退而渴不止"，可推知初始症状有渴而欲饮水，伴有发热。但既然热退而渴不止，该证病机并非内里有实热而致的热盛伤津的消渴，其病机应为脾肺气虚、津液不行。就脾、肺两脏功能而言，肺主一身之气，气有推动津液运行的作用，肺气虚则肺之宣散无力，无以推动水液布达周身；脾主运化水液，摄入人体的水液要借助脾的运化和转输而气化成津液，通过心肺之气的推动布达周身。脾肺气虚则津液输布功能受限，津液不能正常输布，则患者口渴；而由于口渴并非出于津液耗伤所导致的津液在绝对数量上的不足，故虽饮水而不得解；及误服寒凉药后，脾肺之气益伤，故热虽因凉药而解，而渴不止，脾益虚则津液更加不得布散，反而增加了水液停滞心下无从运化而致的喘症；肺气虚则吐故纳新功能受损，以致气痞，其治当补益脾肺以促健运，使津液得以正常输布，则气痞、喘自消。另外，本案中患者之发热既非内热，则应为脾肺气虚引发之虚热，虽下以凉药而热退，但并未治本，恐怕虽热退，日后必有反复。

【用穴及操作分析】气海穴功能益气助阳。《针灸资生经》指出："治脏气虚惫，真气不足，一切气疾久不瘥者，皆灸之。"《灵枢·四时气》亦有"气上冲胸，喘不能久立……刺肓之原"的记载。其恰对应本案患者之兼证。关元居下焦，是足三阴经与任脉交会之穴，又是人身元阴、元阳所藏之所，补益之功尤佳。本案患者证似内里有热，实为脾肺气虚而致津液无力布达周身而致消渴，属真虚假实，此时误服凉药有如雪上加霜，使本已虚损的脾肺益虚。以艾灸作用于上述二穴可温复一身之阳，补益脾肺之气，脾肺功能恢复，则运化水液之机正常，水液得以正常输布，则气痞、喘自除，消渴自解。

本节消渴，类似于西医学的糖尿病。

现代研究认为，糖尿病是一种因胰岛素分泌缺陷或生物作用受损导致的以高血糖为特征的代谢性疾病，在治疗方面主要以口服降糖药，配合运动、控制饮食为主。近年来有研究者以胃流转手术治疗糖尿病，亦取得了不俗的疗效。西医学与中医学对消渴病的治疗方式有很大不同。

现代中医学认为，此病以阴虚燥热为基本病机，临床治疗以清热润燥、养阴生津为原则，取肺俞、胃俞、肾俞、胃脘下俞、三阴交、太溪为主穴。具体辨治取穴如下。①上消证：口渴多饮，口干舌燥，尿频量多，舌边尖红，苔薄黄，脉洪数，配以太渊、少府。②中消证：多食易饥，形体消瘦，大便干燥，苔黄，脉滑实有力，配以内庭、地机。③下消证：尿频量多，浑浊如脂膏，或尿甜，口舌干燥，舌红，脉细数，配以复溜、太冲。

此外，中医学与西医学对消渴病的认识不同，还体现在灸法上。中医古籍中记载多以艾炷直接灸为治，如《备急千金要方》云："消渴，喉咙干，灸胃脘下俞三穴各百壮。"而西医学则认为，糖尿病患者体内代谢紊乱、白细胞吞噬能力减弱、抵抗力下降，加之血糖浓度高，极易发生感染且伤口不易愈合，又因血糖黏稠导致的血流量下降、组织缺血缺氧、厌氧菌易于繁殖，则极易引起组织坏死及坏疽，故应尽量避免使用损伤性治疗。这种观点限制了直接灸在糖尿病中的应用。须知艾灸疗法，尤其是其所产生的艾烟对多种细菌均有杀灭或抑制作用。有医者专门针对这一争论开展临床研究，发现直接灸在糖尿病的临床治疗中有突出疗效，且并未增加感染概率。例如，患者在常规服用降糖药的基础上，取黄豆大小艾炷于足三里、悬钟、中脘涂抹蒜汁施化脓灸，并要求患者于2周内进食豆类、蘑菇等发物促使伤口化脓，结果显示患者血糖均明显下降，且并未发生皮肤感染、坏死及不良反应。

窦氏一案，艾灸关元、气海，温复阳气使津液复生，正是对此最好的诠释。

第八节 阴 毒

郭雍灸药结合治阴毒医案一则

郭雍（1106—1187），字子和，宋代人。郭雍采撷诸家，详略相因，旨在完善仲景辨证论治理论。其对温病的认识，从概念和病因上与伤寒做了区别，他说："若伤寒成温则其热轻于热病而重于冬月伤寒也，盖冬月伤寒为轻，至春发为温病为重，夏月热病尤重。"说明三者病情轻重有异。著有《伤寒补亡论》，撰于1181年，20卷（其中卷十六明代即亡佚，实存19卷）。

原文：

雍曰：从兄盛年特健，不善摄生，因极饮冷酒食，内外有所感，初得疾，即便身凉自利①，手足厥，额上冷汗不止，遍身痛，呻吟不绝，僵卧不能转侧，心神俱无，昏愦②恍惚，呼医视之，治不效。予言兄曰：此疾证甚重，而病人甚静，又觉昏愦，身重不能起，自汗自利，四肢厥，此阴病无疑也。又遍身痛，不知处所，出则身如被杖，阴毒③证也，安得不急治？医者之言，缪误不可听。乃急令服四逆汤，灸关元及三阴交。未知，加服九炼金液丹，利、厥、汗皆少止，稍缓药艾，则诸证复出，再救急治。如此进退者三，比三日两夜，灸十余壮，服金液六十余粒，四逆汤④一二斗，方能住火灸汤药。阳气虽复，而汗不出，证复如太阳证，未敢服药，以待汗。二三日后，大烦躁，饮水，次则谵语，斑出热甚，无可奈何，复与调胃承气汤⑤，得利，大汗而解。阴阳反复有如此者。前言烦躁不可投凉药，此则可下证具，非止小烦躁而已，故不可同也。（宋·郭雍《伤寒补亡论·卷十四·阴毒七条》）

【注释】①自利：指由于身体内部因素，如脾肾阳虚或中气不运，所致的慢性腹泻。一般不伴有其他胃肠道症状。②昏愦：昏迷，神志不清。③阴毒：病证名。症见面目发青、四肢厥冷、咽喉疼痛，以及身痛、身重、背强、短气、呕逆等。又背疽、脑疽、瘰疬、鹤膝风等之不红、不热、不痛、不肿者，亦称"阴毒"。④四逆汤：《伤寒论》载四逆汤："甘草（二两，炙），干姜（一两半），附子（一枚，生用，去皮，破八片）。上三味，以水三升，煮取一升二合，去滓，分温再服。强人可用大附子一枚，干姜三两。四逆者，手足厥冷也，方以四逆名，用治三阴经吐利厥逆之寒证也。"⑤调胃承气汤：《伤寒论》载调胃承气汤："大黄四两（去皮，清酒浸），甘草二两（炙），芒硝半斤。上三味咬咀，以水三升，煮取一升，去滓，内芒硝更上火微煮，令沸，少少温服。"主治阳明病胃肠燥热轻证。

【辨证思路及方法】本案之阴毒是邪毒深伏于里之意，邪毒以热为主，但阴毒相对来讲，病程长、病情重，更易深入内脏。病理性质为本虚标实，本虚指肝肾阴液亏损，标实是指毒热、瘀血交互为患，初起多实，病久阴液耗伤常虚实并见。阴毒伤寒病初期，由于外感寒湿，凝闭于太阳经脉，故身重、背强；寒湿凝于中焦，故腹中痛、呕吐上逆、四肢冷、脉来沉紧；同时又有疫病热毒之邪，从口鼻而入，熏灼胸间，热毒结于心肺，故见心下坚强、短气；火毒灼伤营血，血流凝结，阻于阴络，故见脉细数、唇青、面黑、身痛如被打；阴毒病到五六日时，毒邪已结于头中脉络，故见头痛如针刺、微微汗出，甚至昏愦不知人事。由于寒凝中焦，阴津亏耗加重，故吐逆黏滑、脉来沉细。此时证情险恶，有热毒结于阴络与阴寒凝于中焦两种证情，寒热错杂，实属难治。此时继续辨证论治，一要解其阴毒，二要通其阴结，三要温散肌表和中焦寒湿。其治不用宣散辛燥之品，而用温覆取汗，毒当从汗出，汗出则愈。此时切忌大汗，防其伤阴、伤阳之害。

【用穴及操作分析】关元穴又名丹田，位于下腹部前正中线上，当脐中下 3 寸处。此处藏先天元气，即先天的生命力存于此处。《难经·六十六难》指出："脐下肾间动气者，丹田也。丹田者人之根本也，精神之所藏，五气之根元。"三阴交穴为脾、肝、肾三条阴经的交会穴，可调理肝、脾、肾，具有摄血凉血、补益血分亏虚的作用。足三阴经交会穴三阴交与通于任脉的关元穴配合，以培补正气，鼓邪外出，作用相得益彰。

阴毒，临床主要表现为面青、厥冷、咽痛、身痛等。与西医学中的一些免疫性疾病如系统性红斑狼疮、皮肌炎、硬皮病等相关。

现代中医学认为，阴毒病机为阳气亏虚、寒邪入里，故其治疗原则为温阳补虚，且常用灸法，多取补气温阳穴位如大椎、气海、关元等。

阴毒亦可用汤药治疗，中医辨证多属邪毒郁结、血脉瘀滞，治以除湿解毒、活血通络，可选方剂如《肘后备急方》之阴毒汤、《金匮要略》的升麻鳖甲汤等。阴毒必须急治，不可贻误病机，凡具备阴毒典型临床表现，辨证属邪毒郁结、血脉瘀滞者，均可用升麻鳖甲汤化裁施治。

所录郭氏案，即属灸药结合达回阳救逆、温经散寒之功而收效。

第九节　厥　　冷

洪迈日照灸治厥冷医案一则

洪迈（1123—1202），字景卢，南宋著名文学家。主张要据事直书，反对任情褒贬，在暴露统治者弊政的同时，对广大劳动群众表示了深切的同情。但受时代和阶级的局限，其学术思想中也存在着一定的矛盾和缺陷。著有《夷坚志》一书，为后世提供了宋代社会丰富的历史资料。从小说发展史上看，《夷坚志》又是宋代志怪小说发展到顶峰的产物。

原文：

保义郎[①]翁悉顿公孺苦冷疾二年，至于骨立。一日正灼艾，而翁来，乃询其病源。顿以实告，翁悉令撤去。时方盛暑，俾[②]就屋开三天窗，放日光下射，使顿仰卧，揉艾遍铺腹上，约十数斤，乘日光灸之。移时，热透脐腹，不可忍；俄腹中雷鸣[③]，下泄，口鼻间皆浓艾气，乃止。明日复为之。如是一月，疾良已。仍令满百二十日，自是宿病如洗，壮健如少年时。翁曰：此孙真人秘诀也。世人但知灼艾，而不知点穴，又不审虚实，楚痛耗损气力。日者太阳真火，艾既遍腹，且又徐徐照射，入腹之功极大。但五六七月为上，若秋冬间，当以厚艾铺腹，蒙以绵衣，熨斗盛炭火，慢熨之，以闻浓艾气为度，亦其次也。其术出奇而中理，皆类此。（南宋·洪迈《夷坚志·支丁·卷八（十四事）·赵三翁》）

【注释】①郎：官名。战国始置，帝王侍从官侍郎、中郎、郎中等的通称。其职责原为护卫陪从、随时建议，备顾问差遣等侍从之职。郎官一直沿用到清朝。②俾：使。③腹中雷鸣：指肠鸣音如雷鸣者。

【辨证思路及方法】本案患冷疾三年，至于骨立，显系阴寒内盛。对于寒证，中医治疗常根据"寒则热之，虚则补之"的原则，逆其证候而治。《医学入门》指出："凡病药之不及，针之不到，必须灸之。"根据经络与脏腑关系，经络是人体结构的主要组成部分，又是脏腑疾病的反应系统，腧穴就是经络上的反应点。灸法属中医治疗学中一种传统的行之有效的外治方法，其就是通过腧穴激发经络之气，调整胃肠运动的机能状态，从而起到温通经络、调理肠胃、缓急止痛的作用，此乃"寒者温之"的具体运用。

【用穴及操作分析】艾绒具有温中、逐寒、除湿的药性，气味清香，容易燃烧，火力温和，对穴位产生温热作用，达到温经散寒止痛的功效。腹为阴，任脉为阴，为阴脉之海，有维系总摄人体阴血的作用。《景岳全书》："善补阳者，必于阴中求阳，则阳得阴助而生化无穷；善补阴者，必于阳中求阴，则阴得阳升而泉源不竭。"治疗时必须采用"治阴顾阳""治阳顾阴"之法，故揉艾遍铺腹上，有温阳益气、健运中州、调理脾胃、散寒止痛之功。

杨继洲针治厥冷医案一则

原文：

辛未，武选[①]王会泉公亚夫人，患危异[②]之疾，半月不饮食，目闭不开久矣。六脉似有如无，此疾非针不苏。同寅[③]诸公推予即针之，但人神所忌，如之何？若待吉日良时，则沦于鬼录[④]矣。不得已，即针内关二穴，目即开，而即能食米饮，徐以乳汁调理而愈。同寅诸君问此何疾也？予曰：天地之气，常则安，变则病，况人禀天地之气，五运迭[⑤]侵于外，七情交战于中，是以圣人啬[⑥]气，如持至宝，庸人妄为，而伤太和[⑦]，此轩岐[⑧]所以论诸痛皆生于气，百病皆生于气，遂有九气不同之论也。而子和公亦尝论之详矣。然气本一也，因所触而为九，怒、喜、悲、恐、寒、热、惊、思、劳也。盖怒气逆甚，则呕血及飧泄，故气逆上矣。怒则阳气逆上，而肝木乘脾，故甚则呕血及飧泄也。喜则气和志达，荣卫通和，故气缓矣。悲则心系急，肺布叶举，而上焦不通，荣卫不散，热气在中，故气消矣。恐则精神上，则上焦闭，闭则气逆，逆则下焦胀，故气不行矣。寒则腠理闭，气不行，故气收矣。热则腠理开，荣卫通，汗大泄，故气泄。惊则心无所倚，神无所归，虑无所定，故气乱矣。劳则喘息汗出，内外皆越，故气耗矣。思则心有所存，神有所归，正气留而不行，故气结矣。

抑尝考其为病之详，变化多端，如怒气所致，为呕血，为飧泄，为煎厥⑨，为薄厥⑩，为阳厥⑪，为胸满痛；食则气逆而不下，为喘渴烦心，为肥气⑫，为目暴盲，耳暴闭，筋缓，发于外为痈疽也。喜气所致，为笑不休，为毛发焦，为内痛，为阳气不收，甚则为狂也。悲气所致，为阴缩⑬，为筋挛⑭，为肌痹⑮，为脉痿⑯，男为数溺血，女为血崩，为酸鼻辛頞，为目昏，为少气不能息，为泣，为臂麻也。恐气所致，为破䐃脱肉，为骨酸痿厥，为暴下清水，为面热肤急，为阴痿，为惧而脱颐也。惊气所致，为潮涎，为目睘⑰，为癫痫，为不省人事，僵仆，久则为痿痹也。劳气所致，为嗌噎，为喘促，为嗽血，为腰痛骨痿⑱，为肺鸣，为高骨坏，为阴痿，为唾血，为瞑目⑲，为耳闭⑳，男为少精，女为不月，衰甚则溃溃乎若坏都，汩汩乎不可止也。思气所致，为不眠，为嗜卧，为昏瞀，为中痞，三焦闭塞，为咽嗌不利，为胆瘅㉑呕苦，为筋痿㉒，为白淫㉓，为不嗜食也。寒气所致，为上下所出水液澄澈清冷，下痢清白等症也。热气所致，为喘呕吐酸，暴注下迫等病也。

窃又稽之《内经》治法，但以五行相胜之理，互相为治。如怒伤肝，肝属木，怒则气并于肝，而脾土受邪，木太过则肝亦自病。喜伤心，心属火，喜则气并于心，而肺金受邪，火太过则心亦自病。悲伤肺，肺属金，悲则气并于肺，而肝木受邪，金太过则肺亦自病。恐伤肾，肾属水，恐则气并于肾，而心火受邪，水太过则肾亦自病。思伤脾，脾属土，思则气并于脾，而肾水受邪，土太过则脾亦自病。寒伤形，形属阴，寒胜热，则阳受病，寒太过则阴亦自病矣。热伤气，气属阳，热胜寒，则阴受病，热太过则阳亦自病矣。凡此数者，更相为治，故悲可以治怒也，以怆恻苦楚之言感之。喜可以治悲也，以谑浪亵狎㉔之言娱之。恐可以治喜也，以遽迫死亡之言怖之。怒可以治思也，以污辱欺罔㉕之言触之。思可以治恐也，以虑彼忘此之言夺之。凡此五者，必诡诈谲怪㉖，无所不至，然后可以动人耳目，易人视听，若胸中无才器之人，亦不能用此五法也。热可以治寒，寒可以治热，逸可以治劳，习可以治惊。经曰：惊者平之。夫惊以其卒然而临之也，使习见习闻，则不惊矣。如丹溪治女人许婚后，夫经商三年不归，因不食，困卧如痴，他无所病，但向里床坐，此思气结也。药难独治，得喜可解；不然令其怒，俾激之大怒，而哭之三时，令人解之，举药一贴，即求食矣。盖脾主思，思过则脾气结而不食；怒属肝木，木能克土，木气冲发而脾土开矣。又如子和治一妇，久思而不眠，令触其怒，是夕果困睡，捷于影响，惟劳而气耗，恐而气夺者，为难治也。又同寅谢公，治妇人丧妹甚悲，而不饮食，令以亲家之女陪欢，仍用解郁之药，即能饮食。又闻庄公治喜劳之极而病，切脉乃失音证也，令恐惧即愈。然喜者之人少病，盖其百脉舒和故耳。经云：恐胜喜，可谓得玄关者也。凡此之症，《内经》自有治法，业医者，废而不行，何哉？附录宜知所从事焉。（明·杨继洲《针灸大成·卷九·医案》）

【注释】①武选：官名。掌管武官选任之事。②危异：指病情危笃，证象特殊之症。③同寅：即同僚。寅，恭敬。④鬼录：旧时谓冥间死者的名册。在此指死亡之意。⑤迭：在此作轮流，交替解。⑥啬：爱惜。⑦太和：指阴阳会和、冲和的元气。⑧轩岐：指轩辕黄帝和岐伯。⑨煎厥：病名。出自《素问·生气通天论》。指内热消烁阴液而出现昏厥的病证，症见耳鸣、耳聋、目盲，甚则突然昏厥。⑩薄厥：病名。出自《素问·生气通天论》。指因暴怒等精神刺激，致阳气亢盛，血随气逆郁积头部，而出现的卒然厥逆、头痛、眩仆的昏厥重症。⑪阳厥：病名。出自《素问·病能论》。指突然受过度刺激而出现善怒发狂的病证。⑫肥气：指由肝气郁滞、瘀血凝结所致，症见胁下痞块状如覆杯的疾患。为五积之一。⑬阴缩：出自《灵枢·邪气脏腑病形》。指前阴内缩，包括男子阴茎、阴囊内缩，及女子阴道内缩。⑭筋挛：证名。出自《灵枢·刺节真邪》。指肢体筋脉收缩挛急，不能舒转自如。可见于中风、痹证、痉病等。⑮肌痹：病名。出自《素问·痹论》。又称肉痹。指以肌肤症候为突出表现的痹证。⑯脉痿：出自《素问·痿论》。因"心主身之血脉"，故又称心痿。由于心气热，火炎于上，血气随之上逆，下部血脉空虚而致。症见四肢关节如折、不能举动、足胫软弱、不能着地站立等。⑰目䀮：目直视如惊呆状。⑱骨痿：痿证的一种。出自《素问·痿论》。又称肾痿。因肾气热，或邪热伤肾，阴精耗损，骨枯髓虚所致。症见腰脊酸软、下肢痿弱、伴面色暗黑、牙齿干枯等。⑲瞑目：出自《灵枢·寒热病》。闭眼之意。⑳耳闭：即耳聋。㉑胆瘅：病名。出自《素问·奇病论》。由谋虑不决，胆气上逆而致，其主症为口中常苦。㉒筋痿：痿证的一种。出自《素问·痿论》。又称肝痿。因肝热而阴血不足，筋膜干枯而致。症见筋急拘挛，渐至痿弱不用，伴口苦、爪枯等。㉓白淫：病名。出自《素问·痿论》。指男子溺中有白浊之物，或女子带下病。㉔褒狎：指举止不严肃，行为放荡。㉕欺罔：有欺蒙之意。㉖诡诈谲怪：欺诈，责备。

【辨证思路及方法】《素问·举痛论》指出"百病皆生于气"。言气之为用无所不至，一有不调，则无所不病。气之为病虽在外有六气之侵，在内有九气之乱，然气有不调之处，即病本所在之处也。《灵枢·邪客》指出："心者，五脏六腑之大主也，精神之所舍也。"故心伤则神去，神去则目闭不开，六脉似有如无，气虚而莫支使然。故其治必以舒畅气机、调心安神为主，俾心气畅达，则其疾自愈。

【用穴及操作分析】本案以半月不饮食、目闭不开为主症，伴六脉似有如无。内关为手厥阴心包经络穴，心包代心行事，使脏腑百骸听命于心，针刺内关穴可理气宽中、疏调三焦气机，使心气复则愈。

薛己灸治厥冷医案一则

薛己（1487—1559），字新甫，号立斋，明代医学家。薛己认为人体后天生化之源，当属脾胃元气，只有脾胃昌盛，人身之脏腑四肢百骸才能得到滋养，认为内伤、外感引起的疾病，都与脾胃虚损有关。同时认为脾肾二者之间有着互为因果的密切关系，而且在临床上脾肾兼亏的病证更为多见。常采用脾肾同治之法以温补脾胃、温补肾命。自著《外科枢要》《内科摘要》《女科撮要》《疠疡机要》《正体类要》《口齿类要》等，校订书有《妇人良方大全》《小儿药证直诀》《明医杂著》《外科精要》等数十种。

原文：

大雅云家母年四十有二，嘉靖壬寅①七月，患脾虚中满痰嗽发热，又因湿面冷茶吞酸呕吐绝食，误服芩、连、青皮等药，益加寒热，口干流涎不收，且作渴，闻食则呕数日矣。迎先生视之曰：脾主涎，此脾虚不能约制，故涎自出也，欲用人参安胃散②。惑于众论，以为胃经实火宿食治之，病日增剧，忽思冬瓜，食如指甲一块，顿发呕吐酸水不止，仍服前药愈剧，复邀先生视之，则神脱脉绝濒死矣，惟目睛尚动，先生曰：寒淫于内，治以辛热，然药不能下矣，急用盐艾附子炒热熨脐腹，以散寒回阳；又以口气补接母口之气；又以附子作饼，热贴脐间，时许神气少苏；以参、术、附子为末，仍以是药加陈皮煎膏为丸如粟米大，入五七粒于口，随津液咽下，即不呕，二日后加至十余粒，诸病少退，甘涎不止，五日后渐服煎剂一二匙，胃气少复，乃思粥饮，后投以参、术等药温补脾胃，五十余剂而愈。大雅敢述病状之奇，用药之神，求附卷末。一以见感恩之意，一以示后之患者，当取法于此云尔。府学晚生长洲镬潭沈大雅顿首拜书。（明·薛己《薛氏医案选·内科摘要·卷上·脾肾虚寒阳气脱陷等症》）

【注释】①嘉靖壬寅：公元 1542 年。②人参安胃散：《东垣试效方》载人参安胃散："人参一钱，黄芪二钱，生甘草五分，炙甘草五分，白芍药七分，白茯苓四分，陈皮三分，黄连二分。上为细末，每服二钱，水一盏半，煎至一盏，去滓，食前大温服。"本方主治"脾胃虚热，呕吐泄泻，致成慢惊，及口舌生疮、弄舌者；胃中风热；因热药巴豆之过剂损其脾胃，或因暑天伤热乳食损其脾胃而吐泻，口鼻中气热而成慢惊者；脾胃虚热，呕吐泄泻，或饮食不入，服峻剂损脾胃，口舌生疮；小儿心脾虚极弄舌。"

【辨证思路及方法】凡病之分，阴阳二字而已。本案之患者初患中满、痰嗽、发热，症似痰火。但观其进寒凉破气药后更甚，又增寒热、流涎、闻食则呕等症，可知本证原属脾虚，本当健脾化痰而中满、发热自除。然妄进寒凉，转成东垣所谓阴火发热一类病也。当此之时，补气升阳犹恐不及，而又惑于众论再进寒凉，遂致神脱、脉绝濒死之亡阳地步。此虽一误再误，但目睛尚动，生机未灭，苟能大进补火方有一线希望。然群阴弥漫，不能进药，此时惟有通过经脉以行温阳之事。后果得阳回，续进补火药为助。转危为安后，中虚本证显露，宗补中益气法以补中升阳，终得痊愈。

【用穴及操作分析】凡欲借经脉以行温阳之事者，无不关注脐腹之所。须知脐腹乃人身精华汇聚之所，肾间动气存焉。当此亡阳之际，以盐、艾、附子炒热熨脐腹，又以附子作，热贴脐间。既得附子、盐之回阳效力，又得火力温阳散寒，终使阳回出险。

厥冷，主要表现为肢体冷而不温，对应西医学中的周围血管病变，如雷诺病等。

现代中医学认为，厥冷之病机乃阳气不足或气机不畅所致阳郁不通，总以扶助阳气、调顺气机为临床治则。具体辨证如下。阳气亏虚型：身冷，恶寒，面色青白，纳差神疲，大便溏薄，小便清长，舌淡，脉弱，以艾灸大椎、气海、足三里为主。气机郁结型：胸闷，心烦急躁，手心冷汗，精神紧张，寐差，脉弦，针泻太冲、行间、合谷、内关为主。此外，若存在血络横阻，则要考虑瘀血阻滞，可结合放血治疗。

所录案中，洪氏案现多认为属寒厥证，证因元阳亏损，不能温行经络，临床以温阳通络为治则，取神阙、关元、气海、足三里等穴，可配以隔姜灸、温针灸等。然而，本案独到之处则是借助日照即太阳真火进行灸治，逼热入内，补其命门之火，散寒通脉。

薛氏案，现多认为属脾虚误治而致阴寒内盛、神脱脉绝，法当回阳救逆。然现代鲜少应用针灸于急症、危症中。薛氏以隔盐、隔附子饼灸脐腹，固脱温阳，则阳虚诸症得之皆有良效，于危机之中使用则更显回阳威力。用此法抢救休克患者的报道屡见不鲜，谁云中医不能治急危重症？

杨氏案，实属气厥，在西医学中可见于一过性脑缺血、低血糖昏迷、体位性低血压等。本案不饮食、目闭不开之症，现多认为属心气虚弱，治以益气养心，多取内关、通里、气海、心俞等穴。杨氏从不饮食、目闭不开及脉象辨为心气伤、心神去，又因心为五脏六腑之大主，心包代心受邪，心包代心行事，使脏腑百骸听命于心，故其并不拘泥于人神日忌，急针内关穴令心气复，再以米汤、乳汁益气养胃而愈。现代治疗中可参考此辨证疗法。

第十节 上热下寒

罗天益灸药刺血并用治上热下寒医案一则

原文：

中书①右丞②姚公茂，六旬有七，宿有时毒③。至元戊辰春，因酒病发，头面赤肿而痛，耳前后肿尤甚，胸中烦闷，咽嗌④不利，身半以下皆寒，足胫尤甚，由是以床相接作炕，身半以上卧于床，身半以下卧于炕，饮食减少，精神困倦而体弱。命予治之。诊得脉浮数，按之弦细，上热下寒明矣。《内经》云：热盛则肿。又曰：春气者病在头。《难经》云：蓄则肿热，砭射之也。盖取其易散故也，遂于肿上五十余刺，其血紫黑如露珠之状，顷时肿痛消散；又于气海中火艾炷灸百壮，乃助下焦阳虚，退其阴寒；次于三里二穴，各灸三七壮，治足胻冷，亦引导热气下行故也。遂处一方，名曰既济解毒汤⑤，以热者寒之，然病有高下，治有远近，无越其制度。以黄芩、黄连苦寒酒制炒，亦为因用，以泻其上热，以为君；桔梗、甘草辛甘温上升，佐诸苦药以治其热，柴胡、升麻苦平，味之薄者，阴中之阳，散发上热以为臣；连翘苦辛平，以散结消肿，当归辛温和血止痛，酒煨大黄苦寒，引苦性上行至巅，驱热而下以为使。投剂之后，肿消痛减，大便利，再服减大黄。慎言语，节饮食，不旬日良愈。（元·罗天益《卫生宝鉴·卷二十三·上热下寒治验》，另可见于《古今医案按·卷二·大头瘟》《医学纲目·卷六阴阳脏腑部·上热下寒上寒下热》《证治准绳·杂病·寒热门·上热下寒上寒下热》《杂病广要·内因类·痼冷积热》《普济方·卷四十四头门·导引法》《奇效良方·卷二十四头痛头风大头风通治方·清上泻火汤》）

【注释】①中书：官名。文官官职，负责典章、法令的编修、撰拟、记载、翻译、缮写等工作。②右丞：元朝中书省设有左丞相、右丞相各一员，统六官，率百司。③时毒：病名。多因天行时邪疫毒之气而客于经络，郁结肌肤腠理而发病。④咽嗌：即咽。咽，指口鼻之后，食道以上的空腔处；嗌，指食道的上口。⑤既济解毒汤：《卫生宝鉴》载既济解毒汤："治上热头目赤肿而痛，胸膈烦闷不得安卧，身半以下皆寒，足胻尤甚，大便微秘。大黄（酒蒸，大便利勿用）、黄连（酒制炒）、黄芩（酒制炒）、甘草（炙）、桔梗各二钱，柴胡、升麻、连翘、当归身各一钱。上㕮咀，作一服，水二盏，煎至一盏，去渣，食后温服。忌酒、湿面、大料物及生冷硬物。"

【辨证思路及方法】本案患者宿有时毒，又于春季因酒发病，"头面赤肿而痛，耳前后肿尤甚"，《素问·阴阳应象大论》指出"热胜则肿"，故患者上焦郁热明矣；热扰胸中，故"胸中烦闷"；热结咽喉，故"咽嗌不利"。"身半以下皆寒，足胻尤甚"，提示下寒。又见"脉浮数，按之弦细"，则证属上热下寒无疑。

【用穴及操作分析】患者上焦郁热，局部热邪结聚，《难经·二十八难》有云"蓄则肿热，砭射之也"，故罗天益"于肿上约五十余刺"，盖取其易散故也，即点刺放血，以泻郁热。"又于气海中火艾炷灸百壮"，气海穴居脐下，为元气之海，灸之可助下焦阳虚，温散寒邪。"次于三里二穴，各灸三七壮"，足三里为胃经的合穴、胃腑的下合穴，"合治内腑"，灸之有补益脾胃之功，且可引导热气下行，温散足胻部寒湿之邪，治足胻冷。罗天益又拟既济解毒汤，用以清泻上焦郁热。

上热下寒，主要临床表现为躯体上部出现火热证候，而下部却出现寒冷证候。

现代中医学认为，上热下寒病机为因受各种致病因素干扰，阴阳失和，气机失调。本病治则为调顺气机，辅以清上温下。临床上宜根据具体症状及寒热表现选择适宜的腧穴，取大椎、合谷、曲池、外关，用泻法以泻热；取肾俞、命门，艾灸或补法以温阳散寒。

所录罗氏案中，上焦郁热，头部热盛而肿，现多认为属"痄腮"范畴，相当于西医学中的流行性腮腺炎。此病以温毒之邪蕴结于少阳、阳明经为病机，临床治疗以清热解毒、消肿散结为原则，多取翳风、颊车、外关、合谷、关冲为主穴。具体辨证如下。温毒在表，仅觉耳下腮部酸痛肿胀，而无其他见症，或有恶寒发热；温毒蕴结，耳下腮部红肿热痛，咀嚼困难，发热；温毒内陷，高热烦渴，睾丸红肿疼痛，甚则神昏、抽搐。根据其症状，高热配以大椎、商阳；睾丸肿痛配以蠡沟、太冲；神昏抽搐配以水沟、十宣或十二井穴。

然，罗氏灸、刺、药相结合，上下兼顾，寒热并治。上热以局部刺血而消，兼中药巩固发散热邪；下寒以艾灸助阳，防其热上行，兼灸足三里。

第十一节 霍 乱

心禅针药结合治霍乱医案二则

原文1：

丙戌①秋，定海霍乱盛行，有用雷公散②纳脐灸者，百无一活。鲍姓妇，年三十许，亦患是症。泻五六次，即目眶陷而大肉脱，大渴索饮，频饮频吐，烦躁反复，肢厥，脉伏，舌苔微白而燥，舌尖有小红点。余曰："此暑秽之邪，伏于募原，乃霍乱之热者，勿误作寒治而灸以雷公散等药也。盖暑秽之邪，从口鼻吸受，直趋中道，伏于募原，脏腑、经络皆为壅塞，故上下格拒，而上吐下泻，如分两截。此即吴又可所云疫毒伏于募原也。夫募原乃人身之脂募，内近胃腑，外通经脉，热毒之邪，壅塞于里，则外之经络、血脉皆为凝塞，故肢冷脉伏，内真热而外假寒也。"当先用针按八法流注之刺法，以开其外之关窍，其头面之印堂、人中，手弯之曲池，腿弯之委中，及十指少商、商阳、中冲、少冲，皆刺出血，以宣泄其毒。服以芳香通神利窍之汤丸，方用黄连、黄芩、藿香、郁金、石菖蒲、花粉、竹茹、陈皮、枳实、木瓜、木香汁、蚕矢等，调服紫雪丹③，一剂而吐泻止，肢和脉起，诸恙皆安。

原文2：

一妇，转筋，四肢厥冷，筋抽则足肚坚硬，痛苦欲绝。诊之浮中二部无脉，重按至骨，细如蛛丝，然其往来之势坚劲搏指。先以三棱针刺委中出血，血黑不流，用力挤之，血出甚少。再针昆仑、承山，针刺毕，腿筋觉松。再用食盐、艾绒炒热，用布包裹，熨摩委中及足肚上下。方用三棱、莪术、归须、红花、桃仁、僵蚕、山甲、地龙、牛膝、薏苡、木瓜，服下一时许，筋乃不抽，而吐泻亦止。次日，改用丝瓜络、莱菔子、桃仁、竹茹、薏苡、滑石、蚕沙、木瓜、刺蒺藜、山栀皮等，清暑湿而宣通脉络。后以西洋参、麦冬、石斛、橘皮、竹茹、薏苡、丝瓜络、茯苓等出入加减，调理旬余始瘥。（清·心禅《一得集·霍乱症治验八条》）

【注释】①丙戌：清德宗光绪十二年（1886）。②雷公散：即救急雷公散。《中国医学大辞典》载救急雷公散："治霍乱吐泻及吊脚痧。藿香、细辛、雄黄、朱砂各二两五钱，青木香、半夏、贯众、桔梗、防风、薄荷、陈皮、苏叶、生甘草各二两，猪牙皂角三两五钱，枯矾七钱五分。共研细末，密贮勿泄气，每服二分，熟汤调下，小儿减半，孕妇忌服。又将此散纳入脐中，外贴膏药即愈，重则膏药上加生姜一片，用艾灸七壮。"③紫雪丹：《太平惠民和剂局方》载："紫雪，疗脚气，毒遍内外，烦热不解，口中生疮，狂易叫走，瘴疫毒疠，卒死温疟，五尸五疰，心腹诸疾，疠刺切痛，及解诸热药毒发，邪热卒黄等，并解蛊毒鬼魅，野道热毒。又治小儿惊痫百病。石膏、寒水石、磁石、滑石，以上四味各三斤，捣碎，水一斛，煮至四斗，去滓，入下项：犀角屑、羚羊角屑、青木香（捣碎）、沉香（捣碎）各五两，玄参（洗，焙，捣碎）、升麻各一斤，甘草（剉，炒）八两，丁香（捣碎）一两。以上八味入前药汁中再煮，取一斗五升，去滓，入下项：朴硝（精者）十斤，硝石四升（如阙，芒硝亦得，每升重七两七钱半）。以上二味入前药汁中，微火上煎，柳木篦搅不住手，候有七升，投在木盆中，半日欲凝，入下项：麝香当门子（研）一两二钱半、朱砂（飞研）三两。以上二味入前药中，搅调令匀，寒之二日。上件药成霜雪紫色。每服一钱或二钱，用冷水调下，大人、小儿临时以意加减，食后服。"

【辨证思路及方法】此二案均为霍乱。霍乱病名首见于《黄帝内经》，《素问·六元正纪大论》记载："太阴所至，为中满，霍乱吐下。"后世医家虽多有发挥，然概而言之，霍乱病因多由饮食不洁或暑湿蕴积而致，病位在胃肠之间，阴阳清浊之气混乱而见腹痛、吐泻等症。治霍乱当首分寒热，王孟英言寒霍乱多因六淫为病，热霍乱多因疫邪为患，热霍乱远较寒霍乱多见；霍乱脉象多见沉伏，热霍乱见数，而寒霍乱见迟；吐泻之物也可分辨。第一案，鲍姓妇诸症，如大渴索饮、烦躁反复、舌苔微白而燥、舌尖有小红点，均为热象，故为热霍乱。肢厥、脉伏为邪气深沉之象，不可误以为寒证。第二案，妇病霍乱转筋，为霍乱重症，寒霍乱、热霍乱均可见，但总由疫毒侵袭经络导致，而此案中只见寒象，故为寒霍乱。

【用穴及操作分析】霍乱治法以祛浊除秽、理气和中为要。古人针刺多用于泄恶血，可使秽浊之气随之而出，以救其急。鲍姓妇一案，先按灵龟八法开窍针刺，后取印堂、人中、曲池、委中穴以及肺、大肠、心包、心经的井穴刺血以除热。印堂、人中、井穴除热安神之功不须赘言，曲池、委中用于泄恶血之时与平素取穴不同，视肘弯、腿弯之青色、紫色静脉（古人称为痧筋）努起处，即以三棱针挑破出血可也。第二案，取委中放血与鲍姓妇同；昆仑、承山均为足太阳膀胱经穴，昆仑为经火穴，擅引气下行而泄热镇惊、通经止痛，《针灸大成》记载"妊妇刺之落胎"，可见其下气之效；承山为转筋之特效穴，三穴合用，以救转筋之急。《素问·生气通天论》指出："阳气者，精则养神，柔则养筋。"转筋之疾，必由阳气不能通达所致，故以食盐、艾绒炒热，熨摩委中及足肚上下，以使阳气通达而治转筋之本。

霍乱，主要表现为腹痛、上吐下泻，与西医学的传染病霍乱类似。

霍乱为我国一级传染病，凡发现必须立即上报卫生行政部门，并将患者转诊到专门的传染病医院，所以一般针灸临床很少见到。但是腹痛、上吐下泻的患者临床并不少见。

现代中医学认为，此病以由饮食不洁、过食生冷，饱食后胃肠受寒，或感受暑湿，致邪阻中焦，秽浊撩乱胃肠为病机，临床治疗以祛湿除秽为原则，取中脘、天枢、合谷、足三里、上下巨虚为主穴。具体辨证如下。暑热证：吐泻骤作，吐物有腐臭，烦躁不安，口渴欲饮，小便短赤，舌苔黄糙，脉象滑数，多配以曲池、尺泽。暑湿证：突然泻吐，胸脘痞闷，渴不欲饮或喜热饮，体倦思睡，舌苔白腻，脉象缓，多配以阴陵泉、三阴交。吐泻诸证消除以后，当以艾灸关元、神阙、中脘等穴以恢复胃气。

所录心禅治霍乱案，现多以传染病上报医治，而实际诸多管理程序可延误病情，心禅之治恰可给今人提供急救方法与思路。一则，以刺血法先除其瘀热毒；二则，普遍常用委中、曲池放血，而印堂、人中、曲池、指尖放血治疗吐泻少见，心禅选取诸穴，效更直接而确切。

第十二节 虚 损

窦材灸药结合治虚损医案三则

原文1：

一人病咳嗽，盗汗，发热，困倦，减食，四肢逆冷，六脉弦紧，乃肾气虚也。先灸关元五百壮，服保命延寿丹①二十九，钟乳粉二钱。间日，服金液丹百丸，一月全安。（宋·窦材《扁鹊心书·卷中·虚劳》）

【注释】①保命延寿丹：《扁鹊心书》载保命延寿丹："此丹治痈疽，虚劳，中风，水肿，臌胀，脾泄，久痢，久疟，尸厥，两胁连心痛，梦泄，遗精，女人血崩、白带，童子骨蒸劳热，一切虚羸，黄黑疸，急慢惊风百余种欲死大病，皆能治之。一粒胜金液丹十粒，久服延年益寿。硫黄、明雄黄、辰砂、赤石脂、紫石英、阳起石（火煅，醋淬三次），每味各二两，研作粗末，同入阳城罐，盖顶，铁丝扎定，盐泥封固厚一寸，阴干。掘地作坑，下埋一半，上露一半，烈火煅一日夜，寒炉取出。研细，醋丸梧子大。每服十粒，空心送下，童男女五粒，小儿二三粒，俱见成效。"

【辨证思路及方法】本案患者"咳嗽、盗汗、发热、困倦、减食、四肢逆冷"等症均为肾气虚所致。因肾足少阴之脉"入肺中"，肾气虚则无以上荣于肺，而见咳嗽；四肢逆冷是少阴病典型症状，少阴阳气虚衰则四肢不温、身体困倦；脾胃运化水谷须借助肾阳的温煦，肾阳不足则无以温化胃中水谷，故有饮食量少；肾阴虚则有盗汗、发热等症。

关于虚劳一证，窦材认为由七情六欲损伤脾肾所致，其治疗"必用火灸，方得回生"，并提出"先于关元灸二百壮，以固肾气，后服保命延寿丹，或钟乳粉，服三五两，其病减半，一月全安"。窦材同时认为地黄、当归、知母等虽有补益之功，但其性滋腻，恐于脾肾阳虚者无益。本案治疗即以艾灸关元500壮，配合服用保命延寿丹、钟乳粉、金液丹，而一月痊愈。

【用穴及操作分析】关元居脐下，为任脉与肝、脾、肾经之交会穴，与下焦肝肾关系密切。关元作为人体补益要穴，能培补先、后天之气，补益脾肾之功最强。在施灸剂量上，直接灸关元500壮是重灸，有重病用猛药的意思。《类经图翼》指出："一云但是积冷虚乏皆宜灸……一云治阴证伤寒，及小便多，妇人赤白带下，俱当灸此，多者千余壮，少亦不下二三百壮，活人多矣。然须频次灸之，仍下兼三里，故曰若要丹田安，三里不曾干。"医者应用时不妨将关元与足三里穴配合取用。

原文2：

一妇人伤寒差后，转成虚劳，乃前医下冷药损其元气故也。病人发热，咳嗽，吐血，少食，为灸关元二百壮，服金液、保命、四神①、钟乳粉，一月全愈。（宋·窦材《扁鹊心书·卷中·虚劳》，另可见于《续名医类案·卷十一·虚损》）

【注释】①四神：即四神丹。《扁鹊心书》载四神丹："此丹治病，功力与延寿丹同，治虚证更多，能止怔忡、惊悸诸般大病。（组成）同前三黄丹（雄黄、雌黄、硫黄各五两，研极细，醋糊丸芡实大），外加辰砂五钱。制法、合法、丸法俱如前。每服四十丸，空心白汤下。"

【辨证思路及方法】本案为以直接灸关元穴配合服用金液丹、保命延寿丹、四神丹、钟乳粉治疗伤寒服冷药所致虚劳的验案。患者因用下法，加之服用冷药导致脾肾阳虚。脾虚则食少，脾虚不足以摄血则有吐血，又患者前有虚劳，血虚气弱阳浮，故见气虚发热。肾虚则无以上荣肺，故见咳嗽。其治当培补元阳、补益脾肾之气，故以艾灸关元配合服用丹药为治。

【用穴及操作分析】关元居下焦之所，为任脉与肝、脾、肾经之交会穴，能补益先、后天之气，补虚之功最强。艾灸关元穴可培本固元，治疗脾肾阳虚之虚劳。

原文3：

一幼女病咳嗽，发热，咯血，减食。先灸脐下百壮，服延寿丹、黄芪建中汤而愈。戒其不可出嫁，犯房事必死。过四年而适人①，前病复作。余曰：此女胎禀素弱，只宜固守终老，不信余言，破损天真，元气将脱，不可救矣。强②余丹药服之，竟死。（宋·窦材《扁鹊心书·卷中·虚劳》，另可见于《续名医类案·卷三十·虚损》）

【注释】①适人：女子出嫁。②强：强迫。

【辨证思路及方法】本案为直接灸关元穴配合服延寿丹、黄芪建中汤治疗虚劳咯血的验案。患者为幼女，生机旺盛，若患咳嗽、发热、咯血、减食等虚损疾病，多为先天禀赋不足、脾肾亏虚所致。脾肾为先、后天之本，脾气亏虚则食少，气虚则发热；肾经上贯肝膈，入肺中，肾精亏虚则无以养肺，而发咳嗽。其病当补益中下二焦，故以艾灸关元穴配合延寿丹培补元气，益肾固本；以黄芪建中汤温补中气，治疗脾胃虚寒。本案中窦材有言患者治愈后仍宜固守终老，不可犯房事。《扁鹊心书》曰："童男女得此病，乃胎禀怯弱，宜终身在家，若出嫁犯房事，再发必死。"这一论断具有启发意义，凡少年人生机旺盛之时患久劳虚损类病，多提示先天禀赋不足，应格外注重护理。

【用穴及操作分析】关元为人身补益之要穴，内藏元阴、元阳，与先天禀受父母之精气密切相关，以温和之艾火灸之，能培补元气，对先天不足而致的虚劳诸疾具有显著疗效。另关元为任脉与肝、脾、肾经之交会穴，患者先、后天皆不足，中下二焦亏虚，当责之脾肾，故取关元为治。

罗天益灸治虚损医案二则

原文1：

建康道按察副使①奥屯周卿子，年二十有三，至元戊寅②三月间，病发热，肌肉消瘦，四肢困倦，嗜卧，盗汗，大便溏多，肠鸣，不思饮食，舌不知味，懒言语，时来时去，约半载余，请予治之。诊其脉浮数，按之无力，正应王叔和浮脉歌云：脏中积冷营中热，欲得生精要补虚。先灸中脘，乃胃之经穴也，使引清气上行，肥腠理；又灸气海，乃生发元气，滋荣百脉，长养肌肉；又灸三里，为胃之合穴，亦助胃气，撤上热，使下于阴分。以甘寒之剂泻热，其佐以甘温，养其中气；又食粳米、羊肉之类，固其胃气。戒于慎言语，节饮食，惩忿窒欲③。病气日减，数月，气得平复。逮④二年，肥盛倍常。或曰：世医治虚劳病，多用苦寒之剂。君用甘寒之药，羊肉助发热，人皆忌之，令食羊肉、粳米之类，请详析之。予曰：《内经》云，火位之主，其泻以甘；《脏气法时论》云，心苦缓，急食酸以收之，以甘泻之。泻热补气，非甘寒不可。若以苦寒以泻其土，使脾土愈虚，火邪愈盛。又曰：形不足者温之以气，精不足者补之以味。劳者温之，损者益之。《十剂》云：补可去弱，人参、羊肉之属是也。先师亦曰：人参能补气虚，羊肉能补血虚。虚损之病，食羊肉之类，何不可有之？或者叹曰：洁古之学，有自来矣！（元·罗天益《卫生宝鉴·卷五·虚中有热治验》）

【注释】①按察副使：官名。即按察使副职。按察使主要任务是赴各道巡察、考核吏治，主管刑法之事，相当于现代的省级公、检、法机关。②至元戊寅：元世祖至元十五年（1278）。③惩忿窒欲：谓克制愤怒，杜塞情欲。出自《周易·损》："损，君子以惩忿窒欲。"④逮：及，到。

【辨证思路及方法】本案症见发热、盗汗，为阴虚有热之征。肌肉消瘦、四肢困倦、嗜卧、大便溏多、肠鸣、不思饮食、舌不知味、懒言语，此为脾虚失于运化，清阳失于布达所致。罗天益诊其脉浮数，且按之无力，由王叔和浮脉歌"脏中积冷营中热，欲得生精要补虚"，而判定此患者为脾胃虚寒，营血亏耗，有虚热之象。可见脉象在精准辨证方面有举足轻重的作用。

【用穴及操作分析】中脘为胃之募穴、六腑之会，灸中脘穴可温补脾胃，升提中气，使引清气上行，又可开胃进食、肥腠理。"灸气海，使生发元气，滋荣百脉，长养肌肉"，气海穴居脐下，为元气之海，灸之大补元气，化生气血，固表抗邪，为方中辅穴。《古今医案按·卷四·虚损》指出"三里，乃胃之合穴，亦助胃气，撤上热，使下于阴分"，足三里为胃经的合穴、胃腑的下合穴，"合治内腑"，灸之有补益脾胃、引阳交阴、引热下行的作用。中脘穴在上主升，而脾胃学说强调"升"的一面，故为方中主穴，气海居中，足三里在下主降，二穴为方中辅穴，三穴共奏温补脾胃、升提中气、培元固本、调和阴阳之效。又用甘凉之剂泻心火、营血之虚热，佐以甘温药剂，以养其中气。《素问·阴阳应象大论》指出："形不足者温之以气，精不足者补之以味。劳者温之，损者益之。"又《十剂》："补可去弱，人参、羊肉之属是也。"罗天益之师李杲曾曰人参能补气虚，羊肉能补血虚。故罗天益嘱患者食粳米、羊肉以固胃气，补血虚。

原文2：

至元乙亥①，廉台王千户②年四十有五，领兵镇涟水。此地卑湿③，因劳役过度，饮食失节，至秋深，疟痢并作，月余不愈，饮食全减，形容羸瘦，乘马轿以归。时已仲冬，求予治之，具陈其由。诊得脉弦细而微如蛛丝，身体沉重，手足寒逆，时复麻痹，皮肤痂疥如疠风④之状，无力以动，心腹痞满，呕逆不止。此皆寒湿为病，久淹⑤，真气衰弱，形气不足，病气亦不足，阴阳皆不足也。《针经》云：阴阳皆虚，针所不为，灸之所宜。《内经》云：损者益之，劳者温之。《十剂》云：补可去弱。先以理中汤⑥加附子，温养脾胃，散寒湿；涩可去脱，养脏汤⑦加附子，固肠胃，止泻痢；仍灸诸穴以并除之。经云：府会太仓，即中脘也。先灸五七壮，以温脾胃之气，进美饮食；次灸气海百壮，生发元气，滋荣百脉，充实肌肉；复灸足三里，胃之合也，三七壮，引阳气下交阴分，亦助胃气；后灸阳辅二七壮，接续阳气，令足胫温暖，散清湿之邪。迨月余，病气去，渐平复。今累迁侍卫亲军⑧都指挥使⑨，精神不减壮年。（元·罗天益《卫生宝鉴·卷十六·阴阳皆虚灸之所宜》，另可见于《古今医案按·卷三·疟痢》《医学纲目·卷二十三脾胃部·滞下》）

【注释】①至元乙亥：元世祖至元十二年（1275）。②千户：官名。地方军职，统领谋克，隶属于万户。③卑湿：地势低下潮湿。④疠风：病名。即麻风，又称癞大风、大麻风、冥病、大风、癞病、大风恶疾、疠疡、风癞、血风。因感触暴疠风毒，邪滞肌肤，久而发作。初起先觉患处麻木不仁，次发红斑，继则肿溃无脓，久而蔓延全身肌肤，出现眉落、目损、鼻崩、唇反、足底穿溃等严重症状。⑤久淹：长久滞留。⑥理中汤：《太平惠民和剂局方》载理中汤："脾胃不和，中寒上冲，胸胁逆满，心腹疞痛，痰逆恶心，或时呕吐，心下虚痞，隔塞不通，饮食减少，短气羸困，温中逐水，止汗去湿。又肠胃冷湿，泄泻注下，水谷不分，腹中雷鸣，伤寒时气，里寒外热，霍乱吐利，手足厥冷，胸痹心痛，逆气结气，并皆治之。人参、甘草（炒）、白术、干姜（炮）各三两，上粗末。每三钱，以水一盏半，煎取中盏，去滓，稍热服，空心、食前。"⑦养脏汤：《太平惠民和剂局方》载纯阳真人养脏汤："治大人、小儿肠胃虚弱，冷热不调，脏腑受寒，下痢赤白，或便脓血，有如鱼脑，里急后重，脐腹疞痛，日夜无度，胸膈痞闷，胁肋胀满，全不思食，及治脱肛坠下，酒毒便血，诸药不效者，并皆治之。人参、当归（去芦）、白术（焙，各六钱），肉豆蔻（面裹，煨，半两），肉桂（去粗皮）、甘草（炙，各八钱），白芍药（一两六钱），木香（不见火，一两四钱），诃子（去核，一两二钱），罂粟壳（去蒂萼，蜜炙，三两六钱），上件锉为粗末。

每服二大钱，水一盏半，煎至八分，去滓食前温服。老人、孕妇、小儿暴泻，急宜服之，立愈。忌酒、面、生冷、鱼腥、油腻。如脏腑滑泄夜起，久不瘥者，可加炮了附子三四片，煎服。此药的有神效，不可具述。（一本不用肉豆蔻）"⑧侍卫亲军：官名。皇帝的侍从、护卫人员，由皇帝最信任的士兵担任，一般由贵族子弟和京城百姓子弟组成。⑨都指挥使：官名。统兵将领。

【辨证思路及方法】 本案患者领兵之地，地势低下潮湿，外感风寒湿之邪气，加之劳役过度，饮食失节，导致正气亏虚，脾胃受损，寒湿内生，以致内外合邪、正邪相搏、寒热交作，疟疾乃作。又因脾阳受损，寒湿内生，蕴结肠胃，故下痢。月余不愈，脾胃大伤，运化、腐熟失司，故"饮食全减"；脾胃受损，气血生化乏源，形体失养，故"形容羸瘦"。"脉弦细而微如蛛丝"，示阳气亏虚，气血不足。寒湿浸淫，故"身体沉重，手足寒逆，时复麻痹，皮肤痹疹，如疠风之状，无力以动"；寒湿内阻，阻滞气机，故"心腹痞满，呕逆不止"。

【用穴及操作分析】 患者病久，真气衰弱，形气不足，病气亦不足，即阴阳皆不足。《灵枢·官能》记载"阴阳皆虚，针所不为，灸之所宜"。又《素问·至真要大论》"损者益之，劳者温之"。《十剂》指出"补可去弱"。先以理中汤加附子，温养脾胃，散寒湿；涩可去脱，纯阳真人养脏汤加附子，固肠胃，止泻痢。中脘为胃之募穴，六腑之会，灸中脘以温补脾胃，升提中气，开胃进食；气海穴居脐下，为元气之海，灸之大补元气，化生气血，滋荣百脉，充实肌肉；足三里为胃经合穴、胃腑下合穴，"合治内腑"，灸之有补益脾胃、引阳交阴的作用；阳辅足少阳胆经经穴，灸之接续阳气，温通经脉，令足胫温暖，散清湿之邪。

虚损，指虚劳，临床可见面色晦暗或㿠白、身形消瘦、气短声低、心悸、健忘、头晕眼花、自汗、盗汗、形寒肢冷、五心烦热、倦怠乏力、食欲不佳或纳呆、腹胀、便溏、男子遗精、女子月经不调等。相当于西医学中慢性消耗性疾病，多见于慢性衰弱性疾病的后期。

中医学认为本病是由多种原因而致的脏腑阴阳气血亏虚引发的疾病，其病或因先天禀赋不足，或因烦劳、饮食不节，或因大病耗伤气血而致。临床总以益气、养血、滋阴、温阳为治则，具体辨治如下。气虚：见神疲肢倦、乏力少神、少气懒言、舌淡、脉弱无力，宜益气，针补膻中、中脘、气海，可加灸法。血虚：见寐差心悸、烦躁不宁、目涩唇白、爪脆发枯、脉细无力，宜养血，针补膈俞、肝俞、足三里、三阴交，可加灸法。阴虚：五心烦热、烘热汗出、口咽干涩、舌少苔、脉细数，宜滋阴，针补肾俞、太溪、三阴交。阳虚：见四肢不温、大便溏薄、小便清长、纳差无力、舌淡、脉沉细，宜温阳，灸关元、命门、肾俞等穴。

所录案中，窦氏三则医案，其病机皆属肺阴虚，现代临床以滋阴润肺、扶正祛邪为治则，取太渊、肺俞、膏肓、足三里、三阴交、太溪为主穴。根据其临床症状，咳嗽痰多加尺泽，潮热加鱼际，咯血加孔最，盗汗加阴郄，暗哑加照海，遗精加志室，经闭加血海，肢冷灸关元。

然而，三则医案又各有不同。第一案诸症中，盗汗为中医特有概念，西医学并不将盗汗视为一单独疾病，认为其源于各种原因引起的人体体温调节中枢受损或交感神经兴奋性增高。盗汗的针灸治疗多以"泻合谷、补复溜"为常规操作，能取得较好的疗效。当代有医者曾治疗一周身盗汗患者，患者于午夜入睡时出汗，衣被皆湿，伴见五心烦热、脉细数、舌红苔薄白少津，体温 37.8℃，以合谷、三阴交捻转泻法，复溜捻转补法，患者 20 日后痊愈。

第二案，该疾病对应西医学中的慢性疲劳综合征，后者是针灸的适应证。当代有医者以五脏俞温针灸，对慢性疲劳综合征患者进行治疗，并以《中医诊治慢性疲劳综合征的疗效标准探讨》为评价依据，结果提示温针灸可调整五脏气机，使气血通畅，从而治疗慢性疲劳综合征。

第三案，病情描述仅咳嗽、发热、咯血、减食四症，加之有"戒其不可出嫁"一句，则患者年少即得此虚损之病，应为先天禀赋虚弱所致。综合其病情和起因，该病类似于西医学中的肺结核。肺结核主要症状有咳嗽、咳痰、咯血、胸痛、胸闷或呼吸困难、低热（午后为著）、盗汗、乏力、纳差、消瘦、女性月经失调等。当代有医者以督脉压痛点胸 2 棘突下、两侧夹脊及身柱、胸部压痛点、华盖、膻中、气户、俞府针刺得气，治疗 35 次后，患者自觉症状消失，继续治疗 35 次后，双肺阴影均消失。

窦氏在三则医案中，均采取先灸关元或脐下，而后服丹药之策略。可知临证不宜拘泥于诸症、诸病之归属，当从中发现关键病机之所在，结合穴位之特性，则可异症而同穴治疗，即此关元一穴，可补益先、后天之气，收效于三则症状不一病案中。

罗氏二则医案，现认为多属气血壅滞，肠道传化失司，临床用穴以清热化湿、通肠导滞为治则，取天枢、上巨虚、合谷、三阴交为主穴，并根据其临床症状，加减配穴。此外，可以温针灸、隔姜灸、隔附子饼灸脾俞、足三里穴。

第一案，患者肌肉消瘦、四肢困倦、嗜卧、大便溏多、肠鸣、不思饮食、舌不知味、懒言语，现多认为由脾虚湿困所致，故多选中脘、足三里、太白、三阴交、阴陵泉、脾俞、胃俞等穴，常加灸太白、阴陵泉、脾俞。然患者又有发热、盗汗、脉浮数但按之无力之症，故罗氏根据王叔和之《脉诀》辨证为脏寒营热，这是十分难得的。而且罗氏摒弃众人苦寒泻热之法，根据《黄帝内经》理论，采用甘凉之剂清泻心火、营血之虚热，佐以甘温之剂，令食粳米、羊肉之属温养胃气，补益血虚，用药如神。

第二案，属外感风寒湿邪，内伤脾胃，寒湿内生，初期应祛风寒、除湿邪、温补脾胃，临床一般取风池、大椎、风门、身柱、脾俞、胃俞、中脘、气海、足三里、阴陵泉、太白穴，并灸中脘、气海、太白等穴。患者拖延日久，脾胃日衰，罗氏以理中汤温补脾胃以固本，加养脏汤涩肠止泻以治标，合灸以温补，药灸合用，取效如神。

第十三节　心　痛

王执中火针治心痛医案二则

原文1：

荆妇旧侍亲疾，累日不食，因得心脾疼，发则攻心腹，后心痛亦应之，至不可忍，则与儿女别，以药饮之，疼反甚，若灸则遍身不胜灸矣。不免令儿女各以火针微刺之，不拘心腹，须臾①痛定，即欲起矣，神哉。（南宋·王执中《针灸资生经·卷四·心痛》，另可见于《续名医类案·卷十八·心胃痛》）

【注释】①须臾：极短的时间，片刻。

【辨证思路及方法】本案之心脾痛当属寒邪入内，阻滞气机所致心腹前后疼痛。寒性收引则痛不可忍，阳气痹阻不能运药故服药不解，其治宜驱寒通气。明代吴崑指出："焠针者，用火先赤其针而后刺，此治寒痹之在骨也。"本案用以治寒在心脾之证，病虽不同，其理无异，故能随手而愈。此亦火针变通之法也。

【用穴及操作分析】本案用穴并无定穴，但在心腹部各处下手。此非经穴不能应急，乃其儿女不解经穴分布之故。但无论刺经穴与否，与其散寒通气之功无碍，故获效。

原文2：

予旧患心痹①，发则疼不可忍，急用瓦片置炭火中，烧令通红，取出投米醋②中漉③出，以纸三二重裹之，置疼处，稍止，冷即再易，耆④旧所传也。后阅《千金方》有云：凡心腹冷痛，熬盐一斗熨，或熬蚕沙、烧砖石蒸熨，取其里温暖止，或蒸土亦大佳。始知予家所用，盖出《千金方》也。他日心疼甚，急灸中管⑤数壮，觉小腹两边有冷气自下而上，至灸处即散，此灸之功也。（南宋·王执中《针灸资生经·卷四·心痛》，另可见于《续名医类案·卷十八·心胃痛》）

【注释】①心痹：病名。最早见于《素问·痹论》。指因风寒湿热等邪侵及形体，阻痹经气，复感于邪，内舍于心，久之损伤心气脉络，心脉运行失畅所致，以胸部憋闷、疼痛等为主要症状，严重时可心痛彻背，如锥刺心的疾病。②米醋：用稻米酿成的醋。③漉：过滤，在此引申为浸后捞出。④耆：老也。《孟子·梁惠王下》："乃属其耆老而告之。"⑤中管：指中脘穴。

【辨证思路及方法】本案为灸中脘穴治疗心痹的验案。痹者，闭也。《病因脉治》指出："心痹之症，即脉痹也。"治法甚多，总以通脉为宗旨。本案认为"寒者温之"实治痹之大法也，无论何种治法，但能温经散寒即可取用。术式变化百端，其目的则一。

【用穴及操作分析】中脘穴内应胃中，其络通心，为手太阳、少阳、足阳明、任脉之会。灸之温经散寒，寒凝得温则散，气血得温则行，痰浊、瘀血由是而不生。脉道通利，气血调和，心痹自愈。

罗天益灸药结合治心痛医案一则

原文：

两浙江淮都漕运使[①]崔君长男云卿，年二十有五，体本丰肥，奉养膏粱[②]，时有热证。友人劝食寒凉物，及服寒凉药。于至元庚辰秋，病疟久不除，医以砒霜等药治之，新汲水送下，禁食热物。疟病不除，反添吐泻，脾胃复伤，中气愈虚，腹痛肠鸣，时复胃脘当心而痛，不任其苦[③]，屡易医药，未尝有效。至冬还家，百般治疗而不瘥。延至四月间，因劳役烦恼过度，前证大作，请予治之，具说其由。诊得脉弦细而微，手足稍冷，面色青黄不泽，情思不乐，恶人烦冗[④]，饮食减少，微饱则心下痞闷，呕吐酸水，发作疼痛，冷汗时出，气促闷乱不安，须人额相抵而坐，少时易之。予思《内经》云：中气不足，溲便为之变，肠为之苦鸣；下气不足，则为痿厥心悗。又曰：寒气客于肠胃之间，则卒然而痛，得炅则已。炅者，热也。非甘辛大热之剂，则不能愈，遂制此方。

扶阳助胃汤：干姜（炮）一钱半，拣参、草豆蔻仁、甘草（炙）、官桂、白芍药各一钱，陈皮、白术、吴茱萸各五分，黑附子（炮，去皮）二钱，益智仁五分（一方一钱）。

上哎咀，都作一服，水三盏，生姜三片，枣子两个，煎至一盏，去渣，温服，食前。三服大势皆去，痛减过半。至秋先灸中脘三七壮，以助胃气，次灸气海百余壮，生发元气，滋荣百脉，以还少丹服之，则喜饮食，添肌肉，润皮肤。明年春，灸三里二七壮，乃胃之合穴也，亦助胃气，又引气下行。春以芳香助脾，复以育气汤加白檀香平治之。戒以惩忿窒欲，慎言语，节饮食，一年而平复。

《内经》曰：寒淫于内，治以辛热，佐以苦温。附子、干姜大辛热，温中散寒，故以为君。草豆蔻仁、益智仁辛甘大热，治客寒犯胃，为佐。脾不足者以甘补之，炙甘草甘温，白术、橘皮苦温，补脾养气；水挟木势，亦来侮土，故作急痛，桂辛热以退寒水，芍药味酸以泻木克土，吴茱萸苦热，泄厥气[⑤]上逆于胸中，以为使也。（元·罗天益《卫生宝鉴·卷十三·胃脘当心而痛治验》，另可见于《古今医案按·卷七·心脾痛》《金匮翼·卷六·心痛》《证治准绳·类方·第四册·心痛胃脘痛》）

【注释】①都漕运使：官名。元代户部属下设"都漕运使司"，掌御河上下至直沽、河西务、李二寺、通州等处粮斛运输。②膏粱：肥肉和细粮。泛指精美的食物，代指富贵生活。③不任其苦：任，堪，承当，禁受。④烦冗：谓事务或心情繁杂。⑤厥气：上逆之气，逆乱之气。《素问·阴阳应象大论》："厥气上行，满脉去形。"《灵枢·百病始生》："厥气生足悗，悗生胫寒，胫寒则血脉凝涩。"

【辨证思路及方法】本案患者因素体有热，而听他人之言过服寒凉之药，致伤脾胃，《灵枢·口问》指出："中气不足，溲便为之变，肠为之苦鸣。"患者过服寒凉，脾胃受损，中气亏虚而致疟久不除；医者又用砒霜等大毒之品重伤脾胃，故旧病未去，而致中气愈虚，气机逆乱，患者出现吐泻、腹痛、肠鸣、胃脘痛。就诊于罗天益之时，"脉弦细而微，手足稍冷"，提示阳气亏虚，气血不足；"面色青黄不泽，情思不乐，恶人烦冗"，为土虚木乘；"饮食减少，微饱则心下痞闷，呕吐酸水，发作疼痛，冷汗时出，气促闷乱不安"，为脾胃亏虚，运化不及，气机逆乱。

【用穴及操作分析】中脘穴为胃之募穴，六腑之会。灸中脘穴，可温补脾胃、升提中气、开胃进食。气海穴居脐下，为元气之海。灸气海穴，可大补元气、化生气血、滋荣百脉；足三里穴为胃经合穴、胃腑下合穴，"合治内腑"。灸足三里穴有补益脾胃、引阳交阴、引热下行的作用。中脘穴在上主升，而脾胃学说强调"升"的一面，故为方中主穴。气海穴居中，足三里穴在下主降，二穴为方中辅穴。三穴共奏温补脾胃、升提中气、培元固本、调和阴阳之效。还少丹温肾补脾，补先后天；育气汤加白檀香芳香健脾，疏调气机。

心痛属胸痹，可见于西医学的冠状动脉粥样硬化性心脏病（简称冠心病）、慢性气管炎、肺气肿等。其中，西医学将冠心病分为5种临床类型，即隐匿型冠心病、心绞痛型冠心病、心肌梗死型冠心病、心力衰竭和心律失常型冠心病、猝死型冠心病。

中医学认为此病以痰浊内蕴、胸阳不展、脉络痹阻为病机，针灸临床以温阳通络为治则，取内关、膻中、中脘、心俞为主穴。具体辨证如下。虚寒证：胸痛彻背、心悸、胸闷短气、恶寒肢冷、受寒则甚、舌苔白滑或腻、脉沉迟，配以厥阴俞、通里。痰浊证：胸闷而痛、气短喘促、咳嗽、痰多黏腻色白、舌苔白腻、脉象濡缓，配以巨阙、郄门、太渊、丰隆。瘀血证：胸痛如刺或绞痛阵发、痛彻胸背、胸闷短气、心悸、舌紫暗、脉细涩，配以膈俞、阴郄。

近10年医家在针灸治疗心绞痛、不稳定型心绞痛、心肌梗死并心律失常的分型研究方面有了可喜的进步。既往观点认为急性心梗者应绝对卧床，避免给予任何刺激，故针刺治疗本病的研究很少，并且都局限于对急性心梗胸痛症状的镇痛疗效研究。近年来有关研究有了很大进展。有人报道针刺加电针治疗急性心肌梗死，主穴取膻中、巨阙、内关、足三里、神门，结果与西药镇痛组（吗啡、罂粟碱、哌替啶）比较，针刺治疗不仅具有与西药同等疗效的镇痛作用，还有降低心律失常和心力衰竭的作用，且还无西药镇痛剂的副作用及禁忌证。

所录案中，王氏案，现多属胸痹，治法如上所述。然，一则案中，王氏以火针驱寒治其心痛；另一则，以温熨中脘散寒疗其心痹。王氏对疾病的分析鞭辟入里，治疗切中要害，此古之"精准医疗"，对应现代"过度医疗"之现象可谓最值得发人深思。

罗氏案属脾胃阳虚无疑，临床多灸中脘、天枢、气海、关元、足三里、隐白、脾俞、胃俞等脾胃经穴及俞募穴，以温中散寒、补益脾胃、调理中焦气机。"寒气客于肠胃之间，则卒然而痛，得炅则已。炅者，热也。"

然，罗氏先用附子、干姜等大热之品温补脾胃，又加灸。盖因其脾胃重伤、大寒，非甘辛大热之剂，则不能愈。罗氏调理脾胃之疾时，皆取中脘、气海、足三里三穴，中脘在上主升，气海居中，足三里在下主降，三穴共奏温补脾胃、培元固本、调和阴阳之效，并可调理中焦气机。患者因素体有热，而听他人之言，过服寒凉之药，以致脾胃大伤，诸病显现。由此可知，调理亦应有度，饮食不应有偏嗜。世人当引以为戒。本案是调理脾胃之范，可尊效之。

第十四节　邪　　祟

窦材治邪祟医案三则

原文1：

一妇人病虚劳，真气将脱，为鬼所着。余用大艾火灸关元，彼难忍痛，乃令服睡圣散①三钱，复灸至一百五十壮而醒。又服又灸，至三百壮，鬼邪去，劳病亦瘥。

原文2：

一妇人因心气不足，夜夜有少年人附着其体，诊六脉皆无病。余令灸上脘穴五十壮，至夜鬼来，离床五尺不能近。服姜附汤、镇心丹②，五日而愈。

原文3：

一贵人妻为鬼所着，百法不效。有一法师书天医符奏玉帝，亦不效。余令服睡圣散三钱，灸巨阙穴五十壮，又灸石门穴三百壮，至二百壮，病人开眼如故。服姜附汤、镇心丹，五日而愈。（宋·窦材《扁鹊心书·卷中·邪祟》，另可见于《续名医类案·卷二十二·飞尸》）

【注释】①睡圣散：《扁鹊心书》载睡圣散："人难忍艾火灸痛，服此即昏睡，不知痛，亦不伤人。山茄花（八月收），火麻花（八月收）……采后共为末，每服三钱，小儿只一钱，茶酒任下。一服后即昏睡，可灸五十壮，醒后再服再灸。"②镇心丹：《扁鹊心书》载镇心汤："治心气不足，为风邪鬼气所乘，狂言多悲，梦中惊跳。人参、茯苓、石菖蒲（桑叶水拌炒）、远志、木香、丁香（各一钱），甘草、干姜（各五钱），大枣（三枚）。"

【辨证思路及方法】三案均系以重灸任脉穴治疗见鬼邪祟的验案。邪祟类疾病的病机为元气虚弱或下元虚惫，加之忧恐太过以致损伤心气，鬼邪乘虚而入。故当培本固元以治本，补益心阳以治标。

【用穴及操作分析】关元穴居下焦丹田之所，为人体元阴元阳所藏之处，最能补益元气，可治疗因下元虚惫导致的诸种疾病。巨阙穴临近心脏，为心之募穴。募穴居腹侧，属阴，能从阴引阳，治疗心阳不足而导致的见鬼等症。

周密载他医针治邪疾医案一则

周密（1232—1298），字公谨，号草窗，又号四水潜夫、弁阳老人、华不注山人，南宋文学家。善书画音律，能诗，尤好藏弃校书。入元不仕，更增添了怀念故乡的悲伤，常以诗词来表达自己的离愁别恨。周密在隐居期间，曾以保存宋代史料为己任，著录了《齐东野语》《武林归事》等笔记，还保存了一批宋朝文学、文物资料。其词远祖清真，近法姜夔，风格清雅秀润。其与吴文英并称"二窗"，词集名《频洲渔笛谱》《草窗词》。余不详。

原文：

《脞①说》载李行简外甥女，适②葛氏而寡，次嫁朱训，忽得疾如中风状。山人③曹居白④视之，曰："此邪疾也。"乃出针刺其足外踝上二寸许，至一茶久，妇人醒，曰："疾平⑤矣。"始言每疾作时，梦故夫引行山林中。今早梦如前，而故夫为棘刺刺足胫间不可脱，惶惧⑥宛转，乘间⑦乃得归。曹笑曰："适所刺者，八邪穴⑧也。"此事尤涉神怪。余按《千金翼》有刺百邪所病十三穴：一曰"鬼宫"，二曰"鬼信"，三曰"鬼垒"，四曰"鬼心"，五曰"鬼路"，六曰"鬼枕"，七曰"鬼床"，八曰"鬼市"，九曰"鬼病"，十曰"鬼堂"，十一曰"鬼藏"，十二曰"鬼臣"，十三曰"鬼封"，然则居白所施正此耳。（南宋·周密《齐东野语·卷十四·针砭》，另可见于《续名医类案·卷二十二·飞尸》）

【注释】①脞：琐碎。②适：嫁。③山人：山居之人，多指隐士。④曹居白：宋代人，生卒年代不详，善针法。⑤平：平定。在此引申为（病）痊愈。⑥惶惧：惊恐不安。⑦乘间：利用机会。⑧八邪穴：在本医案中，指足外踝上2寸许为穴，并非指手背五指间缝纹端之八邪穴。

【辨证思路及方法】邪疾在古代认为是神鬼作怪，相当于西医学精神疾病，如癔症、精神分裂症、癫狂等。本案之妇人得疾如中风状，昏迷不醒，每次发作时梦见已故之夫，引领着她穿行在山林中。曹居白认为此病涉及神魔鬼怪，为邪病也，即神志之病。

【用穴及操作分析】本案以妇人神志不清、昏迷不醒，又言此次发作又梦见其前夫，曹居白认为此为邪病，故针足外踝上2寸许之"八邪穴"，以醒脑开窍。这与《千金翼方》中十三鬼穴治百邪所病乃殊途同归。

杨继洲针治邪祟医案一则

原文：

乙亥岁①，通州李户侯夫人患怪症，予用孙真人②治邪十三针③之法，问病者是何邪为害？对说：乃某日至某处，鸡精之为害也。令其速去。病者对曰：吾疾愈矣。怪邪已去，言语遂正，精神复旧。以见十三针之有验也。（明·杨继洲《针灸大成·卷九·医案》）

【注释】①乙亥岁：明神宗万历三年，即1575年。②孙真人：即孙思邈。③治邪十三针：即孙思邈十三鬼穴。历代文献记载略有差异，今多指人中（鬼宫）、少商（鬼信）、隐白（鬼垒）、大陵（鬼心）、申脉（鬼路）、风府（鬼枕）、颊车（鬼床）、承浆（鬼市）、劳宫（鬼窟）、上星（鬼堂）、男会阴女玉门头（鬼藏）、曲池（鬼腿）、海泉（鬼封）等十三穴。

【辨证思路及方法】 本案患者自述为"某日之某处，鸡精之为害也"，属于中医学"脏躁"的范畴。脏躁与西医学癔症的情感爆发颇为相似，是一种常见的情志病。精神创伤和长时间的精神紧张是诱发本病的一个主要因素。本病一般多发于情感脆弱者，患者有特殊的性格特征，如心胸狭隘、理智缺乏、自我克制能力差、容易感情用事、感情反应强烈而不稳定。主要表现为心情抑郁、情绪不宁、胁肋胀痛、易怒善哭、咽中如有异物梗阻、失眠等各种复杂症状。临证以疏肝解郁、养心安神为治疗大法。

【用穴及操作分析】 "十三鬼穴"首见于唐代医家孙思邈《备急千金要方》，是指水沟、少商、隐白、大陵、申脉、风府、颊车、承浆、间使、上星、会阴、曲池、舌下中缝十三个经验穴外方，常用于治疗起病突然、行为怪异的精神病证。古人由于认识局限，常将此类病证归咎为鬼作祟，把能治疗此类疾病的有效穴称为"鬼穴"。十三鬼穴中少商穴、隐白穴，乃手足太阴之井穴，能醒神开窍、泻热定惊，且水沟穴、承浆穴、舌下中缝穴、会阴穴等除醒神开窍之功外，又有通利舌咽、宣通口齿之效；申脉穴，为足太阳膀胱经穴，通于阳跷脉，可宁心安神；曲池穴，为手阳明大肠经穴，可开窍醒神；颊车穴，为足阳明胃经穴，可开闭利窍；风府穴、上星穴为督脉经穴，可开窍醒脑；大陵穴、间使穴，为手厥阴心包穴，针之有养心安神、疏肝理气、调和阴阳之功。如此诸穴合用，共奏开窍化痰、醒脑清神、宁心益志之效。故神志病，如精神分裂症、癫痫、癔症、脑病后遗症、痴呆、智力低下、老年性精神病、失语、暴喑等用十三鬼穴治疗，多有良效。

李中梓灸治邪祟医案一则

李中梓（1588—1655），字士材，号念莪，又号尽凡。明代医家。李中梓十分重视对医学理论的研究，对医学有很深的造诣，既贯通前贤精华，又有创新，提出了"先后天根本论""水火阴阳论""化源论""辨疑似论"等重要学术思想。他撰写论著20余种，但因屡次兵燹，这些论著散佚过半，现仅存9种：《内经知要》2卷、《医宗必读》10卷、《伤寒括要》2卷、《诊家正眼》2卷、《病机沙篆》2卷、《本草通玄》2卷、《删补颐生微论》4卷、《里中医案》1卷、《雷公炮制药性解》6卷。

原文：

章仲舆令爱在阁时，昏晕不知人，苏合香丸[①]灌醒后，狂言妄语，喃喃不休，余诊其左脉七至，大而无伦，右脉三至，微而难见，正所谓两手脉如出两人，此祟凭之脉也。线带系定二大拇指，以艾炷灸两介甲至七壮，鬼即哀词求去。服调气平胃散[②]加桃奴，数日而祟绝。此名恶中。（明·李中梓《医宗必读·卷六·类中风》）

【注释】 ①苏合香丸：《苏沈良方》载苏合香丸："治肺痿客忤、鬼气传尸、伏连等疾，卒得心痛，霍乱吐痢，时气。诸症瘀血，月闭痃癖，丁肿惊痫，邪气狐媚，瘴疟万疾。苏合香、白术、朱砂、沉香、诃子肉、丁香、木香、香附子、白檀香、乌犀屑、乳香、荜茇、安息香（各一两），麝香、龙脑（各半两），上为末，炼蜜丸，如鸡头实大。每服一丸，温酒嚼下，人参汤亦得。"②调气平胃散：《证治准绳·类方》载调气平胃散："木香、乌药、白豆蔻仁、檀香、砂仁（各一钱），藿香（一钱二分），苍术（一钱半），浓朴（姜汁炒）、陈皮（各一钱），甘草（五分），水二盅，生姜三片，食前服。"治中恶。

【辨证思路及方法】 本案之鬼祟之证，即精神狂乱异常，乃因鬼祟中人而致。《诸病源候论·鬼邪候》称其症："或言语错谬，或啼哭惊走，或癫狂昏乱，或喜怒悲笑，或大怖惧如人来逐，或歌谣咏啸，或不肯语。"本案患者两手脉至，大小不同，如按两人，故为祟凭之脉。古代治疗本证或用灸，或用针，或用药石，或用符咒，要在祛除鬼祟。

【用穴及操作分析】 此秦承祖灸鬼法也。其法以病者两手大拇指，用细麻绳扎缚定，以大艾炷置于其中，两介甲及两指角肉四处着火，一处不着即无效，灸七壮神验。以旧理言之，本法在于火灼鬼祟，使其速去。

过铸灸治邪祟医案一则

过铸，字玉书，生于 1839 年，卒年不详，清代医家。少时学习中医内科。后其右手食指患疔证，求医无效，终致食指残废。数年后，其中指又患疔疮，怕指再废，乃搜求治疗秘方，并自治而愈，于是专事外科数十年。他对治疗尤专，疗效显著，名重锡地。过铸与外科名医马培之过往甚密，推崇明陈实功治外证之思想，不忌针刺。他在任德清县宰时，考虑疔证最险，向无专书，宋人"急救仙方"亦多略而未备，于是汇集平日经验诸方，编成《治疗汇要》（又称《治疗大全》）3 卷。另写有《过氏医案》（又名《近诊医案》）等。还著有《外科一得录》3 卷。余不详。

原文：

坟丁谈宝生，随余至杭，遇祟，作种种拳势，又作骑马势，鼻息全无。诊其脉，细数不伦，时或全伏，众人骇，莫能措。余令数人抱住，以绳缚其两大指，以艾火灸鬼哭穴（在两甲角及反甲后肉四虎①骑缝中）。即拱手曰：我去，我去。欲以紫金锭②灌之，适用完。时已夜深，无处可购，遂用朱砂少许，水调灌下，乃醒。按：《洄溪医案》言：至宝丹、紫金锭、朱砂、鬼箭羽治客忤祟病甚效。又云：鬼以朱砂为火，以鬼箭羽为失，用之果验。（清·过铸《过氏医案》）

【注释】 ①四虎：当为四处。②紫金锭：《中国药典》载紫金锭："山慈姑 200g，红大戟 150g，千金子霜 100g，五倍子 100g，麝香 30g，朱砂 40g，雄黄 20g 七味，朱砂、雄黄分别水飞成极细粉；山慈姑、五倍子、红大戟粉碎成细粉；将麝香研细，与上述粉末及千金子霜配研，过筛，混匀。另取糯米粉 320g，加水做成团块，蒸熟，与上述粉末混匀，压制成锭，低温干燥，即得。"本方"辟瘟解毒，消肿止痛。用于中暑，脘腹胀痛，恶心呕吐，痢疾泄泻，小儿痰厥；外治疔疮疖肿，痄腮，丹毒，喉风"。

【辨证思路及方法】 祟病相当于西医学的癔症，严重的可导致人格分裂。发作时总以六脉错乱、神志异常为主，或哭或笑、不识人、气力倍于平常，多于惊吓、脑血管意外或高热后忽然发作。古人以为狐鬼乘虚而入，惑人神志，故名之鬼祟或狐祟。此病当与痰证、阳明燥热相鉴别。痰证、阳明燥热亦可见神志不清、谵语等症状，然此二病纯实无虚，诊其脉当见洪、大、数、滑等阳脉；而祟病不然，虽有邪实，但狐鬼不类于人，故脉错乱，时大时小，时有时无，可以此分别。

【用穴及操作分析】 鬼哭穴治疗祟病首见于《千金翼方》。但《千金翼方》中只描述了穴位位置，并无名称。《扁鹊神应玉龙经注解》始有鬼哭穴之名，言鬼哭穴有手足两处，一名手鬼眼，一名足鬼眼。《针灸大成》记载"正发疾时，灸之甚效"，提出了艾灸要在疾病发作之时使用。后人应用时有病发于夜攻之于夜，病发于晨攻之于晨的说法。本案所取鬼哭穴为手鬼眼，大体相当于少商穴之处，区别在于艾灸鬼哭穴时，两手少商穴及指甲角需同时着火。《灵枢·周痹》指出："痛则神归之。"这是急救的总纲领。祟病治疗就是通过产生痛感，使患者神志得以恢复。然为何独重鬼哭穴？这可能和古人对肺的认识有关。肺主魄，《白虎通》指出："魄者，迫也。犹迫迫然箸于人也。"《祭義》："魄也者，鬼之盛也。"又肺五行属金，有肃杀之意，故独重本穴朱砂重镇安神之效，众所周知，不赘。

郑重光灸治邪祟医案一则

郑重光（1693—1718），字在辛，晚号素圃老人。清康熙年间江浙一带名医。郑重光学本经旨，精研仲景学说，既注重伤寒理论文献研究，又将理论联系临床而崇尚实用，擅长治疗内科杂病及妇产科，辨证真而用药准，故诊治疾病颇有胆识。著有《素圃医案》，成书于1707年。又撰《伤寒论条辨续注》12卷（1705），复撰《伤寒论证辨》3卷（1711），撰成《温疫论补注》2卷（1710）。

原文：

镇江巡江营王守戎之媳，抱子登署后高楼，楼逼山脚，若有所见，抱子急下，即昏仆者一日夜。姜汤灌醒，如醉如痴，默默不语，不梳不洗，与食则食，弗与亦弗索也，或坐或卧，见人则避。如此半月，越江相招。入其室即避门后，开门即避床，面壁不欲见人。令人抱持，握手片刻，而两手脉或大或小，或迟或数，全无一定。此中恶也，与苏合香丸。拒不入口，灌之亦不咽。明系鬼祟所凭，意惟秦承祖灸鬼法，或可治也。遂授以灸法，用人抱持，将病人两手抱柱捆紧扎两大指相连，用大艾团一柱，灸两大指甲角，灸至四壮，作鬼语求食求冥资[①]。灸至七壮，方号呼叫痛，识人求解，继进安神煎剂，熟睡数日而愈。（清·郑重光《素圃医案·卷三·诸中证治效》）

【注释】 ①冥资：谓为死人焚化的纸财宝。

【辨证思路及方法】 本案之中恶，又称客忤、卒忤，即古人所谓中邪恶鬼祟致病者。《证治要诀·中恶》记载："中恶之证，因冒犯不正之气，忽然手足逆冷，肌肤粟起，头面青黑，精神不守；或错言妄语，牙紧口噤，或头旋晕倒，昏不知人。即此是卒厥、客忤、飞尸、鬼去。吊死、问丧、入庙、登冢，多有此病。"究其治法，无出醒神祛邪之外。

【用穴及操作分析】少商穴，位于手拇指末节桡侧，距指甲角0.1寸处，为手太阴肺经之井木穴，位于四肢末端，乃阴阳表里两经之气交接之所，故针刺少商穴（尤其是强刺激）可通阴阳、调气机。此外，少商穴为十三鬼穴之一——鬼信穴，是治疗精神疾病的经验穴。宋代王执中《针灸资生经》记载："秦承祖灸狐魅神邪，及颠狂病，医治不瘥者，并两手大指，用软丝绳急缚，灸三壮，艾炷着四处，半在甲上，半在肉上，四处尽烧，一处不烧，其疾不愈。神效。小儿胎痫、奶痫、惊痫，根据此灸一壮，炷如麦。"

邪祟又名鬼祟，临床主要表现为精神欠佳、情志失常，或突然狂奔、喧扰不宁等。现多认为其与精神分裂症、抑郁症、癔症等精神心理疾病相似，属西医学神志疾病范畴。

中医学认为此病总以阳虚为本；病因病机为元气虚弱或下元虚惫，忧恐太过，损伤心气，致鬼邪乘虚而入，令人昏迷，发为邪祟；症状表现不一，但患者均有如鬼神所作、言行不能自知或自控等共同特征；临床总以扶阳补元为治则；多取手厥阴心包经、任脉、督脉上的穴位，并常用古代经验穴十三鬼穴，重用灸法以治疗。

精神疾病作为病因不明的一类慢性疾病，尚缺乏系统有效的根治药物。而中医学经过几千年的发展对精神疾病的病因病机及治疗有较完整、系统的论述。在精神疾病治疗中，针灸系主要辅助疗法之一。若能运用得当，不唯所治精神疾病获愈早，一些难治性精神疾病亦能收柳暗花明之效。如神庭透上星治呆僵：神庭、上星俱系督脉经穴，督脉总督一身之阳经，且行于脊里，上行入脑，故针刺神庭、上星有启阳透脑之功。又如通里配陷谷治狂乱：通里为手少阴心经络穴，刺之可直折灼上之痰火；陷谷为足阳明胃经输穴，刺之泻热通腑，俾热痰邪火藉之而下降。再如百会配四神聪治忧郁：百会位于头巅，为诸阳之会，刺之可升清阳，振奋神机；四神聪乃经外奇穴，位于百会前、后、左、右各1寸，因其亦位于顶而环于百会，故刺之可助百会举阳升清，且透脑醒神。然须注意的是，运用针灸疗法辅助治疗精神疾病，须在辨证论治前提下，详察症象，据其证候而选相应治疗穴位，当补则补，当泻则泻，灵活施治，不可胶柱鼓瑟或犯虚虚实实之戒。

所录案中，窦氏三则，相当于现代神志失常，若仅取手厥阴心包经、督脉上的调神诸穴，恐失其要。此三则医案中的病证的共同特点为阳虚阴盛，神无所住，故窦氏分别艾灸关元、上脘、巨阙和石门，以回阳安神，为治疗此类疾病提供了宝贵经验。

窦氏案、周氏案均认为其病涉及鬼神，但现在看来这基本属于无稽之谈。然而基于古人的认识有限，其把神志不清、昏迷不醒并伴有梦见或看见神鬼之事，归结于邪病、乃神鬼作怪所致也是可以理解的。

十三鬼穴今多指人中（鬼宫）、少商（鬼信）、隐白（鬼垒）、大陵（鬼心）、申脉

（鬼路）、风府（鬼枕）、颊车（鬼床）、承浆（鬼市）、劳宫（鬼窟）、上星（鬼堂）、会阴（男）或玉门头（女）（鬼藏）、曲池（鬼腿）、海泉（鬼封）十三穴，具有醒脑开窍、安神定志之效，可用于治疗精神疾病。

李氏案中"左脉七至，大而无伦，右脉三至，微而难见"之症临床未见，不敢妄论。然此病当是神志病之特殊情况，不应将其与精神疾病完全对等起来。现代所谓之抑郁、焦虑、精神分裂症等病与此病相似。龚廷贤谓邪祟之症"脉来乍大乍小，乍长乍短"，此脉常见于西医学所谓的心肌病变、传导病变中，但这类疾病患者中鲜见伴有精神改变者。故此处只将古法录出，待有识之士研究。病案虽未载鬼神之言，仍以十三鬼穴之鬼信治之，亦有效。

过铸一案所载疾病，可以对应于西医学的癔症。癔症以老弱和女性多见，针灸治疗时有报道，疗效一般较好，取穴多以足三里、曲池、人中、少商等为主。曾有现代学者记载，一人与他人争执后，癔症突然发作，口吐白沫，四肢无力，不能站立，全身抽搐，在掐人中2~3分钟、重拨两臂曲池10分钟左右后，症状明显缓解，让其喝水休息，半小时以后症状基本消失。这类患者大多气血偏虚，故在症状缓解之后其应当调养一段时间，补益气血，以防复发。

郑氏案中所载疾病又可称作"中恶"。中恶是由于风、寒、暑、湿或秽气触鼻及痰饮积滞，影响气机升降，阻滞不通所致。不通则痛；气滞血阻则四肢面部青紫；气机逆乱，上壅心胸，蒙闭窍隧，则神志异常。治疗本病的方法如下。①拿法：用拇指和食、中指或用拇指和其余四指的指腹相对用力紧捏颈项、腋窝、肘部、腹股沟、腘窝、跟腱筋肉向左右捻转。本法为常用手法，具有疏通经络、镇痉止痛、开窍醒神等功效。②针灸疗法：一般针刺合谷、曲池、足三里；神志昏迷者加刺百会、人中、十宣；病变过程中出现高热者加刺大椎或酒精擦浴。如膝弯处有深青色或深红色或紫红色，是邪郁血分，可用针尖稍微刺之，流出少许紫黑青血即可。③催吐法：欲吐者用烧盐方探吐；或口服过氧化氢（双氧水）50ml，服后即吐，吐后痛止，但神志昏迷者不宜用。本法对胆道蛔虫病疗效亦佳。④其他疗法：一般上述疗法可愈，不效可结合其他疗法，但早期严忌滋腻温补之品。

邪祟现多被诊断为幻听幻视，多见于精神分裂症。现代研究表明针灸可改善患者幻听、幻视的症状。有学者载，一男子因家庭原因酗酒，致夜不能寐，不思饮食，时有幻听，视物旋转变形，渐生脾气暴躁，时有伤人毁物，西医诊断为精神分裂症，服药不效。其治以安神定志为原则，以后顶透百会为主穴，配正营透目窗，颅息透翳风，捻转得气。10次治疗后，患者幻觉消失，戒酒，后以逍遥丸善后，半年随访未复发。

第十五节 郁 证

窦材灸治郁证医案二则

原文 1：

一人年十五，因大忧大恼，却转脾虚，庸医用五苓散①及青皮、枳壳等药，遂致饮食不进，胸中作闷。余令灸命关二百壮，饮食渐进，灸关元五百壮，服姜附汤一二剂，金液丹二斤，方愈。方书混作劳损，用温平小药②误人不少，悲夫！（宋·窦材《扁鹊心书·卷中·着恼病》，另可见于《续名医类案·卷十·郁证》）

【注释】①五苓散：《伤寒论》载五苓散："猪苓十八铢（去皮），泽泻一两六铢，茯苓十八铢，桂半两（去皮），白术十八铢。"②方书混作劳损，用温平小药：《扁鹊心书·着恼病》载："方书虽载内因，不立方法，后人遇此皆如虚证治之，损人性命。"脾主思，窦材认为忧思着恼耗伤脾胃之气，重者可使六脉虚脱，脾肾阳气败坏而死，较虚劳之证严重，并非普通温补虚劳之药能治。前医用五苓散及青皮、枳壳之类虽对证，但效力远不足为愈，法当重补脾肾阳气为治。

【辨证思路及方法】本案为以艾灸命关穴、关元穴配合服姜艾汤及金液丹治疗着恼的验案。郁证病机多为七情过极，以致肝脾失和，进而耗伤五脏。其治当理气疏郁，然亦须注意补五脏之损耗。窦材指出因损伤不同脏腑而致的着恼可有不同的预后："若伤肝脾则泄泻不止，伤胃则昏不省人事，伤肾则成痨瘵，伤肝则失血筋挛，伤肺则咯血吐痰，伤心则颠冒。"其认为治着恼当"先服姜附汤以散邪，后服金液丹以保脾胃，再详其证而灸之"。本案因大忧大恼而致病，忧思伤脾，故病机在于脾虚。脾虚日久，误服温平小药，不足为愈，反贻误治疗时机，则致脾肾阳气败坏，治当立补脾阳肾阳，故以艾火重灸命关穴及关元穴而愈。

【用穴及操作分析】命关穴位于脾脏附近，专治诸种脾病；关元穴为补益下焦之要穴，两者分别对应脾肾二脏。重灸上述两穴数百壮可峻补脾肾两脏阳气，使中下二焦之气得复。肾气充足则可以温化脾胃，腐熟水谷；脾气充足则得以运化精微，使气机运转，阳气得复，则忧郁着恼自除。二穴虽各灸百壮以上，为重灸，然数量上仍有差异。此处反映了窦材的治疗思想，不可不细察。窦氏治病重视病因，患者因大忧大恼而生病，是脾病无疑，何以对应脾的命关穴仅灸 200 壮，而对应肾的关元穴需灸 500 壮之多？盖窦材以阳气为首要考虑。《素问·生气通天论》指出："阳气者，若天与日。"《扁鹊心书》中凡危重之病，无一不涉阳气大虚，此案亦然。非其病不在脾，乃阳气败坏之证危急，当首先温补肾阳，以解旦夕之急。本案灸治壮数之差异体现了窦材对阳气的重视和在病证治疗轻重缓急上的取舍，读者应重视此思想。

原文2：

一人功名不遂，神思不乐，饮食渐少，日夜昏默，已半年矣。诸医不效。此病药不能治，令灸巨阙百壮，关元二百壮，病减半。令服醇酒，一日三度，一月全安。盖醺醄忘其所慕也。（失志不遂之病，非排遣性情不可，以灸法操其要，醉酒陶其情，此法妙极）（宋·窦材《扁鹊心书·卷中·神痴病》，另可见于《续名医类案·卷十·郁症》）

【辨证思路及方法】本案为以艾灸巨阙穴、关元穴治疗郁证的验案。患者因所求不能实现而致心情低落、兴趣减退、饮食减少等抑郁症状。此为本病的外因。然窦材认为，郁证虽有外界因素，亦不离人体自然神精气耗伤。其指出："凡人至中年，天数自然虚衰，或加妄想忧思，或为功名失志，以致心血大耗，痴醉不治，渐至精气耗尽而死，当灸关元三百壮，服延寿丹一斤。此证寻常药饵皆不能治，惟灸艾及丹药可保无虞。"窦材认为凡此类疾病虽然有外界诱因，但根本在于耗伤心血精气，而其治非艾灸及丹药等能力补阳气之法不可，故以艾灸巨阙穴、关元穴进行治疗。中医学对郁证的辨证有诸多思路，本案倾向于以阳气论治。盖功名不遂，妄想忧思则心阳耗伤。心主神明，心阳耗伤，则神志异常。阳气耗伤，则阳主动、阳主神的功能受损。阳主动的功能受损，则患者活动减少、沉默懒言。《素问·脉解》："所谓欲独闭户牖而处者，阴阳相薄也，阳尽而阴盛，故欲独闭户牖而居。"阳主神的功能失调则"阴阳不能自相维持，则怅然失志，溶溶不能自持"，故有日夜昏默、神思不乐。艾叶辛温，灸治为温热刺激，最擅补阳，故本案以灸巨阙穴、关元穴为治疗方法。

【用穴及操作分析】窦材认为郁证因人至中年，天数虚衰，加之忧思耗伤心血所致。虽由不同原因诱发，总不离心、肾两脏之虚。故取心之募穴巨阙穴以补益心之气血，使心之气血足而能藏神，不致有自言自笑、神情若失之症；取关元穴以补益肾气，使肾气充足而能藏志，不致失志而痴呆。

王执中灸药结合治郁证医案一则

原文：

予旧患心气[①]，凡思虑过多，心下怔忪，或至自悲感慨，必灸百会，则以百会有治无心力、忘前失后证故也，兼服镇心丹。（南宋·王执中《针灸资生经·卷四·心气》）

【注释】①心气：以怔忡为主症，伴有自悲感慨的疾病。

【辨证思路及方法】本案患者所病之心气以怔忡为主症，伴有自悲感慨，故知其以心气受损，心神失养为病机。其治宜以养心安神为主。灸能通阳镇静，药可补心安神，灸药结合恰合其治。王执中"曾患心气，偶睹《阴阳书》有云：'人身有四穴最急应，四百四病皆能治之。'百会盖其一也，因灸此穴而心气愈。后阅《灸经》，此穴果主心烦、惊悸、健忘、无心力。自是间或灸之，百病皆主，不特治此数疾而已也。"

【用穴及操作分析】百会穴，其名最早见于《针灸甲乙经》。《针灸甲乙经》指出："百会，一名三阳五会，在前顶后一寸五分。"百会穴属督脉，位于人体最高处，为诸阳之所会，可统领、调动人体全身之阳气。灸之能够通阳气、定神气，故可用治本病而收补心宁神之功。

王执中灸治郁证医案一则

原文：

执中母氏久病，忽泣涕不可禁，知是心病也，灸百会而愈。执中凡遇忧愁凄怆，亦必灸此。有此疾者，不可不之信也。（南宋·王执中《针灸资生经·卷四·心忧悲》，另可见于《古今医统大全·卷五·七情·悲》）

【辨证思路及方法】《金匮要略·妇人杂病脉证并治》篇指出："妇人脏躁，喜悲伤欲哭，象如神灵所作。"脏躁多发于中年女性，男子亦可得，相当于现代的抑郁症或更年期综合征。本案中患者久病耗伤气血，诸脏失养。肝失濡养，则气机失调，郁滞不疏，致患者泣涕不禁。郁损心阳，心藏神，神耗如愦，则诸窍失司。《素问·调经论》指出："神有余则笑不休，神不足则悲。"又《素问·生气通天论》："阳气者，精则养神。"故采用艾灸百会穴以回阳补气。

【用穴及操作分析】百会穴，归属督脉，别名"三阳五会"。《采艾编》记载："三阳五会，五之为言百也。"意为百脉于此交会。《针灸大成》记载："主头风中风，言语謇涩……心烦闷，惊悸健忘，忘前失后，心神恍惚……多哭。"艾叶辛温，灸治为温热刺激，最擅补阳。灸治百会穴最能够通阳气、安神气。

中医学郁证，对应于西医学的抑郁症。现代中医教材认为此病以气机郁滞，气血阴阳失调为病机，临床总以疏肝解郁为治则，取百会、太冲、神门、内关、膻中为主穴，具体辨治包括肝气郁结，配期门；气郁化火配行间；痰气郁结配丰隆、中脘；心神失养配心俞、少海；心脾两虚配心俞、脾俞；心肾阳虚配心俞、肾俞。

由于中医学对郁证有多种辨证思路，故在郁证的针灸治疗上，穴位的选取也有很大差异。有学者统计关于针灸治疗郁证的当代文献报道，发现所采用穴位的频率从高到低依次为百会、印堂、内关、三阴交、太冲、神门、足三里、四神聪、合谷、神庭。有学者还以动物实验研究不同穴位抗抑郁作用的起效机制。如有学者以频率 2~100Hz 疏密波及电流强度 0.2~0.6mA 的电针分别针刺大鼠"百会""关元""足三里"，并以高架十字迷宫实验评估大鼠行为学改变，结果发现百会的抗抑郁作用有早期性的特点，而关元、足三里的抗抑郁作用更为持久。

所录窦氏案，据现代教材，治当以调神为主。其症或可解，然病因尤在，复发不可避免。而窦氏不仅重视病因病机审查，更深知并重视阳气于人、于郁证的重要性。

王氏二则医案，一则心下怔忪，一则心病，按现代教材，当取手少阴心经穴位。然，王氏皆独灸百会而取效。现代临床研究表明百会穴治疗范围极其广泛。①治疗脑窍神志病证。有学者对针刺百会与口服盐酸氯米帕明片（安拿芬尼）治疗脑卒中后抑郁症的效果进行对照研究，结果两组抑郁症状均有改善，但针刺组不良反应发生率较小，两组比较有显著差异。②气虚下陷病证。有学者针灸百会治疗久泻，以百会为主穴针刺加艾灸，配脾俞、章门、足三里、关元穴。③风邪上扰病证。有学者用百会压灸治疗痰浊中阻型眩晕，把艾绒（约麦粒大小）置于百会上点燃，有局部灼热感时，将艾火压灭并停留片刻，使温热感向头内导。④督脉病证。有学者针刺百会结合口服中药治疗强直性脊柱炎，针刺百会，针尖向后缓慢进针，针刺与头皮成15°夹角，针感放射到腰骶部为佳，用平补平泻法；中药选用优质的穿山甲、三七、白术、狗脊烘干加工成粉。⑤其他。取百会放血治疗高血压；用巴豆去壳取籽压饼置于百会治疗口腔溃疡。总之，百会穴的主治特点可谓"能上能下，能开能合，能补能泻"，上能升阳举陷，下能平肝潜阳；开能醒脑开窍，合能温阳固脱；灸其多补，刺其多泻。

因此，百会穴的临床应用值得进一步研究。

第十六节 狂 证

窦材灸药结合治狂证医案二则

原文1：

一人得风狂①已五年，时发时止，百法不效。余为灌睡圣散三钱，先灸巨阙五十壮，醒时再服。又灸心俞五十壮，服镇心丹一料。余曰：病患已久，须大发一回方愈。后果大发一日，全好。

原文2：

一妇人产后得此证，亦如前灸，服姜附汤而愈。（宋·窦材《扁鹊心书·卷中·风狂》，另可见于《续名医类案·卷二十一·癫狂》）

【注释】①风狂：疯狂，发疯。

【辨证思路及方法】本案为以灸心之俞穴、募穴治疗狂证时发时止的验案。狂证作为精神失常类疾病，多属本虚标实。是由心气不足，又加风痰之邪而发，表现为兴奋不已、躁扰不宁、打人骂人不避亲疏，或歌笑不休，甚则逾垣上屋等症。窦材指出"此病由于心血不足，又七情六欲损伤包络，或风邪客之，故发风狂，言语无伦，持刀上屋"，偏于以虚证论癫狂。后世医家亦有以痰火论者，认为其病的发生本于痰郁化火，痰火蒙蔽心窍，偏于以实证论癫狂。如《证治要诀》："癫狂，由七情所郁，遂生痰涎，迷塞心窍，不省人事，目瞪不瞬，妄言叫骂，甚则逾垣上屋，裸体打人。"又《杂病源流犀烛》："癫狂，心与肝胃病也，而必挟痰挟火……狂由心家邪热，此癫狂之由。"可见狂证的发生与脾、肝、心密切相关。因脾主运化水液，脾虚则水液积聚成痰；肝主疏泄，其功能失调则发为郁结；火热之邪属心，痰郁化火蒙蔽心窍。故狂证涉及肝、脾、心三脏，而病位在心，治当清心豁痰。

【用穴及操作分析】窦材在《扁鹊心书·风狂》中即提出此类病治法："先灌睡圣

散，灸巨阙二三十壮，又灸心俞二穴各五壮，内服镇心丹、定志丸"。巨阙为心之募穴，可宁心安神，治疗因痰火扰心而致的狂证。如《针灸甲乙经》记载："狂妄言怒，恶火，善骂詈，巨阙主之。"心俞穴作为心之背俞穴，为心之气输注于背部之处，能宽胸理气、宁心安神。《备急千金要方》谓："主悲愁恍惚，悲伤不乐。"《针灸大成·百症赋》："风痫常发，神道须还心俞宁。"《针灸聚英·杂病歌·心邪癫狂》："涌泉一穴与心俞，登高而歌摄衣走。"两穴均对应本案中狂证之痰火蒙蔽心窍之病机。同时，狂证病位在脏，属阴，病性属阳，而俞募配穴应《难经本义》"阴阳经络，气相交贯，脏腑腹背，气相通应"之义，一阴一阳，相互协调，尤善治疗本案之狂证。

王执中灸治狂证医案一则

原文：

有士人妄语异常，且欲打人，病数月矣。予意其是心疾，为灸百会，百会治心疾故也。又疑是鬼邪，用秦承祖灸鬼邪法[1]，并两手大拇指，用软帛绳急缚定，当肉甲相接处灸七壮，四处皆着火而后愈。（灸法见癫邪门）更有二贵人子，亦有此患，有医僧亦为灸此穴愈。（南宋·王执中《针灸资生经·卷四·癫狂》，另可见于《续名医类案·卷二十一·癫狂》）

【注释】①秦承祖灸鬼邪法：《古今医统大全·针灸直指》载："鬼哭穴，以两手大指相并缚定，用艾炷骑缝灸之，令两甲角后肉四处着火，一处无火则不效。"

【辨证思路及方法】此案王执中对疾病的辨证并不十分确切，故疑是"心疾"（神志病）又"疑是鬼邪"（邪祟），故采用灸百会穴和祛邪双管齐下的治疗方案。以医案行文体例来看，灸百会穴效果并不显著，故以秦承祖灸鬼邪法治疗而获痊愈。

【用穴及操作分析】治疗均采用灸法。其中，秦承祖灸鬼邪法所取的手鬼哭穴大致位于少商穴。井穴为阴阳经交接之处，交通阴阳，能开窍启闭，治疗神志病。百会穴居巅顶，头为神之所居，故能调神醒脑、调理心神。两穴合用可以治疗神志异常。上述两穴在现代针灸治疗中也常常配合使用，以治疗各类神志病。

凌云针治狂证医案一则

凌云，字汉章，明代针灸家，约生于1465年，卒于1506年前后。明孝宗（弘治）召其至京，授为御医。其"针术神灵，擅名吴浙"，名噪一时。凌云提倡"用三度停针入穴"分层进行补泻，为今日教科书所载捻转补泻、提插补泻、开阖补泻所依从。他提出："横斜可深，直插宜浅，斜不过一寸，直不过五分。"这与现代直刺深刺、斜刺浅刺的方法相反。他还提出针灸治痹三法，开创了沿皮刺法。凌云著述流传不多，现存《经学会宗》。其后裔及传人所录《针灸内篇》《凌门传授铜人指穴》等书中亦记述凌氏有关刺灸方法。

原文：

金华富家妇，少寡[1]，得狂疾，至裸形野立。云视曰："是谓丧心。吾针其心，心正必知耻。蔽之帐中，慰以好言释其愧，可不发。"乃令二人坚持，用凉水喷面，针之果愈。（清·张廷玉等《明史·卷二百九十九·列传第一百八十七·方伎·凌云传》）

【注释】①少寡：少年守寡。

【辨证思路及方法】本案之患妇少寡，男女之事自不能如愿。《合阴阳》指出阴阳相交能"发闭通塞"。可知此病因欲泄不能泄，遂致壅郁而发狂裸行。此证以阴阳交为第一要着，然掣肘于礼教，故退而求调其心神、平其亢奋，兼以语言宽缓其心，故能病愈。

【用穴及操作分析】本案虽无穴位之名，然查其"针其心"以使知耻之意，则不出调心神之外。用穴当属心之募穴巨阙穴、手少阴心经之原穴神门穴等。而巨阙穴在心下、脐上6寸，几近心脏，较为危险，故古人有凉水喷面、高手乃得的针刺方法。凉水喷面、高手（举臂）皆是为了使膈肌收缩上提、心脏收缩，从而提高针刺的安全性。要在调心安神，余穴可仿此。

韩贻丰针治狂证医案二则

原文1：

韩贻丰治永和一少年，患风狂，百治不效。其父兄缚送求治，为针百会二十针。升堂公坐，呼少年前来，命去其缚，予杖者再，杖毕而醒，问以前事，茫然不知也。（清·魏之琇《续名医类案·卷二十一·癫狂》）

【辨证思路及方法】本案患者为一少年，气血滑利，我国自古就有"年轻气盛"之说，年少不耐刺激，易致气血逆乱。经络之病，药难速效。此少年当属肝气上冲，任督二脉经气逆乱，阴阳失衡，直冲元神，使神明无以为主，发为狂病，故百治不效。

【用穴及操作分析】百会穴在人体至高正中之处，《针灸大成》记载其"犹天之极星居北"。百会穴乃手足三阳经、足厥阴肝经与督脉之会，又名三阳五会。三阳者，手三阳经、足三阳经、督脉、阳维脉、阳跷脉，三三所朝之处，故名三阳。五会者，喜、怒、思、悲、恐五气动，阴邪冲于脑，故名五会。《道藏》指出："天脑者，一身之宗，百神之会，故名百会。"百神者，有关全身之神识也。《史记》载扁鹊治虢太子尸厥，针三阳五会而苏。后世以本穴为治疗神志病之总穴。韩贻丰见病知源，直取三阳五会，以刺二十针之法，理顺阴阳，使经气归于常道，则元神归位。因狂病已久，神形皆困，患者未能立醒，故命人杖之，使其痛醒。

原文2：

一妇因夫病垂危，心患之，乃夫病愈，妇即病风狂，尽夜不思眠食，白日裸身狂走，或登高阜，或上窑房，莫能禁也。乞韩治，将至其家，其妇正在袒裼狂跳中，忽自觅衣覆体，敛容屏息，若有所俟者，邻媪讶之，初不解其何意，俄而韩至，令之跪则跪，因跪而受针。为针其百会一穴，鬼眼①二穴，各二十一针。针毕即叩头谢曰：吾今不敢为祟矣，愿乞饶命，吾去矣。言毕而醒。（清·魏之琇《续名医类案·卷二十一·癫狂》）

【注释】①鬼眼：共有四穴。《针灸大成》载鬼眼："四穴，在手大拇指去爪甲角如韭叶，两指并起，用帛缚之，当两指歧缝中是穴。又二穴在足大趾，取穴亦如在手者同。治五痫等证，正发疾时，灸之效甚。"

【辨证思路及方法】本案患者为女性，因其夫患病以致忧虑过度，劳心伤神，耗伤正气，不能御邪，致使祟气入体，精神失常，发为癫狂。患者阴阳失衡，气机不正，医者治病，必以其自正而后能正人。祟气致病，当扶正祛邪。扶正即理顺经脉阴阳之气，使窍开神醒；祛邪即开其通路，引邪外出。

【用穴及操作分析】韩贻丰刺百会等穴共 21 针，使脉气条畅、窍开神醒，祛邪外出。然，邪入邪出，必由其路，祟气属阴，脾为阴中之至阴，气类相感，故邪气多由脾经入身。故此案鬼眼当为隐白穴。隐白穴为脾经井穴，经气所出，故祟气入也由此，出也由此；主治癫狂、多梦、惊风等神志病。

狂证，以精神亢奋、情绪高涨、容易激惹、躁扰宣狂不宁、毁物打骂、动而多怒、狂乱奔走、不避水火、不辨亲疏等为主要临床表现，相当于西医学的躁狂症，严重者可伴有妄想、幻视等。躁狂症每次发作约持续 1 周，其后进入精神正常的间歇缓解期，并呈反复发作趋势。

现代中医教材认为此病多由大怒卒惊，触动肝火，心火或阳明腑热上冲，元神被扰，神明无以为主而成。病机多为痰、瘀、火等夹杂，蒙蔽心包，扰乱元神。临床总以涤痰泻火，清心开窍为治则。

痰火上扰则多有起病急、突然狂乱无知、毁物打骂、不避亲疏、逾垣上屋、头痛目赤、两目怒视、舌红绛、苔黄腻、脉大弦滑等症，宜镇心涤痰、清肝泻火，取百会、人中、曲池、神门、丰隆、后溪、太冲、十宣等。瘀阻心包则见少寐易惊、妄闻妄见、言语支离、面色晦暗、舌青或紫、有瘀斑瘀点、脉细涩等，宜活血化瘀、通络开窍，取百会、郄门、神门、大陵、内关、公孙、三阴交、心俞、膈俞、太冲等。若狂病日久，邪火久稽，则会伤阴耗血损气，而出现病势渐减、时作时止、寝不安寐、形瘦疲惫、舌细红、苔干少或无苔、脉细数等症状，宜滋阴潜阳、安神定志，取百会、人中、神门、太溪、心俞、肾俞、三阴交等。

现代针灸临床研究中，有人以针刺百会、印堂、太阳、合谷配合电针治疗此病，效果肯定。

所录案中，窦氏二则医案，均从心论治，灸巨阙、心俞，而用于辅助的中药却不相同。可知其同治狂证，法随证出，有同有异。

王氏案、韩氏案中患者的表现均符合中医学癫狂的症状，癫狂多由痰、瘀、火等夹杂，蒙蔽心包，扰乱元神引起。此患者乃因忧虑过极、劳心伤神、耗伤正气，使邪气伺机侵犯人体，扰乱心神，属虚实夹杂之证，故治疗的根本大法是扶正祛邪、开窍醒神。

然王、韩二人均认为其病位在心，并以针灸脑部百会，分别配以鬼哭、鬼眼以治之。可见，其临证有别于今人寻症套证之机械，有别于今人看病求穴之刻板，却效如桴鼓。

凌氏案体现的调神治疗包括用针与"好言释其愧"两方面，后者类似于当今心理疏导之法。其对现代临床的指导意义在于点明了心理疏导在精神疾病治疗中的重要地位，明确临床医师应注意治疗患者的精神。只知见病治病，不知查究疾病的精神根源，不仅会影响疗效，更有可能造成更大的危害。

第十七节 痫 证

窦材灸治痫证医案二则

原文1：

一人病痫三年余，灸中脘五十壮，即愈。

原文2：

一妇人病痫已十年，亦灸中脘五十壮愈。凡人有此疾，惟灸法取效最速，药不及也。（宋·窦材《扁鹊心书·卷下·痫证》，另可见于《续名医类案·卷二十一·痫》）

【辨证思路及方法】本案为以艾炷直接灸中脘穴治疗痫证日久反复发作的验案。痫证的发作可归因于先天禀赋不足或后天失养所致的肾阴不足、精不化血。血不足则无以养肝，阴不足则无以敛阳，以致引动肝风；脾胃受损，失其运化水湿之力，致水谷精微蕴积成痰，肝风挟痰上逆，蒙蔽清窍，走窜经络，而发猝然晕倒、神志不清、牙关紧闭、手足抽搐等症。痫证发作日久则以虚证为主。本案中两患者分别病痫3年、10年，其病发作日久必致精神萎靡、神疲乏力、头晕失眠、面色不华、食少痰多、腰膝酸软等症状。痫证久发多为虚证，盖因脾胃受损，无力运化饮食所化生的水谷精微之气，水谷精微蕴积中焦不行，日久则化生痰浊，以致上蒙清窍而发病。其病机在于中焦运化无力以致痰浊内生，故治当补益脾胃，恢复运化之机。

【用穴及操作分析】中脘穴为胃之募穴，属任脉，为任脉与手太阳小肠经、手少阳三焦经及足阳明胃经之交会穴。其治可健脾和胃、通降腑气、行气活血、清热宁神。胃之募穴可从阴引阳，补益脾胃之气，恢复脾主运化之功及脾胃升降之机。脾得运化则由饮食得来的水谷精微之气得以输布全身，饮食精微得以营养五脏，水液得以正常输布，则痰浊清、心窍开，其病愈。

王执中灸治痫证医案一则

原文：

有人患痫疾，发则僵仆在地，久之方苏。予意其用心所致，为灸百会。又疑是痰厥致僵仆，为灸中管，其疾稍减，未除根也。后阅《脉诀》后，通真子有爱养小儿、谨护风池之说，人来觅灸痫疾，必为之按风池穴，皆应手酸疼，使灸之而愈。（小儿痫，恐亦可灸此）（南宋·王执中《针灸资生经·卷四·癫疾》）

【辨证思路及方法】本案开始辨证为心阳耗散，不能敛神，故灸百会穴以宁心定神；又考虑恐是因脾胃受损，无力运化，使水谷精微蕴积中焦不行，日久化生痰浊，以致上蒙清窍而发病，故灸中脘穴以补益脾胃，恢复运化之机。王执中认为"夫诸急卒病多是风"，且临床癫痫多为虚实夹杂，肝风挟痰上扰清窍，使阴阳失衡而发本病，故灸风池穴以熄风醒脑、镇静安神。

【用穴及操作分析】风池穴为足少阳胆经与阳维脉交会穴，具祛风解表、舒筋活络、清脑明目之效。历代医家对痰证论述相对较多，且大多认为痰与痫证的发生有密切关系。痰为造成痫证的中心环节，且"风为百病之长"，风邪为引发癫痫的重要因素，而风池穴不仅可清利头目，还能疏风散邪，故灸风池穴可起到标本兼治之功。

朱丹溪灸药结合治痫证医案一则

原文：

（朱丹溪）治一妇人，四十五岁，生子多，触胎时有腹痛，每夜喜饮酒三盏即睡，其夫性暴而谐谑①，所以借酒解怒。忽九月望后，痫病大作，目上视，扬手掷足，甚强健，举体大筋皆动，喉向如锯②，涎沫流口两角。如此一时辰许，诸症皆静，状如熟寝，全不知人。半时，小腹渐痛，上至心，痛大作，汗如雨，自头至乳而止。如此半时，痛渐减，汗亦收，痛作时，却自言其痛。其余言语皆谬误，问亦不答，亦不知人。痛定又熟寝如前。痫与痛间作，昼夜不息。经两宿，方召予脉之。痛作时脉四至半，似弦非弦，左弱于右。予未敢与药，候痫作时，再看形脉。后作时，六脉皆隐，但有大筋转于指下，眼白青而面不青，手之动三倍于足③。予问之，痛作时必欲重按。比痛作时，汗必不出。其夫言果然。予曰：此非死证，若尚能咽药，则易治。试以调香附子末灌之。适痫势稍定，却咽得半盏，令急烧竹沥未就，时痛大作，余以肝有怒邪，因血少而气独行，所以脾受病。肺胃之间，旧有酒痰，为肝气所抑郁而为痛。然酒喜动，可以出入升降，入内则痛，出外则痫。当乘其入内之时，急为点大敦、行间、中脘三处穴，令分头同时下火灸之。足上艾火少，灸先了，腹上痛渐下至腰而止。熟寝少时，痫作如前，症减半。又以竹沥入少姜汁灌下大半盏。灌时适值痫定，但熟寐如前，自是不省人事，一昼二夜，皆已弃之。余晓之曰：身不发热，因痛则汗出，大便不通者五六日。自予来，亦未见其小水④。非死症，当是血少无神而昏耳。尔为痛掐人中，俄而⑤呻吟，急以人参汤⑥同竹沥灌之，又昏睡如前。余教以作人参白术膏⑦，入竹沥调下。如此二昼夜，凡用人参一斤，白术二斤，眼忽能开，手能举，自言胸膈满而举身皆痛，耳目仍未有闻见，忽自溺床甚多。余闻之甚喜，且得痫与痛皆不作。但教令用陈皮芍药甘草川芎汤调参术膏，又加竹沥饮之。余欲往他处，且与脉之，闻其作声，余自知谬拙⑧，不教以粥与药间服，急令作稀粥与之，止咽得三四匙，牙禁不受。余遂以木楔斡开，以稀粥入药汤，又与竹沥同灌一大盅，盖是粥多而药居三之一。

予遂出门，教令粥药相间与之。予在二十里外，未申间，天大风作。予料此妇痛必作，特往视之，痛不作而痛作，脉去来急无次，急为灸然谷、太冲、巨阙。灸罢痛定，问其要粥否？答曰：我正饥。其夫饮之以粥，咽两盅。予乃往他处，仍教以药汤调参术膏、竹沥，与粥间与之如前。第二夜半时，召予甚急。往视之，痛病大作，夺手不能诊脉，令人扶定两肘，予捉其中指，强而脉之，四至半，粗大有力，左右同，而右少缓。口妄言而无次，又怒骂人，眼上视，不瞬而呕。又欲起走，其状若有所凭。然予捉定两手，为灸两大指背半甲半肉际⑨，各三壮。怒壮稍杀，求免。索烛视之，耳目仍未有闻见。昏寐至夜半，狂怒大作，且言鬼怪之事。而师巫至，大骂巫者。予静思之，气因血虚，亦从而虚邪因入，理或有之，且与补药，血气若充，邪当自退。仍与前药，又恐痰顽，佐以荆沥，又以秦承祖灸鬼法灸之，哀告我自去。昏睡一昼夜，忽自起坐索粥。其夫与之，方问夫，你面垢如许，怪床上有香气。继又无所知识，惟开眼不睡，手足虽能运动，却作寻摸态。如此又二昼夜，粥食稍加，又溺床多如前。予益喜，仍守前药。予又往他处，次日晚，忽来召予。急往视之，病人自言浑身皆痛，脉之皆五至，左右均而和，曰参术膏俱尽，遂教令就与前药中加参术煎，去荆沥，加香附末。与一服，觉甚快。余且令守此药，至次夜半，又来告急曰：前痛大作。往视之，坐桶上，叫声甚高。予思之，此虚病亦多汗，肠燥而粪难耳。痛当在小腹与腰，急烘琥珀膏大者贴小腹，仍教以热手摩腰肾间，连得下气而痛减，就睡少时，又起，如是者五六次。一医者劝令用通利药，予曰：痛与死，孰为轻重，且坚忍至夜半，后当自通。又往他处，至四更，来告急，往视之，痛大作。予令坐以温汤中，当自下。换汤痛定，觉甚快，第二桶汤，下结粪二块，就睡。天明予又往他处，至晚又告急。予视痛大作，连及两胁，手不可近。予思之，此痛无因，若结粪未尽，痛当在下；今痛在上，必因食多，问之果然。医者欲用感应丸，予教勿与粥药。病者力索药，遂以香附末，令舐之。至夜半痛渐减，天明觉略饥索粥。予曰：非饥也，乃嘈⑩耳。勿与，而自安。其家又自与粥，至辰巳间，予往他处，至晚痛又作，而病者索香附末不已，遂以汤调半碗与之，探令吐，犹有宿食，痛遂止。予又往他处，至夜半，又告痛复作，询之，以醋拌萝卜苗吃粥。又以香附末探吐之，痛定，教令一昼夜勿与食。至次日，少与淡粥，觉饥时以陈皮汤⑪下白术丸，如此调理自安。（明·楼英《医学纲目·卷之十一·肝胆部·眩·癫痫》，另可见于《针灸聚英·卷二·秦承祖灸鬼法》《名医类案·卷八·痫》《续名医类案·卷二十二·邪祟》）

【注释】①谐谑：诙谐逗趣。②喉向如锯：向，通"响"，指喉咙发出锯物般的响声。③手之动三倍于足：手部动脉比足部动脉跳动快三倍。④小水：小便。⑤俄而：不久；一会儿。⑥人参汤：《金匮要略》载："胸痹心中痞，留气结在胸，胸满，胁下逆抢心……人参汤亦主之。""人参汤方，人参、甘草、干姜、白术各三两。上四味，以水八升，煮取三升，温服一升，日三服。"⑦人参白术膏：《育婴秘诀》载人参白术膏："人参一两，白术（土炒）一两，白茯苓一两，山药一两，莲肉（去心）一两，山楂肉七钱，当归五钱，麦芽（炒）五钱，泽泻五钱。上为末，炼蜜为丸，如龙眼大。

每服一丸，米饮化下。"主治脾胃虚弱，肌肤瘦怯，欲成疳证者。⑧谬拙：错误的。⑨两大指背半甲半肉际：《针灸聚英》秦承祖灸鬼法名曰"鬼哭穴"，"鬼哭穴以两手大指相并缚，用艾炷骑缝灸之，令两甲角后肉四处着火"（《针灸聚英·卷二·秦承祖灸鬼法》）。⑩嘈：指胃部难受，不舒服。⑪陈皮汤：《奇效良方》载陈皮汤："橘红（汤浸，去白）半斤，明矾二两半（铫内飞烊，与陈皮同炒香），甘草二两（炙），大半夏五两（汤煮，每个切四片，用明矾泡汤浸，露七日夜，漉出，姜汁捣成饼，焙干）。上为细末。每服两钱，用米汤调下，不拘时候。"主治痰喘。

【辨证思路及方法】本案所载之痫证属于一种发作性神志异常的病证，俗称"羊痫风"。此病证因气机逆乱，元神失控所致，发作时，以猝然仆倒、昏不知人、抽搐鸣叫、口吐涎沫、移时苏醒为主要特征，西医学称之为癫痫。本案患者因平素喜饮酒，并"其夫性暴而谐谑"，而情绪抑郁，肝郁气滞，内生痰饮。其"目上视，扬手掷足，举体大筋皆动，喉向如锯，涎沫流口两角"，乃癫痫发作之症状。因血少而气独行，肝有怒邪，肝木乘土，故脾胃为肝气所抑郁而为痛；然肺胃之间，旧有酒痰，酒性喜动，可以出入升降，入内则发为痛证，出外则发为痫证。朱丹溪诊妇人"六脉皆隐，但有大筋转于指下，眼白青而面不青，手之动三倍于足"，虽为极虚，但尚有正气之象，故非死证，若能服药则以易治。故先后予香附子末以调畅气机，竹沥以消顽痰，人参白术膏以补虚，且间以粥食调和脾胃。

【用穴及操作分析】本案有四处用穴治疗。第一处，患者腹痛大作，乃肝气抑郁脾胃而为痛，故取大敦穴及行间穴以调畅肝气、行气止痛；取中脘穴以调和肝胃，则痛止，因其为胃之募穴，主治胃脘部疼痛。第二处，患者不省人事，一昼二夜，为血少无神而昏，取人中痛掐，人中为急救要穴，有醒厥逆、清神志之功。第三处，患者痫不作而痛作，脉去来急无次，急灸然谷、太冲、巨阙，其病机变化主要涉及肝、脾、肾三脏。肾为先天之本，本先不足，肝肾同源，而致阴不敛阳，生热、生风，损及脾胃，痰浊阻滞而作痛。然谷为肾经荥穴，有疏厥气、理下焦之功；太冲为肝经荥穴，可平肝熄风、行气止痛；巨阙为任脉穴，位于中焦，有消胸膈痰凝、化中焦湿滞、理气畅中之功，气调则痛止。第四处，患者痫病大作，急灸两大指背半甲半肉际。两大指背半甲半肉际，《针灸聚英·卷二》秦承祖灸鬼法，名之曰"鬼哭穴"，此处靠近少商、商阳二穴，少商、商阳分别为肺经和大肠经的井穴，井穴能够治疗急性病，故有开窍定痫之功。

杨继洲针治风痫医案一则

原文：

后其①女患风痫甚危，其乃郎秀山、乃婿张少泉邀予治之，乃针内关而苏，以礼厚赠，予固辞不受，遂以女许聘豚儿②杨承祯焉。（明·杨继洲《针灸大成》）

【注释】①其：指都尉，官名。辅助太守主管军事。②豚儿：谦词。谦称自己的儿子。

【辨证思路及方法】《圣济总录·卷十五》记载："风痫病者，由心气不足，胸中蓄热，而又风邪乘之。病间作也。其候多惊，目瞳子大，手足颤掉，梦中叫呼，身热瘛疭，摇头噤，多吐涎沫，无所觉知是也。"《幼科证治准绳》言："风痫，因将养失度，血气不和，或厚衣汗出，腠理开舒，风邪因入之，其病在肝，肝主风。验其证，目青、面红、发搐。"究其治疗，以调和阴阳、安和五脏六腑、调畅情志为法。

【用穴及操作分析】内关穴位于前臂正中，腕横纹上2寸，在桡侧腕屈肌腱与掌长肌腱之间，乃手厥阴经之络穴，与三焦经相表里；又是八脉交会穴之一，通阴维脉。一穴贯连三经。风痫乃痰邪逆上、阴阳气乱所致疾病，属急症。内关穴者犹如内脏之关隘也，针之能开通关隘、顺气降痰，故风痫甚危，可急针内关穴而苏。

杨继洲针药结合治疗痫证医案一则

原文：

丁丑[①]夏，锦衣[②]张少泉公夫人患痫症二十余载，曾经医数十，俱未验。来告予，诊其脉，知病入经络，故手足牵引，眼目黑瞽[③]，入心则搐叫，须依理取穴，方保得痊。张公善书而知医，非常人也。悉听予言，取鸠尾、中脘，快[④]其脾胃；取肩髃、曲池等穴，理其经络，疏其痰气，使气血流通，而痫自定矣。次日即平妥，然后依法制化痰健脾之药，每日与服。（明·杨继洲《针灸大成·卷九》）

【注释】①丁丑：明神宗万历五年（1577）。②锦衣：即"锦衣卫"简称，明洪武十五年设置，原为护卫皇宫的亲军，掌管皇帝出入仪仗。明太祖为了加强专制统治，特令兼管刑狱，有缉捕权。③瞽：眩晕。④快：畅达。

【辨证思路及方法】本案之痫证为一种发作性神志异常的病证，因气机逆乱，元神失控而致，西医学将本病称为癫痫。本案患者患痫证20余载，曾医数十而未愈，此并非药不能祛病，而是脾胃虚弱，气血不通，痰气阻滞于内，使脾胃益弱，而不能行其药力，所以病不能愈。故杨氏从补脾胃、化痰气、行气血入手，先以针灸快其脾胃、理其经络、疏其痰气，使气血流通，则痫证自安，再服以化痰健脾之药，以防复发。

【用穴及操作分析】鸠尾穴属任脉络穴，《玉龙歌》《胜玉歌》《席弘赋》均有应用本穴治疗痫证的记载。中脘穴是胃之募穴，有健脾化痰之功。肩髃穴、曲池穴有疏理经络、流通气血之用。因痰气内阻，气血必定瘀滞于内，故必须使气血流通，痫证才能自安。二穴与鸠尾穴、中脘穴相配，相辅相成。

杨继洲针刺治疗痫证医案一则

原文：

戊辰岁，户部王缙庵公乃弟，患心痫疾数载矣。徐堂翁召予视之，须行八法开阖[①]方可，公如其言，而刺照海、列缺，灸心俞等穴，其针待气至，乃行生成之数而愈。凡治此症，须分五痫[②]，此卷前载之详矣，兹不悉录。（明·杨继洲《针灸大成·卷九》）

【注释】①八法开阖：指灵龟八法六十六穴按时开阖。②五痫：古代对各种痫证的统称，按五脏分属命名，即肝痫、心痫、脾痫、肺痫、肾痫。

【辨证思路及方法】痫证是一种发作性神志异常的病证，相当于西医学的癫痫。《小儿药证直诀》将痫证按五脏分属命名，又名五脏痫，即肝痫、心痫、脾痫、肺痫、肾痫。本案患者患心痫数年，杨继洲认为须用灵龟八法，按时取开阖之穴，才可治疗此病，同时杨继洲认为治痫证时必须分清五痫。

【用穴及操作分析】灵龟八法，即根据八卦九宫学说，结合人体奇经八脉气血的会合，取其与奇经八脉相通的 8 个经穴（八脉交经八穴）的按时取穴法。灵龟，是古人所称九龟中的一种，古人曾将其龟壳烧制后，根据其裂纹表现推算事物的因果关系。八法，是指八卦的推算方法。照海穴、列缺穴乃根据灵龟八法按时取穴所取的穴位。心俞是心的背俞穴，主治惊悸、健忘、心烦、癫痫、癫狂等心系疾病。此案属心痫，故取心俞穴。灸此穴可养心安神、镇静止痫，防止痫证复发。

周汉卿刺血治痫证医案一则

周汉卿，明代医家。医兼内外科，针尤神。余不详。

原文：

长山徐妪痫疾，手足颤掉①，裸而走，或歌或笑。汉卿刺其十指端，出血而瘥。（清·张廷玉等《明史·卷二百九十九·列传第一百八十七·方伎·周汉卿传》）

【注释】①颤掉：颤抖。

【辨证思路及方法】本案患者症见"手足颤掉，裸而走，或歌或笑"，此狂证也。或由气郁，或由痰阻，或由瘀血阻滞，终致经气失于流通，气血不得周流，五神脏失养，而见狂乱之症。此证但以运行气血为法，俾气血畅流，脏有所养，则神志自平。

【用穴及操作分析】十宣穴位于十指之端，为十二经气血交贯汇通之所。其处经气初发，感觉最为敏捷，故俗语云"十指连心"。十宣穴具有通经、接气、泻热之功，临床常用于治疗昏迷、癫痫、高热等病证。本穴于本案中用之，尤显其通经之功。

现多认为所载疾病属于痫证，对应于西医学癫痫。

癫痫是一种发作性神志异常疾病，表现为全身痉挛、猝然昏倒、不知人事、四肢抽搐、口吐白沫、发出猪或羊叫声、移时苏醒如常人。该病的产生原因是脑内中枢神经元群突然反复、过度地放电。这一现象的产生源于大脑皮层及海马等多个部位的兴奋性氨基酸［主要有谷氨酸（Glu）、天冬氨酸（ASP）］增多和抑制性氨基酸［主要有γ-氨基丁酸（GABA）、甘氨酸（Gly）、丙氨酸（Ala）］减少。现代研究表明，上述过程可能与人体神经-内分泌-免疫网络功能紊乱有关。有实验研究表明癫痫动物海马及大脑皮层内糖皮质激素受体减少，而给予糖皮质激素可使在体培养动物大脑皮层及海马神经元中 Glu 含量减少、γ-GABA 含量增高，即给予糖皮质激素可缓解癫痫的致病因素。

现代中医学教材认为痫证病位在脑，与心、肝、脾、肾关系密切。其多由于七情失调、饮食不节引起脏腑失调，痰浊阻滞，气机逆乱，风阳内动所致，且尤其与痰邪关系密切。现代临床上治疗癫痫应分清标本，急则知其标，缓则治其本。发作时，可先行针灸，若频繁发作，则醒后急用汤药调治，以治标为主；神志转清后，抽搐停止，处于发作休止期，可配丸药常服，调和气血、熄风除痰，以治本为主，防止复发。

临床总以熄风化痰开窍为治则，同时根据癫痫的不同证型和不同分期，宜针则针、宜灸则灸，或针灸合用来进行治疗。发作期，常取百会、内关、太冲、后溪、涌泉为主穴；痰热扰神配行间、神门；风邪闭阻配风池、丰隆；瘀阻脑络配膈俞。间歇期，以印堂、鸠尾、长强、间使、太冲、丰隆为主穴；心脾两虚配心俞、脾俞；心肾亏虚配心俞、肾俞。

此外，临床还常取额中线、顶中线、顶旁 1 线、枕上正中线，通以低频脉冲电，以加强对脑功能的调整及抑制脑内异常放电。

现多认为痫病日久属虚证，窦氏案中的诊疗过程体现了窦氏明确的病因病机分析思路，其标本兼顾，以中脘一穴既下阳明调畅逆乱之气机，又灸补太仓温化中阻之痰浊，直达病所。

王氏案中的痫证由风阳内动所致，故王氏以风池一穴治痫。

朱氏案，体现了癫痫之治则——急则治标，缓则治本。

杨氏案则以灵龟八法治之。是法取穴少而精，配穴立意深，取穴方法精当，临床操作方便，适应病种广，但其理论深奥，未为众人所识，故在临床上的运用未得到普及。另外，杨氏指出痫证可分为五痫。五痫古代除了按五脏分属外，还有按五畜叫声及发病时体态命名者，如《小儿药证直诀》作犬痫、羊痫、牛痫、鸡痫、猪痫，《名医别录》作马痫、牛痫、鸡痫、猪痫、牛痫。临床上对于痫证，除了重视治疗痰邪外，还应视证属何经何脏而治疗，只有这样才能充分体现中医辨证论治的特点。

周氏案使用十宣穴治疗痫疾。但值得注意的是，刺十宣虽可取效一时，但若病因不除则仍有再发的可能。故而治疗过程中要针对病因、根本进行治疗，或解郁，或豁痰，或活血，以确保长期效果。

第十八节　昏　　睡

张舜民载他医针治昏睡医案一则

张舜民，北宋文学家、画家。他医信息不详。

原文：

嘉祐①初，仁宗②寝疾，药未验。间召草泽医，始用针自脑后刺入，针方出，开眼曰：好惺惺③。翌日圣体良已。自尔以穴目为惺惺穴，经初无此名，或曰：即风府也。

（宋·张舜民《画墁录》，另可见于《续名医类案·卷十六·头》）

【注释】 ①嘉祐：宋仁宗的年号，1056—1063 年。②仁宗：宋仁宗，北宋第四代皇帝（1023—1063 年在位）。③惺惺：清醒。

【辨证思路及方法】 本案之疾为眩晕或者嗜睡。眩晕的病因可有外感、内伤两大类，以内伤为多，如肝阳上亢、痰浊中阻、气血两虚、肾精亏虚等。《灵枢·寒热病》指出："阳气盛则瞋目，阴气盛则瞑目。"《脾胃论·肺之脾胃虚论》指出："脾胃之虚，怠惰嗜卧。"又《丹溪心法·中湿》："脾胃受湿，沉困无力，怠惰嗜卧。"这说明嗜睡的病机主要在于阴盛阳衰。亦有病后或高龄阳气虚弱，营血不足，困倦无力而多寐者。

【用穴及操作分析】 本案病证以眩晕、困倦而无法睁眼为主症，急则治其标，当以醒神开窍为治疗原则。风府穴为督脉、阳维脉之会，上通髓海，"风气循风府而上，则为脑风"；风府穴善于散外风、熄内风，并通关开窍醒神，主治一切风邪为患。阳气入阴则寐，郁而不出则嗜睡，治宜通关开窍，引阳出阴，故能一针即醒。

窦材灸药结合治昏睡医案一则

原文：

余治一伤寒，亦①昏睡妄语，六脉弦大。余曰：脉大而昏睡，定非实热，乃脉随气奔也。强为之治，用烈火灸关元穴。初灸，病人觉痛，至七十壮，遂昏睡不疼。灸之三鼓，病人开眼，思饮食，令服姜附汤②，至三日后，方得元气来复，大汗而解。

（宋·窦材《扁鹊心书·卷上·要知缓急》）

【注释】 ①亦：本案为篇章节选，窦材记述先前有近似病例，他医以承气汤下之而死。"余亲见彼治一伤寒第五日，昏睡谵语，六脉洪大，以为胃中有热，以承气下之，四更即死矣。六脉之大，非洪也，乃阳气将脱，故见此耳"。②姜附汤：《备急千金要方》载姜附汤："治痰冷癖气呕沫，胸满短气，头痛，饮食不消化方。生姜八两，附子四两（生用四破）。上二味㕮咀，以水八升，煮取二升，分四服。亦主卒风。"

【辨证思路及方法】 本案为直接灸关元穴治疗伤寒昏睡谵语、六脉弦大的验案。患者昏睡谵语、六脉弦大，极似阳明腑热，窦材特意提出"脉大而昏睡，定非实热"的论断，有警示作用。需知六脉虽大，但终非洪脉，实为阳气将脱，阴不能敛的假象，即所谓"脉随气奔"。此时如果误用寒凉下药，则本已虚损之阳气越发受损，乃至有立死之忧。故本案虽似胃中实热，实为少阴病。其治以艾灸固护脾肾之气，另服保元丹、敛阳丹或姜附汤一类的药使肾阳得复，则数日后可得汗出而伤寒作解。作为阳气将脱，寒极而有热象之征，前医"以承气汤下之而死"，窦氏烈火灸关元并服姜附汤，则"元气来复，大汗而解"，一死一生，其区别仅在于前者并未抓住"脉大而昏睡，定非实热"这一点，读者当以此为戒。

【用穴及操作分析】 关元居脐下，为任脉与肝、脾、肾经之交会穴，与下焦肝肾关系密切。其作为人体补益要穴，能培补先、后天之气，且补益脾肾之功最强。本案患者阳气虚时复感伤寒，寒邪入里内盛，格阳外出，故阳气奔腾于外而脉大；内里阴盛而昏睡。灸关元穴则元阳得复，与阴制衡。元气来复则鼓动邪气外出，作汗解而愈。

昏睡以昏迷或眩晕、嗜睡无法睁眼为主症，主要见于多种急慢性病证的危重阶段。现代中医学认为此病证多由外感风邪、肝风内动、痰蒙清窍、气血亏虚、清气不升、肾精亏虚等引起。临床治疗以疏风解表、镇肝熄风、平肝潜阳、滋水涵木、涤痰开窍、补益气血、升阳健脾、填精益髓为大法。若为外感风邪，可伴有恶寒发热、鼻塞流涕或咽喉肿痛、咳嗽等症，宜宣肺解表、疏风散寒或清热、润燥、化湿，取穴以风府、外关、肺俞、列缺、合谷为主；风热证加大椎、曲池；风燥证加太溪、复溜；暑湿证可加中脘、阴陵泉、足三里。肝风内动宜滋水涵木、平肝潜阳，取穴以太冲、太溪、肾俞、京门、三阴交、风池、侠溪为主；眼睛视物旋转或前额涨痛可加睛明、太阳、瞳子髎。痰蒙清窍宜涤痰开窍，取穴以足三里、丰隆、阴陵泉、中脘、天枢、内关、耳和髎、头维、风池、神庭为主。气血亏虚宜补益气血，取穴以血海、膈俞、心俞、肝俞、脾俞、足三里、膻中、百会、中冲为主。清气不升宜升阳健脾，取穴以百会、神庭、头维、中脘、天枢、关元、气海、太白、足三里为主。肾精亏虚宜填精益髓，取穴以肾俞、太溪、绝骨、命门、关元、三阴交、足三里、胃俞、脾俞、头维、后顶、天柱为主。

所录案中，窦氏案尤值得注意。案中所载"六脉弦大""妄语"，极易作实热考虑，然而，窦氏指出，此时六脉虽大，并非洪脉，此当引起医者警惕。

第十九节　疝　　气

淳于意灸药结合治疝气医案一则

原文：

齐北宫①司空②命妇③出于④病，众医皆以为风入中，病主在肺，刺其足少阳脉。臣意诊其脉，曰："病气疝，客于膀胱，难于前后溲，而溺赤。病见寒气则遗溺，使人腹肿。"出于病得之欲溺不得，因以接内⑤。所以知出于病者，切其脉大而实，其来难，是厥阴之动也。脉来难者，疝气之客于膀胱也。腹之所以肿者，言厥阴之络结小腹也。厥阴有过则脉结动，动则腹肿。臣意即灸其足厥阴之脉，左右各一所，即不遗溺而溲清，小腹痛止。即更为火齐汤⑥以饮之，三日而疝气散，即愈。（西汉·司马迁《史记·卷一百零五·扁鹊仓公列传》）

【注释】①北宫：复姓。②司空：官名。西周始置，位次三公，与六卿相当，与司马、司寇、司士、司徒并称五官，掌水利、营建之事。③命妇：古代泛称受有封号的妇女，一般多指官员之母、妻。④出于：命妇的名字。⑤接内：指房事。⑥火齐汤：

《石室秘录》载："石膏一两，元参三两，人参二两，知母一钱，黄连三钱，茯神一两，白芥子三两，水煎服。"

【辨证思路及方法】本病主要症状为"难于前后溲"，属中医淋证范畴，病虽在膀胱，而肺主治节，参与了膀胱尿液之贮排，若肺宣降失调，则必然要影响膀胱功能。故众医以为风邪入中，病主在肺，刺其足少阳胆经以疏风清利。然，其实为疝气客于膀胱。《素问·长刺节论》指出："病在少腹，腹痛不得大小便，病名曰疝。"再者，从"脉大而实"，实则过之，"其来难"为肝气升发受阻，知是厥阴之动。又，《灵枢·经脉》指出："肝足厥阴之脉，是动则病……妇人少腹肿。"因其"欲溺不得"而又"接内"，且"见寒气则遗溺"，故腹肿为寒湿结聚厥阴脉所致。

【用穴及操作分析】本案患者以"难于前后溲""见寒气则遗溺""腹肿"为主症，而足厥阴之脉过阴器、抵小腹，故灸其厥阴脉，相当于太冲穴处，使寒湿温散，经络疏通，经气调和。本案独特之处在于：一是，从经络角度考虑，责之足厥阴脉络；二是，不灸小腹之寒湿聚处，反灸远端穴，结合艾灸温通肝木太冲穴之升发，简便效捷。

王执中灸药结合治疝气医案一则

原文：

治小肠气①方甚多，未必皆效。《域方》夺命散②，《良方》苍猝散③，皆已试之效者。有一兵患小肠气，依此方灸足第二指下纹④五壮，略效而再发，恐壮数未多也。予以镇灵丹⑤十粒与之，令早晚服五粒而愈。灸固捷于药，若灸不得穴，又不如药相当者见效之速。且灸且药，方为当尔。（南宋·王执中《针灸资生经·卷三·肾虚》）

【注释】①小肠气：疝气的一种。疝，指表现为少腹坠痛、牵引睾丸及睾丸变大，兼二便不通等的疾病。②夺命散：《普济方》载夺命散："绵纹大黄四两（去皮，炒存性），麦蘖一两半（炒），槟榔七钱半，茴香两钱半，瞿麦两钱半，地蒚蓄两钱半。上为细末……每服虚实加减钱数，随证汤酒服之……治小肠气，用干漆、麦蘖、木通、炒茴香，煎汤服；木通、干漆两味，量病虚实用。"③苍猝散：《证治准绳》载："仓卒散：治寒疝入腹，心腹卒痛，及小肠膀胱气绞痛，脾肾气攻，挛急极痛不可忍，屈伸不能，腹中冷重如石，白汗出。山栀子四十九个（烧半过），附子一枚（炮）。上锉散。每服二钱，水一盏，酒半盏，煎七分，入盐一捻，温服即愈。"④足第二指下纹：指经外奇穴，名曰"独阴"。⑤镇灵丹：《普济方》载镇灵丹："太阴玄精石一两，硫黄一两，盆硝一两。上为细末，入银器内炒令鹅黄色，候冷，入轻粉一钱，再同研极细，水浸一宿蒸饼，干研细，搜和为丸，如鸡头肉大。""主治中暍。冰雪不能解者，阴阳交错，中脘痞塞，头疼恶心。"

【辨证思路及方法】本案为灸药并用，以灸独阴穴兼服镇灵丹治疗小肠气的验案。本案之小肠气，为疝气的一种，以小腹气坠作痛为主症。其病机主要以寒凝痰结、气滞血瘀为主，故其治宜破气行血、除寒散结。究其经脉之治，则首选足厥阴经脉，因其循行及病候均体现出与本病的密切联系。同时值得注意的是王执中认为"灸固捷于药，若灸不得穴，又不如药相当者见效之速"，临床上宜灸药并用以收速效。

【用穴及操作分析】此穴为经外奇穴，名曰"独阴"，灸此穴治疝气常获效。《太平圣惠方》记载："张文仲灸法，疗卒心痛不可忍、吐冷酸绿水及脏气，灸足大趾、次趾内横纹中各一壮，炷如小麦大，下火立愈。"《奇效良方》作奇穴，名独阴，位于足第二趾掌侧，趾骨关节横纹中点处。独阴穴主治腹痛、呕吐、死胎、胞衣不下、月经不调、小肠疝气、心痛等。如灸独阴穴效果不显，可加灸奇穴气门穴、三角灸穴以培元补气，使气足而升举复常，则效果自显。

王执中载他人治疝气医案一则

原文：

舍弟少戏举重，得偏坠之疾[①]，有客人为当关元两旁相去各三寸[②]青脉上灸七壮，即愈。王彦宾患小肠气，亦如此灸之愈。（南宋·王执中《针灸资生经·卷三·癫疝》）

【注释】①偏坠之疾：症见单侧睾丸肿大，疼痛下坠。王执中称之为癫疝。癫疝为七疝之一。《灵枢·经脉》云："肝足厥阴之脉……过阴器……大夫癫疝……是肝所生病者。"故疝气多与肝经有关。癫疝多因中下虚寒，肝木郁陷，下冲少腹，结于阴囊所致，症见阴囊或左或右、坚硬坠痛、牵引少腹、拘急疼痛及因疼痛而致步履艰难等。②关元两旁相去各三寸：指经外奇穴气门之所在。

【辨证思路及方法】本案中的偏坠之疾，属于疝气的一种，其病机及治法详见上文。从其治法反推可见本案关元两旁相去各3寸原有青脉，可见其当属举重过力以致络脉瘀阻，横络小腹，阻碍气机。因此本案之治又当首先着眼于此青脉，瘀血不去，徒行气散结亦必无效。由此可知，临床诊治时，宜查有无青脉，有则必决之。

【用穴及操作分析】"关元两旁相去各三寸"为经外奇穴气门穴之所在。气门穴具有调理冲任、清利下焦之功，善治疝气，能灸、能针。本案之所以用灸不用刺血，因灸不仅能够活血散瘀，而且有温散之功。

王璆载他医灸治疝气案一则

原文：

郭察院名德麟传与葛丞相云，十余年前尝苦疝气，灸之而愈，其法于左右足第二指下中节横纹中，各灸七壮至三七壮止，艾丸不须大，如麦粒而紧实为上，太大恐疮难将息，旬日半月间不可多步履[①]，仍不妨自服它药。渠灸后至今不发。葛甥子纲尝依此灸之，亦验！（南宋·王璆《是斋百一选方·卷之十五·第二十三门·治小肠气》）

【注释】①步履：步行，行走。

【辨证思路及方法】本案之小腹气坠作痛，俗称小肠气，中医内科称为疝气。本病包括西医学的腹外疝、肠套叠、肠嵌顿、精索扭转、睾丸肿大、阴囊积液等。究疝气之病因，乃先天不足，中气下陷或寒凝肝脉，或为小儿先天不足，老年人肝气不足，筋脉松弛，中气下陷，升提失职。《医宗金鉴》指出："诸疝厥阴任脉病，外因风寒邪凝聚，内因湿热为寒郁。"因此，肝郁气滞、中气下陷是其主要病机。治疗以健肾益脾、上提止坠为基本治法。

【用穴及操作分析】本案中所灸处——足第二趾下中节横纹中，今称之为独阴穴。别名独会，属经外奇穴。《奇效良方》记载："独阴二穴，在足第二趾下横纹中，是穴治小肠疝气……可灸五壮。"又《东医宝鉴》："诸疝上冲，气欲绝，灸独阴神效。"加之足趾部神经末梢丰富，用艾绒直接烧灼之刺激十分强烈，有活血逐痹、消散阴滞之功，故能取得良好疗效。

张从正针治疝气医案一则

原文：

又项关一男子，病卒疝暴痛不任，倒于街衢①，人莫能动，呼予救之。余引经证之，邪气客于足厥阴之络，令人卒疝，故病阴丸痛也。余急泻大敦二穴，大痛立已。夫大敦穴者，乃是厥阴之二穴也。（金·张从正《儒门事亲·卷二·疝本肝经宜通勿塞状十九》，另可见于《续名医类案·卷二十·疝》及《杂病广要·内因类·寒疝》）

【注释】①衢（qú）：道路。

【辨证思路及方法】张从正认为"诸疝皆归肝经"（《儒门事亲·卷二·疝本肝经宜通勿塞状十九》），并批评同时代人在辨证认识上将疝气归咎于膀胱、肾冷、小肠气，在立名上即有了谬误。若以此指导用药，则不过鹿茸、巴戟天、杜仲、肉苁蓉、附子、乌头、干姜、官桂、补骨脂等，不能命中疾病之要害，故无法取得特效。本案中，张从正所采用的理论依据有三：《灵枢·经脉》有载"肝足厥阴之脉……循股阴，入毛中，过阴器，抵小腹"；肝足厥阴之脉动则病"癀疝"；肝足厥阴之脉主所生病中有"狐疝"。在治疗方面，张从正强调疝气因肝气不通而发病，应治以疏导，通泻肝经之气。在用药方面，他强调"可以温药逐之，不可以温药补之。若补之者，是欲病去而强挽留之也"（《儒门事亲·卷二·疝本肝经宜通勿塞状十九》）。在用针方面，亦是同理，本案即其明验。

【用穴及操作分析】在治疗大则上，张从正指出："凡疝者，非肝木受邪，则肝木自甚也，不可便言虚而补之。"（《儒门事亲·卷二·疝本肝经宜通勿塞状十九》）疝气有其自身病理特性，或由于外来邪气客于肝经，或由于肝经自身之气太过，两者阻塞经络，使气不得疏泄，不通则痛，很少有因虚致病的情况，故治疗多用泻法。在具体操作上，大敦为肝经之井穴。足三阴经从足走腹，井穴为一经经气始发之处，且大敦为木经木穴，能泻肝经之实，故针泻大敦可疏通肝经，治疗卒疝。

滑寿灸药结合治寒疝医案一则

滑寿（1304—1386），字伯仁，晚号樱宁生。元末明初著名医学家。

滑寿的《读素问钞》开节略类编《素问》之先河，采用"删去繁芜，撮其枢要"

的方法，大胆提出分门别类，抄而读之。滑寿强调"察脉须识得上下、来去、至止六字"（《诊家枢要》），以探其脉的神态。他始认为督、任二脉有经有穴，有别于其他奇经，督脉为阳脉之纲，任脉为阴脉之海，两者同起于会阴，共终于龈交，一背一腹，一阳一阴，周流不息，如环无端，具有阴阳相济之功。

滑氏著述甚丰，有《读素问钞》《难经本义》《十四经发挥》《本草韵合》《伤寒例钞》《诊家枢要》《滑氏脉诀》《脉理存真》《樱宁生要方》《医学引彀》《樱宁生五脏补泻心要》《医学蠢事书》《滑氏医韵》《麻疹全书》《痔瘘篇》《滑伯仁正人明堂图》等17种之多。其中，《十四经发挥》是滑寿在元代蒙古族针灸学家忽泰必烈《金兰循经取穴图解》一书的基础上补注改编而成的一部经络学重要著作。

原文：

一妇人病寒疝，自脐下上至心，皆胀满攻痛，而胁痛尤甚，呕吐烦满，不进饮食，伯仁诊之，其脉两手沉结不调，乃曰：此寒在下焦，宜亟攻其下，无攻其上。为灸章门、气海、中脘，内服延胡、桂、椒，佐以茴木诸香、茯苓、青皮等，十日一服，温利丸药，果得桴鼓效。此岂非所谓聚而散之者耶？（元·滑寿《十四经发挥·寒疝》；另可见于《古今医案按·卷三·疝》及《古今医统大全·卷六十疝气门·治法·治案》）

【辨证思路及方法】本案所载之寒疝为以少腹、睾丸及阴囊牵掣绞痛或肿胀冷痛为主症的疾病，其多伴见形寒肢冷、面色苍白、脉弦紧或沉伏。《外台秘要·卷三十九》指出："寒疝，阴挺出，偏大，肿，腹脐痛，腹中悒悒不乐。"本案寒气内结而阳气不行，则绕脐部发生剧痛；而寒盛阳衰于内，阳不化水，胃中停饮，支撑胸胁，故症见"胀满攻痛，而胁痛尤甚，呕吐烦满，不进饮食"。艾灸可以振奋人体阳气，有温阳散寒、行气活血之功。

【用穴及操作分析】中医学多将疝气归属于任脉、足厥阴肝经病变，《素问·骨空论》指出："任脉为病，男子内结七疝，女子带下瘕聚。"而《灵枢·经脉》记载"足厥阴肝经，循股阴，入毛中，环阴器，抵小腹"，其病则"丈夫癀疝，妇人少腹肿"。中脘穴为胃之募穴，位于在上腹部前正中线上，当脐中上4寸处。阳明多气多血，合于宗筋，循行于腹部前阴两侧。气海穴，位于下腹部正中线上，当脐下1寸半处。《扁鹊心书》："疝气，灸气海穴自愈。"章门穴，位于腹侧腋中线第11肋骨端稍下处。《奇经八脉考》："小儿癀疝，可灸章门三壮而愈。"本病的治疗原则应为破积散寒止痛。延胡索、肉桂、蜀椒，祛寒助阳，缓和疼痛；小茴香，为治疝气疼痛的要药，能入下焦，温经散寒；木香、青皮，行肠胃滞气，是常用的行气药。针药并用，以破结散寒、缓解疼痛。

江瓘艾灸结合按摩治疝气医案一则

江瓘（1503—1565），字明莹，明代著名医学家。因自身多病而求治不效，遂自学医术，久之竟成名医。

江瓘论病重虚，善用温补，于外感之治力倡补养兼发散，温扶阳气，祛邪外出。内伤杂病多责之虚损而用温补收功。他为方博达，尤宗东垣。其运用最广的方剂是李杲的补中益气汤。对于经方、局方，他择善而从，师于经方而不泥于经方，对于局方之用，多随机用巧。

江瓘摘录古往今来治验医案，分门别类，意在"宣明往范，昭示来学"，经 20 余载仍未能成书。江瓘已辞世，其子应宿继其业，编成《名医类案》一书，分 205 门，收录明以前各家医案，间附以评说，颇受后代好评。

《名医类案》收录了明以前临床验案 2400 余首，记载医家 193 位。其内容记述翔实，"凡察脉、证形、观变、易方、网罗纤悉"；涵盖病种广泛，涉及内、外、妇、儿、五官诸科，不仅保存了大量明代以前珍贵的医学史料，并且开启了后世医案整辑之先河。

原文：

一人病后饮水，病左丸痛甚。灸大敦，以摩腰膏①摩囊上，上抵横骨，灸温帛覆之，痛即止。一宿肿亦消。（明·江瓘《名医类案》）

【注释】①摩腰膏：《丹溪心法》载摩腰膏："治老人、虚人腰痛，并妇人白带。附子尖、乌头尖、南星各二钱半，雄黄一钱，樟脑、丁香、干姜、吴茱萸各一钱半，朱砂一钱，麝香五粒（大者）。上为末，蜜丸如龙眼大。每用一丸，姜汁化开如粥浓，火上炖热，置掌中，摩腰上。候药尽粘腰上，烘绵衣包缚定，随即觉热如火，日易一次。"

【辨证思路及方法】疾病初愈，中虚胃弱，稍有不慎即可病复，此时不可不养慎。本案病后中气虚弱，不能化水，加之饮水不节，以致水湿内停，结于左丸，阻碍气机，血行不畅，故见疼痛。治疗此证要在温化水湿，水湿一去，气散血活，何痛之有？

【用穴及操作分析】足厥阴经"入毛中，环阴器"，故当灸治本经以散水湿。又本经根于大敦穴，结于玉堂穴，体现出大敦穴、玉堂穴二端的联系，故选用大敦穴灸治。另配合摩腰膏以温经散寒、行气活血，更灸温帛覆之，使气血畅通，阳气运行，水湿终得温化而去。

魏之琇灸治疝气医案一则

魏之琇（1722—1772），字玉横，清代医家。

魏之琇在总结分析前贤经验的基础上，力主肝肾阴虚为百病之本，并形成独具特色的养阴风格，而一贯煎的创立和广泛应用正是其养阴思想的体现。

其著有《续名医类案》。《续名医类案》写于乾隆三十五年（1770），共 36 卷（原 60 卷）。魏之琇因明代《名医类案》所选资料尚多缺漏，而明后新见医案亦颇繁，乃"杂取近代医书及史传地志、文集说部之类，分门排纂"。此外，他还著有《柳州医话》等。

原文：

赵雪山，因劳后，五更起早感寒，疝气痛不可忍，憎寒战栗，六脉微而无力。以五积散①加吴茱萸、小茴香，又与蟠葱散俱不效。后以艾灸之，将患人两脚掌相对，以带子绑住，两中趾合缝处，以艾炷麦粒大灸七壮。灸完痛止，神效。（清·魏之琇《续名医类案》）

【注释】①五积散：《太平惠民和剂局方》载五积散："调中顺气，除风冷，化痰饮。治脾胃宿冷，腹胁胀痛，胸膈停痰，呕逆恶心；或外感风寒，内伤生冷，心腹痞闷，头目昏痛，肩背拘急，肢体怠惰，寒热往来，饮食不进；及妇人血气不调，心腹撮痛，经候不调，或闭不通，并宜服之。白芷、川芎、甘草（炙）、茯苓（去皮）、当归（去芦）、肉桂（去粗皮）、芍药、半夏（汤洗七次）各三两，陈皮（去白）、枳壳（去瓤，炒）、麻黄（去根，节）各六两，苍术（米泔浸，去皮）二十四两，干姜四两，桔梗（去芦头）十二两，厚朴（去粗皮）四两。上除肉桂、枳壳二味别为粗末外，一十三味同为粗末，慢火炒令色转，摊冷，次入桂、枳壳末令匀。每服三钱，水一盏半，入生姜三片，煎至一中盏，去滓，稍热服。"

【辨证思路及方法】本案因劳后感寒而发疝气，"憎寒战栗，六脉微而无力"，辨证为寒疝。《素问·长刺节论》指出："病在少腹，腹痛不得大小便，病名曰疝，得之寒。"《诸病源候论》记载："寒疝者，阳气积于内，则卫气不行，卫气不行则寒气盛也。故令恶寒、不欲食、手足厥冷、绕脐痛、自汗出、遇寒即发，故云寒疝也。"治以温经散寒为大法，兼活络通下。《灵枢·经脉》云："胃足阳明之脉……是动则病……气不足则身以前皆寒栗。"此患者"憎寒战栗，六脉微而无力"，为胃经虚寒之证。然医者按此给予五积散及蟠葱散等顺气和中、温中散寒、化瘀散结之药却无效，换作灸法则愈，可知灸法温经散寒之力尤甚矣。

【用穴及操作分析】本案中医者将患者两脚掌相对，以带子绑住，两中趾合缝处灸之，据《灵枢·经脉》"胃足阳明之脉……其支者……下足跗，入中指内间；其支者，下廉三寸而别下入中趾外间"，两中趾合缝处虽无穴，但是位于足阳明胃经之端，故艾灸此处七壮，则温经散寒而止痛。

本节疝气以少腹、睾丸、阴囊等部位肿大及疼痛为主要临床表现。相当于西医学中的腹股沟疝、股疝、肠套叠、肠嵌顿、精索扭转等。

疝气指人体组织或器官脱离原有的位置，通过人体薄弱或缺损的部分进入另一部分人体组织的疾病。该病多因咳嗽、打喷嚏、过度用力排便、妊娠等导致腹压增高，或腹部过肥、啼哭、老年腹壁强度退行性病变引发。西医学常以保守治疗（如药物治疗、疝气带等）或手术治疗为主。

《素问·长刺节论》："病在少腹，腹痛不得大小便，病名曰疝。"中医学认为疝气与肝有关，故有"诸疝皆属于肝"之说。古有七疝：厥、冲、瘕、狐、癃、溃、癞。故此可知，疝气的表现并非都是脏器下坠于阴囊之症，女子亦有疝气之疾。汪昂曰：

妇人亦有疝，但不名疝，而名瘕。

现代中医学教材认为此病病因是寒湿、湿热或脉失所养。故以散结通络止痛为治则，以关元、大敦、太冲、三阴交为主穴；寒疝配神阙、气海；湿热疝配中极、阳陵泉；狐疝配下巨虚、涌泉。

此外，疝气为病与足厥阴肝经、任脉密切相关。足厥阴肝经起于足大趾毫毛部大敦穴，沿足背上行，经内踝，交叉于足太阴脾经后面，上行膝内侧，沿大腿内侧入阴毛中，环绕阴器，上至少腹。足太阴脾经之三阴交为足三阴之交会穴，阴陵泉为其与足厥阴肝经之交叉。任脉起于中极之下，以上毛际，循腹里，上关元，达气海；关元为任脉与足三阴经交会穴，可调补脾肝肾、益气养血。故临床上治疗疝气常取任脉关元、足厥阴肝经井穴大敦及原穴太冲、足阳明胃经归来和足三阴经交会穴三阴交，疏肝理气，消肿散结，疏调任脉，行气止痛；再加灸法以活血逐痹，达消散阴滞之功。

现代临床研究表明针灸在治疗疝气方面有较好效果，且免除了患者的手术痛苦，是一种值得推广的治疗方法。如有人选取百会、下巨虚、患侧疝气围刺穴（将气冲与维道间作一直线，分成五等分，每一等分两侧旁开各 1 寸取穴，总共 10 穴）加电针治疗易复性斜疝，取得满意效果。针刺方法：取 28 号 1 寸或 1.5 寸毫针，针刺百会、下巨虚，针刺深度 0.8～1.2 寸，用捻转、提插补法；针刺疝气围刺穴，针尖相对呈 45°角斜刺，深度 0.6～1.2 寸。也有人取升提穴（位于头顶正中，双耳尖连线中点前 1 寸）作为针刺穴位。

所录案中，淳于案属膀胱气机失于宣化所致，现代临床治疗常以疏利膀胱气机、利尿定痛为主，针刺多取膀胱俞、中极、阴陵泉、行间、太溪等。前后溲难、溺赤、遗溺均属膀胱病证候；若腹肿亦从脏腑辨证角度解释则较为勉强，更无法理解"其脉大而实，其来难"。仓公诊疗之精准在于从脉象得知"是厥阴之动也"，故能治其本，愈其症。重视经络与疾病的关系，是对我们惯从脏腑角度解读之思维模式的补充，可供现代临床诊疗借鉴。

王执中案，现多认为属阳气下陷之坠疾，当用升阳之法。而王氏曾有病案云：舍弟少戏举重，得偏坠之疾，有道人为当关元两旁相去各 3 寸青脉上（即气门，有治疝之功，亦可治功能性子宫出血）灸 7 壮，即愈。

王璆案，现多认为属小肠气，多为任脉、足厥阴肝经病变所致。大敦乃足厥阴肝经井穴，是肝经气所出之处，善治诸疝，正如《玉龙歌》云"七般疝气取大敦"。归来是足阳明胃经的要穴，阳明多气多血，合于宗筋，循行于腹部前阴两侧，先贤有"小肠气痛归来治"（《胜玉歌》）的经验。三阴交则是足三阴经的交会穴，而足三阴经与前阴病有直接的关系，三阴交可统调三条阴经的气血阴阳平衡，配合大敦则效专力猛，正如《乾坤生意》所说"三阴交兼大敦，治小肠疝气"。而王氏以独阴一穴治之，穴简效神。

滑寿案以章门、中脘、气海灸治寒疝，异于今之用穴，可参考。

江氏案于现代临床有两点启发之处，一在于辨证精良，能够确定本病病机为水湿阻遏气血运行；二在于针灸得法，能够根据病机合理配合运用刺灸法，并很好体现出在病机基础上用穴的特异性。以上两点作为诊疗过程中的关键环节，对于临床诊疗有非常重要的意义。

魏氏案，现多认为其病在任脉和足厥阴肝经。治疗时要辨证论治，寒疝多以温经通络、散寒止痛为主，可针灸并用；湿热疝多以清热化湿、消肿散结为主，一般只针不灸。狐疝则以补气升陷、活络止痛为主，常针灸并用。而魏氏以艾灸足阳明之端即见效，穴简效神。

第二十节　黄　疸

窦材灸药结合治黄疸医案四则

原文1：

一人伤寒至八日，脉大而紧，发黄，生紫斑，噫气①，足指冷至脚面，此太阴证也，最重难治。为灸命关②五十壮、关元二百壮，服金液丹、钟乳粉③，四日汗出而愈。

原文2：

一人患伤寒至六日，脉弦紧，身发黄，自汗，亦太阴证也。先服金液丹，点命关穴。病人不肯灸，伤寒惟太阴、少阴二证死人最速，若不早灸，虽服药无效。不信，至九日泻血而死。

原文3：

一人病伤寒至六日，微发黄，一医与茵陈汤④。次日，更深黄色，遍身如栀子。此太阴证误服凉药而致肝木侮脾。余为灸命关五十壮，服金液丹而愈。（宋·窦材《扁鹊心书·卷中·汗后发噫》）

【注释】①噫气：证名。指胃中气体上出咽喉所发出的声响，其声长而缓。亦属胃气失和而上逆的一种表现。②命关：《扁鹊心书》云："此穴属脾，又名食窦穴，能接脾脏真气，治三十六种脾病。"食窦穴首见于《针灸甲乙经》，窦材既自言命关穴即食窦穴，则《扁鹊心书》所载命关穴应为食窦穴的简便取法，是异名同穴。现代医家亦多以食窦穴、命关穴为一穴，该说法几成定论。然从命关穴定位描述而言，应在肝经章门穴附近，与食窦穴尚有较大距离，故两穴之间关系尚待考证。③钟乳粉：《扁鹊心书》载钟乳粉："治劳咳咯血，老人上气不得卧，或膈气腹胀，久咳不止，及喉风、喉肿，两目昏障，童男女骨蒸劳热，小儿惊风，胎前产后发昏不省人事，一切虚病，能先于脐下灸三百壮，后服此药，见效如神。盖虚劳乃肾气欲脱，不能上荣于肺，此药是润肺生水之剂，后因邪说盛行，以致此药隐闲。丹溪云：'多服发渴淋。'此言甚谬，余家大人服三十年，未尝有此疾，故敢附此。服此药须忌人参、白术二味。石钟乳一斤煅成粉，制法见李时珍《本草》内，再入石鼎煮三炷香，研极细。每服三钱，煎粟米汤下。但此药难得真者，多以滴乳石乱之，真者浮水，性松，煅易成粉。"④茵陈汤：《外台秘要》载："茵陈汤及丸方。茵陈四两，大黄三两，黄芩三两，栀子三两。上四味，切，以水五升，煮取三升，分为三服。空肚服之。不然，捣筛，蜜和为丸。饮服二十丸，稍稍加至二十五丸，量病与之。重者作汤，胜服丸，日一服。忌羊肉、酒、面、热物等，以瘥为限。小便黄色及身黄者并主之。"

【辨证思路及方法】上述三个医案均为艾灸命关穴治疗伤寒太阴证。太阴伤寒为三阴病的开始，意味着邪气由六腑传向五脏，病情相对比较严重。因伤寒之邪多由太阳传至阳明、少阳，再入阴分；证属太阴，则意味着三阳均无力御邪，阳气衰微。《素问·生气通天论》指出："阳气者，若天与日，失其所，则折寿而不彰。"阳气衰微则病已危急，若不温补阳气则有数日间阳亡身死之虞，故应及时固护阳气。窦材以艾灸命关穴进行治疗。三个医案对比分析，其主要启示有二。一是，黄疸乃脾经症状，《灵枢·经脉》明确将"黄疸"归入脾足太阴之脉的所生病中，而不见于他经证候。《伤寒论》第 291 条亦云："太阴当发身黄。"可见黄疸为足太阴脾经症状，而非后世所言肝之疾病。伤寒太阴证主要指脾及与之相表里的胃之疾患，其病机主要有脾阳虚衰、寒湿伤脾。脾阳虚衰则无以运化水液，以致水湿停滞，泛滥肌肤，发为身黄。二是，指出灸命关穴以固护阳气的重要意义，如以凉药茵陈汤清利湿热，虽可利湿祛黄，但有复伤脾阳以致肝气乘脾之弊。本病身黄之根本在于脾阳虚衰，以耗伤脾阳为代价祛湿，可谓舍本逐末，故病不见愈。

【用穴及操作分析】本案所用之命关穴临近胃部，窦材尤其推崇，谓其可治"一切大病属脾者"。该穴取法：以中脘穴与乳头之连线作一边，向外做一等边三角形，其外下角处即是命关穴。究命关穴的治疗原理，总不脱离腹募穴的意义。同时值得注意的是，临床应用本法应以上述取穴法为准。

原文 4：

一人遍身皆黄，小便赤色而涩，灸食窦穴五十壮，服姜附汤、全真丹[①]而愈。（宋·窦材《扁鹊心书·卷中·黄疸》，另可见于《续名医类案·卷九·黄疸》）

【注释】①全真丹：《扁鹊心书》载："此丹补脾肾虚损，和胃，健下元，进饮食，行湿气。治心腹刺痛，胸满气逆，胁下痛，心腹胀痛，小便频数，四肢厥冷，时发潮热，吐逆泄泻，暑月食冷物不消，气逆痞闷，男女小儿面目浮肿，小便赤涩淋沥，一切虚寒之证。高良姜（炒）四两，干姜（炒）四两，吴茱萸（炒）三两，大附子（制）、陈皮、青皮各一两。上为末，醋糊丸梧子大。每服五十丸，小儿三十丸，米饮下。无病及壮实人不宜多服。"

【辨证思路及方法】本案之黄疸与脾息息相关，病机在于脾气耗伤，水湿泛滥。患者损伤脾气，脾虚则无以运化水湿，水湿之邪积聚中焦而成湿热，湿邪泛滥肌肤则一身皆黄，湿热流注下焦则小便赤涩。其治当温补脾胃以复其运化之功，若下以寒凉则有更加损耗脾气之弊。黄疸与足太阴之脉关系紧密，在后者的所生病中有所体现，其治亦多从此入手。

【用穴及操作分析】本案窦材提出的治疗黄疸的方案为"灸食窦穴五十壮，服姜附汤、全真丹"。命关穴按照《扁鹊心书》取法，为以乳头与中脘穴连线做一向外的等边三角形，取三角形最外侧点为命关。书中有将食窦穴与命关穴做同一穴的说法。但按此取法，两穴位置相差很大。

葛可久针治黄疸医案一则

葛乾孙（1305—1353），字可久，元代医学家，世医出身，父葛应雷系当时名医。

葛可久承其家学，蒙其师授，而精于方术。他在治痨时注重究其本源，通其治法。治疗急证时，以治标为主，从对症治疗出发，首重止血化瘀；病势较缓时，以治本为主，从辨证论治入手，肺、脾、肾兼顾。葛可久注重滋阴润肺降火，认为肺痨为阴虚火旺证。他在治疗时，以益气健脾，培土生金，子病补母为法，慎用大寒大热之药。葛可久治痨，从"肾虚精耗，火乘金位"立论，"大寒则愈虚其中，大热则愈竭其内"。妄投乱进，系指不究其源、不通其治者，非不用，而是慎用，有的放矢。

葛可久著有《十药神书》，此书为治虚劳失血之专书。书中记载的治劳十方，乃作者用效刻验之记录。清代名医叶天士："凡治吐血症，皆祖葛可久《十药神书》……治无不愈……"可见该书在临床上的价值。陈修园亦谓此书："奇以取胜也，然奇而不离于正，故可取焉。"

原文：

沈以潜、葛可久俱神医也。一日有老妪患黄疸。诣沈求治，曰：吾固未之能，荐之葛。葛延沈饮，以针针其左右乳下，而与沈饮者，顷刻时，出启左针，而左半身肉色莹然[1]，启右针，而右半身肉如左。（清·魏之琇《续名医类案·卷九·黄疸》）

【注释】①莹然：形容光洁明亮的样子。

【辨证思路及方法】黄疸是临床上常见的一种病证，以目黄、身黄、小便黄为主症，其中目睛黄染为本病重要特征。西医学中的胆源性黄疸、阻塞性黄疸和溶血性黄疸等均属"黄疸"范畴。黄疸的发病原因无外乎外感、内伤，其病机为湿蒸热郁。所以，在治疗上，应针对肝、胆的生理与病理特点，在不同的阶段、不同的病理过程中，采取相应的措施，因势利导，促进病邪排出体外。在治疗过程中还要兼顾人体正气的治疗，对于体质虚弱者，要注重扶正，清热利湿要缓一些，以免正虚邪恋，病邪难除。

【用穴及操作分析】胆为奇恒之腑，内藏精汁，又为中精之府，《脉经》指出"肝之余气泄之于胆，聚而成精"是为胆汁，与胃共同腐熟消化水谷。情志不舒，肝气郁滞；湿热毒邪犯肝胆；饮食不节，脾失健运，湿热中阻，气病及血，血瘀不化；久病伤阴，肝阴不足均可影响肝之疏泄，以致胆汁瘀滞，胆腑不通，胆汁功能失常而发生本病。胆为六腑之一，六腑"泻而不藏"，其病多实。六腑实满，可取相应募穴以泻之。日月穴为胆经募穴，位于人体上腹部，当乳头直下第7肋间隙，前正中线旁开4寸处，为胆经经气聚集之处，也是离胆腑最近之处，针之可调理肝胆之经气，疏肝利胆。本穴又为足太阴脾经、足少阳胆经之会，可助脾胃运化水谷，降上逆之气。故日月穴对改善慢性胆囊疾病的症状有效果。

黄疸以目黄、身黄、尿黄为主要临床表现，相当于西医学肝细胞性黄疸、阻塞性黄疸、溶血性黄疸，可见于急慢性肝炎等。

现代研究表明，黄疸症状产生的原因为血清中胆红素升高致使皮肤、黏膜和巩膜发黄。因此，在胆红素的代谢过程中，任何一个环节出现异常均有可能导致黄疸病的发生。而胆红素的代谢途径为：红细胞破坏产生游离状态的胆红素，该物质与胆汁一起进入肠道，在肠道细菌的作用下被还原为粪胆原；一部分粪胆原经肠道重吸收后经门静脉进入肝脏，且其中一部分被转化成胆红素重启上述循环。

现代中医学教材以为黄疸主要由于饮食不节，脾胃运化失常，湿热内蕴，久而不泻，流入皮肤所致。此病以湿浊阻滞，胆汁不循常道而上泛于目，外溢肌肤，下渗膀胱为病机，《黄帝内经》言："湿热相薄……民病黄瘅。"（《素问·六元正纪大论》）古代文献中虽有"五疸""三十六黄"之分，但临床上一般将黄疸分为阳黄、阴黄两大类，治宜疏泄肝胆、培补脾土，标本兼顾。临床用穴总以胆俞、阳陵泉、阴陵泉、至阳等为主穴，具体辨证包括：阳黄配内庭、太冲；阴黄配脾俞、三阴交；热甚配大椎；恶心呕吐配内关、中脘；便秘配天枢、支沟；黄疸甚配腕骨。

所录案中，窦氏四则均灸命关。值得注意的是，从西医学的角度看，黄疸病与肝脏有着密切的联系，而以传统中医理念来看，黄疸为足太阴脾经病候。只是中医学在吸收西医学知识，发展、演变的过程中，也潜移默化地受到了后者的影响，表现在黄疸这一典型的脾经证候目前被广泛地视为肝之疾病。学者应对此有所反思。再者，命关穴的定位亦值得注意。

第二十一节 阴 臭

张元素针治阴汗阴臭医案一则

张元素，字洁古，生卒年不详。中医易水学派创始人。

张元素注重脾胃，认为脾"为万物之母，主营卫，主味，主肌肉，主四肢"，因而对其他脏腑具有濡养作用；而胃为"人之根本，胃气壮，则五脏六腑皆壮也"，对于脾胃疾病，张元素进一步按标本、寒热、虚实进行辨证，认为"脾，土实泻之，土虚补之；本湿除之，标湿渗之；胃实泻之，胃虚补之；本热寒之；标热解之"。

张元素进一步发展了脏腑辨证学说，将《黄帝内经》的学术思想与自己的临床经验融合，以脏腑寒热虚实论病机，使脏腑辨证成为有体系的辨证方法。他还发展了药物四气五味学说，着重强调药物四气五味在治疗方面的作用，认为药物的四气五味之不同决定了药物的升降浮沉之性。

张元素著有《医学启源》《脏腑标本寒热虚实用药式》《药注难经》《医方》《洁古本草》《洁古家珍》《珍珠囊》等。

原文：

一富者前阴臊臭，又因连日饮酒，腹中不和，求先师治之。曰：夫前阴者，足厥阴肝之脉络循阴器，出其挺末。凡臭者，心之所主，散入五方为五臭。入肝为臊，此其一也。当于肝经中泻行间，是治其本；后于心经中泻少冲，乃治其标。如恶针，当用药除之。酒者气味俱阳，能生里之湿热，是风湿热合于下焦为邪。故经云'下焦如渎'，又云'在下者引而竭之'。酒是湿热之水，亦宜决前阴以去之。（金·李杲《兰室秘藏·卷下·阴痿阴汗门·阴痿阴汗及臊臭论》，另可见于《针灸聚英·卷二·东垣针法》及《普济方·卷三百零一·下部疮门·阴汗》）

【辨证思路及方法】本案为以针刺泻行间、少冲论治前阴臊臭之案。案中前阴臊臭乃一富者连日饮酒所致，肝足厥阴之脉"循股阴入毛中，过阴器，抵小腹"，前阴部为肝经循行所过，又五脏主五臭，肝之臭为臊，故前阴臊臭病位在肝。盖因患者家富，平日多食肥甘而致湿邪内生，加之连日饮酒，酒为湿热之品，则湿邪逾重，流溢肝经，发为前阴臊臭。其治当泻肝经湿热。

【用穴及操作分析】行间穴为肝经荥穴，为本经子穴，实则泻其子。酒者气味俱阳，所生之湿热之邪亦为阳邪。荥穴行泻法可泻肝经湿热，可谓一举两得，是治本之法。少冲为心经之井穴，井穴乃一经之气始发之处，臭者为心之所主，泻心气则臊臭自减，是治标之法。《类经图翼》指出："泻行间火而热自清，木气自下。"

本案病证可归入"阴汗"范畴。阴汗指外生殖器周围多汗、臊臭的病证，对应于西医学中的精索静脉曲张、前列腺炎等疾病。

有阴汗、阴臭症状者，可伴见阴部湿冷、萎缩、小便清长、腰膝酸冷、畏寒肢冷、或胁肋胀痛、目赤、小便赤。阴汗一证可伴见阴臭，也可无此兼证。以前者多为虚邪，后者多为实邪之故。当代有人曾治一腋汗、阴汗患者。患者曾患结核性胸膜炎，治愈后两腋下、阴部汗出不止，无臊臭味，伴胸闷刺痛时作、纳差、口干不欲饮、神疲乏力、寐差、舌红苔薄黄、脉弦细。证属肝虚挟热、痰瘀阻络，治以养阴清热、化痰逐瘀。取肝俞、脾俞、关元、神门、中脘、丰隆、期门、丘墟，温针灸。

所录案中，张氏擅抓住主症，执简驭繁，直接找到疾病诊治的切入点，给当今部分医者"眉毛胡子一把抓"之无的放矢的辨治思路提供了借鉴。

第二十二节 疝 气

张从正针刺治疝气医案一则

原文:

王亭村一童子,入门状如鞠恭[①]而行。戴人曰:疝[②]气也。令解衣揣之,二道如臂。其家求疗于戴人。先刺其左,如刺重纸,剥然有声而断,令按摩之,立软。其右亦然。观者感嗟异之。或问,曰:石关穴也。(金·张从正《儒门事亲·卷八·内积形》,另可见于《续名医类案·卷十·痕》)

【注释】①鞠恭:曲体弯腰。②疝:泛指生于腹腔内弦索状的痞块。

【辨证思路及方法】本案以针刺石关穴治疗疝气,应手而效,其关键在于对疝气辨证的把握。古代有多篇文献记载了该证的病因病机及治疗方法。对于该证的认识有两种说法。①气滞说。如《太平圣惠方·治疝癖诸方》记载:"疝者,在腹内,近脐左右,各有一条筋脉急痛,大者如臂,次者如指,因气而成,如弦之状,名曰疝气也。"《罗氏会约医镜》记载:"疝者,因气滞为积,其皮厚,在肌肉之间,有可见者也。治宜理气补气,待正气旺,用艾灸之。"②积滞说。《杂病源流犀烛·积聚癥瘕疝癖痞源流》指出:"疝者,悬也,悬于腹内,近脐左右各有一条筋脉杠起,大者如臂如筒,小者如指如笔管如弦。其原皆由阴阳之气不和,常多郁塞,又时忿怒,动气偏胜,或适当饮食,与气缠裹,适受寒冷,与气停留,且忿怒则肝火盛,而血随气结,痰亦缘火相附而升,遂合并而成形质,悬于脐之左右,故名曰疝。"后者对该病的认识更为宽泛,认为气滞血瘀、食滞寒凝、痰火互结等积聚凝滞的病机均可导致疝气。但无论以积滞还是以气滞认识疝气,其治疗原则总离不开开郁散结。故本案以针刺石关穴为治,效果如神。

【用穴及操作分析】石关穴居上腹部脐上3寸。石喻坚硬、胀满,关谓不通,其命名即体现其具有开郁消坚的作用。肾味咸,咸能软,故肾经穴多有软坚散结、消除瘀滞的作用。综上,石关穴功能消肿散结。《腧穴命名汇解》谓其主治"大便闭塞、气结肠满、妇人不孕等"。《千金方》载其"主大便闭,寒气结,心坚满"。《针灸甲乙经》更赞其为"攻坚消满之要穴"。

疝气,以脐两旁各有条状筋块隆起,状如弓弦,大小不一,或痛或不痛为主要临床表现。关于西医学中与之相对应的疾病,尚未有定论。

有研究者以古书中疝证所在部位与腹主动脉所在吻合为依据,提出该病即为腹主动脉的强烈搏动或痉挛抽搐。其在门诊实践中也发现,以腹块为主诉就诊的患者均未能检查出腹腔肿块,但可见腹主动脉搏动明显,且患者多为中年瘦弱女性,这提示疝气可能为重病、久病，或情志内伤后出现的腹主动脉的异常搏动，与中医气滞血瘀的辨证暗合。另有研究者认为，该病为西医学的浅表性静脉炎。其载一女子自右乳房内侧肋缘下至右上腹有一长 10cm、拇指宽的长条状坚硬隆起，皮肤颜色红紫，伴肿胀疼痛难忍。

中医学理论认为其以气滞血瘀为病机，多由感受寒热之邪，络脉气机阻滞而发。常治以活血通络，取中脘、石关、天枢、气冲、内关、太冲、血海为主穴，根据寒热分型论治：寒者加关元、气海、命门；热者加大椎、曲池、内庭。

所录张氏案，辨治与今无异。然其独到处有二：其一，只取石关便效验；其二，采用特殊操作手法。二者皆紧扣"络脉气机阻滞"之病机而发，故效速。

第二十三节　阴　　缩

李铎灸药结合治阴缩医案一则

李铎（1795—1865），字省斋，清代医家。精于医术，凡临证喜究本清源，故所治之病多能中的，并善治奇疾。李铎的学术思想主要有以下几个方面。①温阳滋阴，圆机活法。李铎认为，阴阳之虚，与诸脏皆有关联，责之脾肾，"而脾肾之总根是肾命"，故治疗应辨疑析微，灵活机智，不可拘泥成法。②诸法并举，治疗肿胀。肿胀一病，本虚标实，累及气血，与多脏相关，治疗时宜根据临床病情，综合多方面因素，诸法并举；提出了脾肾同治法、消补互用法、心脾同治法、气血同治法等具体治法。③肢体诸痛，从痰论治。经气不行，易致痰涎结聚，甚而阻遏气机，引起肢体诸痛，故辨证论治应重视痰饮之害，酌情运用化痰之品；别开一大法门，提出了行气化痰法、补血祛痰法、理阳祛痰法、宣络祛痰法等。④辨治胃痛，法不离肝。胃痛者，多数由于木气横逆，肝胃不和所致。是以治疗胃痛，肝胃并治是一大法；提出了泻木清胃法、活络平肝法、和血理阴法、豁痰宣络法、行瘀平肝法、补土泻木法等。李铎著有《医案偶存》。

原文：

邓坊王某，年三十五。客于津市，归里数月，患缩阳症。初则间常有之，近则频缩，惊恐不置，服大剂回阳固脱及黑锡丹[1]，皆不能愈。闻余在荷岭陈善人家诊病，飞与延治，甫入门闻急极，即入房诊视，见一妇用口咬住阴茎，龌龊殊苦，令出房，无须尔尔，即以艾炷灸气海（在脐下一寸五分）、关元（在脐下两寸）[2]，左右各灸七次，进挺生丸[3]五钱。应手而愈。随服回阳法十余剂，自后不复发也。凡缩阳症，多由真阳虚弱，色欲过度而致。然亦有因大吐大泻之后，四肢逆冷，大汗淋漓，元气不足，人事不省，外肾缩入者。或伤寒新瘥，误于女人交接，其症小腹紧痛，阳物缩而上升，面黑气喘，手足厥冷，冷汗自出者，皆为脱阳，须臾不救，倘或医药不便，急用葱熨

法，更灸气海、关元二穴，然后可服黑锡丹及加味理中汤、固阳汤④。（清·李铎《医案偶存》）

【注释】 ①黑锡丹：升降阴阳，坠痰定喘。用于真元虚惫，上盛下虚，痰壅气喘，胸腹冷痛。组成为：沉香（镑）、附子（炮，去皮、脐）、胡芦巴（酒浸，炒）、阳起石（研细，水飞）、茴香（舶上者，炒）、破故纸（酒浸，炒）、肉豆蔻（面裹，煨）、金铃子（蒸，去皮、核）、木香各一两，肉桂（去皮）只需半两，黑锡（去滓称）、硫黄（透明者结砂子）各二两。上用黑盏，或新铁铫内，如常法结黑锡、硫黄砂子，地上出火毒，研令极细，余药并杵，罗为细末，都一处和匀入研，自朝至暮，以黑光色为度，酒糊丸如梧桐子大。阴干，入布袋内，擦令光莹。每服三四十粒，空心姜盐汤或枣汤下，妇人艾醋汤下。"②关元（在脐下两寸）：肚脐下 2 寸为石门，3 寸为关元，此处当改为 3 寸。③挺生丸：《目经大成》载此方名为九转丹，又名硫黄挺生丸，组成为"硫黄十两，故纸四两，白术五两，胡巴盐酒炒，附子三两，小茴、肉豆蔻（蒸熟，不可去油）各一两五钱，木香一两，沉香一两五钱，白胡椒五钱（蒸过），丁香二两，山药（打糊为丸）"。④固阳汤：《万病回春》载固阳汤组成为"人参二钱，黄芪二钱，白术（去芦）四钱，茯苓四钱，干姜八钱，良姜三钱，白姜八钱，厚朴三钱（姜汁炒），大附子（炮）四钱。水煎，热服"，主治"阳症归阴，阴囊缩入，手足厥冷，腹痛胀，汗冷出，脉或反洪弦"。

【辨证思路及方法】 缩阳以青壮年男性多见，女性缩阴（外阴和乳房收缩）、儿童及老人缩阳也有报道，但较为少见。多因感受寒邪或者房事以后受寒而发作，东南亚以及我国海南、广东有报道缩阳以流行病方式出现。《素问·至真要大论》指出："诸寒收引，皆属于肾。"《灵枢·经筋》云："足厥阴之筋……结于阴器……伤于寒则阴缩入。"又肾主前后二阴。故缩阳辨证总从肝肾而论。偏于肝者以阴茎、少腹掣痛挛急为重；偏于肾者以形寒肢冷为重，并见腰膝酸软等。本案四诊均未提到偏于肝或肾，观其以艾灸关元穴及气海穴、服回阳药为治，当知其以肾阳不足为主。

【用穴及操作分析】 关元穴、气海穴位于小腹部，居人体之中，大体相当于丹田所在，灸之可温补周身。关元穴为小肠募穴，关乎一身之元气，为男子藏精、女子蓄血之处，灸之可以温补肾精；气海穴为肓之原穴，灸之一可助关元穴补益元气，二可调理气机，使气不逆乱。

本案阴缩，即缩阳，指以阴茎、睾丸和阴囊突然内缩为主要症状的疾病。缩阳临床偶见，然因肾阳不足、外感寒邪导致的阳痿及阴痛等较多见。西医学认为其与社会文化和精神心理因素影响有关。

中医学认为其主要病机为宗筋失养，寒凝收引，主要由肝阳或肾阳衰弱，寒邪侵肝引起。临床治疗以温经散寒、泄热通阳为法，取神阙、关元、三阴交为主穴。

第二十四节　脾胃病

杨继洲针灸治脾胃病医案一则

原文：

甲戌岁[①]，观政田春野公乃翁患脾胃之疾，养病天坛，至敝宅数里，春野公每请必亲至，竭力尽孝。予感其诚，不惮[②]其远，出朝必趋视。告曰：脾胃乃一身之根蒂，五行之成基，万物之父母，安可不由其至健至顺哉？苟不至健至顺，则沉疴[③]之咎必致矣。然公之疾，非一朝所致，但脾喜甘燥，而恶苦湿，药热则消于肌肉，药寒则减于饮食，医治久不获当，莫若早灸中脘、食仓穴。忻然从之，每穴各灸九壮，更针行九阳之数，疮发渐愈。春野公今任兵科给事中[④]，乃翁、乃弟，俱登科而盛壮。（明·杨继洲《针灸大成》）

【注释】①甲戌岁：明神宗万历二年（1574）。②惮：怕，畏惧。③沉疴：拖延长久的重病。④兵科给事中：官名。参与军事监察的职官名称，为皇帝的近侍职官之一。

【辨证思路及方法】本案患者久患脾胃之病。脾胃居于中焦，主受纳腐熟水谷，为后天之本，五脏六腑、四肢百骸皆赖其养。究其生理特性，脾为太阴湿土之脏，喜温燥而恶寒湿，得阳气温煦则运化健旺；胃有喜润恶燥之特性，胃不仅需要阳气的蒸化，更需要阴液的濡润，胃中阴液充足，有助于腐熟水谷和通降胃气。究其治法，《脾胃论》指出："夫脾胃不足，皆为血病，是阳气不足，阴气有余，故九窍不通……今所立方中，有辛甘温药者，非独用也；复有甘苦大寒之剂，亦非独用也。"故凡治脾胃病，务必顺其喜恶，虽不中亦相差不远。

【用穴及操作分析】本案为脾胃虚弱证，中脘穴为胃之募穴，腑之会，位于上腹部前正中线上，当脐中上4寸处；食仓穴位于两颐下，为经外奇穴，有奇效，灸之可温补脾胃；针之行九阳之数，可健脾益气。《针灸大成》记载："凡用针之时，须捻运入五分之中，行九阳之数，其一寸者，即先浅后深也，若得气，便行运针之道，运者，男左女右，渐运入一寸之内，三出三入，慢提紧按，若觉针头沉紧，其针插之时，热气复生，冷气自除，未效，依前再施也。"本案针行九阳，灸见瘢痕，针灸并用，根除顽疾。

脾胃病的症状多种多样，临床可用针灸治疗，且可根据不同的病情选用不同的穴位和操作手法、方法。治疗急性胃肠炎，常选大肠俞、胃俞、足三里、中枢为主穴针刺。治疗消化性溃疡，取梁丘、中脘等，浅轻刺之。凡属寒邪者，可加灸脾俞以健脾温阳，灸胃俞以温胃止痛；凡属胃热者，可加刺内庭以清胃热，刺丰隆以通腑实；凡属血痕者，加刺肝俞以行气，刺膈俞以活血。《景岳全书·泄泻》曰："泄泻之本，无不由脾胃。"故临床治疗泄泻常选用神阙、足三里、中脘、关元、天枢等，并借助灸法，针刺与艾灸相结合，通过热的传导疏通经脉，达到行气活血、健脾胃而止泻的目的。

第二十五节　泄　泻

窦材灸治泄泻医案一则

原文：

一人患暴注，因忧思伤脾也。服金液丹、霹雳汤①不效，盖伤之深耳。灸命关二百壮，小便始长，服草神丹而愈。（宋·窦材《扁鹊心书·卷中·暴注》，另可见于《续名医类案·卷七·泄泻》）

【注释】①霹雳汤：《扁鹊心书》载霹雳汤："治脾胃虚弱，因伤生冷成泄泻，米谷不化，或胀，或痛，或痞，胸胁连心痛，两胁作胀，单腹臌胀，霍乱吐泻，中风半身不遂，脾疟黄疸，阴疽入蚀骨髓，痘疹黑陷，急慢惊风，气厥发昏，又能解利阴阳伤寒，诸般冷病寒气。川附（泡，去皮、脐）五两，桂心（去皮尽）二两，当归二两，甘草一两。共为细末。每服五钱，水一大盏，生姜七片，煎至六分，和渣通口服。小儿止一钱。"

【辨证思路及方法】本案为以艾灸命关穴治疗泄泻的验案。患者因忧思过度耗伤脾气，以致脾阳受损，中焦虚寒。中焦虚寒则胃失腐熟水谷之功，脾运化水谷不利，发为泄泻。本案中患者病情严重，故以金液丹、霹雳汤等温补阳气的药物治疗不甚见效。窦材药灸并用，使脾阳得升，泄泻止而"小便始长"。

【用穴及操作分析】本案泄泻为脾阳受损，无以温化、腐熟、运化水谷而成，病在中焦脾土。从"服金液丹、霹雳汤不效"可知脾阳受损程度严重，为药所不及。故以灸命关穴200壮为治，因为一者药灸并用，补阳之力最强；二者窦材认为命关穴"治三十六种脾病。凡诸病困重，尚有一毫真气，灸二三百壮，能保固不死，一切大病属脾者，并皆治之"。本病脾土受损尤深，故以灸命关穴200壮为治。由此可以看出，窦材在补阳疗法的选取上，以艾灸优于丹药，正和其"灼艾第一、丹药第二、附子第三"之论。

王执中灸治泄泻医案一则

原文：

予尝久患溏利①，一夕②灸③三七壮，则次日不入厕④，连数夕灸，则数日不入厕，足见经言主泄利不止之验也。又予年逾壮，觉左手足无力，偶灸此而愈。（南宋·王执中《针灸资生经·卷三·虚损》）

【注释】①溏利：指大便稀薄。②一夕：一夜。③灸：指用鼠粪灸脐中。④不入厕：不解大便。

【辨证思路及方法】本案为灸神阙穴治疗泄泻的验案。本案所载灸神阙穴治泄泻之法，临床屡效不爽，以脾肾阳虚者更佳。鼠粪味甘，性微寒。仲景及古代名方多用之。综其所主，能治室女经闭、子死腹中、吹奶、乳痈、折伤瘀血，知其有活血之力；能治疗疮恶肿、解马肝毒、鼠瘘疮疡、毒蛇、狂犬咬伤，知其有解毒之效；能治小儿疳疾大腹，知其运脾行气之力不弱。《本草纲目》载，治妇人产后阴脱，用鼠粪烧烟熏之即入，则其升阳固脱之力明矣。久患溏利，脾气下陷不收，病虽不同，而其理与阴脱无异。鼠粪烧烟熏之岂非鼠粪灸之乎？是以速效。凡补元益气，升阳固脱，鼠粪灸脐中无不效者。

【用穴及操作分析】神阙穴属任脉腧穴。任脉为阴脉之海，与督脉相表里，二者皆经过脐。脐为冲脉循行之所，冲脉为十二经脉之海。冲、任、督三脉"一源而三歧"，皆交会于脐，故脐为经络之总枢、经气之汇海。加之奇经八脉纵横上下，沟通内外，所以脐与百脉相通，内联五脏六腑，外达四肢百骸。灸脐能调理脏腑、扶正祛邪、升阳固脱，故泄泻乃愈。

张从正灸药结合治疗泄泻医案一则

原文：

昔维阳府判①赵显之，病虚羸，泄泻褐色，乃洞泄寒中证也，每闻大黄气味即注泄。余诊之，两手脉沉而软，令灸水分穴一百余壮，次服桂苓甘露散②、胃风汤③、白术丸④等药，不数月而愈。（金·张从正《儒门事亲·卷二·推原补法利害非轻说十七》，另可见于《续名医类案·卷七·泄泻》）

【注释】①府判：官名。相当于秘书，在路一级是辅助达鲁花赤和总管，在府一级是辅助达鲁花赤和知府。②桂苓甘露散：《儒门事亲》载桂苓甘露散："官桂半两、人参、藿香各半两，茯苓、白术、甘草、葛根、泽泻、石膏、寒水石各一两，滑石二两，木香一分。上为细末。每服三钱，白汤点下，新水或生姜汤亦可用之。"③胃风汤：《太平惠民和剂局方》载胃风汤："治大人、小儿风冷乘虚入客肠胃，水谷不化，泄泻注下，腹胁虚满，肠鸣疼痛，及肠胃湿毒，下如豆汁，或下瘀血，日夜无度，并宜服之。白术、芎、人参（去芦）、白芍药、当归（去苗）、肉桂（去粗皮）、茯苓（去皮）各等分。上为粗末。每服二钱，以水一大盏，入粟米百余粒，同煎至七分，去滓稍热服，空心，小儿量力减之。"④白术丸：《圣济总录》载："治脾胃受湿，濡泻不止，健脾。""白术、干姜（炮）各三分，浓朴（去粗皮，生姜汁炙）一两，人参三分。上四味，捣罗为末，炼蜜丸如梧桐子大。每服三十丸，空心米饮下，日再。"

【辨证思路及方法】本案为以艾灸水分穴，配合服桂苓甘露散、胃风汤、白术丸治疗洞泄寒中的验案。本案病情描述简单，除论述两手脉以外，余者如"病虚羸……乃洞泄寒中"等均为结论性语言。本案值得玩味之处在于张从正以汗、吐、下等祛邪之法闻名于后世，但本案中惟以温补之灸法为治疗，且壮数上百。由此可见，张从正所言攻邪三法也是需要辨证的。详而言之，实证宜下者，有水、瘀血、痰、食积、大便秘结等，而如洞泄寒中、伤寒证表里俱虚、心下虚痞、厥证唇青、手足肢冷等，即使张从正也不主张用下法。另外须知本案专列脉诊一句，言沉是少阴脉，两手脉沉则为里虚，这才是本病宜补不宜攻的关键。需知《古今医案按》亦载"吕沧洲治帅府从事帖木失尔，病下利完谷，众医咸谓洞泄寒中，日服四逆理中辈，弥剧。吕诊其脉，两尺寸俱弦大，右关浮于左关一倍，其目外如草滋，盖知肝风传脾，因成飧泄，非脏寒所致。饮以小续命汤，损麻黄加术三五升，利止。"人论此二案"似同而不同……治虽仿佛，义有分别也"。读者不可见洞泄即以补为治。

【用穴及操作分析】水分穴出自《针灸甲乙经》，在下脘下 1 寸，脐上 1 寸。《针灸聚英》云："穴当小肠下口，至是而泌别清浊，水液入膀胱，渣滓入大肠，故曰水分。"本穴通调水道、理气止痛，擅治水肿、膨胀、腹泻、肠鸣、面肿等一切水液不循常道排泄所导致的疾病。《铜人腧穴针灸图经》云："水病灸之大良，或灸七壮至百壮止，禁不可刺针，水尽即毙。"

虞抟贴脐治泄泻医案一则

虞抟（1438—1517），字天民，自号花溪恒德老人。中医自金元以来，百家争鸣，诸说纷纭，虞抟力斥偏门，主张正传医学，晚年穷究《黄帝内经》《难经》之旨，综合诸子百说，撰写《医学正传》，以传正说。虞抟临证以扶正为本，治疗惟重气血调养。他还创"两肾总号命门说"，认为："夫两肾固为真元之根本，性命之所关，虽为水脏，而实有相火寓乎其中，象水中之龙火，因其动而发也。愚意当以两肾总号命门……"虞抟锐意进取，开应用器械灌肠之先例，用小竹筒套入肛门，以香油徐徐吹入肛内，灌肠治便秘法，实为中医之创举。虞抟著述甚丰，有《医学正传》8 卷（虞抟晚年集毕生精力所撰写）、《方脉发蒙》6 卷，还有《证治真铨》《苍生司命真复方》《百字吟》《半斋稿》等医学著作。

原文：

虞恒德[①]治一人泄泻，日夜无度，诸药不效。偶得一方，用针沙[②]、地龙、猪苓三味，共为细末，生葱捣汁，调方匕贴脐上，小便长而泻止。（明·江瓘《名医类案》）

【注释】①虞恒德：即虞抟。②针沙：《本草纲目》载其"消积聚、肿满、黄疸，平肝气，散瘿"。

【辨证思路及方法】本案患者泄泻无度，其本虚可知。当是之时纵进对证之药，仍有正虚不化、药不运行之虞，故诸药不效。倘借助经络运行药力则无此种弊端，或针灸，或外治，皆可收药物不及之功。

【用穴及操作分析】神阙穴乃人身在母体时接受一切营养来源的通道，母体精华借此穴输注于胎元而最终养胎成人。故知神阙穴是元气之所存，无所不通、无所不到。以药物敷之，则药物之力得以借神阙穴之力通行全身。观其用药，俱为通利之品，故得小便长而泻止，此利小便实大便之法也。

虞抟灸治泄泻医案一则

原文：

（虞恒德）一人吐泻三日，垂死，为灸天枢、气海二穴，立止。（明·江瓘《名医类案》）

【辨证思路及方法】呕吐、泄泻，或因虚寒而致，或由火热扰动，病由广泛。然气机逆乱之机则一，未有气机不乱而有此证者。气机一乱，清浊相干，阴阳反戾，终至不可救，故本证为古代之危急重症。故凡欲止吐泻者，首重调畅气机，气机复常，而吐泻自愈。若见吐止吐、见泻止泻，则未免陷入机械辨证的泥淖中。

【用穴及操作分析】本案患者吐、泻并见，阴液耗伤，阳气脱失而致垂死。若以此刻之证论，回阳滋阴似为正治，理宜四逆汤加人参之类，然此则以果为因，殊不知因去果自消。取用天枢、气海二穴，顺利气机，二穴用灸，更寓回阳之意义。气机复常，则清升浊降、阴阳调和而愈。

俞震载他医灸治泄泻医案一则

黄子厚，约生活于 14 世纪，元代针灸家。善用灸法治病。余不详。

原文：

《白云集》曰：黄子厚者，江西人也。精医术。邻郡一富翁，病泄泻弥年[1]，礼致子厚诊疗，浃旬[2]莫效。子厚曰：予未得其说，求归。一日读《易》，至《乾卦》"天行健"，朱子有曰：天之气运转不息，故阁得地在中间，如人弄碗珠，只运动不住，故在空中不坠，少有息则坠矣。因悟向者，富翁之病，乃气不能举，为下脱也。又作字持水滴吸水，初以大指按滴上窍，则水满筒，放其按，则水下溜无余，乃豁悟曰：吾可治翁证矣。即治装往。以艾灸百会穴，三四十壮，泄泻止矣。《医说会编》注曰：百会，属督脉，居顶巅，为天之中，是主一身之气者。元气下脱，脾胃无凭，所以泄泻，是谓阁不得地。《经》云：下者上之。所以灸百会愈者，使天之气复健行，而脾土得以凭之耳。《铜人经》谓百会灸脱肛，其义一也。（清·俞震《古今医案按·卷二·泄泻》）

【注释】①弥年：经年，终年。②浃旬：一旬，十天。

【辨证思路及方法】脾主升清，胃主降浊。慢性久泻患者，以脾不能升清为主要病机特点。本案患者因年老体衰，脾肾阳气更虚而发病。脾胃学说的创始人李东垣在脾胃的升降问题上，特别强调生长、升发的一面，在《脾胃论·卷下·天地阴阳生杀之理在升降浮沉之间论》中明确指出"或下泄而久不能升，是有秋冬而无春夏，乃生长之用，陷于殒杀之气，而百病皆起"；在治疗上非常重视升发脾之阳气。

【用穴及操作分析】同"滑伯仁灸治小儿泄泻医案一则"。

本节泄泻，以腹泻为主症，相当于西医学的肠易激综合征。西医学认为其常见病因有细菌感染、病毒感染、食物中毒、饮食生冷、消化不良、受凉等。

腹泻迁延日久，伤及脾胃；脾虚及肾，命门火衰，不能温煦脾土，更致运化失司，故临床上常取气海俞以益气扶土、振奋脾阳；关元俞以益命门真火；大肠俞、小肠俞以分别清浊、厚肠止泻。又因久泄阳虚，清阳不升，故加灸百会以升阳益气。诸穴相合，则运化有权，清升浊降而泄泻自止。

中医针灸虽也可应对细菌性腹泻，但相比于服用西药而言，时间成本大，优势不突出。但在治疗病毒性腹泻方面，灸法有其独到优势。

所录案中，除虞氏案贴脐治泄泻外，余皆应用艾灸疗法。艾灸治疗泄泻因具有突出的效果，治疗过程舒适（现代用灸很少采取直接灸），在现代临床中得到普遍应用。艾灸穴位则以脐周穴为主，如中脘、神阙、气海、关元、天枢等。上述脐周诸穴的体表垂直投射分别对应胃、小肠、大肠等消化道重要器官。有人以隔姜灸中脘、神阙、气海、关元治疗脾肾阳虚型泄泻患者，取得了非常显著的效果。

肚脐正中的神阙的周围组织薄，具有丰富的神经和血管，易于药用物质的渗透和吸收，故其对药疗及灸疗的敏感度高，是艾灸止泻的要穴。神阙处于人体正中点，位于阴脉之海任脉上，与人体卫气营血相合，且脐为先天凹陷处，壁最薄，与腹膜直接相连，从西医学角度分析艾灸神阙治疗泄泻的机制为刺激脐部皮肤使各神经末梢进入活动状态，促进人体神经 – 体液调节，提高免疫功能，从而改善组织器官功能活动，加速血液循环，调节肠胃蠕动，增强机体防御免疫功能，使腹泻症状得以缓解。现代研究表明，艾灸神阙穴能改善脾虚泄泻大鼠的全身症状，提高血清 D – 木糖的含量与琥珀酸脱氢酶（SDH）活性，使泄泻症状得以缓解。有动物研究表明，艾灸神阙可减缓小肠内容物的推进速度，这是对艾灸脐周穴止泻的一种合理解释。

虞氏案之贴脐疗法，即在神阙敷药，是针灸外治法之一。此法避免了药物对脾胃的刺激，直接将药力运行于周身，具有简单、方便、快捷等特点，是针药理论结合的一种特殊形式，尤适用于正虚不能受药的情况。然其治亦当有虚实，就本案而言，利小便而泻止虽能取效于一时，但若不纠正根本病机，则病必有复发之日。

综上所述，由于西医学有补液方法，故而如本症之危重者现已少见，然其中调理气机的思想值得深思。我们当明辨因果，看清主次，以其有气机不顺而用调理气机之法。倘能正本澄源，方能百治百效。百病皆生于气，气机不顺，产物淤积，变证蜂起，故气机紊乱乃万病之因。

第二十六节　痢　疾

窦材灸药结合治休息痢医案二则

原文1：

一人病休息痢已半年，元气将脱，六脉将绝，十分危笃①。余为灸命关三百壮，关元三百壮，六脉已平，痢已止。两胁刺痛，再服草神丹②、霹雳汤，方愈。一月后，大便二日一次矣。（宋·窦材《扁鹊心书·卷中·休息痢》，另可见于《续名医类案·卷八·痢》）

【注释】①危笃：危急。②草神丹：用于补脾肾，组成为"川附子（制）五两，吴茱萸（泡）二两，肉桂二两，琥珀五钱（用柏子煮过另研），辰砂五钱（另研），麝香二钱（另研）。先将前三味为细末，后入琥珀、辰砂、麝香三味，共研极匀。蒸饼丸梧子大。每服五十丸，米饮下，小儿十丸"。

【辨证思路及方法】本案为以灸命关穴、关元穴治疗休息痢重症所致的元气将脱的验案。下痢迁延不愈，进而损伤脾胃，以致缠绵不愈，称为休息痢。脾胃居中焦，腐熟水谷，化生万物。《素问·经脉别论》指出："食气入胃，散精于肝……浊气归心，淫精于脉……饮入于胃，游溢精气，上输于脾，脾气散精，上归于肺。"中焦脾胃受损则化源不足，无以化生精血，故有六脉将绝的危重证候。其治当温补脾胃、利湿止痢以治本；培补元气以治元气将脱之标。

【用穴及操作分析】命关穴为临近脾胃部的腧穴，局部腧穴可治疗局部病证。又窦材认为该穴可治诸种脾病，尤以病势危重者为宜。本案中患者久泄久痢，脾胃之气受损严重以致"元气将脱，六脉将绝"，故灸命关穴以温补脾阳，为治本之法。关元穴居下焦丹田之所，为人体元阴元阳所藏，功擅培补元气。患者久泄，有元阳耗竭之虞，故当灸关元穴以补益元阳。

原文2：

一人病休息痢，余令灸命关二百壮，病愈。二日变泄下，一时五七次。令服霹雳汤二服，立止。后四肢浮肿，乃脾虚欲成水肿也。又灸关元二百壮，服金液丹十两，一月而愈。（宋·窦材《扁鹊心书·卷中·休息痢》，另可见于《续名医类案·卷八·痢》）

【辨证思路及方法】本案为以艾灸命关穴、关元穴，配合服霹雳汤、金液丹治疗休息痢之验案。本案与上条医案相比，用穴、用药基本类似，却有"二日变泄下"，"后四肢浮肿，乃脾虚欲成水肿"等反复过程。两案在治疗上的差异在于本案在初时未灸关元穴，仅取命关穴施灸，虽愈，不久。之所以用灸命关穴、服霹雳汤等专治脾之法，仍有病愈后反复、"脾虚欲成水肿"之势，是因脾胃与肾在消化上有协同作用。胃主受纳、腐熟水谷，脾主运化精微，两脏腑的功能正常均有赖于肾阳的鼓动、温煦作用，临证时不可割裂来看。本案以事实证明：脾虚治脾不治肾，虽愈亦不能长久；须两脏并补，方能收全效。

杨继洲针灸治痢疾医案一则

原文：

戊寅①冬，张相公长孙患泻痢半载，诸药不效，相公命予治之，曰：昔翰林②时患肚腹之疾，不能饮食，诸药不效，灸中脘、章门即饮食，其针灸之神如此。今长孙患泻痢，不能进食，可针灸乎？予对曰：泻痢日久，体貌已变，须元气稍复，择日针灸可也。华岑公子云：事已危笃矣，望即治之，不俟再择日期，即针灸中脘、章门，果能饮食。（明·杨继洲《针灸大成》）

【注释】①戊寅：明神宗万历六年（1578）。②翰林：官名。明清两代翰林院掌编修国史及草拟制诰等。翰林为其长官学院学士，属官侍读、侍讲、修撰、检讨、庶吉士的通称。

【辨证思路及方法】本案患者以泻痢为主症，伴不能进食。泻痢日久，元气必虚，故以腑会中脘穴和胃气、降湿浊，调补中气，以资化源；脏会章门穴理气和胃，以通痞塞之气。针后加灸，以温中祛邪。脾健胃和，则思饮食。水谷进，元气复，正气足以抗邪，则病愈。

【用穴及操作分析】章门穴为五脏之气出入交经之门。"章"有竟、尽之义。乐竟为一章（《说文解字》），意尽语止亦曰章（《难经·四十五难》）。《楚辞·九歌·云中君》云："聊翱游兮周章。"周章尤周流也。本穴属足厥阴肝经，十二经脉流行至此，行将终止，是一周，所称章门意指经气周流将竟，出入于此门户。《礼记》云："四面有章。"章者，障也。取之，犹开四章之门，以通痞塞之气，故名"章门"。知本穴名称之由来，则于其效觉神而不觉奇也。

痢疾，相当于西医学中的急性细菌性痢疾、中毒性痢疾、阿米巴痢疾。西医学认为该病由痢疾杆菌侵袭肠道产生内、外毒素损伤肠黏膜，导致结肠或回肠末端化脓性炎症所致。发病时，内毒素和炎症刺激肠壁神经末梢，引起肠道痉挛，肠蠕动增加，肠壁对水分吸收减少，血管浆液渗出，发为腹泻。

中医学认为该病病机为肠道传化失司，脉络受伤，化为脓血。临床以清热利湿、调气和血为治则，取合谷、天枢、上巨虚为主穴。

所录案病证，均属泻痢日久之证，属正虚邪恋之痢疾，治多以气海、天枢、合谷、上巨虚、脾俞、胃俞、中脘、关元等穴针灸并用，温中益气、调气行血以行滞，调气者后重自除，行血者脓血自愈。泻痢日久，元气亏虚，不能进食，正气更虚，故杨氏急针并灸中脘、章门，以斡旋气机、调理脾胃，令脾健胃和、饮食进，则正气足。

第二十七节　腹胀、膜胀

窦材灸药结合治腹胀医案一则

原文：

一人因饮冷酒、吃生菜成泄泻，服寒凉药反伤脾气，致腹胀。命灸关元三百壮，当日小便长，有下气。又服保元丹半斤，十日即愈。再服全真丹，永不发矣。（宋·窦材《扁鹊心书·卷中·臌胀》）

【辨证思路及方法】 本案患者泄泻是因生食饮冷，为寒邪内伤中焦所致。由"灸关元……当日小便长，有下气"的描述可推知，当发病之时，必有腹胀、大便不下、小便短少等腹气不通之状，看似一派阳明腑实之象，仅以上述诸症而言，实难分寒热虚实。前医即仅以病证分析，误下寒凉之药，进一步损伤了脾阳。本病应为真虚假实之象，虽良医亦难明辨其证。窦材所以不误者，惟问明病因而已，医者当谨记。脾主运化，脾阳受损则其运化水谷及水液的功能下降。水谷不得运化则成腹胀，水液不得运化则小便少。其治当温补脾阳，故以灸关元穴为治。

【用穴及操作分析】 关元穴为小肠募穴。小肠主分清泌浊，主治液病，恰对应本案中患者小便短少的症状。另外，关元穴作为任脉与足三阴经之交会穴。足太阴脾经属脾络胃，主腹胀善噫，溏、瘕、泄等症；肾为胃之关，胃之腐熟水谷的作用有赖于肾阳充足；足厥阴肝经挟胃属肝络胆。故足三阴经皆与中焦脾胃有联系，艾灸关元穴可通过多条途径达到温补中焦、止泻消腹胀的目的。在本案中，患者灸关元穴300壮后即"小便长，有下气"。"小便长"提示原来未能循常道而出的水液得以恢复正常的代谢途径，从小便而解；"有下气"提示胃肠的传导功能恢复，腹胀也应之而消。

罗天益灸药结合治膜胀医案一则

原文：

范郎中夫人，中统五年[①]八月二十日，先因劳役饮食失节，加之忧思气结，病心腹胀满，旦食则呕，暮不能食，两胁刺痛。诊其脉弦而细，《黄帝针经·五乱篇》云：清气在阴，浊气在阳，乱于胸中，是以大悗。《内经》云：清气在下，则生飧泄[②]；浊气在上，则生膜胀。此阴阳返作病之逆从也。至夜，浊阴之气当降而不降，膜胀尤甚。又云：脏寒生满病。大抵阳主运化精微，聚而不散，故为胀满。先灸中脘穴，乃胃之募，引胃中生发之气上行，次以此方助之。

木香顺气汤：苍术、吴茱萸各五分（汤洗），木香、厚朴（姜制）、陈皮、姜屑各三分，当归、益智仁、白茯苓（去皮）、泽泻、柴胡、青皮、半夏（汤泡）、升麻、草豆蔻各二分（面裹煨）。

上十五味，哎咀，作一服。水二盏，煎至一盏，去渣。稍热服，食前，忌生冷硬物及怒气，数日良愈。（元·罗天益《卫生宝鉴·卷十八·膜胀治验》）

【注释】①中统五年：中统，元宪宗年号。中统五年，即1264年。②飧泄：病名。又名水谷利，指泄泻完谷不化。

【辨证思路及方法】本案患者因劳役饮食失节，损伤脾胃，加之忧思气结，肝脾两伤，以致中焦升降不调。《素问·阴阳应象大论》指出："浊气在上，则生膜胀。"张介宾《类经》注云："浊阴主降，阴滞于上而不能降，故为膜胀。"故"旦食则呕，暮不能食"。肝气郁结，故"两胁刺痛"。"其脉弦而细"，提示肝郁乘脾。

【用穴及操作分析】中脘穴为胃之募穴，六腑之会。灸中脘穴，可温补脾胃，升提中气，引清气上行，又可开胃进食，肥腠理。"以柴胡、升麻，苦平，行少阳阳明二经，发散清气，运行阳分，故以为君。生姜、半夏、豆蔻、益智，辛甘，大温，消散大寒，故以为臣。厚朴、木香、苍术、青皮，辛苦，大温，通顺滞气。当归、陈皮、人参，辛甘，温，调和荣卫、滋养中气。浊气不降，以苦泄之。吴茱萸，苦热泄之者也。气之薄者，阳中之阴。茯苓甘平，泽泻咸平，气薄，引导浊阴之气，自上而下，故以为佐使也。气味相合，散之泄之，上之下之，使清浊之气，各安其位。"故服木香顺气汤则诸症悉除。

张介宾艾灸结合服药治胀医案一则

张介宾（1563—1640），字会卿，号景岳，又号通一子。其先于明初军功世授绍兴卫指挥，迁浙江会稽。自刘河间及朱丹溪的火热论、相火论后，时人多滥用寒凉，致滋腻伤脾、苦寒败胃。张介宾私淑温补学派前辈人物薛己，针对朱丹溪之"阳有余阴不足"创立"阳非有余，真阴不足"的学说，创制了许多著名的补肾方剂。他认为朱丹溪的"阳常有余"与自己的"阳非有余"有本质上的区别。朱丹溪所指的是在病理状态下情欲妄动、相火炽盛之阳有余，并非指人体真阳而言。而张介宾所指的是真阳，阴平阳秘是代表人体体质盛衰的一个标志，真阳并非有余。真阴是阳气的根本，是阳气赖以存在的物质基础。"命门之火，谓之元气；命门之水，谓之元（真）精。此命门之水火，即十二脏之化源……而实皆真阴之用。"张介宾强调"真阴"在人体中的作用，并指出真阴之气本无余，所以真阴之病都是不足。阴胜于下者，原非阴盛，而是命门之火衰。阳胜于下者，原非阳盛，而是命门之水亏。他使阴阳、命门理论有了很大提高和发展。张介宾14岁随父进京，学医于京畿名医金英（梦石），得其传。他对《素问》《灵枢》有深入研究，经30载而著成《类经》32卷，又撰《类经图翼》《类经附翼》。晚年撰成《景岳全书》。其他著作亦不少。

原文：

余尝治一姻家子，年力正壮，素日饮酒，亦多失饥饱。一日，偶因饭后胁肋大痛，自服行气化滞等药，复用吐法，尽出饮食。吐后逆气上升，胁痛虽止，而上壅胸膈，胀痛更甚，且加呕吐。余用行滞破气等药，呕痛渐止，而左乳胸肋之下结聚一块，胀实拒按，脐腹膈闭，不能下达。每于戌、亥、子、丑之时^①，则胀不可当，因其呕吐即止，已可用下，凡大黄、芒硝、棱、莪、巴豆等药，及萝卜子、朴硝、大蒜、橘叶捣罨等法，无所不尽，毫不能效，而愈攻愈胀。因疑为脾气受伤，用补尤觉不便，汤水不入者，凡二十余日，无计可施，窘剧待毙，只得用手揉按其处。彼云肋下一点，按着则痛连胸腹，及细为揣摸，则正在章门穴也。章门为脾之募，为脏之会。且乳下肋间，正属虚里大络，乃胃气所出之道路，而气实通于章门。余因悟其日轻夜重，本非有形之积，而按此连彼，则病在气分无疑也，但用汤药，以治气病，本非不善，然经火则气散而力有不及矣。乃制神香散^②，使日服三四次，兼用艾火灸章门十四壮，以逐散其结滞之胃气，不三日，胀果渐平，食乃渐进，始得保全。（明·张介宾《景岳全书》）

【注释】①戌、亥、子、丑之时：相当于晚 21 时至凌晨 3 时。②神香散：《景岳全书》载神香散："治胸胁胃脘逆气难解，疼痛呕哕胀满，痰饮膈噎，诸药不效者，惟此最妙。丁香、白豆蔻（或砂仁亦可）二味等分为末。清汤调下五七分，甚者一钱，日数服不拘。若寒气作痛者，姜汤送下。"

【辨证思路及方法】本案少年饮酒，又多饥饱，脾胃渐伤。纵饭后胁肋大痛，亦当顾护中焦，中焦气机旋转则痛自除，此《金匮要略》人参汤之法也。然屡行行气化滞又加吐法，遂使中气更败。其或取效于一时者，乃少年生机旺盛，气机得以复旧之故，非药物之力也。本虚之证仍在，故其气不得尽转而乳胸胁之下结一块，胀实拒按，脐腹膈闭，不能下达。其病日得天阳相助故病轻，夜则气行更受制约故重，此病在气分之明证。其治当以艾火温散其气，兼进温运之品，使得中气自转，而病自愈。

【用穴及操作分析】凡病必在有虚之所，此内伤外感邪气发泄之机也。此证原由中气受伤而气机闭塞，故病气结于章门穴，正当虚里大络之所。章者，障也；门者，通运之意存焉，可见章门穴尤具通塞开郁之力。灼以艾火温散之外又具补意，颇合本证病机。兼进之神香散，虽为行气之品，然温补之意寓矣。

腹胀，主要表现为腹部胀大或胀满不适、腹泻、呕吐等。西医学认为，产生腹胀的主要原因有胃肠道胀气、腹水及腹腔肿瘤等。腹胀对应于西医学中的胃部下垂、急性胃扩张、肠麻痹及肠梗阻、胃肠神经症等病。

中医学认为其以脾胃气机不利、升降失常为病机。临床常以中脘、天枢、气海、足三里、内关等为主穴，疏理气机。

现多认为，病证属脾虚肝郁，清阳不升，浊阴不降，针灸临床一般按常规治疗，然罗氏并未以升清降浊之法直接调理气机，却以生发胃中之气为先，再投诸理气之药。这体现了其治病顾护正气之理念。

现代临床凡见胀满疼痛之症则云气滞血瘀，其治不外破气活血。然须知胀满疼痛之症，只应气不运行之机，而其因则不能测也。其中属虚者尤为古今医家所忽视，吉益东洞所言人参主心下痞硬，即此类证候之正治法也。

第二十八节 痞 证

杨继洲针治痞证医案二则

原文1:

戊辰岁，吏部观政①李邃麓公，胃旁一痞块如覆杯②，形体羸瘦，药勿愈。予视之曰：既有形于内，岂药力所能除，必针灸可消。详取块中，用以盘针之法③，更灸食仓④、中脘穴而愈。邃麓公问曰：人之生痞，与痃癖⑤、积聚⑥、癥瘕⑦是如何？曰：痞者，否也，如《易》所谓天地不交之否，内柔外刚，万物不通之义也。物不可以终否，故痞久则成胀满，而莫能疗焉。痃癖者，悬绝隐僻，又玄妙莫测之名也。积者迹也，挟痰血以成形迹，亦郁积至久之谓尔。聚者，绪也，依元气为端绪，亦聚散不常之意云。癥者，征也，又精也，以其有所征验，及久而成精萃也。瘕者，假也，又遐也，以其假借气血成形，及历年遐远之谓也。大抵痞与痃癖，乃胸膈之候，积与聚，为腹内之疾，其为上、中二焦之病，故多见于男子。其癥与瘕，独见于脐下，是为下焦之候，故常见于妇人。大凡腹中有块，不问男妇，积聚、癥瘕，俱为恶症，切勿视为寻常。初起而不求早治，若待痞疾胀满已成，胸腹鼓急，虽扁鹊复生，亦莫能救其万一，有斯疾者，不可俱乎！李公深以为然。（明·杨继洲《针灸大成·卷九》）

【注释】①观政：士子进士及第后并不立即授官，而是被派遣至六部九卿等衙门实习政事，这就是明代进士观政制度。②覆杯：倒置的杯子，形容痞块的形状。③盘针之法：针刺手法中的一种，得气后，将针扳倒，盘旋针体180°～360°，可加强针感和提高疗效。④食仓：经外奇穴，《医经小学》名血门穴，位于中脘穴左侧旁开3寸处。⑤痃癖：脐腹偏侧或胁肋部时有筋脉攻撑急痛的病证。⑥积聚：以腹内结块，或痛或胀为临床表现的病证。⑦癥瘕：多见于妇科，腹中结块，坚硬不移动，痛有定处为癥；聚散无常，痛无定处为瘕。

【辨证思路及方法】痞证是指腹内有形结块，现代临床所见之肝脾肿大，亦属痞证。本案患者胃旁有一痞块，有形痞块生于内，非药力可除，故服药不愈。惟有针灸行气活血、疏通经络可消其痞块。

【用穴及操作分析】本案取穴以块中穴为主（属阿是穴），运用盘针法，先将针刺入腧穴深部，待得气后，将针提至浅部，然后将针扳倒，使针身倾斜至15°～45°，盘旋针体，盘旋的角度为180°～360°。本法可使针下气至而调和，从而加强针感和提高疗效。食仓穴为经外奇穴，在中脘穴左侧旁开3寸，可活血化瘀、散结止痛。中脘穴，为胃之募穴，八会穴之腑会，可和胃气、理中焦、调升降。两穴位于痞块附近，用灸法可加强疏通经络、行气活血的作用。

原文2：

己卯岁①，因磁州一同乡欠俸资往取，道经临洛关，会旧知②宋宪副公。云：昨得一梦，有一真人至舍相谈而别，今辱故人相顾，举家甚喜。昨年长子得一痞疾，近因下第③抑郁，疾转加增，诸药不效，如之奈何？予答曰：即刻可愈。公愕然曰：非惟吾子得安，而老母也安矣。此公至孝，自奉至薄④，神明感召。予即针章门等穴，饮食渐进，形体清爽，而腹块即消矣。欢洽数日，偕亲友送至吕洞宾度卢生祠，不忍分袂而别。（明·杨继洲《针灸大成·卷九》）

【注释】①己卯岁：明神宗万历七年（1579）。②旧知：老朋友。③下第：指殿试或乡试没考中。④自奉至薄：指奉行节俭，对物质生活无所要求。

【辨证思路及方法】痞证，指腹内郁结成块。现代临床所见之肝脾肿大，亦属痞证。其形成的原因不外肝郁气结，瘀血停聚，或脾虚气郁，痞塞不通，积气留结，痰热壅遏等。此案患者痞证日久，加之情志抑郁，郁则气滞更甚，故痞证加重。肝之疏泄失职，气滞不行，痞证乃成。故杨继洲治以疏肝理气、调和脾胃，收效甚速。

【用穴及操作分析】章门穴属足厥阴肝经穴，为脾之募穴，又为脏之会，善治腹部诸疾，调和诸脏之失调。用之可疏肝健脾，以使气机升降有序。

韩贻丰针治痞证医案一则

原文：

韩贻丰治昝①中翰②如颖，病数日，二旬不食矣，已治木。韩视之，病色如灰，声低喉涩，瞳神黯然无光。私语其子曰：此甚难治。病者觉之，乃哀恳曰：我今年六十七矣，即死不为夭，但遇神针，而不一用而死，死且不瞑目，我生平好酒，而不好色，幸为我下一针。于是乃勉为用针，令卧床坦腹，拊③其脐下有一痞，周围径七寸，坚硬如石，乃以梅花针法，重重针之。又针其三脘，又针其百劳、百会，皆二十一针。针毕，令饮醇酒一杯，乃摇手曰：恶闻酒气已两月矣。强④之初攒眉，既而满饮如初。（清·魏之琇《续名医类案·卷十·痞》）

【注释】①昝（zǎn）：姓氏。②中翰：官名。内阁中书的别称。掌撰拟、记载、翻译、缮写。或由举人考授，或由特赐。③拊：通"抚"，抚摸，触摸。④强：勉强。

【辨证思路及方法】本案患者自诉生平好酒，病后两旬不食，面色灰暗，声低喉涩，瞳神黯然无光。查体：脐下有一痞，周围径7寸，坚硬如石。痞证是以胃脘部痞闷胀满不舒，却不痛，触之无形，按之柔软为临床表现的病证；积聚是腹内结块，或胀或痛的病证，积者有形，其包块固定不移，或痛有定处，多属血分病；聚则无形，其包块聚散无常，痛无定处，多属气分病。《医学入门》指出："积聚、癥瘕、痞满，皆太阴湿土之气。"本病病机为饮食内伤，脾失健运，湿浊不化，凝聚成痰，痰阻气滞，或风寒痰食与气血搏结，脉络壅塞，瘀结成块。

【用穴及操作分析】梅花针法重针局部，乃刺络放血之意，即"菀陈则除之"，瘀结之处血出则瘀结渐轻，若旧血不去，气即不行，则新血不至、不生；散瘀以通气，而后针其上脘穴、中脘穴、下脘穴、百劳穴、百会穴，方能速通经络、促散瘀结。三脘者，上、中、下脘之谓也。上脘穴当胃之上口。《针灸甲乙经》指出："饮食不下，膈塞不通，邪在胃脘，在上脘则抑而下之，在下脘则散而去之……寒中伤饱，食饮不化，五脏膜胀，心腹胸胁楛满胀，则生百病，上脘主之"。中脘穴，为胃之募穴、腑之大会，擅和胃健脾、通腑降气、行气活血。《备急千金要方》谓："中脘主腹胀不通……气积聚，腹中痛甚。"下脘穴，当胃之下口。唐代针灸名医甄权云："主小便赤，腹坚硬。"又《西方子明堂灸经》："主腹胃不调，腹内痛不能食，肠坚腹痛，胃胀痞块。"百劳穴，即大椎穴。《伤寒论》指出："太阳与少阳并病，头项强痛或眩冒者，时如结胸，心下痞硬者，当刺大椎第一间。"《古法新解会元针灸学》认为："此穴是督脉之结，统乎三阳而助卫气……实能补脑强神，且皮肤护肺，理三焦所属之各部，能医各种杂劳，不胜一一枚举，故又名百劳。"百会穴，通全身阳脉，擅通调一身之阳。督脉与任脉相接，故刺百会穴，亦能通任脉之气，散脐下之痞。

痞证，即痞满，主要表现为心下痞塞，触之无形，按之柔软，压之无痛。其对应于西医学中的慢性胃炎、功能性的消化不良、胃下垂等疾病。

痞证、疝瘕、积聚、癥瘕都有腹内有形结块的特点，临床上应该加以鉴别。

痞证泛指腹内肿块，由于气机阻滞不畅，痞塞不通而引起。疝瘕是脐腹偏侧或胁肋部时有筋脉攻撑急痛的病证。积聚是腹内结块，或痛或胀的病证；积属有形，结块固定不移，痛有定处，病在血分，是为脏病；聚属无形，包块聚散无常，痛无定处，病在气分，是为腑病，相当于西医学消化道肿瘤、泌尿系肿瘤、多囊肾等涉及腹腔脏器的多种疾病。痞与疝瘕是胸膈的疾病，积与聚为腹内的疾病，为上、中二焦的疾病，多见于男子；癥瘕为下焦疾病，多见于女子，涵盖了各种妇科良性肿瘤，是妇科常见病、疑难病，气聚为瘕，血瘀为癥。然而，无论痞块、疝瘕、积聚还是癥瘕，究其病因，总关乎气血两字，推之可动为气滞，推之不移为血瘀。临床上凡见腹内有肿块，多是复杂严重的疾病，所以千万不能大意，应及时给予治疗。

综上，临床上治疗腹内肿块，应辨其在气在血。癥积多胀痛并见，按之有形而坚硬，固定不移，属血；而痞块则虽觉胀满痞闷，但按之柔软而不硬痛，属气。痞证病在气分，病机关键为气机阻滞不畅。肝郁气滞，横逆犯脾，肝脾不和，故痞证常见腹部痞块、食少纳呆等症，治应疏肝健脾、肝脾同治。

所录案中，韩氏案病证似痞似积，从患者面色、精神以及痞块之坚硬如石来看，其病已入血分，当为积证。此乃酒食久伤胃肠，损伤络脉，中焦不运，气血不行，聚于伤重之处，日久成积所致，故治当破血消积、行气散结、健运脾胃。局部刺血拔罐，针中脘、下脘、天枢、气海、足三里、阴陵泉、血海、太冲、丰隆。

第二十九节　呃　　逆

魏之琇载他医灸治呃逆医案一则

原文：

娄东，吴大令梅顿先生弟也……因设酬劳之宴，劳倦愈甚。其夕，神昏肢倦，俄而发呃。沈曰：劳复发呃，当施温补无疑，虚气上逆，其热方张，恐汤药未能即降，须艾焫佐之为妙。一友于期门穴一壮即缓，三壮全除，调补而瘥。（清·魏之琇《续名医类案·卷十四·呃逆》）

【辨证思路及方法】 呃逆，古称为"哕"，主因气逆动膈，致喉间呃呃有声，声短而频，不能自控。凡三焦诸脏腑气机上逆或冲气上逆，均可动膈而发呃逆。本案患者因劳倦而发呃逆。病机为劳则伤脾，脾胃气虚，肝木克伐脾胃。治则为温补脾土，疏肝行气降逆。

【用穴及操作分析】 本案取肝之募穴期门穴，兼顾疏肝、健脾、理气之功效。期门穴为肝、肺二经之起止处，为调节气机升降之枢纽。又因期门穴近横膈，故艾灸数壮，缓急解痉，温补脾土，疏肝和胃，呃逆立止。

李用粹灸药结合治呃逆医案一则

李用粹（1662—1722），字修之，号惺庵，清初医学家。他崇尚《黄帝内经》，博采诸家；察病候疾，注重色脉；认为"脉法为投治之本"，且重视面部望诊，选药投剂，顾护脾胃；辨证施治，别具匠心，并于《证治汇补》中详细地教人以辨证之法。

李用粹于1687年撰成《证治汇补》，全书共8卷。

原文：

素君，素多劳动，因乘暑远行，遂胸臆①不宽，呃忒连发。八日以来，声彻邻里，自汗津津，语文断落，汤药遍尝，毫无效果。举家惶恐，特干余治。现症虽脉尚有根，况准头年寿，温润不晦，法令人中光泽不枯，若论色脉生机犹存，但徒藉汤丸，恐泄越之阳不返，潜伏之阴难消，当先用艾火灸期门三壮，并关元、气海诸穴，再煎大剂四君子汤②加炮姜、肉桂为佐，丁香、柿蒂为使，内外夹功。譬之釜底加薪，则蒸气上腾而中焦自暖，四大皆春，何虑阴翳之不散，真阳之不复耶？果一艾而呃止，再进而全愈，共骇为神奇。（清·李用粹《旧德堂医案》）

【注释】 ①胸臆：胸部，躯干的一部分。②四君子汤：《太平惠民和剂局方》载四君子汤："治荣卫气虚，脏腑怯弱，心腹胀满，全不思食，肠鸣泄泻，呕哕吐逆，大宜服之。人参（去芦）、甘草（炙）、茯苓（去皮）、白术各等分。上为细末。每服二钱，水一盏，煎至七分，通口服，不拘时，入盐少许，白汤点亦得。常服温和脾胃，进益饮食，辟寒邪、瘴雾气。"

【辨证思路及方法】 本案之呃逆相当于西医学的膈肌痉挛，"呃"描述症状，"逆"则是对病机的概括。总的来说，古代医家认为呃逆病位在胃，病机为胃气上逆，病因则有寒、热、虚、实、水气、瘀血、痰饮、伤食等。本案呃逆为虚实夹杂证。平素多劳动，加上乘暑远行，汗出很多，自汗津津为卫气虚。可以想见，患者卫气、阴液消耗，正气不足，卫外的力量减退，暑邪随之侵犯。一般而言，暑邪侵犯人体多见高热，本案没有提到高热，只是说胸臆不宽、呃逆连发，一种可能是暑热内伏脏腑，真热假寒；另一种可能是暑邪不盛，不见高热。本案用艾灸、炮姜、肉桂等温热之品治疗而愈，可知当为暑邪不盛。暑邪入于中焦，上下气机逆乱，故见呃逆。连续呃逆 8 天，声音很大是实的表现。呃逆病机为气机上逆，就脏腑而言，多为肝胃之气上逆。本案言患者平素劳动，气血损耗颇大，气血源于脾胃，可以想见其脾胃之不足。而五脏之气受损，久则必及于肾，故本案患者先天之精气亦当不足。虽有脾肾不足，而见呃逆声大 8 天，当为肝气有余所致。所以本案表面而言是肝气犯胃，气机上逆；实则为肾精不足，胃失温煦，肝阳失约，肝气犯胃。

【用穴及操作分析】 期门穴为肝经最后一个穴位，也是十二经循行最后一个穴位，是气血回归的门户，所以叫"门"；"期"指的是气血循行有固定规律，按时返回。期门穴是肝经和阴维脉的交会穴，功效有疏肝健脾、和胃降逆、解表散邪等。本案艾灸期门穴，双调肝胃，以治其标。继之艾灸关元穴、气海穴，关元穴关乎一身之元气，为男子藏精、女子蓄血之处，灸之可以温补肾精，从而温补脾胃，制约过盛之肝气；气海穴一可助关元穴补益元气，二可调理气机，使气不逆乱。肝属木，得火气易妄行，不可多灸，故本案仅用 3 壮以理肝气。关元穴、气海穴属任脉，多灸有升阴降阳之效，尤适用于年老者。

呃逆俗称"打嗝"。其病因有多种，包括胃、食管功能或器质性改变。其也可由外界物质、生化、物理刺激引起。呃逆持续 48 小时以上为顽固性呃逆。

呃逆，中医临床多见，是传统的针灸适应证之一。呃逆一般多由饱食之后感受寒邪，胃气上逆所致。本病治疗方法较多，如攒竹、内关、膈俞、足三里等穴均可治疗；甚或趁患者不注意，背后猛击一掌也可。总之，振动气机，即可令其恢复正常。在取穴上，通过对包括辨证组方、辨病选穴以及应用经验穴等的大量观察，现代临床筛选总结出多种有效穴方、多种穴位刺激方法（如常用的体针、针灸、指针、耳针、眼针等)，且都获得较为满意的疗效。

临床也可见久病呃逆，此多由久病而损及脾胃所致，治疗起来见效比较慢，且病情还会反复。如果是病情危重而突然间呃逆发作，可能预示着脾胃衰败，是临床危象，应当注意。

第三十节　膈　气

杨继洲针灸治膈气医案一则

原文：

壬申岁，行人①虞绍东翁，患膈气②之疾，形体羸瘦，药饵难愈，召予视之。六脉沉涩，须取膻中，以调和其膈，再取气海，以保养其源，而元气充实，脉息自盛矣。后择时针上穴，行六阴之数，下穴行九阳之数，各灸七壮，遂全愈。今任扬州府太守。庚辰过扬，复睹形体丰厚。（明·杨继洲《针灸大成·卷九》）

【注释】①行人：官名。掌接待诸侯及诸侯之上卿之礼。②膈气：病名，症状为胸胁逆满，咽塞，胸膈不通，噫闻食臭。多因寒温失节、忧患不时、饮食乖宜而致，乃阴阳拒格、胸膈痞塞而为病。

【辨证思路及方法】本案之膈气属于气病，西医学中的食管炎、食管狭窄、消化性溃疡、食管癌及贲门痉挛等均属本病范畴。究其病机，无出气结之外，或兼有痰凝、血瘀。其治理应调气散结、活血化痰。然膈气日久阻碍饮食，以致形体羸瘦，又兼本虚之候，故诊之六脉沉涩。本病为虚实夹杂之证，用药则攻补两难，相互掣肘。

【用穴及操作分析】本案之膈气属于气病，故杨氏取气病要穴膻中穴、气海穴，行补泻之法，理宗气同时补元气，攻补兼施，标本兼治。膻中穴为八会穴中的气会，亦为宗气之海，为气病要穴，可调气降逆、宽胸利膈；气海穴取意于元气之海，具有调补下焦气机、补肾虚、益元气之功。"六阴之数"为泻法，行气开滞而治其标；"九阳之数"为补法，培补元气而治其本；配以灸火可温经行气。两穴同用，补而不滞，泻而无虚。

　　膈气，主要表现为吞咽哽噎难下或入而复出，相当于西医学中的贲门痉挛、食管狭窄、食管炎、贲门癌等疾病。

　　中医学认为此病诱发不离气、痰、瘀等因素，当治以理气开郁、化痰消瘀，常用膻中、气海为主穴。

　　此外，值得注意的是，本病以气机阻滞实者偏多，然而亦有因气虚不行所致者。治病必求于本，实则行气，虚则补元气，若虚实夹杂，必须标本同治，元气之虚得补，宗气之滞得行，则阴阳之气相顺接，气病可除。所以，临床治疗上遣方用穴要切中病机方可有良效。

第三十一节　食　停

窦材灸药结合治食停医案一则

原文：

一人慵懒，饮食即卧，致宿食结于中焦，不能饮食，四肢倦怠。令灸中脘五十壮，服分气丸①、丁香丸②，即愈。（宋·窦材《扁鹊心书·卷中·痞闷》，另可见于《续名医类案·卷九·饮食伤》）

【注释】①分气丸：《太平惠民和剂局方》载木香分气丸："治一切气逆，心胸满闷，腹胁虚胀，饮食不消，干呕吐逆，胸膈痞满，上气不升降，并宜服之。木香、甘松（洗去泥）各一两，甘草（灸）六两，香附子十六两，蓬莪术（煨）八两。上为细末，水糊为丸。每服二十粒，煎生姜橘皮汤下，不计时。脾胃虚弱人最宜服。常服宽中顺气进食。"②丁香丸：《扁鹊心书》载丁香丸："治宿食不消，时发头疼，腹痛。丁香、乌梅肉、青皮、肉桂、三棱（炮）各二两，巴豆（去油）一两。为末，米糊丸黍米大。白汤下七丸。小儿三丸。"

【辨证思路及方法】本案为灸中脘穴配合服用分气丸、丁香丸治疗饮食停滞的验案。饮食水谷的消化有赖于脾胃气机的健运，脾胃气机健运则胃可受纳腐熟水谷，脾可将精微物质运化四旁，滋养五脏六腑及全身。又胃主通降，食物消化的糟粕由胃下降至大肠，不致停滞。本案患者性慵懒，食入即卧。卧则气机运行缓慢，有碍运化、腐熟水谷，以致食入则停滞于中焦脾胃，不能进一步消化。食停中焦则不能复饮食；日久则脾胃损伤，又脾主肌，故有四肢倦怠。其治当恢复中焦脾胃运化之机。阳主动，故以艾灸为治法，取位居中焦的中脘穴从阴引阳，治疗宿食停滞。

【用穴及操作分析】饮食停滞，病位在胃脘部。中脘穴为胃之募穴，可健脾和胃、通降腑气，治疗食停所致的胃脘痛、腹胀、纳呆。

食停，即宿食，表现为上腹痛、上腹胀、早饱、嗳气、食欲不振、恶心、呕吐等症状，类似于西医学中的功能性消化不良（又称消化不良）。

中医学理论认为其病机为食滞胃脘，宜以消食健脾为治则，以胃之募中脘、下合穴足三里、郄穴梁门为主穴，随症加减。亦可配合其他疗法，如耳针、毫针浅刺或王不留行籽贴压。

此外，现代有人以口服莫沙必利联合热敏灸天枢、中脘、关元、肝俞、膈俞、上巨虚治疗本病，发现其效果明显优于单纯口服西药。这提示艾灸可促进胃动力，加强胃排空。

第三十二节　反　　胃

王执中灸治反胃医案一则

原文：

有老妇人患反胃①，饮食至晚即吐出，见其气绕脐而转。予为点水分、气海并夹脐边两穴②。既归，只灸水分、气海即愈，神效。（南宋·王执中《针灸资生经·卷三·反胃》，又见于《续名医类案·反胃》）

【注释】①反胃：《黄帝内经》尚无其名，但有"三阳结谓之膈"之，嗣后历贤逐渐分明噎膈、反胃与关格之异同。《金匮要略》曰："脾伤则不磨，朝食暮吐，暮食朝吐，宿谷不化，名曰胃反。"《医贯》称："翻胃者，饮食倍常，尽入于胃矣。但朝食暮吐，暮食朝吐，或一两时而吐，或积至一日一夜，腹中胀闷不可忍而复吐，原物酸臭不化，此已入胃而反出。"②夹脐边两穴：系指肩俞穴或天枢穴。

【辨证思路及方法】本案为灸水分穴、气海穴、天枢穴治疗反胃的验案。反胃又名翻胃，多为幽门梗阻或胃内新生物所致。其特点为上腹部疼痛明显，朝食暮吐，暮食朝吐，食物在胃内停留时间较长。本证多由脾胃虚寒，胃失和降，或命门火衰，不能腐熟水谷所致。故王执中以灸水分穴、气海穴温补之。灸水分穴可温运脾胃、分利水谷、和中降逆，灸气海穴可温肾助阳，使脾胃阳气得充，故效神速。

【用穴及操作分析】水分穴当小肠下，至是而分清别浊。此穴善治腹中之病。《备急千金要方》称本穴为"中守"。中守水分者，守中之意也。其合气海穴疏畅气机，使清气上升、浊气下降，诸症自平。灸此二穴能消水肿，盖气海穴行气，水分穴利水之功也。

反胃，又称翻胃，主要表现为食入于胃不得化，反由胃出。其对应于西医学胃溃疡并发幽门部痉挛、幽门完全或不完全梗阻及胃神经症等。

中医学认为急性反胃多由邪盛所致，辨治较易；慢性反胃多因正虚，更须详察细辨，用药须轻灵，固护胃气，不悖"慢性病有方有守"之古训。如治疗因肿瘤毒瘀等致反胃者，宜合清热解毒、化瘀散结柔络之品。此外，患者应颐养情性，注意饮食起居。西医学多采用对症治疗，而中医针灸在反胃的治疗预防中具有西医学无法比拟的优势。

第三十三节　腹　　痛

罗天益艾熨治腹痛医案一则

原文：

罗谦甫治真定一士人，年三十余，肌体本弱，右胁下有积气，不敢食冷物，觉寒则痛，或呕吐清水，眩晕欲倒，目不敢开，恶人烦冗，静卧一二日，及服辛热之剂，则病退。延至初秋，因劳役及食冷物，其病大作，腹痛不止，冷汗自出，四肢厥冷，口鼻气亦冷，面色青黄不泽，全不得卧，扶几而坐。又兼咳嗽，咽膈不利，与药则吐，不得入口。无如奈何，遂以熟艾半斤，白纸一张，铺于腹上，纸上摊艾令匀。又以憋葱数枝，批作两片，置艾上数重。再以白纸覆之，以慢火熨斗熨之，冷则易之。觉腹中热，腹皮暖不禁，以绵三褉多缝带系之，待冷方解。初熨时，得暖则痛减，大暖则痛止，至夜得睡。翌日，再与对症药服之，良愈。（明·江瓘《名医类案·卷六·腹痛》）

【辨证思路及方法】本案身体素弱、不食冷物、觉寒则痛、呕吐清水、眩晕欲倒、恶人烦冗皆为阴寒内盛之象。阴寒凝滞气机，故见右胁积气。治疗此类病证，应以知养慎、培阳气、避寒凉为要。然本案之真定士人不知顾护阳气，以致羸阳受伤，群阴弥漫，而现一派阴象。值此之时，阳气受遏，不能运药，因而格拒。此时只有借助艾火，回阳破阴，方有一线生机，一旦真阳飞腾，阴阳离决，则性命可堪。

【用穴及操作分析】艾火具有温阳补火之力，正与本证病机契合，故用之。配合憋葱是取其辛温之力，意同仲景白通汤。二者配合，可谓互助互备。然回阳要突出脾肾阳气，往往注重脐下部位，以肾间动气存焉。如窦材治疗本类疾病往往注重关元穴、命关穴。本案则全腹着艾，效力更宏，故阳回阴散而愈。

腹痛，属脾胃肠病证，临床主要表现为胃脘至耻骨毛际部位疼痛，可分别表现为全腹痛、脐腹痛、小腹痛、少腹痛等。其相当于西医学的急慢性肠炎、胃肠痉挛、肠易激综合征（IBS）等疾病引起的腹痛。

中医学认为，腹内脏腑多，且为诸多经脉所过，故外邪、饮食、情志等均可导致有关脏腑气机不利或经脉气血不通，引起腹痛。临床上腹痛的分型为饮食停滞型、肝郁气滞型、寒邪内阻型、脾阳不振型。针灸治疗以任脉和足阳明胃经腧穴为主。

所录案中，罗氏择艾熨全腹，效宏力速。灸治是针灸疗法的重要组成部分，且能左右逢源，于温阳散寒、拔毒泻热都具有很好疗效。然现代以来往往忽视其作用，而将之作为一般保健手段，灸法治病的威力逐渐隐没。由本案观，正气虚弱，针药不适，唯有运用灸法方能收到良好效果，可见本法在一些疾病的特殊病程中具有其他疗法不可替代的作用。

<h1>第三十四节　便　　血</h1>

王执中灸治便血医案一则

原文：

《陆氏续集验方》治下血不止，量脐心与脊骨平，于脊骨上①灸七壮，即止。如再发，即再灸七壮，永除根本。目睹数人有效。予尝用此灸人肠风，皆除根本，神效无比。然亦须按其骨突处，酸疼方灸之，不疼则不灸也。（南宋·王执中《针灸资生经·卷三·便血》，又见于《续名医类案·卷十二·下血》）

【注释】①脊骨上：此指命门穴。

【辨证思路及方法】此案为灸命门穴治疗下血不止的效案。下血多因胃肠湿热挟风损伤阴络，使血液外溢无以收摄所致。然若下血不止，往往责之于脾肾之虚，此时只宜以温阳益气为治，断不可再行清利。俾其气足阳复，则自然能够祛邪外出，而永除根本。同时本案指出"须按其骨突处，酸疼方灸之，不疼则不灸也"，明确了揣穴的重要性，临床不可忽视。

【用穴及操作分析】命门穴，在腰部，当后正中线上第2腰椎棘突下凹陷中，是督脉之腧穴。督脉总督一身之阳气，令气循环不息，周流于五脏六腑及四肢百骸，如此则浊气不得留、血液不得瘀，又安有痔疾之患哉。故灸督脉穴常获奇效。《医学入门》指出："命门，主老人肾虚腰疼，及诸痔脱肛，肠风下血。"

罗天益灸药结合治便血医案一则

原文：

真定总管①史候男十哥，年四十有二，肢体本瘦弱，于至元辛巳，因收秋租，佃人②致酒，味酸不欲饮，勉饮三两杯，少时腹痛，次传泄泻无度，日十余行。越十日，便后见血，红紫之类，肠鸣腹痛，求医治之。曰：诸见血皆以为热。用芍药柏皮丸③治之，不愈。仍不欲食，食则呕酸，形体愈瘦，面色青黄不泽，心下痞④，恶冷物，口干，时欲烦躁，不得安卧，请予治之，具说其由。诊得脉弦细而微迟，手足稍冷。《内经》云：结阴者便血一升，再结二升，三结三升。经云：邪在五脏，则阴脉不和；阴脉不和，则血留之。结阴之病，阴气内结，不得外行，无所禀，渗入肠间，故便血也。宜以平胃地榆汤治之。

平胃地榆汤：苍术一钱，升麻一钱，黑附子（炮）一钱，地榆七分，陈皮、厚朴、白术、干姜、白茯苓、葛根各半钱，甘草（灸）、益智仁、人参、当归、曲（炒）、白芍药各三分。上十六味，作一服，水二盏，生姜三片，枣子二个，煎至一盏，去渣。温服，食前。此药温中散寒，除湿和胃，服之数服，病减大半。仍灸中脘三七壮，乃胃募穴，引胃上升，滋荣百脉。次灸气海百余壮，生发元气，灸则强食生肉。又以还少丹服之，则喜饮食，添肌肉。至春再灸三里二七壮，壮脾温胃，生发元气，此穴乃胃之合穴也。改服芳香之剂，戒以慎言语，节饮食，良愈。（元·罗天益《卫生宝鉴·卷十六·结阴便血治验》，另可见于《古今医案按·卷四·下血》《古今医统大全·卷四十二·下血》《医学纲目·卷之十七·心小肠部·诸见血门·下血》）

【注释】①总管：官名。此指管理地方专门事务的行政长官。②佃人：指租种官府或地主田地的农民。③芍药柏皮丸：《宣明论方》载芍药柏皮丸："治一切湿热恶痢，频年窘痛，无问脓血，并宜服之。芍药、黄柏各一两，当归、黄连各半两。上为末，水丸如小豆大，温水下三四十丸，每日兼夜五六服，忌油腻、脂肥、发热等物。"④心下痞：症状名，胃脘满闷，按之柔软不痛。

【辨证思路及方法】本案患者"肢体本瘦弱"，提示其脾虚。脾主四肢，脾虚不能输布气血濡养四肢，故患者肢体瘦弱。酒，味酸，入肝，《彭祖摄生养性论》中记载"酸多伤脾"，木乘土，脾乃伤，气机升降失调，不通则痛。秋凉饮冷酒，中寒蕴结，损伤脾阳，清气不升，又《素问·阴阳应象大论》指出"清气在下，则生飧泄"，故"泄泻无度"。脾统血，脾阳气亏虚，统摄无权，故便血。脾阳亏虚，中寒内蕴，故血色红紫、肠鸣、腹痛、面色青黄不泽、恶冷物、手足稍冷。中阳亏虚，气机升降失调，故心下痞、时欲烦躁、不得安卧。脉弦细而微迟，提示肝郁脾虚，内寒。

【用穴及操作分析】罗天益治以平胃地榆汤温中散寒、除湿和胃，加灸中脘穴、气海穴。中脘穴为胃之募穴、六腑之会。灸中脘穴可温补脾胃、升提中气、引清气上行，又可开胃进食、肥腠理。气海穴居脐下，为元气之海，灸之可大补元气、化生气血、滋荣百脉、长养肌肉。服还少丹，可温补脾肾、养心安神。至春，肝气生发之时，为防木乘土，灸足三里穴。足三里穴为胃经合穴、胃腑下合穴，"合治内腑"，灸之可补益脾胃。芳香之剂，可醒脾开胃。

杨继洲针灸治便血医案一则

原文：

辛未岁，浙抚①郭黄崖公祖，患大便下血，愈而复作，问其致疾之由？予对曰：心生血，而肝藏之，则脾为之统。《内经》云：饮食自倍，肠胃乃伤，肠澼②而下血，是皆前圣之言而可考者。殊不知肠胃本无血，多是痔疾隐于肛门之内，或因饮食过伤，或因劳欲怒气，触动痔窍，血随大便而出。先贤虽有远血、近血之殊，而实无心、肺、大肠之分。又有所谓气虚肠薄，自荣卫渗入者，所感不同，须求其根。于长强穴针二分，灸七壮，内痔一消而血不出。但时值公冗③，不暇于针灸，逾数载，升工部尚书，前疾大作，始知有痔隐于肛门之内，以法调之愈。至己卯复会于汶上④，云不发矣……若依古法而止灸三五壮，岂能得愈？是当量其病势之轻重而已。（明·杨继洲《针灸大成·卷九》）

【注释】①浙抚：指浙江巡抚。②肠澼：大便下血。③公冗：公务繁忙。④汶上：

县名，地处山东省西南部。

【辨证思路及方法】 本案患者大便下血反复发作。有多种因素可以引起大便下血，但杨继洲认为其病变的关键在于隐于肛门之内的痔核，只是因不同的因素触动痔核而引发。因此，治疗必须取局部之穴以疏通局部气血，从而达到治病求本的目的。

【用穴及操作分析】 长强穴位于肛门之上、尾骨尖下，为督脉之络别出之处，古今均将其当作治疗痔疾的要穴。取本穴针灸并用，以活血祛瘀、疏通经络，则痔消，便血自停。

便血，即大便时便中带血，或先便后血，或先血后便，属于"痔疾"范畴。其相当于西医学中的痔疮、直肠息肉、溃疡性结肠炎等疾病。

痔疾，是最常见的肛肠疾病，而便血属于内痔的常见临床表现。任何年龄都可发病，但随年龄增长，发病率增高。西医学认为痔疮一般只有通过手术才能痊愈。

中医学认为便血，属虚者，多因脾胃虚弱，脾不统血；属实者，多因肠道湿热，灼伤血络。一般在中脘、气海、足三里基础上取神阙、关元、天枢、隐白、太白、三阴交、阴陵泉、脾俞治疗。临床时根据辨证选取不同治则治法。

所录案中，杨氏针刺长强，配合艾灸 7 壮，内痔一消则血不出。针灸治疗既方便又经济。临床上对某种疾病确立了针灸处方、针灸补泻方法之后，要使针灸手法产生治病效应，就必须在得气、守气的基础上达到一定的刺激量，而刺激量的大小则主要由患者病情的轻重来决定。

第三十五节　痰

罗天益刺血结合服药治痰医案一则

原文：

参政[①]杨公七旬有二，宿有风疾。于至元戊辰春，忽病头旋眼黑，目不见物，心神烦乱，兀兀欲吐，复不吐，心中如懊憹之状，头偏痛，微肿而赤色，腮颊亦赤色，足胻冷，命予治之。予料之，此少壮之时，喜饮酒，久积湿热于内，风痰内作，上热下寒，是阳不得交通，否[②]之象也。经云：治热以寒。虽良工不敢废其绳墨，而更其道也。然而病有远近，治有轻重。参政今年高气弱，上焦虽盛，岂敢用寒凉之剂损其脾胃。经云：热则疾之。又云：高巅之上，射而取之。予以三棱针二十余处刺之，其血紫黑，如露珠之状，少顷，头目便觉清利，诸证悉减。遂处方，云：眼黑头旋，虚风内作，非天麻不能除。天麻苗谓之定风草，此草独不为风所摇，故以为君。头偏痛者，乃少阳也，非柴胡、黄芩酒制不能治。黄连苦寒酒炒，以治上热，又为因用，故以为臣。橘皮苦辛温，炙甘草甘温，补中益气为佐。生姜、半夏辛温，能治风痰，茯苓甘平，利小便，导湿热引而下行，故以为使。服之数服，邪气平，生气复而安矣。（元·

罗天益《卫生宝鉴·卷二十二·风痰治验》，另可见于《医学纲目·卷之十一·肝胆部·眩》）

【注释】①参政：官名。元代中书省设参政，位于平章政事，左、右丞之下，为丞相的副贰。②否：不通，壅塞。

【辨证思路及方法】本案患者宿有风疾，少壮之时，喜饮酒，故痰湿内生，久积湿热于内。风痰上扰，蒙蔽清窍，故头偏痛、微肿而赤色、腮颊亦赤色、头旋眼黑、目不见物；湿热内蕴，积于胸中，扰于心神，故心神烦乱、心中如懊憹之状；气逆不调，故兀兀欲吐、复不吐；湿热蕴结，阳郁不得达于下肢，故足胻冷。此上热下寒，阴阳不得交通、否塞不通之象也。

【用穴及操作分析】《素问·阴阳应象大论》指出"治热以寒"，虽良工不敢废其绳墨，而更其道也。然而病有远近，治有轻重。罗天益思患者"年高气弱，上焦虽盛，岂敢用寒凉之剂，损其脾胃。《灵枢·经脉》云：'热则疾之。'又云：'高巅之上，射而取之'"，故以三棱针点刺局部20余处，以清泻湿热、开窍明目。又以天麻半夏汤熄风化痰、清泻里热以治其本。

杨继洲针灸结合贴敷治痰证医案一则

原文：

壬申岁①，四川陈相公长孙患胸前突起，此异疾也。人皆曰：此非药力所能愈。钱诚翁堂尊②推予治之，予曰：此乃痰结肺经而不能疏散，久而愈高，必早针俞府、膻中，后择日针，行六阴之数③，更灸五壮，令贴膏，痰出而平。乃翁编修公甚悦之。（明·杨继洲《针灸大成·卷九》）

【注释】①壬申岁：明穆宗隆庆六年（1572）。②堂尊：即尊堂，尊称别人的母亲。③六阴之数：六为偶数，属阴。为针刺补泻法——九六补泻法的泻法。

【辨证思路及方法】本案症见胸前突起，古人多责之于痰结。痰之为病，变化百端，不可尽数。故张仲景有四饮六证之说，陈无择有内外三因之辨。惟王珪谓人之诸疾皆由乎痰，极言痰病之多矣。痰病多，治法亦多，然"见痰休治痰"（《格致余论》）当为治痰宗旨。庞安常云"不治痰而治气"，实为治痰之妙谛也。气本无形，故能无微不达。气畅液行，痰将安附焉？

【用穴及操作分析】本案以胸前突起为主症，不复有他症。只以俞府穴宽胸理气。俞府穴为肾经穴，邻璇玑穴，借其血气灵运，促本经之气输入内府，以条达内郁之气。膻中穴为气会，善于调气、理气，善治一切气病。治痰先治气，气畅液行则痰消。

杨继洲针灸结合治痰火医案一则

原文：

壬申夏，户部尚书王疏翁患痰火炽盛，手臂难伸。予见形体强壮，多是湿痰流注经络之中，针肩髃，疏通手太阴经与手阳明经之湿痰；复灸肺俞穴以理其本，则痰气

可清，而手臂能举矣。至吏部尚书①，形体益壮。（明·杨继洲《针灸大成·卷九》）

【注释】①吏部尚书：官名。吏部的最高长官，掌管全国官吏的任免、考课、升降、调动、封勋等事务。

【辨证思路及方法】痰证，泛指痰浊之邪滞留于体内所致的病证，包含较广。无形之痰湿阻于经络，手臂经脉不通，故手臂难伸。又患者身体强壮，故应诊断为痰火炽盛之实证，并非虚证。治疗上用局部取穴疏通手太阴肺经与手阳明大肠经之湿痰，同时配以灸肺俞穴以理其本，则痰气可清。

【用穴及操作分析】肩髃穴为手阳明大肠经之穴，因病变在手臂的手太阴肺经与手阳明大肠经，根据局部取穴原则可取此穴，目的在于疏通手臂之经络。《证治汇补·痰证》指出："脾为生痰之源，肺为贮痰之器。"故治痰当从脾着手以治其本。然而本案则从肺入手，灸肺俞穴，以理其本。因为本病病位在手太阴肺经、手阳明大肠经循行之处，此处湿痰当为肺失通调、痰湿停聚手臂所生，故其本应治肺。灸火可温通肺气，以助肺输布津液，使停聚成痰之水液得以温化，从而使病痊愈。

杨继洲针治痰证医案一则

原文：

己巳岁，蔡都尉①长子碧川公患痰火，药饵不愈。辱钱诚斋堂翁荐予治之。予针肺俞等穴，愈。（明·杨继洲《针灸大成》）

【注释】①都尉：官名。辅助太守主管军事。

【辨证思路及方法】本案之痰火证，属肺痨中的一种证型，西医学称之为肺结核。《红炉点雪》记载："夫痨者，劳也。以劳伤精气血液，遂致阳盛阴亏，火炎痰聚。因其有痰有火，病名酷厉可畏者，故今人讳之曰痰火也。"火为痰之本，痰为火之标，而阴虚则为致痰、致火之本。故对于痰火证，应以清痰、降火、滋阴为治疗大法。由外感风邪而引起的痫病称为风痫，多因肝经积热所致，发作时症见头强直视、不省人事，甚至牙关紧闭。

【用穴及操作分析】肺俞穴，位于第3胸椎棘突旁开1寸半处，是肺脏气血在背部的反映点，不仅可以反映肺脏气血的盛衰，而且可以接受针灸刺激，并通过其经络系统，对肺脏气血起调节作用，损有余而补不足，使人体气血阴阳维持动态平衡。《灵枢·五邪》指出："邪在肺则病皮肤痛，寒热，上气喘……取之膺中外俞，背三椎之旁，以手疾按之，快然，乃刺之。"肺俞穴具有调补肺气、补虚清热之功，主治呼吸系统疾病及与气有关的疾病，如肺胀、肺痿、瘰疬、胸满上气、哮喘、咳嗽、胸胁支满、痰盛失音等。

凌云针治痰证医案一则

原文：

里人病嗽，绝食五日，众投以补剂，益甚。凌曰："此寒湿积也。穴在顶，针之必晕厥，逾时始苏。"命四人分牵其发，使勿倾侧，乃针，果晕厥。家人皆哭，云言笑自如。顷之，气渐苏，复加补，始出针，呕积痰斗许，病即除。（清·张廷玉等《明史·卷二百九十九·列传第一百八十七·方伎·凌云传》）

【辨证思路及方法】本案之患者"病嗽"又兼"绝食"，此必实邪阻滞之证也。庸工不识，反以为虚而进补，邪气得助，疾病更甚。凌云慧眼独具，识得此证为寒湿积。然寒湿内积，必由阳气下陷不运。因"陷者升之"，故以顶部百会穴升阳举陷。阳气上升，寒湿亦升而蒙蔽清窍，故而晕厥。而后阳气运行，又复加补之，终能荡涤寒湿邪气而呕积痰斗许，则邪去气血和而愈。

【用穴及操作分析】百会穴位于人身之最高点，又名三阳五会，其升阳之力尤著。然其地位至高而有乾元亢九之弊，故非其证则当慎用之，或配下部穴位以缓其势。

吴鞠通载他医针药结合治痰证医案一则

原文：

汪室女，十七岁，伏暑夹痰饮，与三仁汤①重加半夏、广皮，屡效而热不退，痰不除，右脉微结，中有痰块堵塞隧道。因延郏芷谷兄针中泉穴，紫血出后，继咳老痰二口。以后用药无不见效，半月后伏暑痰饮皆愈矣。（清·吴鞠通《吴鞠通医案·卷三·痰饮》）

【注释】①三仁汤：《温病条辨》载："头痛恶寒，身重疼痛，舌白不渴，脉弦细而濡，面色淡黄，胸闷不饥，午后身热，状若阴虚，病难速已，名曰湿温。汗之则神昏耳聋，甚则目瞑不欲言，下之则洞泄，润之则病深不解，长夏深秋冬日同法，三仁汤主之……三仁汤方：杏仁五钱，飞滑石六钱，白通草二钱，白蔻仁二钱，竹叶二钱，浓朴二钱，生薏仁六钱，半夏五钱。甘澜水八碗，煮取三碗。每服一碗，日三服。"

【辨证思路及方法】一般认为，伏暑是感受暑湿之气，迨至深秋或入冬，复感当令之邪而诱发。故发病之初必有卫分证，卫气同病、卫营同病者，且暑热证候突出。病变所及部位、脏腑，主要是卫表、肺、胃、肠、胆等。若邪舍营分，热逼血分，也可出现神昏、斑疹、出血等危重症状。伏暑是由暑湿之邪引起而发于秋冬季节的急性热病。其发病急骤，病势既重又缠绵难愈；初起寒热不规则，有发热、心烦、口渴、脘痞、苔腻等暑湿之邪内蕴外发的临床表现。应注意其与暑温、暑湿、湿温的鉴别。本病为伏暑夹痰饮，吴鞠通以三仁汤化湿清暑，重用半夏、广陈皮理气化痰，方证相应，故屡效。患者热不除，反复发作，右脉微结，可知腹内当有痰块堵塞。

【用穴及操作分析】此中泉穴与"吴鞠通载他医针药结合治中风医案一则"中的中泉穴当为同一穴，即海泉穴。患者腹内痰块堵塞，则经脉气血不利，气滞血瘀，故刺中泉穴见紫血。中泉穴可治重舌肿胀、热极难除、呃逆、舌肿痛、喉闭等。郏芷谷取中泉穴放血，意在通利隧道以利气行，并泻血除热。泻血之后，患者气利痰出。

痰证，泛指痰浊之邪滞留于体内的病证。痰有广义和狭义之分。西医学中无与其完全对应的病名，根据不同的症状表现，可将其部分归入肺炎、急慢性支气管炎、关节炎等。

所录案中，罗氏在遵循经旨的基础上，考虑到患者年老体虚，不用寒凉药物，以防攻伐脾胃，变生他病，而采用局部点刺放血，合以辛温之剂以熄风化痰及苦寒之剂酒炒、去性留用以祛内热。罗氏针药合用，并用法精妙，值得参悟。

杨氏针灸结合贴敷治痰证一案之胸前突起证现多认为由痰结经络所致，故治以行气化痰为主，多取膻中、气海、丰隆、肺俞、曲池、足三里等穴。其从经络辨证上可辨为痰结肺经，痰气凝结于胸前，日久突起。杨氏治疗以行气为主。胸前突起责之于痰结肺经，局部取俞府，复取膻中，意在行气化痰，针用泻法，并以艾灸温通散结。现代治疗中以局部取穴为主，配远部取穴，可针灸并用。

杨氏针灸治痰火一案，以肺为本进行治疗，为何？因肺失通调，痰湿停聚于肺经，若肺气通调，则津液输布，停聚之痰便得以温化。故治痰应当清楚其辨证，且必须明白其根本。《景岳全书·痰饮》曰："无处不到而化为痰者，凡五脏之伤皆能致之。"五脏不调皆可导致痰证。然而脾为生痰之源，为本；肺为储痰之器，为标，故临床上治疗痰证一般从脾和肺着手。

杨氏针治痰证一案之痰火证，多由先天禀赋不足、外邪侵袭、饮食劳倦所伤、房劳过度等导致。治疗痰火证多取上背部、胸脘部和下肢足阳明胃经穴以宣肺健脾抗痨；取小腹部任脉穴和下背部肾俞等穴以益肾抗痨。治疗时以膏肓、肺俞、魄户、大椎、身柱为主穴。脾胃虚弱者加四花（膈俞、胆俞）、中脘、足三里；肾阴亏乏者加肾俞、腰眼、关元、气海、中极；痰多湿重者加丰隆。对本证要重视预防，及早治疗。

凌氏案之病证，"众投以补剂，益甚"。古语云"大黄救人无功，人参杀人无过"，现代亦是。不论虚实，动辄进补，医者但求无过、不求有功者比比皆是。所处者往往隔靴搔痒，以致攻下、涌吐、灼艾等良法渐衰。孰不知病有阴阳虚实，其治更称泾渭分明。然惧峻药、畏猛法亦人之常情也，进退两难，令人一叹！

吴氏案之痰证乃伏暑发病，根据所伏邪气及邪气所伏部位层次不同，可以分为两大类，一类是暑季感受暑湿之邪，伏于气分，至深秋冬月而发，病变以气分暑湿郁蒸为主，即卫气同病；一类是暑季感受暑热之邪，伏于营分而发，或因素体阳盛，暑湿之邪随人身之气而变，化燥化火，入营而发，病变则以营分暑热炽盛为主，即卫营同病。待卫分证消失后，前者易转为暑湿郁阻少阳证，后者易转入脾胃。伏邪，一般自里出外为顺，反之则逆。治法以清暑化湿为主，取天枢、中脘、足三里、阴陵泉、三阴交、内关、公孙；卫气同病则兼以解表，加合谷、大椎、曲池、少商；卫营同病则加血海、膈俞、太冲、太溪、外关、十二井、大椎；邪阻少阳，加阳陵泉、风池、侠溪、太冲、合谷；暑湿之邪阻于肠道，加上巨虚、下巨虚。因本病发作急骤，病重难除，当兼顾他法以治之。

第三十六节 虫 积

李明甫砭针治诸虫医案一则

李明甫，东阳人，善医，尤精针法。余不详。

原文：

义乌令^①病心痛，垂死。明甫视之，曰：有虫在肺下，药所不及，惟砭乃可，然非易也。谬谓于背上点穴，密取水以噀^②之，令方惊而针已入。曰：虫已死矣。既而腹大痛，下黑水数升，虫亦去，遂愈。（清·魏之琇《续名医类案·卷二十二·诸虫》）

【注释】①令：官名。县令。②噀：含在口中而喷出。

【辨证思路及方法】本案之虫积，相当于西医学肠寄生虫病。常见的腹痛吐蛔之显症，易被医患所察，由虫积而变生之诸疾，则难为医者辨识。故张景岳尝曰："虫之为病，人多有之，由于化生，诚为莫测。"（《景岳全书·卷之三十五·天集杂证谟》）治疗时，应结合患者生活起居，追溯病史，细察兼症等以求印证，从中探索病机所在。虫积之证，"终是脏气之弱，行化之退"（《景岳全书·卷之三十五·天集杂证谟》）而致，故罹其证者大多脾胃虚弱，中州失运，亟当以调补脾胃，使中气得复为主。

【用穴及操作分析】砭石疗法是用石头治病的一种古代中医疗法，也称为砭术或砭疗。"砭"，《说文解字》云："以石刺病也。"用于治病的石头，被称为砭石或砭具，它是人类最早的医疗器械。《素问·异法方宜论》："东方之域，……其病皆为痈疡，其治宜砭石，故砭石者，亦从东方来。"本案患者患心痛，医生认为"虫在肺下"，针刺前密取水喷于背上并突然进针，用肯定的语言暗示患者"虫死病愈"，同时用砭石点按局部背俞穴，以激发经气，从而获得了满意的疗效。

本案之虫积，现代多指腹腔脏腑的寄生虫病，表现为剑突下突发强烈的阵发性绞痛或钻顶痛，可向肩胛间区或右肩放射，部分患者伴有恶心呕吐，继发感染时有发热、白细胞计数增高等。其相当于西医学胆道蛔虫病。

中医学认为其病机为蛔虫拥塞胆道，治宜疏利肝胆、行气止痛。针灸治疗此病有一定的效果，常用主穴有迎香透四白、阳陵泉、百虫窝、胆囊、足三里等。

李氏案中治法先转移注意力，后针刺胆俞穴，引起胆道痉挛，致使蛔虫排出体外。在医患相互配合的治疗过程中，医者还应注意辅以必要的语言诱导，只有这样才能取得预期的心理及生理效应。如《素问·调经论》云："按摩勿释，出针视之，曰我将深之，适人必革，精气自伏，邪气散乱，无所休息，气泄腠理，真气乃得。"

第三十七节　咳　　嗽

沈括灸治咳逆医案一则

苏轼（1037—1101），字子瞻，号东坡居士，北宋文学家、书画家。他学识渊博，且精通医药，《四库全书简明目录·卷十·子部五·医学类》："二人（苏轼、沈括）皆不医名，而皆能通医理。"苏轼献出自己得到的秘方，筹集公款，并拿出自己的积蓄建立病坊，为民防治疾病。此外，他对气功、养生术都有研究，强调人要健康长寿，要劳逸得当。

沈括（1031—1095），字存中，号梦溪丈人，北宋科学家、改革家。著有《梦溪笔谈》。其博学多才，精通天文学、数学、物理学、化学、地质学、气象学、地理学、农学和医学。

沈括与苏轼二人合著《苏沈良方》，此书体裁近似医学随笔，广泛论述医学各方面问题。书中所载疾病多附以验案，且治疗方药多经作者耳闻目睹后所辑，简便易行且较为可靠，有一定临床参考价值。此外，本书对本草性味、采集、配伍、剂型也有精辟的论述。

原文：

予族中有病霍乱吐痢，垂困①，忽发咳逆，半日之间，遂至危殆。有一客云："有灸咳逆法，凡伤寒，及久疾得咳逆，皆为恶候，投药不效者，灸之必愈。"予遂令灸之。火至肌，咳逆已定。元丰间，予为鄜延②经略使，有幕官③张平序，病伤寒已困，一日官属④会饮，通判延州陈平裕忽言："张平序已属纩⑤，求往见之。"予问："何遽⑥至此？"云："咳逆甚，气已不属⑦。"予忽记灸法，试令灸之。未食顷，平裕复来，喜笑曰："一灸即差。"其法：乳下一指许，正与乳相直，骨间陷中，妇人即屈乳头度之，乳头齐处是穴。艾炷如小豆许，灸三壮。男灸左，女灸右，只一处，火到肌即差。若不差，则多不救矣。（宋·苏轼、沈括合纂《苏沈良方·卷第五·灸咳逆法》）

【注释】①垂困：意同垂危，谓极其危险。②鄜（fū）延：路名。宋康定二年（1041）分陕西路地置鄜延路经略安抚使。治所在延州（后升延安府，今延安市）。辖境相当今陕西宜君、黄龙、宜川以北，吴堡、大里河、白于山以南的地区。③幕官：即幕僚，指军政主官的辅佐人员。④官属：主要官员的属吏。⑤纩：丝绵也，疾病临危的代称。⑥遽：急迫。⑦属：继续、连接。

【辨证思路及方法】咳逆即气机上逆之咳嗽，大体分为外感和内伤两大类。本案之咳逆系因伤寒霍乱吐痢，或者久病不已，大伤胃气，胃气将绝所致。脾胃为气机升降之中枢，脾气以升为健，胃气以降为顺。胃气足，则其气自降，虚则无力下降。此患者胃气大伤，故气机不降反逆，上冲喉间，引起咳嗽。如不及时降逆护胃，不久即当转为咳嗽声低无力、呼多吸少、四肢厥冷、口唇发绀，病情危笃。急当平降逆气以治标，标去再图治本。

【用穴及操作分析】本案患者忽发咳逆，然疾病病位在胃。因其伤寒日久，元气已虚，胃气不足，故胃腑通降无力。胃腑为人身重要的气机下行通道，下行不得则气机上逆而咳。乳根穴位于乳房下缘根部，胃脘上方。《玉龙赋》云："乳根、俞府疗会嗽痰哮。"可知乳根穴有止咳降逆之力。

窦材灸药结合治咳嗽医案一则

原文：

一人暑月饮食冷物，伤肺气，致咳嗽、胸膈不利，先服金液丹百粒，泄去一行，痛减三分，又服五膈散①而安。但觉常发，后五年复大发，灸中府穴五百壮，方有极臭下气难闻，自后永不再发。（宋·窦材《扁鹊心书·卷下·膏肓病》，另见于《续名医类案·卷九·饮食伤》）

【注释】①五膈散：《扁鹊心书》载五膈散："治肺伤寒，误服凉药，冰消肺气，胸膈膨胀，呕吐酸水，口中如含冰雪，体倦减食，或成冷劳，胸中冷痰，服此皆效。人参、黄芪（灸）、白术、麦冬、官桂、附子（炮）、干姜（炒）、远志（去心）、台椒、北细辛、百部（去芦）、杏仁各等分。共为末。水煎服四钱。"

【辨证思路及方法】本案患者暑月形寒饮冷，以致损伤肺气。其辨证中，以暑月饮冷最有借鉴意义。盖暑天病咳嗽易使医者有热气伤肺的误判，《续名医类案》注云"世医不审病因，动云暑月热气伤肺，一派寒凉，致水气不消，变成大病"，可见类似情况误人不少。究其原因，或为医者有思维定式，认为暑月病咳多为时令邪热；或为问诊时，患者不以饮食冷物为致病原因而未曾提及。医者应以此为戒，于问诊时多加留心。本案中，窦材辨证以饮食冷物为核心，故治疗均以补益阳气为纲。

【用穴及操作分析】本案患者病起于饮食冷物。肺手太阴之脉"起于中焦，下络大肠，还循胃口，上膈，属肺"，即肺经首先与胃发生联系，禀受中焦脾胃之气后，方上膈属肺。中焦受冷饮食，则无以上温肺，其寒气亦缘肺经而上，故致咳。中府穴为肺经"从肺系横出腋下"之后的第一穴，手太阴肺经属阴，腑者属阳，中府穴为手太阴肺经从阴出阳之处，能调节该经阴阳之枢机。《灵枢·五邪》指出中府穴、肺俞穴配合可治疗"皮肤痛，寒热，上气喘，汗出，咳动肩背"。故灸中府穴可祛除肺脏之寒气，使寒邪从阴出阳，借道与太阴相表里之阳明，从大肠以下气的形式排出体外。寒既去则咳嗽得愈。本案从辨证、选穴到治疗，均以经络循行理论为纲，中规中矩。

王执中针治咳嗽医案一则

原文：

若暴嗽①，则不必灸也。有男子忽气出不绝声，病数日矣。以手按其膻中穴而应微，以冷针②频频刺之而愈。初不之灸，何其神也。（南宋·王执中《针灸资生经·卷

四·咳嗽》，另可见于《续名医类案·卷十四·呃逆》

【注释】①暴嗽：病名。指猝然发作的咳嗽。见《肘后备急方》。②冷针：即单纯的针刺，与温针相对。

【辨证思路及方法】本案之暴嗽为邪束于肺，导致胸膈不利，气逆于上。此时若再予灸疗，则更助阳气上行。理应清肃肺气，使肺之宣发肃降功能恢复正常。俾气机复常、上下通降，则肺气自清、升降有常，而其疾自愈。

【用穴及操作分析】膻中穴，属任脉，为八会穴之气会，强于调理气机，可用于治疗咳嗽、气喘、胸闷、心痛等胸中气机不利所致的病证。因发病急，暴嗽初起，不与之灸，故采用冷针进行频刺。医家应谨记。

王执中灸治咳嗽医案一则

原文：

灸咳逆法：乳下一指许，正与乳相直，骨间陷中，妇人即屈乳头度之，乳头齐处是穴，炷如小豆许，灸三壮，男左女右，只一处，火到肌，即瘥。《良方》云：族中有霍乱吐痢垂困，忽发咳逆，遂至危殆。与郦延陈中裕病伤寒，咳逆甚，气已不属，皆一灸而愈云。凡伤寒及久病，得咳逆，皆为恶候，投药不效者，灸之必瘥，若不瘥，则多不救。（《必用方》云："哕者，咳逆也。"见呕哕。）（南宋·王执中《针灸资生经·卷四·咳逆》）

【辨证思路及方法】咳逆一证，其标在肺虽一，然所涉脏腑则较为复杂。其中，尤以肺、胃关涉最深，遣方用穴不可不知。肺手太阴之脉"起于中焦，下络大肠，还循胃口，上膈属肺"，即肺经首先与胃发生联系，禀受中焦脾胃之气后方上膈属肺。本案中所指应为足阳明胃经之乳根穴。中焦脾胃为气机之枢纽，灸乳根穴可温助中焦、调理中焦气机。枢纽得转，则全身气机可调。

【用穴及操作分析】乳根穴，属足阳明胃经，可通乳化瘀、宣肺理气。本案之辨证选穴特色在于注重调理中焦气机，执中焦而运四旁，进而舒畅全身气机。

王执中灸治咳嗽医案一则

原文：

施秘监尊人，患伤寒咳甚，医告技穷。施检《灸经》，于结喉下灸三壮即瘥，盖天突穴也。神哉！神哉！（南宋·王执中《针灸资生经·卷四·咳逆》，另可见于《续名医类案·卷一·伤寒》）

【辨证思路及方法】咳嗽一病，虽《黄帝内经》有言"五脏六腑皆令人咳"，但纠其病因不外乎两种——外感和内伤。治疗各种类型的咳嗽，都应遵循祛邪止咳、扶正补虚、标本兼治的原则。治疗咳嗽的关键在于理气化痰、润肺利咽。《素问·气府论》指出："任脉之气所发者二十八穴，喉中央二。"此处行针，可使针感沿任脉循行扩散，上可至鼻窍，下可至胸膈。

【用穴及操作分析】据《灵枢·经脉》可知，除手厥阴、足太阳经外，其他经脉循行过程中都分别或挟咽，或循喉，或入喉。天突穴隶属任脉，任脉入咽喉，且其位置近于咽喉。故针刺天突穴可疏导咽喉及肺系气血，达到降气止咳的目的，可用于治疗咳吐脓血、喉痹、瘿瘤等病证。灸法可温经散寒通络，驱逐寒邪于外。

陈自明灸治痢后咳逆医案一则

陈自明（1190—1272），字良甫（一作良父），宋代医家。

陈自明在妇科方面，以五色辨别带下病，为后世诊断带下病的先驱；提倡晚婚，反对多产；专设胎教一门；提出合理堕胎及优生的观点；提出妊娠伤寒用药宜清凉、病退则止等许多特有的治则，并提出了妊娠禁忌药。他在外科方面的治疗观念为：证治重整体，对于痈疽的治疗，外用针灸泻毒气，内服汤药定脏腑；外治重灸法，提出痈疽初起均宜艾灸，灸法可以使邪毒外泻，气血流动，疮毒消散，且早施灸法还可预防痈疽；治疗疮疽，内服应该调理为"水谷之海""气血之源"的脾胃；辨脓重触诊，辨别痈疽是否成脓，是确立治疗方法的前提和基础。

陈自明著作有《妇人大全良方》24 卷（1237）、《外科精要》3 卷（1263）。

原文：

又尝治许主簿[①]，痢疾愈后，咳逆不止，服诸药无效。遂灸期门穴，不三壮而愈。（南宋·陈自明《妇人大全良方·妇人痢后呕哕方论第十一》，另可见于《续名医类案·卷十四》）

【注释】①主簿：官名。各级主官属下掌管文书的佐吏。

【辨证思路及方法】本案患者之咳逆，病本不在肺。其病机为久痢伤及脾胃，以致中焦气机升降失调；加之肺与大肠相表里，久痢必直伤肺气，故咳逆不止。其治宜调理中焦气机，中焦气机复常、脾胃复运，则金有所本、气有所归，而其痢亦必自愈。

【用穴及操作分析】肝主疏泄，期门穴为肝之募穴，具有开达气机之功，其中又蕴抑木扶土之意。灸之可以调达气机，降逆止咳。

咳嗽是肺系疾病的主要症状。"咳"指有声无痰，"嗽"指有痰无声，临床一般声痰并见，故并称咳嗽。根据发病原因，可将其分为外感咳嗽和内伤咳嗽两大类。外感咳嗽是由外邪侵袭引起；内伤咳嗽则为脏腑功能失调所致。其相当于西医学的上呼吸道感染、急慢性支气管炎、支气管扩张、肺炎、肺结核等。

沈氏案之患者久病伤寒，已至危困，说明患者元气大衰。病根不去，正衰不复，脾胃将疲，胃气将绝。咳逆一发，胃气衰绝尤速，病亟危。此处取"足阳明脉气所发"之穴乳根重灸，一则平冲降逆，二则大补足阳明脉气，实为绝妙。若以咳逆为肺之病，仅取降逆止咳之法，或能止一时之咳，而胃气不复，终将衰绝。

窦氏灸中府治愈日久咳嗽。现代研究中，有学者以人体热辐射测试仪检测患者肺经穴区直径 1cm 范围内的温度，结果显示，所有被诊断为肺热证、肺寒证及肺阴虚证的患者，尺泽、中府两穴的左右温差较其他穴左右温差更为明显。这一研究以现代科学技术验证了经穴在诊断上的特殊作用，并为针灸治疗肺系疾病提供了理论支持和指导。

王氏治咳嗽所用之乳根，现代临床上多联合其他穴位治疗乳腺增生、急性乳腺炎、乳汁缺少症等乳腺外科疾病。因乳根下有肺脏等脏器，故针刺时应注意角度。

王氏还采用灸天突法治疗咳嗽。从西医学看，采用灸天突的疗法，可暂时阻断局部周围神经的传递冲动，减弱神经系统对呼吸道黏膜刺激的兴奋性，从而使呼吸道的痉挛性紧张度下降。

陈氏只取期门一穴，灸之，咳逆立愈。现代临床常取列缺、合谷、肺俞、足三里、太冲，调理肺、胃、肝之气机。

第三十八节　气　　短

王执中灸治气短医案一则

原文：

予旧多病，常苦气短。医者教灸气海，气遂不促。自是每岁须一二次灸之，则以气怯①故也。（南宋·王执中《针灸资生经·卷一》）

【注释】①气怯：气弱。

【辨证思路及方法】本案之气短，当属气虚所致，故当以益气补虚为治。然又不可不知气短有因实邪阻滞不通而致者，其证治与此殊途，临床不可不辨明。

【用穴及操作分析】气海穴在下腹部，脐中下1寸半前正中线上。气海穴属任脉之经穴，为肓之原穴，因人体先天元气会聚处而得名。凡与气密切相关及虚弱的疾病，均可取气海穴，《胜玉歌》记载："诸般气症从何治，气海针之，灸亦宜。"气海穴主一身气机，有疏导任脉、调理气机之功，故灸气海穴，可培补元气、调补冲任，使疾病痊愈。

气短，表现为呼吸急促、气不相续，可伴有咳嗽、胸闷、心慌等。其相当于西医学慢性肺源性心脏病的早期症状。

所录王氏案以灸气海治本证之理，古今没有太大变化。气海穴的常见适应证为：养生保健；遗尿、尿闭、遗精、阳痿、早泄、不育、月经不调、痛经、经闭、崩漏、阴挺、产后恶露不止、不孕等泌尿生殖系统病证；腹胀、腹痛、呃逆、呕吐、完谷不化、久泻久痢、大便不通等消化系统病证；中风脱证、中暑脱证、厥证等神志病证；疝气、腰痛、惊风、霍乱、臌胀、癥瘕、奔豚气、形体羸瘦、四肢乏力等其他病证。

气海之古今医籍记载差异如下：古籍记载其可用于咽嗌、噎、胁痛、痔、疝癣、关格、气结、浮风及伤寒等病证；现代文献记载其可用于膀胱炎、子宫内膜炎、盆腔炎、不育、前列腺炎、肝硬化、胆绞痛、肠麻痹、肠梗阻、脱肛、手术后腹胀、高血压、眩晕、水痘、小儿囟门不合等。

第三十九节 哮 喘

王执中灸治哮喘医案二则

原文1：

有贵人久患喘，夜卧不得而起行，夏月亦衣夹背心。予知是膏肓病[①]也，令灸膏肓而愈。（南宋·王执中《针灸资生经·卷四·喘》）

【注释】①膏肓病：病证名。指危重病证。《左传·成公十年》载："疾不可为也，在肓之上，膏之下，攻之不可，达之不及，药不至焉。"膏肓部位有指为膈中者。《外台秘要·五膈》："膈中之患，名曰膏肓。"指劳嗽。《杂病源流犀烛·咳嗽哮喘源流》载："又有肺劳热，生虫如蚕，咳逆气喘，谓之膏肓病。"指冷劳。《扁鹊心书》载："人因七情六欲，形寒饮冷，损伤肺气，令人咳嗽，胸膈不利，恶寒作热……此乃冷气入于肺中，侵于膏肓，亦名冷劳。"可用全真丹、金液丹等方。

【辨证思路及方法】本案中疾病相当于西医学的哮喘病，本病之基本病因为痰饮内伏。成年者多由久咳而形成；亦有因脾失健运，聚湿生痰，或偏嗜咸味、肥腻，或进食虾蟹鱼腥，以及情志、劳倦等，而引动肺经蕴伏之痰饮者。辨证可分实证和虚证。本案中由患者"久患喘"，可知其属喘之虚证。痰壅气道，胸膈不利，平卧时呼吸更加不顺畅，故患者"夜卧不得"；又患者"夏月亦衣夹背心"，推测患者是因形寒饮冷，损伤肺气，胸膈不利。故王执中诊为"膏肓病"，即冷劳，故灸膏肓可愈。

【用穴及操作分析】膏肓穴，在背部，当第4胸椎棘突下旁开3寸。主治咳嗽、气喘、肺痨之虚损证。灸治膏肓穴可补益肺气。本病辨证明确，故灸膏肓穴可取效。

原文2：

若不因痰而喘者，当灸肺俞。凡有喘与哮者，为按肺俞，无不酸疼，皆为谬刺肺俞，令灸而愈。亦有只谬刺不灸而愈，此病有浅深也。舍弟登山，为雨所搏，一夕气闷，几不救，见昆季[①]必泣，有欲别之意。予疑其心悲，为刺百会，不效，按其肺俞，云其疼如锥刺，以火针微刺之，即愈。因此与人治哮喘，只谬肺俞，不谬他穴。惟按肺俞不疼酸者，然后点其他穴云。（南宋·王执中《针灸资生经·卷四·喘》，另可见于《续名医类案·卷十四·喘》及《杂病广要·脏腑类·喘》）

【注释】①昆季：兄弟。

【辨证思路及方法】本案患者登山淋雨后，邪从皮毛而入。邪中人体，首先入络，寒邪壅滞于肺络，导致肺之宣发肃降功能失常，而发气闷等症状。邪壅于肺，肺俞穴为肺之背俞穴，故在肺俞穴处可有刺痛感。缪刺法可用于各种急性局限性疼痛，如咽痛、喉痹、头痛、软组织损伤疼痛；以及各种新病、络脉病变，如外感热病、中暑、晕厥等。凡身形有病痛，脉象无显著变化，病在络脉者，可用本法。取穴时可选对侧相应穴位，以井穴、络穴为主，或取局部血络有形色变化处的穴位（经穴、阿是穴）。

【用穴及操作分析】本案疾病的病位在肺，结合疼痛明显处，故治以缪刺肺俞穴。肺俞穴，属足太阳膀胱经，为肺之背俞穴，可治咳嗽、气喘、咯血等肺系疾病。本案主要特色在于"缪刺"，通过刺疼痛明显处血络，以疏经通络、行气活血。

心禅灸药结合治哮喘医案一则

原文：

郭姓，年四十许。素有痰饮，每值严寒，病必举发，喘咳不卧，十余年来大为所苦。甲申[①]冬，因感寒而病复作，背上觉冷者如掌大，喉间作水鸡声，寸口脉浮而紧，与小青龙汤[②]，二剂即安。至春乃灸肺俞、大椎、中脘等穴，以后不复发矣。凡饮邪深伏脏腑之俞，逢寒病发，非用灸法不能除根。惜人多不信，致延终身之疾，可慨也！
（清·心禅《一得集·寒邪挟饮喘咳治验》）

【注释】①甲申：清德宗光绪十年（1884）。②小青龙汤：《伤寒论》载："伤寒表不解，心下有水气，干呕发热而咳，或渴，或利，或噎，或小便不利、少腹满，或喘者，小青龙汤主之。麻黄（去节）、芍药、细辛、干姜、甘草（灸）、桂枝（去皮）各三两，五味子半升，半夏（洗）半升。上八味，以水一斗，先煮麻黄，减二升，去上沫，内诸药，煮取三升，去滓。温服一升。若渴，去半夏，加栝楼根三两；若微利，去麻黄加荛花，如一鸡子，熬令赤色；若噎者，去麻黄，加附子一枚，炮；若小便不利，少腹满者，去麻黄，加茯苓四两；若喘，去麻黄，加杏仁半升，去皮尖。且荛花不治利，麻黄主喘，今此语反之，疑非仲景意。"

【辨证思路及方法】本案为寒饮之证，相当于西医学的支气管哮喘。本案见喘咳不能卧，故病在胸中。10余年反复发作，故心肺阳气当受损，背上觉冷如掌大，当在大椎及两肩胛之间。外寒而内饮，脉浮而紧，正是小青龙汤证，宜2剂而效。然小青龙汤解表之力强，温阳化饮之力弱，为治标之法。治本必当温补阳气，使水得行。艾灸为温补阳气第一法，一般而言，四时均可使用。本案发于冬，至春方灸，当因病位在上焦，肺气清肃，虽曰阳虚，也兼阴亏，冬日天地之气潜藏，艾灸上焦易致阳气扰动，虚火上炎，反不为美；春日阳气升腾，轻灸肺俞穴，既可化寒饮，又不至灼伤肺络。

【用穴及操作分析】肺俞穴为肺气输注之处，灸之可补益肺气。大椎穴为督脉、手足六阳经交会之处，阳气最盛，灸之可温通周身阳气。中脘穴为胃之募穴，八会穴之腑会，灸之一可培土生金，令肺气有本；二可降浊气，逆用提壶揭盖之法，使上下通达，给邪气以出路。本案未言壮数，临证当以色脉变动为准。肺俞穴无邪不宜久灸，以火克金故也，久灸伤人肺气。大椎穴、中脘穴宜多灸。除此三穴外，其余如足三里、水分、心俞、至阳等穴可配合使用。

薛雪灸治哮喘医案一则

薛雪（1661—1750），字生白，号一瓢，又号槐云道人、磨剑道人、牧牛老朽。清代著名医家，与叶桂同时而齐名。

薛雪将医学与经学、易学、文学等结合起来研究，视野开阔，紧紧抓住了"远取""近取"这个中医学的主题。薛雪认为，为医者若不熟知医药之根源，终不能成为良医。薛雪擅长治疗湿热病，在发病方面，强调内因脾胃；在辨证方面，首识正局与变局；在治疗方面，重视宣畅三焦，善用透化渗清之品。

其著有《扫叶庄医案》4卷、《湿热条辨》35条，且《温热条辨》以其分析透彻、辨证精微、立论明确、治法得体为后世所宗。

原文：

幼年哮喘，是寒暄①失时，食味不调，致饮邪聚络。凡有内外感触，必喘逆气填胸膈，夜坐不得卧息，昼日稍可展舒，浊沫稀涎，必变浓痰。斯病势自缓，发于秋深冬月，盖饮为阴邪，乘天气下降，地中之阳未生，人身藏阳未旺，所伏饮邪与外凉相召，而窃发矣。然伏于络脉之中，任行发散，攻表涤痰，逐里温补，与邪无干，久药不效。谓此治法，宜夏月阴气在内时候，艾灸肺俞等穴，更安静护养百日。一交秋分，暖护背部，勿得懈弛。病发之时，暂用汤药，三四日即止。平昔食物，尤宜谨慎，再经寒暑陶溶②，可冀宿患之安。发时背冷气寒，宜用开太阳逐饮③。（清·薛雪《扫叶庄医案·卷二·痰饮喘咳水气肿胀》）

【注释】①寒暄：古代病名。指肺有痰热，每感寒即发咳嗽的病证。②陶溶：熏陶浸染。③开太阳逐饮：薛雪治疗痰饮咳喘八法之一。薛雪认为太阳主表，为诸经之藩篱。若内有"饮邪聚络"，复感外寒，互相搏结，则太阳闭而不开，"必喘逆气填胸膈，夜坐不得卧息"，痰多呈"浊沫稀涎"。太阳不开则饮邪不去，故薛雪常取小青龙汤开太阳以除饮邪。

【辨证思路及方法】本案之哮喘，属于中医学"哮证""喘证"范畴。《黄帝内经》称其为"喘鸣""上气"。《金匮要略》谓："咳而上气，喉中如水鸡声。"然哮喘病名，始自《丹溪心法》，至明代虞传将哮与喘区别开来，戴元礼又明确提出哮喘有"宿根"之说。自此以降，论说纷纭，仁者见仁，智者见智。《证治汇补》指出："哮即痰喘之久而常发者，因内有壅塞之气，外有非时之感，膈有胶固之痰，三者相合，闭拒气道，搏击有声，发为哮病。"由此可见，外邪犯肺，肺失宣肃，痰阻气道，是病之标；肺肾不足，肺不主气，肾不纳气是病之本。故其治以清宣理肺、益气化痰、止咳平喘为大法，意使宣肃之机得以畅顺，非时之感得以外御，胶固之痰得以豁达，正虚之本得以培固。

【用穴及操作分析】肺俞穴，位于第3胸椎棘突旁开1寸半，为足太阳膀胱经穴、肺脏的背俞穴，是肺脏经气转输之处，是临床治疗肺系疾病的重要穴位。《针灸甲乙经》记载其治"肺气热，呼吸不得卧，上气呕沫，喘，气相追逐，胸满胁膺急，息难"。支气管哮喘是常见的肺系疾病。对于支气管哮喘慢性持续期患者，肺俞穴区往往是腧穴热敏化现象的高发区之一，在此区域进行艾灸，多能产生扩热、透热、传热的腧穴热敏化感传现象。《素问·四气调神大论》指出："夫四时阴阳者，万物之根本也，所以圣人春夏养阳，秋冬养阴，以从其根。"夏季，天地气交，万物华实，是一年中阳气最旺的季节。《素问·四时刺逆从论》指出："夏者，经满气溢，孙络受血，皮肤充实。长夏者经络皆盛，内溢肌中。"夏天人体气血旺盛，腠理开泄，此时治疗更易起到激发正气、祛除伏寒之效，达到减少哮喘急性发作的目的。

哮喘是一种常见的反复发作性疾病，临床以呼吸急促、喉间哮鸣，甚则张口抬肩、不能平卧为主症。哮与喘均有呼吸急促的表现，但症状略有不同，"哮"是呼吸急促，喉间有哮鸣音；"喘"是呼吸困难，甚至张口抬肩。临床所见哮必兼喘，喘未必兼哮。本病一年四季均可发病，尤以寒冷季节和气候急剧变化时发病较多。哮喘相当于西医学支气管哮喘、慢性喘息性支气管炎、肺炎、肺气肿、心源性哮喘等。临床常见的支气管哮喘常分为外源性、内源性及混合性。

针刺治疗哮喘的原则为"急则治其标，缓则治其本"。急性发作期症状比较严重，以治标为主，常选择天突、定喘、肺俞等；而缓解期则以治本为主，常选用任脉和督脉上的穴位，如大椎、膻中、关元、气海等。

现代临床常根据"天人相应"的理论，依照"冬病夏治"的原则，采用哮喘膏三伏天穴位贴敷的方法，对哮喘缓解期的患者进行防治。所选用的定喘、肺俞、脾俞均为背部穴。敷肺俞既可散肺中留伏之寒那，又可补益肺气；敷脾俞可调整脾胃功能；敷定喘可平喘止咳。外敷药物均为祛痰利气、散寒逐饮之品。防治日期选在三伏天进行，一则三伏之时，气候炎热，人体腠理开泄，穴位所贴药物易由皮肤进入穴位，并通过经络、气血的运行，到达相关脏腑而发挥作用；二则三伏天为一年中阳气最盛之日，人体阳气得天阳相助，有助于辛温、逐痰、通经之药与经络共同作用而达到外祛痰邪、内扶正气，从而防止哮喘发作的目的。

三伏贴，胜在简便易行，但敷贴药物温补阳气功效不如艾灸，故以三伏天阳气最盛之时使用，以天地之阳气补之。灸后阳气初复，当以静养为主，使阴阳相抱，不宜劳作，以防阳气妄动，变生诸证。

第四十节　逆喘咳呕

叶桂灸药结合治逆喘咳呕案

叶桂（1667—1746），字天士，号香岩，晚号上津老人，清代温病学派主要代表医家之一。

叶桂的学术思想：明辨伤寒与温病之不同，创卫气营血辨证体系；完善温病理论，奠定三焦辨证体系基础；擅长辨舌验齿之法，丰富诊法内涵；强调脾胃分治，创甘润养胃疗法；发展中风学术，倡导阳化内风之说；阐发络病理论，丰富治络之法。

相传《温热论》为叶桂述，叶氏门人顾景文记录整理而成。传本不一。《温热论》为后世中医学乃至现代中医学临床诊断热性疾病的重要依据。

《临证指南医案》，原撰者为叶桂，后由其门人华岫云等辑录整理而成。

原文：

吴（二七），壮年下元①久虚，收纳气泄，每交秋冬受冷，冷气深入，伏饮夹气上冲，为咳喘呕吐。疏肺降气不效者，病在肾络中也。盖精血少壮不旺，难以搜逐，病根不去谓此。绝欲一年，小暑艾灸，静养一百二十天可愈。附都气②加车前。（清·叶桂《临证指南医案·卷五·痰饮》）

【注释】①下元：中医指肾气。②都气：即都气丸。《张氏医通》载都气丸："治肾水不固，咳嗽精滑。八味丸去桂、附，加五味子一两。""八味丸：熟地黄八两，山茱萸肉、干山药（微焙）各四两，牡丹皮、白茯苓（去皮）、白泽泻（去毛）各三两，附子（童便浸煮，去皮、脐，切）、肉桂（去粗皮，勿见火）各一两。上八味，为末，炼白蜜丸，梧子大。每服五七十丸，空心，淡盐汤，临卧时温酒下。以美膳压之。"

【辨证思路及方法】痰饮病的根本原因是阳气不足，而阳气包括卫阳、脾胃之阳和肾阳。卫阳主于足太阳膀胱经，为一身之藩篱，卫阳不足则易受风寒邪气，从而诱发体内伏饮，内外相合而发病。脾阳消乏，不司健运，水谷悍气，可蒸变痰饮；劳烦太甚，胃阳受伤，食物少运，可使痰饮内起。肾主水，肾阳不足，水液代谢失调可使饮邪泛溢或津液凝滞，不得输布。元气匮乏，阳虚阴盛，可形成痰饮病。痰饮病总的病机为"阴盛阳衰"，故叶桂谨遵张仲景"病痰饮者，当以温药和之"（《金匮要略·痰饮咳嗽病脉证治》）的治疗大法。

【用穴及操作分析】本案患者壮年下元虚劳，肾阳不足而致气化失司，内生痰饮，绝欲一年并静养以养护肾气。《备急千金要方》指出，"艾火可以灸百病，杀鬼邪"。《枕上记》中也有"艾火漫烧身"的说法。灸法通过对人体的整体调节，起到疏通经络、温补元气、行气血、逐寒湿、祛水饮、调阴阳的作用。小暑是二十四节气中的第11个节气，也是人体阳气最旺盛的时候，故遵从"春夏养阳"之原则，在此时艾灸以温补阳气。

本案之病证属"痰饮"范畴，多归咎于津液运行失常。《金匮要略》认为四饮病机为水液停聚局部。宋代严用和则明确指出痰饮为津液阻塞所致。故针灸治疗本病，可取阴陵泉、足三里、中脘、丰隆、太白、复溜、太渊、肺俞、脾俞、水道、气海等，以运脾、化痰、利湿。

叶氏对痰饮病的认识多出于先贤，却不囿于祖述。他以张仲景"病痰饮者，当以温药和之"治疗痰饮之大法，而在具体治法和用药上又多有阐释发挥，提出了开太阳、阖阳明、外饮治脾、内饮治肾、开阖导饮等方法。其化裁后的小青龙汤、越婢汤、《外台》茯苓饮、大半夏汤、小半夏汤等别开生面，另有意境。此外，苓桂苄甘汤等新方剂，更加丰富了痰饮病的治疗。

第四十一节　痨　瘵

庄绰载石藏用灸治痨瘵医案一则

石藏用，字用之，宋代医家。生平、里籍皆不可考。其常与人以膏肓穴治病，颇有效验。其治病亦喜用热药，认为："今人禀赋怯薄，故按古方用药多不能愈病。非独人也，金石草木之药亦皆比古方弱，非倍用之不能取效。"他还与丁德用一起绘制了经穴图。

原文：

石藏用，字用之，京师大医也。其治疗方术一从古法，亦多为人灸此穴。其取穴法：令患人床榻上盘膝正坐，随人之肥瘠①大小，置栲栳②或垫枕之类，以衾絮冒之。令两臂相交，平伏其上，余亦相同。仍用《千金方》不能久坐伸臂使伏衣袱上之意也。其用坚物云，欲大小高下常定胜于衣袱。但臂之伸屈，与古异耳，其治皆效。盖医者意也，随事增损，初无定方。孙真人笑秦缓之拙，不能求得此穴，但知针药之不及，不知火气之能彻，则求之浸巧，是不为过也。

绍兴己未岁③，余守武昌时，总领邵户部④玉云："少时病瘵⑤，得泉州僧为灸膏肓，令伏于栲栳上，僧以指节极力按寻其穴，令病者觉中指麻乃是穴。若指不麻，或虽麻而非中指者，皆非也。"已而求得之，遂一灸而愈。（宋·庄绰《灸膏肓腧穴法·石用之取穴别法第八》）

【注释】①肥瘠：亦作"肥脀"，谓肥瘦。②栲栳：用柳条编成，形状像斗的容器。③绍兴己未岁：南宋高宗绍兴九年（1139）。④户部：古代官署名。掌全国疆土、田地、户籍、赋税、俸饷及一切财政事宜。⑤瘵：指痨病。

【辨证思路及方法】本案之瘵，即痨瘵，是一种临床以肌肉消瘦、睡中盗汗、午后发热、烦躁、咳嗽、倦怠无力、饮食少进、痰涎带血、咯唾吐衄为特征的虚损性疾病。《医门法律·虚劳门·虚劳论》指出："血不化精，则血痹矣，血痹则新血不生，并素有之血，亦瘀积不行；血痹则荣虚，荣虚则发热，热久则蒸其所瘀之血，化而为虫，遂成传尸瘵证"。劳伤、失血、纵欲伤精等因素，均可致精亏血虚，遂致血痹、血瘀。久则瘀积发热，热蒸不已而成瘵病，甚则热蒸其所瘀之血，化而为虫，而成传尸瘵证。精血两虚，则形骸消瘦；精气内夺，则气息喘促，或短而不足以息。此病形气皆不足，阴阳俱虚。

【用穴及操作分析】膏肓穴位于第4、5胸椎间旁开3寸处，为心下膈上之膏脂肓膜之气所输注的位置，心阳藏其中，灸之最宜。心阳为君火，犹如天之太阳，阳光一照，阴霾尽消。艾灸膏肓穴，最能振奋心阳。故《备急千金要方》指出："膏肓无所不治，主羸瘦虚损，梦中失精，上气咳逆，狂惑忘误……灸两胛中各一处，至六百壮，多至千壮。当觉气下砻砻然如流水状，亦当有所下出；若无停痰宿疾，则无所下也……此灸讫后，令人阳气康盛，当消息以自补养。"《循经考穴编》亦指出："（膏肓）主五劳七伤，诸虚百损，传尸痨瘵，骨蒸盗汗，吐血咳血，举重失力，四肢倦怠，目眩头晕，脾气虚弱，噎膈翻胃，痈疽发背。"

庄绰载他医灸治痨瘵医案一则

原文：

叶余庆，字元善，平江人。自云：尝病瘵疾，其居对桥，而行不能度，有僧为灸膏肓穴，得百壮。后二日，即能行数里，登降[1]皆不倦，自是康强[2]。其取穴法，但并足垂手，正身直立，勿令俯仰，取第四椎下两旁同身寸各三寸。灸时以软物枕头覆面卧，垂手附身，或临时置身，取安便而已。其转为人灸，亦用此法，云皆有功。然与昔人取穴之法甚略，又与《千金方》立点则立灸之说不合，欧阳兴世行之，陈了翁莹中婿也，了翁得无为张济针术，其求穴尤妙，尝为行之灸膏肓俞，故痕可见，以叶所言，校之叶穴微下，盖脊有曲直之殊，不能无少异也。（宋·庄绰《灸膏肓腧穴法·叶潘等取穴别法第九》）

【注释】①登降：上下。指从低处到高处，从高处到低处。②康强：康健，强健。

赵道人灸治痨瘵医案一则

原文：

女童庄妙真顷缘二妹，坐瘵疾不起，余尊亦駸駸[1]见及，偶一赵道人过门，见而言曰："汝有瘵疾，不治何耶？"答曰："吃了多少药，弗效。"赵笑曰："吾得一法，治此最易，当以癸亥[2]夜二更[3]，六神皆聚之时，解去下体衣服，于腰上两傍微陷处，针灸家谓之腰眼。直身平立，用笔点定，然后上床合面而卧，每灼小艾炷七壮，劳虫或吐出，或泻下，即时平定，断根不发，更不传染。"敬如其教，因此获全生。（南宋·张杲《医说·灸瘵疾》）

【注释】①駸駸（qīn qīn）：形容马跑得很快的样子。这里指时间很快。②癸亥：天干戊日和癸日，21时至23时。③二更：指晚上9时至11时，又称二鼓。

【辨证思路及方法】瘵疾，即指痨瘵，相当于西医学的结核病。痨瘵病程缓慢，并有传染性。多由于劳伤正气，正不胜邪，而感受劳虫（病原体）所致。其症多见潮热、盗汗、咳嗽、咯血、食少、消瘦、舌红、脉细等。另有一种是虚损证之重者，即所谓"虚损痨瘵"。凡五脏之气，遇有损伤，时日积久，羸瘦凋败，而成痨瘵，虽无传染，自亦属"痨瘵"范畴。治虚损痨瘵，首在别气血阴阳，视其证而施治；治疗虚损痨瘵通常按"虚者补之""损者益之"的原则。

【用穴及操作分析】腰眼穴，见于《肘后备急方》，别称鬼眼，穴当腰部两侧凹陷之处。腰眼穴居于带脉，为肾脏所在部位。肾喜温恶寒，针刺腰眼穴能畅达气血，不仅可以疏通带脉和强壮腰脊，而且还能固精益肾。而灸法是借灸火热力，给人体以温热性刺激，通过经络腧穴的作用，以达到治病、防病目的的一种方法。故艾灸腰眼可培本固元，激发正气以鼓邪外出而使病自愈。

痨瘵，即肺痨，主要临床表现有咳嗽、咳血、胸痛、潮热、盗汗、身体逐渐消瘦等，以阴虚症状为多见。其相当于西医学肺结核。

中医学认为本病多因体质虚弱，气血不足，痨虫侵肺所致。本病为机体因某种因素影响而抵抗能力降低，从呼吸道感染痨虫（结核杆菌）所致，故又称"传尸痨"，以形容它是一种互相传染的疾病。本病在整个疾病演变过程中的病机，开始为阴精亏耗，继则阴虚火旺，后期为阴损及阳、阴阳两亏。

其治疗可遵循《医学正传·劳极》提出的"一则杀其虫，以绝其根本；一则补其虚，以复其真元"两大原则。本病早期以痨虫肆虐蚀肺，肺损阴亏为主，法当滋阴润肺，以太渊、肺俞、膏肓、三阴交、太溪、足三里为主；中期若肺损及肾，水亏火旺，法当滋阴降火，以尺泽、肺俞、三阴交、膏肓、太溪、肾俞、阴郄、涌泉为主；若阴伤气耗，肺脾同病，治当益气养阴，以太渊、足三里、中府、气海、脾俞、中脘、膏肓为主；后期病久致阴阳两虚，肺脾肾同损，当滋阴补阳与培本并用，以大椎、肺俞、膏肓、关元、足三里、命门为主。

此外，《理虚元鉴》说："治虚有三本，肺、脾、肾是也。肺为五脏之天，脾为百骸之母，肾为性命之根，治肺、治脾、治肾，治虚之道毕矣。"《灵枢·九针十二原》曰："五脏有疾，当取之十二原。"故取手太阴肺经、足太阴脾经、足少阴肾经三经之原穴太渊、太白、太溪为主穴，以培土生金，配中脘、建里、手三里、足三里以加强调理脾胃之功，再取关元、气海二穴增补元气、益肾助阳。诸穴合用，调节脏腑气血，激发患者体内正气，增强机体抵抗力，使脏腑生理功能逐渐恢复。

第四十二节　水　　肿

窦材灸药结合治水肿医案一则

原文：

尝因路过衢州野店，见一妇人，遍身浮肿，露地而坐。余曰："何不在门内坐？"妇曰："昨日蒙土地告我，明日有扁鹊过此，可求治病，我故于此候之。"余曰："汝若听我，我当救汝。"妇曰："汝非医人，安能治病？"余曰："我虽非医，然得扁鹊真传，有奇方，故神预告汝。"遂与保命延寿丹十粒服之，夜间小便约去二升，五更觉饥。二次又服十五粒，点左命关穴，灸二百壮。五日后，大便下白脓五七块，半月全安。妇曰："真扁鹊再生也。"（宋·窦材《扁鹊心书·卷上·三世扁鹊》，另可见于《续名医类案·卷十三·肿胀》）

【辨证思路及方法】本案之水肿仅有"遍身浮肿"一句描述，但从后文服保命延寿丹后"小便约去二升，五更觉饥"可知先时有小便少、不欲饮食之症状，应属脾虚。盖饮食劳倦伤脾，脾主运化水液，脾虚则不欲饮食；运化失司，水湿停滞不行，不循膀胱而走，以致横溢肌肤而成水肿。窦材指出："此证由脾胃素弱，为饮食冷物所伤，或因病服攻克凉药，损伤脾气，致不能通行水道，故流入四肢百骸，令人遍身浮肿，小便反涩，大便反泄。"又水为阴邪，日久复伤阳气，则病情益重。本病病机在于脾阳虚，故其治当温补脾阳。

【用穴及操作分析】命关穴，居腹部，临近脾胃，故灸之能温补脾阳。水肿一证，窦材强调以命关穴配合丹药为治，即"先灸命关二百壮，服延寿丹、金液丹或草神丹，甚者姜附汤，五七日病减，小便长，大便实或润，能饮食为效"。

王执中论灸治水肿医案一则

原文：

有人因入水得水肿，四肢皆肿，面亦肿，人为灸水分并气海。翌朝，视其面如削矣，恐面肿亦可灸水分云。（南宋·王执中《针灸资生经·卷六·面肿》，另可见于《普济方·针灸·卷十一·面肿》及《杂病广要·内因类·水气》）

【辨证思路及方法】本案患者因入水而得水肿，此必因腠理疏松，表气不足，水气乘虚而入皮肉之内；其症或痒，或痹，或如虫蛇走窜，变化万端。若不及时祛邪，待水气入里，横犯脏腑，酿生痰饮，升降不利，出入有碍，则变证蜂起。故当其初起之时，必治以温通阳气、祛除水邪为主。

【用穴及操作分析】水肿之治，凡欲去其水，于发汗、利小便、活血之外，更应时时顾虑气机，刻刻念及阳气，不如此则病不能去。气海穴乃人身大气所归，水分穴功在消水、治水。二穴得火，则阳气运行，气化促进而其水自去。

江瓘载他医贴脐治水肿医案一则

原文：

象山县村民患水肿者，咸以为祟，询之卜者，卜者授以此方良效，用田螺①、大蒜、车前草，和研为膏，作大饼敷于脐上，水从便旋而出，数日顿愈。（明·江瓘《名医类案·卷四·肿胀》）

【注释】①田螺：《本草纲目》曰其"利湿热，治黄疸；捣烂贴脐，引热下行，止噤口痢，下水气淋闭"。

【辨证思路及方法】本案患者因常法不效而以为祟证，遂询于卜。卜者匠心独运，以敷脐之法治之。一则避前药不效之鉴；二则捷效，小便一利则水不走大肠而泄泻自除；三则简便易行，不破神秘面纱，可知其要在通利小便。

【用穴及操作分析】 神阙一穴，五脏六腑及四肢百骸无所不通、无所不到。以药物敷之，则药物之力借神阙穴通行全身而奏速效。观其用药，以利水为主，佐以辛香走窜之品以助药物运行，此诚为外治法之一要点也。

西医学中水肿指体细胞外液中水分积聚而成的全身或局部肿胀。西医学又将其分为五种。①特发性水肿。晨起后，眼睑及颜面出现轻度水肿，下肢有凹陷性水肿或紧绷感。水肿随活动逐渐减轻或消退。目前认为其与神经精神因素有关。②反应性水肿。部分人（高温作业或身体较胖懒于活动者）受高温环境的影响，皮肤血管扩散，体液渗透并积聚于皮下组织，于手、足等处发生水肿。每于夏天发作，反复多年。③体位性水肿。指长时间站立、行走、蹲或坐后，因下肢血液回流受阻造成的水肿，患者改变体位一段时间后，水肿可自行减轻、消失。④经前期水肿。部分女性在月经前1周或半个月内，出现眼睑、手背、脚踝，甚至双下肢轻度水肿，伴见烦躁、失眠、疲乏、头痛等症。月经来潮及过后，水肿及其他症状可逐渐消退。⑤药物性水肿。部分患者服用肾上腺皮质激素、睾酮、雄性激素、胰岛素、硫脲类、甘草等药物，可导致面部、手、足出现水肿，停药后水肿会逐渐消退。

以针灸疗法治疗浮肿的病例亦可见于当代临床报道。有人取三阴交、肾俞埋线对特发性水肿患者进行治疗，结果显示治愈率100%，且随访6个月未复发。

所录案中，王氏案所载之治法，适于元气不足、水邪内留的本虚标实者。然水肿一证变化万千，涉及脏腑气血多个方面。辨证稍有不精，选穴稍有不良，夺正济邪，往往延误病情。故临证之时，必须灵活看待，不能执于一方，泥于一穴。

静脉滴注发明之前，吐泻、大汗等症均是急危重症，倘不能即刻取效，则有阴液亡竭之变。而江氏案以敷脐一法，为病患赢得宝贵后期调治机会，真活人法也。其法在当今，于肠胃不能受药者仍有实用意义。

第四十三节 梦 遗

王执中灸治梦遗医案一则

原文：

有士人[①]年少，觅灸梦遗[②]。为点肾俞酸疼，其令灸而愈。则不拘老少，肾皆虚也，古人云百病皆生于心，又云百病皆生于肾。心劳生百病，人皆知之，肾虚亦生百病，人未知也。盖天一生水，地二生火，肾水不上升，则心火不下降，兹病所由生也。人不可不养心，不爱护肾乎。（南宋·王执中《针灸资生经·卷三·肾虚》，又见于《续名医类案·卷二十·遗精》）

【注释】①士人：读书人。②梦遗：指在睡梦中遗精。

【辨证思路及方法】本案为以灸肾俞穴治疗梦遗的效案。梦遗为遗精的一种。王执中认为遗精一证，肾精必亏，亏则相火易动，精室被扰而遗矣。而肾俞穴为肾之精气聚集之所，故王执中点其肾俞穴酸疼，而灸之，以大补肾水，遏制相火，而使病暂愈。

【用穴及操作分析】肾俞穴为肾的背俞穴，为肾之精气聚集之所，灸此穴可大补肾水、固护肾气。肾乃先天之本，肾气得以充养，自然可以固护肾精不随意外泄，使患者病愈。

梦遗，主要表现为梦而射精，是多种疾病的一个症状，对应于西医学神经衰弱、精囊炎、睾丸炎及前列腺炎等。临床研究表明，针灸治疗梦遗的效果较好。有人以井穴点刺放血加三阴交埋针治疗梦遗患者，井穴主要选取少商、中冲、少冲、隐白、厉兑，效果稳定。

第四十四节　内脏下垂

齐秉慧药敷与艾灸结合治疗膀胱脱垂医案一则

齐秉慧，字有堂，清初川渝名医。生于清乾隆二十九年（1764），卒年不详。齐秉慧推崇《伤寒论》六经辨证，认为"仲景六经之法，医学之要典也"，并提出了六经分治的具体辨证方法。此外，他还十分重视脾肾。齐秉慧师从黄超凡（名医喻昌之三传弟子），著有《齐氏医案》（1806）。

原文：

曾治汪少宰妻，腹中急痛，恶寒厥逆，呕吐下利，脉见微涩。予以四逆汤投之无效，其夫明日来寓告曰："昨夜依然作泄无度，然多空坐，䐜胀异常，尤可奇者，前阴醉出一物，大如柚子，想是尿脬，老妇尚可生乎？"予即踌躇良久，曰："是证不可温其下，以逼迫其阴，当用灸法温其上，以升其阳，而病自愈。"用生姜一片，贴头顶中百会穴上，灸艾三壮，其脬自收。仍服四逆汤加黄芪、白术，二剂而愈。

喻嘉言曰："少阴，水也；趺阳，土也。诸病恶土克水，而少阴见证，惟恐不能制水，其水反得泛溢。"（清·齐有堂《齐氏医案·卷二·足少阴肾经证治大意》）

【辨证思路及方法】本案患者症见腹痛、恶寒、厥逆、呕吐、下利、脉微，从文中描述分析，证属少阴病无疑。其病机为阳虚阴盛，故以四逆汤为治本，非误治。但细玩其病，虽泄泻无度但多为临厕努挣无便排出，并伴有膀胱脱垂，可见患者还有阳虚气陷之证。故而正确的治疗方法当是在以四逆汤温中祛寒、回阳救逆之余，佐以升提阳气之药。但就本案而言，其矛盾之处在于患者还有呕吐，如升阳则呕吐愈烈，如不予升阳之药则膀胱脱垂不能解。百会穴可升可降，既能升举阳气，治疗阳虚下陷导致的膀胱脱垂；又能调理枢机，缓解因阴盛格拒导致的呕吐。以百会穴隔姜灸后再配合四逆汤，则病可痊愈。

【用穴及操作分析】百会穴位居巅顶。从人体阴阳部位而论，人体上部属阳，位于头顶最高处的百会穴在补阳升提方面的作用非他穴能比。另外，足厥阴肝经"上出额，与督脉会于巅"。督脉总督一身之阳气，百会穴位于督脉上，又为人体所有阳经的交会之处，其与阳气的联系非同一般，既能升阳举陷，又能降逆，还能补益阳气。其主治与本病中的诸多症状一一对应，在选穴上是治疗本病的不二选择。隔姜灸在《针灸大成》中即有记载："灸法用生姜切片如钱厚，搭于舌上穴中，然后灸之。"其能治疗因寒而致的呕吐、泄泻、腹痛、风寒湿痹、阳痿等证，于本病最为适宜。

内脏下垂，相当于西医学脱肛、子宫下垂、疝气、胃下垂、肾下垂等。

医案中提及的膀胱脱垂在临床上非常罕见，这在一定程度上使得其易被误诊为子宫脱垂。但该病可以通过体格检查与子宫脱垂相鉴别。患者可于外阴部见一囊状柔软的肿物，伴有尿素气味；阴道指诊多可触及正常的阴道黏膜及子宫颈；另外，排尿期膀胱尿路造影也可以帮助诊断。临床上还应注意将膀胱脱垂与膀胱憩室、尿道黏膜脱垂、尿道肉阜、输尿管囊肿脱出等病鉴别。

第四章 外 科

第一节 肿

葛洪论隔蒜灸治肿医案一则

葛洪（283—363），字稚川，东晋著名医药学家、炼丹术家、道教理论家。

葛洪精晓医学和药物学，主张道术、医术兼修，注重研究急病，提出外界疬气是导致急病的病因；首次记录、观察了结核病（葛洪称为"尸注"）、天花、恙虫病；还提出以狂犬病犬的脑敷患者伤口预防狂犬病发作的措施。他还擅长炼丹，观察记录了炼丹过程中一些新的物质变化。

葛洪师从其堂祖父葛玄弟子郑隐，深通道家修炼之术。此后，葛洪又师从南海太守鲍玄（其岳父）。

葛洪著有《抱朴子》内、外篇及《肘后备急方》等。《肘后备急方》主要记述各种急性病证或某些慢性病急性发作的治疗方药、针灸疗法、外治法等，并略记个别疾病的病因、症状等，是我国第一部临床急救手册。

原文：

取独颗蒜，横截厚一分，安肿头上，炷如梧桐子大，灸蒜上百壮，不觉消，数数灸，惟多为善。勿令大热，但觉痛即擎起蒜，蒜焦更换用新者，不用灸损皮肉。如有体干，不须灸。余尝小腹下患大肿，灸即瘥。每用之，则可大效也。（东晋·葛洪《肘后备急方·卷五·治痈疽妬乳诸毒肿方第三十六》）

【辨证思路及方法】本证属"有头疽"范畴，是外科重症之一，即西医学所称之"痈"，是多个相邻的毛囊附属皮脂腺、汗腺的急性化脓性感染。其特点是初起皮肤上有粟粒样脓头，焮热红肿疼痛，易于向深部及周围扩散，严重者可内陷，危及生命。临床多从外感风热火毒、湿热蕴阻、伤于七情、气血两亏、阴虚火旺等方面阐述其病因病机。其虚实有别，而治法又循红肿期、溃脓期、收口期分而治之。

本案当属热邪壅盛所致。《灵枢·痈疽》指出："荣卫稽留于经脉之中，则血泣而不行，不行则卫气从之而不通，壅遏而不得行，故热。大热不止，热胜则肉腐，肉腐则为脓。"故其肿实为气血凝滞闭塞，遏止不行，经络阻隔所致。

【用穴及操作分析】古人治疗本病，认为可不问日期、阴阳、肿痛，但未成脓，或不溃者，俱可灸之。痛者灸至不痛，不痛者灸至痛方止。其毒气自然随火而散，内外疏通则肿自消。本案以肿且肿处有头为主症，故以隔蒜灸治之。隔蒜灸既有灸之散结作用，又添蒜之解毒功效，使灸获蒜性以利消散，蒜借灸助得以渗透，二者相得益彰。因此，隔蒜灸一则可使壅塞之气血得以发散，二则又可通过发散之力达消肿拔毒止痛之效。

朱丹溪灸药结合治水肿医案一则

原文：

一人秋冬患肿，午前上甚，午后下甚，口渴乏力，脉涩弱，食减。此气怯，汗不能自出，郁而为痿。（朱丹溪）遂灸肺俞、大椎、合谷、水分，用葛根、苏叶、白术、木通、海金沙、大腹皮、茯苓皮、厚朴、陈皮、黄芩、甘草，渐愈。（清·魏之琇《续名医类案·卷十三·肿胀》）

【辨证思路及方法】本案患者因受风寒外袭，肺气不宣，脾失输布，而导致气弱，汗不能外出，郁里而为痿，从而造成了全身水肿。故治疗用益肺解表、利水消肿之法，即散利兼行。葛根、苏叶，宣肺发汗，解在表之水，有提壶揭盖之妙；白术，健脾利湿；木通、海金沙、大腹皮、茯苓皮，利在里之水；厚朴、陈皮，宽胸理气；同时配黄芩清在里之郁热。此为散利兼行。

【用穴及操作分析】肺俞穴，为足太阳膀胱经之背俞穴，有宣肺解表、理气之功效，可使气机通畅，气行则水行；大椎穴，为督脉之穴，可振奋全身阳气；合谷穴，为大肠经原穴，肺与大肠相表里，故合谷穴能宣肺，治汗不能出，使在表之水得以汗解；水分穴属任脉，通调水道，使在里之水下输膀胱，与合谷合用，表里分消，则水肿自然可消。

张介宾灸治肿医案一则

原文：

一男子，胸肿一块，半载不消，令明灸百壮方溃，与大补药不敛，复灸以附子饼而愈。（明·张介宾《景岳全书·卷四十六·论灸法》）

【辨证思路及方法】本案患者所患之胸肿，或由气，或由血，总不出气结血瘀。其病机与痈疽、疔疮之病机相似。此证若用攻伐之剂则有伤正之虞，故用艾火拔毒通瘀。而其溃后口不敛之症状，复证其虚，此时进药则有药不运行之虑，不如灼艾以促疮口收敛。

【用穴及操作分析】由明代薛己《外科发挥》用附子饼灸法治疗肿下软漫、脓稀，可知其有峻补阳气之作用，能奏药物不及之功。

本案之肿相当于西医学疖肿。其主要表现为皮肤出现充满脓汁的红色肿块。

中医学认为疖肿主要由恣食膏粱厚味、饮酒过度等致使积热于内，或皮肤破损、不洁，热毒外侵诱发。常治以清热解毒，取身柱、灵台、合谷、委中为主穴；发热重者加曲池、大椎等，或以三棱针点刺委中出血，以清泻血中蕴热。

所录葛氏案以隔蒜灸治肿，此法属隔物灸法。现代隔蒜灸在灸治方法上基本沿袭古代。临床常用的隔蒜灸有隔蒜片灸和隔蒜泥灸两种。隔蒜片灸是直接把切片的大蒜放在需要灸的穴位处，蒜片厚度在 1~3mm 之间即可，因为灸条燃烧产生的气体是对身体很有好处的，所以为了方便气体和皮肤的接触，需要在蒜片上扎一些小孔，以方便透气，且在保证疗效的同时不至于烫伤，而蒜泥灸则是把捣烂的大蒜泥弄成 2~4mm 的厚度附在穴位处，然后再施灸。现代临床在治疗范围上较古代有所扩大，除多用于痈、疽、疮、疖、疣及腹中积块等，近年来还用于肺结核等的辅助治疗。

张氏同样采用隔物灸法，附子饼灸融合附子辛热补火与艾火温通之力，除具有开塞通瘀之外，更具壮阳之功。凡属阳虚，尽早使用此法可免病至亡阳。

总之，隔物灸法，操作简便、易于掌握，无副作用，对于痈、疽、发背这一危急重症疗效显著；对于慢性疾病，只要穴位掌握，坚持治疗，同样会有明显改善，值得推广。

第二节 遍身青

马嗣明灸治遍身青医案一则

马嗣明（生卒年不详），南北朝时期北齐著名医家。少明医术，博综经方，精研《神农本草经》《素问》《黄帝明堂经》等书，为人诊候治病，或灸或药，均获奇效。

马嗣明的学术思想：切脉可以决生死；道家道术之一的炼丹法可用于外科疾病治疗；针灸孔穴不必拘于先哲遗书所载，应据实际情况用之，且重视灸法及其刺激量在临床的应用。

原文：

尝有一家，二奴俱患，身体遍青，渐虚羸①不能食。访诸医，无识者。嗣明为灸足跌②上各三七壮，便愈。（隋唐·李君威等《北史·卷九十·列传第七十八·马嗣明传》）

【注释】①羸：瘦弱。②足跌：脚背。跌，同"跗"，指足阳明胃经原穴——冲阳穴。

【辨证思路及方法】本案患者身体遍青，为血溢于脉络外，渗于皮肤之间也。血为脾所统，血溢脉外，理当责之于脾。而渐虚羸不能食，则更提示脾气本虚。出血日久，气随血脱，进而加重脾虚，终致无力运化而纳食不能。故此案实属脾气亏虚，失于统摄。

【用穴及操作分析】本案以遍身青为主症，伴虚羸不能食。冲阳穴为足阳明胃经之原穴，能健胃助脾。然脾病何以求之于胃？五脏以胃为本，胃气旺则五脏受荫，水精四布，饮食倍增。又《脾胃论》指出："脾为死阴，受胃之阳气，方能上升水谷之气于肺。"所以，脾无所禀，则不能行气。故治以胃气为主。胃和则气自归矣。本案用灸法，灸属热、属阳，可补阳扶阳。《灵枢·九针十二原》指出："五脏有六腑，六腑有十二原，十二原出于四关，四关主治五脏，五脏有疾当取之十二原。"灸胃之原穴，即意在使胃气和、脾阳复，从而使气可摄血。

中医学认为本病由气不摄血所致，故治以健脾益气以摄血，多取曲池、足三里、三阴交、八髎、腰阳关、脾俞等穴，针灸并用。针灸疗法较之于西药，在增加血小板数量、促进骨髓巨核细胞成熟、恢复造血系统功能、调动和增强机体自身免疫水平等方面作用更持久，远期疗效更佳。总之，针灸疗法在长期医疗实践中已被证明具有很多优点，可单独治疗也可协同其他疗法进行综合治疗，值得在临床上大力推广。

第三节　赘　　肉

狄仁杰针刺治赘肉医案一则

狄仁杰（630—700），字怀英，号德英，唐代人。出生于一个官宦之家。祖父狄孝绪，贞观时期任尚书左丞；父亲狄知逊，任夔州长史。狄仁杰为唐朝武周时期杰出的政治家，武则天当政时期宰相。他刚正廉明，执法不阿，以身护法，为国家做出突出贡献。

原文：

狄梁公性闲①医药，尤妙针术。显庆中，应制②入关，路由华州。阛阓③之北，稠人广众，聚观如堵。狄梁公引辔④遥望，有巨牌大字云："能疗此儿，酬绢千匹。"即就观之，有富室儿，年可十四五，卧牌下。鼻端生赘⑤，大如拳石，根蒂缀鼻，才如食筋。或触之，酸痛刺骨。于是两眼为赘所缒⑥，目睛翻白，痛楚危亟⑦，顷刻将绝。恻然久之，乃曰："吾能为也。"其父母洎⑧亲属叩颡⑨祈请，即辇⑩千缣⑪，置于坐侧。公因令扶起，即于脑后下针寸许，仍询病者曰："针气已达病处乎？"病人颔之。公遽⑫抽针，而疣赘应手而落，双目登⑬亦如初，曾无病痛。其父母亲眷，且泣且拜，则以缣物奉焉。公笑曰："吾哀尔命之危逼，吾盖⑭急病行志耳，吾非鬻⑮伎者也。"不顾而去。（唐·薛用弱《集异记·卷二·狄梁公》）

【注释】①闲：爱好。②应制：奉皇帝诏令。③阛阓（huán huì）：街市。④辔（pèi）：驾驭牲口的嚼子和缰绳。⑤赘：肿瘤。⑥缒（zhuì）：牵连。⑦亟：紧急。⑧洎（jì）：及。⑨颡（sǎng）：脑门。⑩辇（niǎn）：动词，用车拉。⑪缣（jiān）：这里指绢。⑫遽：于是。⑬登：即刻。⑭盖：因为。⑮鬻（yù）：卖。

【辨证思路及方法】 本案患者为鼻端生赘，由于大如拳石，其根蒂连着鼻子或者鼻腔，牵扯两眼导致目睛翻白，瘤体及牵扯部位疼痛异常，当诊为鼻痔。肺开窍于鼻，主宣发肃降，常为风邪所侵，故肺系疾病多出现鼻部症状，如鼻塞、流涕、鼻渊、衄衊等。"诸痛痒疮，皆属于火"，鼻痔在古代当属于疮疡类病证。鼻端反复为风火所攻，极易出现疮肿，以至于形成鼻痔。况且，患者才十四五岁，正值气血旺盛之时，鼻端又为督脉所经之地，阳盛更甚，故可推测患者之病为风火交攻之鼻痔。

【用穴及操作分析】 患者年少气血旺盛，鼻端受风火交攻而生赘。狄仁杰只于脑后下一针，针入寸许感传至鼻而效宏。考脑后诸穴，风府穴、风池穴善治风邪所致鼻部疾病。《针灸甲乙经》指出："头痛项急，不得倾倒，目眩，鼻不得喘息，舌急难言，刺风府主之。""颈痛，项不得顾……鼻鼽衄，目内眦赤痛，气厥，耳目不明……风池主之。"《备急千金要方》云："风府，主鼻窒，喘息不利，鼻喝僻多涕，鼽衄有疮。""承灵、风池、风门、噫嘻、后溪，主鼻衄，窒，喘息不通。"《黄帝明堂灸经》："风府主……目反视。"现代临床发现，针尖朝向鼻端在风府穴、风池穴进针时，针感可放射至鼻端。又由于鼻端为督脉所过，推测狄仁杰所取之穴当为督脉之风府穴。因风性轻扬，头项之上惟风可到，风府穴为风邪所从入之府，又为足太阳膀胱经、阳维脉、督脉之会，主治一切风邪疾患，故凡风热病刺此可愈。

张从正刺血治赘肉医案一则

原文：

戴人在西华，众人皆讪以为吐泻。一日，魏寿之与戴人入食肆中，见一夫病一瘤，正当目之上纲内眦，色如灰李，下垂覆目之睛，不能视物。戴人谓寿之曰："吾不待食熟，立取此瘤。"魏未之信也。戴人曰："吾与尔取此瘤何如？"其人曰："人皆不敢割。"戴人曰："吾非用刀割，别有一术焉。"其人从之。乃引入一小室中，令偃卧①一床，以绳束其腑，刺乳中大出血，先令以手探目，瘤上亦刺出雀粪②，立平出户。寿之大惊。戴人曰："人之有技，可尽窥乎？"（金·张从正《儒门事亲·卷八·外形积》，另可见于《医学纲目·卷十九·心小肠部·痛疽所发部分名状不同·瘿瘤》《续名医类案·卷三十四·外科·疣》《古今医统大全·卷六十七·瘿瘤候》《普济方·卷二百九十二·瘰疬门》）

【注释】 ①偃卧：俯卧。②雀粪：雀粪为中药白丁香，此处以两者形似，便于联想，故取作比喻。

【辨证思路及方法】 本案为以散刺乳中穴出血配合散刺局部排出积液治疗眼睑部瘤的验案。案中对医者辨证施治思路并无详细分析，故初读有匪夷所思之感，读者可参照《简明医彀·卷之五·瘿瘤》读此医案。后者援引《素问·至真要大论》"坚者消之，留者攻之，结者散之"之意，提出"人之气血，循环一身，必使周流，常无留滞之患。倘喜怒失节，忧思过度之类，致气滞血凝，而成此疾。属足阳明与任脉二经"。

即瘿瘤均起于气滞血凝不通。因阳明多气多血，任脉总督诸阴，故该病"属足阳明及任脉二经"。具体到本案中，患者眼睑生瘤，为瘀血凝滞不散而成。眼睑属脾，与胃相表里，加之阳明多气多血，于足阳明胃经循行所过之处泻血可行气活血，既对应瘤气血凝结不通的病机，又能通调脾经治眼睑之疾，于本案患者最为适宜。

【用穴及操作分析】 本案取用乳中穴原因有二。一者，眼睑生瘤，为瘀血凝结不散而成。眼睑属脾，与胃相表里，足阳明胃经行于乳房内侧，与脾经相连，故于乳中穴泻血可消其实。二者，阳明多气多血，瘤者为气血凝结不通所致，于阳明经循行所过之处泻血可行气活血。

孙采邻艾灸结合膏药治胬肉医案一则

孙采邻，字亮揆，又字竹亭，清代名医。孙采邻处方用药平正，不用峻烈之品；在必须使用攻逐之剂时，日后仍图补脾和胃，深得中医调理之三味。其著有《竹亭医案》（又名《缀珠编》）9卷。

原文：

文学金蔼春，右肩胬肉高突用灸法治验。症起于伤寒后，余毒发肿，出脓数日，后渐收口。不觉日渐长大，宛如胡桃略扁，约三四分厚。迄来不时觉痒，疑似虫动。上面之肉形如螺盖而起云头者，其肉坚硬如石，迄今八九年矣。

于嘉庆十年[①]七月初二日延予治之。细阅此肉，高大坚硬，舍灸法难以除根。因用白艾绒隔蒜灸二三十壮（蒜宜横切，约三分厚），初不觉痛，后渐大痛即停。至初五日，灸顶上起一泡，未破，复用大蒜捣烂铺疮上（约三分厚），以艾绒放上灸之，又三十余壮（约两炷香），始知痛时停灸。至初八日灸皮始破，当用家制滴滴金点上，外以膏药盖之，日换一张。内觉疼痛，四围脓水即出。贴至五张，至十三日又换化坚拢毒膏六七张。

至二十日侵晨，细阅疮势，虽有脓水而胬肉并未稍减，犹如生肉圆一般摆在肩上，四边根脚坚固毫无活动之意。因思胬肉数载，如此形状，设非灸法何能去此沉疴，且舍灸法根脚何能活动，而胬肉又何能尽落也。仍用艾绒，不必蒜隔，竟用艾铺胬肉上明火灸之。初灸数壮并不觉痛，后艾绒用至蚕豆大者方知其痛。灸至三十余壮而停，以膏盖之。

二十一日复灸亦不觉大痛，约灸至两炷香始知痛时而停。

二十二日胬肉四边稍有出滋水之象，其肉紧缩而小，色亦带黑，仍灸至两炷香而止。

二十三日胬肉四边浮起大半，滋水愈多，仍明灸至三十余壮而止。至二十四日，膏药揭开，胬肉随膏而脱，坚硬之极。快哉！快哉！

连灸四日，患者亦无所苦，复用拔毒膏[②]贴之。至二十八日，用家制紫霞生肌膏贴之。三十日仍以紫霞膏和珍珠散[③]（即青云散）调匀搽之，外用膏药盖之。待三四日肉长肌平，再以珍珠散掺膏药上贴之，至八月初十日而完口全瘳矣。

二十二日灸时，胬肉内时觉爆声，二十三日灸时亦如此。予想胬肉底下经血与好肉相联贯，数年来根脚紧固，四日间共灸百余壮，其中经血相离，故有一爆之声。后两日而胬肉脱然落下，诚良法也。是以各名家论灸最详，诸书具载，学者宜深玩之。然勿因灸法之佳而概施之，设不应灸而灸之，未免有误，犹不自责，反疑灸法之不善。殊不知非灸之不善也，诚识认之未真，何必毁古人之良法哉。（清·孙采邻《竹亭医案·卷之一·文字金蔼春右肩胬肉高突数载灸法治验》）

【注释】①嘉庆十年：1805 年。②拔毒膏：《圣济总录》载："治汤火伤，拔毒膏方。铅丹（炒过）、蛤粉（研）。上二味，不拘多少，合研如桃花色为度，以生油调作膏，湿纸压干摊贴。"③珍珠散：《外科正宗》载："治下疳皮损腐烂，痛极难忍；及诸疮新肉已满，不能生皮。又汤泼火烧，皮损肉烂，疼痛不止者。青缸花五分（如无，用头刀靛花轻虚色翠者代之，终不及缸花为妙），珍珠一钱（不论大小以新白为上，入豆腐内煮数滚，研为极细无声方用），真轻粉一两。上三味，共研千转，细如飞面，方入罐收。"

【辨证思路及方法】本案证起于伤寒后，为余热内留。余热郁久煎灼津液，耗伤阴血，血因津少而浓稠以致运行涩滞，热与血、津液搏结，渐聚成瘀而见胬肉。此证若用药则药力难以专于病处，若用针则拔毒泻热之力不足，必用艾火以拔引其毒、散结泻热。关于热病可灸，《圣济总录》言："肿内热气被火夺之，随火而出也。"《医学入门》亦指出："热者灸之，引郁热之气外发，火就燥之义也。"《丹溪心法》记载："火以畅达，拔引热毒，此从治之意。"《理瀹骈文》指出："若夫热症可以用热者，一则得热则行也，一则以热能引热，使热外出也，即从治之法也。"又在"太乙雷火针"条下曰："寒者正治，热者从治。"总而言之，"灸能引火气"，能"引热外出"，即灸有拔毒泻热的作用。《红炉点雪》对于灸法之功用更是论述详备、形象，其"痰火灸法"条指出："灸法去病之功，难以枚举。凡寒热虚实，轻重远近，无往不宜。盖寒病得火而散者，犹烈日消冰，有寒随温解之义也；热病得火而解者，犹暑极反凉，犹火郁发之之义也；虚病得火而壮者，犹火迫水而气升，有温补热益之义也；实病得火而解者，犹火能消物，有实则泻之之义也。痰病得火而解者，以热则气行，津液流通故也……若年深痼疾，非药力所能除，必借火力以攻拔之。谚云：火有拔山之力，岂虚语哉。若病欲除其根，则一灸胜药力多矣……"

【用穴及操作分析】本案孙采邻采用隔蒜灸、直接灸的方法借助火力将病者郁久之邪热引出，使热与血、津液分离，使气行、津液流通，故灸后顶上起泡，四围脓水出，胬肉底下经血与好肉相离，胬肉失养、脱落。其中隔蒜灸具有消肿、拔毒、止痛、发散之功；直接灸，直达病灶，给局部以更强的刺激，作用比一般的灸法更强。孙采邻先用隔蒜灸以拔毒止痛，但胬肉仍四边根脚坚固，故用作用更强之直接灸。

赘肉略对应于西医学脂肪瘤、肉瘤、息肉等疾病，严重者多采用手术治疗，但针灸保守治疗也具有确切的效果。

狄氏案中的赘肉，表现为为鼻部生的巨大赘瘤，局部疼痛剧烈，牵扯致两眼翻白，属中医"鼻息肉""鼻痔"范畴。中医学认为其可由体弱气虚，营卫失固，风冷内侵，鼻道不和所致；或因外感风热，内伤饮食，郁而化热，热蒸于肺，鼻窍失利而生成。其发病与肺、胃有关，病机为鼻道不利，气血阻滞，津液阻遏，涕浊凝聚。肺气虚寒型常取合谷、列缺、风池、曲池、外关、迎香、巨髎、内迎香、四白；肺胃蕴热型常取内迎香、尺泽、中府、内庭、支沟、外关、阴陵泉、足三里。此案之患者为富贵人，易伤于饮食，内生郁热，风火湿交攻，肺失宣降，而鼻生赘物，狄氏取督脉之风府，去风邪，泻火热，故见效极快。

张氏案所载为治疗眼部生瘤的验案。有学者提出临床治疗这类疾病多采用行气散瘀的治则，且在选穴上多选取足少阴肾经、足太阴脾经穴进行治疗，以肾能软坚散结，脾能通畅气机。常用的特效穴位有章门、太溪、阴陵泉、筑宾等。

孙氏案以直接灸法治赘肉，属热证用灸。而"热者寒之"一直是中医奉行之道，故自古众多医家反对热证用灸，包括医圣张仲景，但是也有不少医家主张热证可灸。除上所举著作外，如晋代医家葛洪就在痈疽疮疡及所发肿痛处直接用灸法治疗，隋代巢元方、唐代王焘、金代刘完素等均认为热证可灸。明代医家陈实功在其《外科正宗》一书中提出："痈疽发背怎生医？不论阴阳先灸之。不痛灸至痛，疼灸至不疼时。"近年来，有关热证用灸的临床报道也较多，如用铺棉灸治疗表现出热象的带状疱疹、以贴棉灸治疗神经性皮炎等。孙氏采用隔蒜灸、直接灸的方法使热邪与血搏结所成胬肉脱落，可谓热证可灸的成功范例。

<h1 style="text-align:center">第四节　痔　　疮</h1>

王焘论灸治痔疮医案一则

王焘（670—755），唐代著名医家，王焘认为巢元方的《诸病源候论》有论无方，故历经艰辛，博采各家医书之长，并精挑细选，写成《外台秘要》。

王焘出身于贵族家庭，并不以医为业。他潜心于医学文献的整理与医学的编著，这与当时的皇帝重视医药，社会文化环境，文人仕族以治儒而兼能习医为荣并形成风尚有关。他所著《外台秘要》中记载了治疗白内障的金针拔障术，这是目前所知的该疗法的最早记载。

原文：

崔氏灸痔法：令疾者平坐，解衣，以绳当脊大椎骨中向下量至尾株骨尖头讫[①]，再折绳，更从尾株尖头向上量，当绳头正下即点之。高虢州初灸至一百壮，得差。后三年复发，又灸之，便断。兼疗腰脚。（唐·王焘《外台秘要·卷二十六痔病阴病九虫等三十五门·灸痔法二首》）

【注释】①讫：《说文解字》："止也。"即终止。

【辨证思路及方法】本案所论之痔，主要表现为肛门齿线上或齿线下生有痔核，大便时易疼痛，便后易出血，或痔核脱出难回纳，或伴有肛门潮湿瘙痒，便秘。《外台秘要》指出："崔氏论曰：'凡痔病有五，若肛边生肉如鼠乳出孔外，时时脓血出者，名牡痔也；若肛边肿痛生疮者，名酒痔也；若肛边有核，痛及寒热者，名肠痔也；若大便辄清血出者，名血痔也；若大便难，肛良久肯入者，名气痔也。此皆坐中寒湿，或房室失节，或醉饱过度所得，当时不为患，久久不瘥，终能困人。'"此段论述基本概括了痔疮的诸多证型，其后所附之方，五痔皆治。本案未描述痔疮症状，盖其痔疮未出五痔之范畴，故用崔氏灸法。

【用穴及操作分析】崔氏灸法采用比量法定穴，其穴约当第11胸椎棘突下，为督脉所经之地，督脉途经肛门，"经脉所过，主治所及"，且第11胸椎棘突下凹陷为脊中穴，第11对脊神经从脊中穴两旁穿出，对脾胃功能有调控作用。崔氏灸此处当为疏通督脉兼调理脾胃。《类经图翼》："（脊中）主治风痫癫邪，腹满不食，五痔，积聚，下痢。"《针灸逢源》："（脊中）主治风痫癫邪，五痔，积聚，下痢，小儿脱肛。"崔氏所灸之处既符合循经取穴，又契合了脏腑神经解剖部位，故能有效治疗五痔。

丹波康赖载他医治痔疮医案一则

原文：

王及充迁安抚到官，乘骤马入骆谷数日。而宿有痔疾，其状如胡爪贯其肠，热如火，到一驿①，偃卧②无计。有主邮者③云："郎中此病，某曾患来，须灸即差。"命所使为槐汤洗痔上，便灸之。到三四壮，忽觉一道热气戍然④入腹中，因大转，先出血，后乃有秒，一时出，楚痛⑤，泻后遂失胡爪所在。登骤马而驰。（日本丹波康赖《医心方》，另可见于《医学纲目·卷之二十七·肺大肠部·痔》《赤水玄珠·第三十卷·痔漏门》《证治准绳·杂病第六册·大小腑门·痔》《普济本事方·卷第七·杂病》）

【注释】①驿：旧时供传递公文的人中途休息、换马的地方。②偃卧：仰卧。③主邮者：此处指驿站中主事的小吏。④戍然：戍，通"兀"。兀然，形容词，径直的意思。⑤楚痛：非常痛苦。

【辨证思路及方法】本病患者素有痔疾，经长途劳累颠簸，致使痔疮肿大，形如胡瓜，应为痔核已形成嵌套。痔核形成嵌套，粪便无处可行，堵塞一处，气机不利，血行不畅；又因反复摩擦，鞍区高热，瘀热互结，致使肛管肿胀疼痛剧烈。

【用穴及操作分析】槐枝归肝、大肠经，凉血止血、清肝泻火、清热润肠，为疗痔良药。主邮者用槐枝煎浓汤洗痔疮，一可缓解肿痛之症，二可防止艾灸助热壮火。就痔疮上行艾灸，盖因局部艾灸可快速行气化瘀，气行则肿消，血行则痛减，俾肠道气机复常，自能升清降浊，使病痊愈。

痔疮为常见病、多发病，民间有"十人九痔"之说。西医学根据好发部位不同，将其分为内痔、外痔、混合痔。

现代中医教材认为其多由疲劳过度，中气不足，又久坐久立，负重远行至气虚下陷，肛周气血瘀滞，久而成痔；或饮食不节，膏粱厚味、辛辣酒醇过量，脏腑气机失和，湿热蕴积，气血下行，下注肛门发为痔疮。若为脾虚气陷，当益气升陷，取百会、神阙、关元俞、膈俞、二白。以百会为诸阳之会，可升阳举陷；神阙可固气温阳、补益气血；关元俞、膈俞皆为足太阳膀胱经穴，善治虚损血证，可养血、止血；二白为经外奇穴，主治痔疾、下血、里急后重、或痒或痛、脱肛，是治疗痔疮之经验效穴。诸穴相合，可升阳举陷、化瘀消痔。若为湿热下注，当清热利湿、化瘀消痔，取长强、次髎、承山、二白、曲池、会阳。以长强位于肛门旁，为督脉络穴，会阳亦在肛门旁，且为阳经之会，配合次髎可畅行气血、疏通肛周瘀滞；足太阳膀胱经自腨至尻，别入于肛，故刺承山可行肛周气血；二白为治疗痔疮经验效穴，善化瘀消痔；曲池为手阳明大肠经合穴，善清肠腑之热。

丹波氏医案之患者素有痔疾，经长途劳累颠簸，致使痔疮肿大，形如胡瓜，应为痔核已经形成嵌套，造成低位性肠梗阻，肛管肿胀突出。本病病情较为危急，内治法已经来不及，须用外科手术解除嵌套，或者先行针灸疗法，再根据疗效考虑使用手术。若行针刺疗法，当行气活血、化瘀消肿，取穴以合谷、太冲、曲池、长强、次髎、承山、二白为主。此处，"主邮者"根据自己的经验，为患者进行局部艾灸，并达到气至病所的理想目标，故起效极快。

第五节　痈　疽

许叔微载他医灸治痈疽医案一则

原文：

王蘧[①]《发背[②]方》序云：元祐三年[③]，夏四月，官京师，疽[④]发于背，召国医治之，逾[⑤]月势益甚。得徐州萧县人张生，以艾火加疮上灸之，自旦及暮，凡一百五十壮，知痛乃已[⑥]。明日镊去黑痂，脓血尽溃，肤理皆红，亦不复痛。始别以药傅之，日一易焉，易时旋剪去黑烂恶肉，月许，疮乃平。是岁秋夏间，京师士大夫病疽者七人，余独生。此虽幸运事，然固有料理，不知其方，遂至不幸者，以人意论之，可为慨然。于是撰次前后所得方，模版以施，庶几古人济众之意。绍圣三年三月日题。（宋·许叔微《普济本事方·卷第六·金疮痈疽打扑诸疮破伤风》，另可见于《医学纲目·卷之十八·心小肠部》及《普济方·卷二百八十九·痈疽门·发背》）

【注释】①王蘧（qú）：宋代官吏，元祐三年（1088）于开封任官时，发作背痈，经文中徐州萧县张生以火灸、外敷疮药治疗痊愈后，遂留心集录痈疽之效方，日久成帙，成《经验痈疽方》1卷，又名《发背方》，可惜未见传世。②发背：痈疽之生于脊背部位的，统称"发背"，属督脉及足太阳膀胱经；多因脏腑气血失调，或火毒内郁，或阴虚火旺，气血壅塞不通所致。③元祐三年：1088 年。元祐，北宋哲宗年号。④疽：在宋以前，疽仅指无头疽，自宋《卫济宝书》（约成书于 12 世纪初）始见有关有头疽的记载。⑤逾：超过。⑥知痛乃已：《普济方·痈疽门·发背》云："凡发背者，灸无多少定数，但初痛候不痛即住，若初不痛候痛即住。"

【辨证思路及方法】发背是中医外科常见的疮疡重症，相当于西医学的外科感染性疾病。本病虽然有脏腑壅热、血败肉腐、久而阴毒结聚之不同，但其病机根本在于气血不散、经络不通，即"营气不从，逆于肉理，乃生痈肿"。细言之，发背的根本在于五脏气血不调，病机或为脏腑壅热，经络不通；或为营气不通，郁于分肉之间日久而成热毒。故其治以发越散火、通经畅络为主。艾火正可出其热毒，使热毒从分肉之间溃破于外，不至内陷五脏。

【用穴及操作分析】本案并未提及所灸部位，仅说明"以艾火加创上灸之"，加之在施灸剂量上"知痛乃已"，可以将其理解为是一种"以知为度，以痛为腧"的疗法。另有一种观点认为发背处本身多为背俞穴所在，故无须另选穴位。如《普济方·痈疽门·发背》指出："热气攻发，必生于府俞之间。"即发背所发之处即背俞所在。在施灸剂量上，本案"知痛乃已"的疗法与辨证相关。发背病机为营气积郁分肉之间不得外达，日久化为壅盛之热毒，腐坏肌肉。内里虽已血败肉腐，表皮却因营气郁于里，不得荣行于外，以致麻木。今以艾火拔毒泻热，使郁热得以外达，营卫之道复通，营气荣于肌表，则患部气血恢复流通而能知痛，是疾病向愈的表现。此时若再行直接灸则有"徒坏好肉"之嫌，故"知痛乃已"。该疗法与辨证可谓环环相扣。

洪遵论灸治痈疽医案一则

洪遵（1120—1174），字景严，南宋，著名钱币学家，对医学也有研究。洪遵不仅长于收集验方，亦博览医书，于中医理论颇有修养。《洪氏集验方》成于其晚岁，集其一生求方所得而成。书中时引《苏沈良方》、王衮《博济方》、史载之《史载之方》等书。

原文：

先用蜡线，度左手中指头，至手掌下横纹止，其横纹有三两条，当以长而分明者为正，却将所度蜡线，自尾闾骨①取中，逆量至脊椎骨，如度之长，以墨记之，次以蜡线取中指中节，量一寸，中指中节两头横纹多，当侧取横纹中长而分明者为正，却将所量蜡线，横于墨点处，每边各量一寸，朱点记之，此正灸穴处。前以墨处，乃用取中，非灸穴也，视背疽发于左则灸右，发右则灸左，甚则左右皆灸，至三十壮而止。妇人则用右手中指取度，其灸法与男子同，妇人奶痛，凡发背、发肋、发脑、发腿之类，不论男女皆可灸。郭云："自得此法，救人不可胜计。"有亲戚姓陈者，得此疾，其妻儿告急，而陈苦不之信，迫不得已灸之，才十壮，其红肿处渐消，于是欣然听命，再灸二十壮，觉热毒之气从肿处下，如以手拓，从尾闾骨发散。陈至今无恙。又云，庄妇忽背间痒痛，伛背以行，问知其状，使以法灸，随手即愈，如是非一，不能尽记。
（南宋·洪遵《洪氏集验方·卷第二·发背灸法·郭廷圭知县传》）

【注释】①尾闾骨：即尾骨。②伛背：驼背。

【辨证思路及方法】发背是中医外科常见的疮疡重症，相当于西医学的外科感染，治疗不当或贻误时机，极易内陷。发背多因外感风湿热毒，或内伤情志、劳损精气、恣食厚味等，致使脏腑蕴毒、经络壅遏、营卫不和，最终导致气血凝聚肌表，郁而化热，血肉腐败而发病。发背之发病部位较深，多位于人体肌肉筋骨之间，且背部肌肤厚而坚韧，脓液更难以排出；同时五脏俞皆在背，其血气经络周于身，发背者，多发于诸脏俞，毒气极易内攻五脏，最终导致严重的内陷病证。

【用穴及操作分析】早在《刘涓子鬼遗方》中就提出"（痈疽）审定之后即灸"。《备急千金要方》亦指出："凡肿起背胛中，头白如黍粟，四边相连，肿赤黑，令人闷乱，即名发背也……若不灸治，即入内杀人。"《外科正宗》盛赞灸法"诚为疮科首节第一法也"。可见艾火可拔引郁毒、透通疮窍，使内毒有路而外发，轻者使毒气随火而散，重者拔引郁毒、通彻内外。背俞穴属足太阳膀胱经，为脏腑经气输注于背腰部的腧穴。足太阳之气为巨阳、大阳，为阳中之最，统辖周身体表阳气，故艾灸背俞穴可鼓动人体一身之阳气以托毒外出而自愈。本案患者背疽"发于左则灸右，发于右则灸左"，西医学称之为"左病治右、右病治左"法。《黄帝内经》中"左病治右"法具体体现于巨刺及缪刺二法之中。《针灸甲乙经》中有近10种疾病采用了"左病治右"法，施治手段比《黄帝内经》又多了灸法。盖人体以五脏为中心，配以六腑，通过经络系统"内属于脏腑，外络与肢节"。而经络本身就是一个整体，正常人左右两侧的经络相互连接贯通，经气相通，以保证在正常生理状态下人体内外、上下、左右、前后的阴阳平衡。一旦某处气血失衡，则会产生阴阳的偏盛与偏衰。按西医学理论，人体的感觉神经纤维、运动神经纤维、听神经纤维、视神经纤维均是对侧交叉的。针刺与患部相对称的肢体对应点，所产生的针感传导，通过机体神经－体液系统的反射性调节，通过反射弧投射到对侧的中枢，而达到调整机体神经功能的作用。这也进一步证明了经络的相交、贯通，存在相互关联、相互制约、相互影响的动态平衡。因此，"左病治右、右病治左"法有一定的临床应用价值。

王执中载他医灸治痈疽医案一则

原文：

郭护为予言，乡里有善治发背痈疽者，皆于疮上灸之，多至三二百壮，无有不愈，但艾炷小作之，炷小则人不畏灸，灸多则作效矣。盖得此法也，然亦不必泥此。近有一医以治外科得名，有人发背疮大如碗，有数孔，医亦无药可治，只以艾遍敷在疮上，灸之久而方疼。则以疮上皆死肉，故初不觉疼也，旋以药调治之，愈。盖出于意表也。
（南宋·王执中《针灸资生经·卷七·发背》）

【辨证思路及方法】发背一证，有阴有阳，阳证易治，阴证难痊。本案所载疮大如碗，有数孔，医亦无药可治之证，恐为阴证。阳气素虚，或不耐病邪又受削减，无以成脓结疮，以脓由气血所化、疮赖正气以生之故。如不及时治疗而至阳气泯灭，正气亏虚，邪毒内陷，则束手无策矣。

【用穴及操作分析】疮上得火，则邪毒外散，拔毒通瘀，而奏从阴引阳之功。而人身禀赋有不同，邪毒深浅又不一，故治此证，不拘壮数，其中又以"痛者灸至不痛，不痛者灸至痛"为度，以其为邪毒得散、阳回气平之征。

王执中论灸治痈疽医案一则

原文：

余常为刘和叔序《灸痈疽方》，云："必以毒药攻于内，伐其根也。又以火艾灼于外，宣其毒也，法尽于此矣。"痈疽始作，灼艾、服大黄等药，无不愈者（大黄宜随虚实服）。王子高病背疽，京师外医以为不可治，得一徐人教以灼艾如枣大近千壮。鲁直数患背疮，亦灼艾而愈。灸为第一法也。（南宋·王执中《针灸资生经·卷七·发背》，另可见于《普济方·针灸·卷十五·发背痈疽》）

【辨证思路及方法】痈疽之治，必以毒药攻于内，伐其根；又以火艾灼其处，宣其毒。此诚不二之法也。然证有阴阳，又不可不知。内服药品应据其证候而变，并非一方一法通治。然外治之法，则无论阴阳，皆宜灼艾，故本案曰"灸为第一法也"。

【用穴及操作分析】痈疽之证，灼艾第一。阴证得之，能从阴引阳、拔毒散邪；阳证得之，能败毒泻火、发散郁结。其灸治部位多以局部为主，因其作用快捷、疗效显著。

张从正刺血治痈疽发背医案一则

原文：

一富家女子，十余岁，好食紫樱[①]，每食即二三斤，岁岁如此，至十余年。一日，潮热如劳，戴人诊其两手脉，皆洪大而有力，谓之曰："他日必作恶疮肿毒，热上攻目，阳盛阴脱之证。"其家大怒，不肯服解毒之药，不一二年，患背疽如盘，痛不可忍。其女忽思戴人曾有是言，再三悔过，请戴人。戴人以铦针绕疽晕，刺数百针，去血一斗。如此三次，渐渐痛减肿消，微出脓而敛。将作痂时，使服十补内托散乃瘥。终身忌口，然目亦昏，终身无子。（金·张从正《儒门事亲·卷七·内伤形》，另可见于《续名医类案·卷三十·发背》及《普济方·卷二百八十九·痈疽门·发背》）

【注释】①紫樱：为樱桃的一个品种。《本草图经》云："食多无损，但发虚热耳。"小儿形体未充，过量食用樱桃容易引发虚热性疾病。《儒门事亲》另有篇章载："舞水一富家有二子，好食紫樱，每日啖一二升。半月后，长者发肺痿，幼者发肺痈，相继而死。"其起病原因与本案类似，因患儿年龄更小，故死而不治。

【辨证思路及方法】本案之背疽乃因患者形体未充，加之积年累月过量食用容易引发虚热的樱桃，致使阴虚阳盛而发，故有脉洪、潮热等症状。热气不得泻则易壅滞背俞穴，引发恶疮肿毒；诸阳经皆上走头面而与目相联系，阴虚阳盛则热气上攻目而引发两目昏涩。其治当滋阴以敛阳。患者失治，故引发背疽作痛。此时当以铍针放血以去其标急。

【用穴及操作分析】 疽为热气淳盛，下陷肌肤所致。于背部患处放血可使热随血泻，虽非治本之法，但可使热脓随血出；再配合服用药物则背疽可愈。本案中所采用的"绕疽晕刺数百针"的治法，取自《灵枢·官针》中的赞刺："赞刺者，直入直出，数发针而浅之，出血是谓治痈肿也。"

朱丹溪论治痈疽医案一则

原文：

夫外施敷贴，正与发表之意同。经曰："发表不远①热。"大凡气得热则散，冷则敛。向见郑经历，性嗜酒与煎煿，年五十余，忽春末夏初，在额丝竹空穴涌出一角，长短大小如鸡距②稍坚，求予（朱丹溪）治。予曰："此非膏粱所致而何？宜断厚味，先解食毒，针灸以开泄壅滞，未易治也③。此少阳经所过，气多血少者。"郑以惮烦④，召他医，以大黄、朴硝、脑子等冷药罨⑤之，一夕豁开如酱蚶⑥，径三寸，一二日后，血自蚶中溅出，高数尺而死。此冷药外逼，热郁不得发，宜其发之暴如此也。（明·楼英《医学纲目·卷之十八·心小肠部·痈疽·肿疡》，另可见于《证治准绳·疡医·卷之一·禁忌》《续名医类案·卷三十一·外科·痈疽》《冷庐医话·卷四·杂病》）

【注释】 ①不远：不避忌。②鸡距：雄鸡的后爪。③未易治也：不容易治。④惮烦：怕麻烦。⑤罨：指敷贴。⑥酱蚶：蚶，蛤类的一种，软体动物，有两片贝壳，且贝壳坚厚，呈斜卵圆形，极膨胀，合抱近于球形。

【辨证思路及方法】 中医学痈疽相当于西医学中发生于体表、四肢、内脏的化脓性疾病，且西医学认为肿疡具有肿大物和溃疡共存的病理特征。本案患者素爱饮酒和食肥甘厚腻之物，故体内痰湿热盛。春末夏初，即阳气开始旺盛之时，体内火热壅滞更盛，所以在额头丝竹空穴涌出一角。因此处为足少阳胆经所过，气多血少。朱丹溪认为这是由过食肥甘厚腻之物所致，所以建议在饮食上要清淡，同时以针灸开泄壅滞，但是由于患者怕麻烦故不从刺。

【用穴及操作分析】 本案未出现用穴，只描述用针灸以开泄壅滞，但由于患者不从刺，故未予治疗。

薛己灸治痈疽医案一则

原文：

立斋治张锦衣，年逾四十，患发背，心脉洪数，势危剧。经云："心脉洪数乃心火炽甚，诸痛痒疮疡，皆属心火。心主血，心气滞则血不行，故生痈也。"骑竹马灸穴①，是心脉所由之地，急灸之以泻心火。隔蒜灸以拔其毒，再以托里消毒，果愈。（清·魏之琇《续名医类案·卷三十二·外科·发背》）

【注释】①骑竹马灸穴：骑竹马穴，经外穴名，最早见于《备急灸法》，是治疗痈疽发背的一个有效穴位。

【辨证思路及方法】本案之发背是中医外科常见病、多发病，病情严重，而且常致内陷变证而危及生命。因此，古代医家极其关注其发病。发背相当于西医学中发于脊柱正中、皮肉之间的急性化脓性疾病。由本案患者脉洪数，可知其乃心火炽甚，因为诸痛痒疮疡皆属于心，心主血，心气滞则血不行而发为痈。当治以拔毒托里之法。

【用穴及操作分析】骑竹马穴，主治发背、脑疽、肠痈、牙痛、风瘫、肿瘤、恶核、瘰疬、四肢下部痈疽疔疮等。操作方法：在背部，取穴时以绳量取肘横纹至中指尖长度，令患者跨竹竿上，挺背正坐，并令两人抬扛，两人扶定，使足尖离地寸许。然后以绳之一端着尾骨尖，沿脊直上，尽处标点，以此点向两侧各开1同身寸处是穴。约当第10胸椎之两侧各开1寸处，隔蒜灸之。

张介宾灸治痈疽医案三则

原文1：

黄君腿痈①，脓清脉弱。一妇臂结一块，已溃，俱不收敛。各灸以豆豉饼，更饮托里药而愈。（明·张介宾《景岳全书·卷四十六·论灸法》）

【注释】①腿痈：指生于腿部之痈疮，见《疡医大全》

【辨证思路及方法】脓者气血所化，气血不足则不能成脓或脓水清晰。溃后敛疮又全仗气血，故痈疽疔疮之证，或见脓清脉弱，或见疮口不敛，俱气血亏虚之故也。此误进寒凉、攻毒、败中之剂必死。当治以大补气血、促脓宣郁。故本案既借艾火温补气血，又合托里药，使气血复生而愈。

【用穴及操作分析】艾灸能补火，豆豉能宣郁，二者相合则补中寓宣，颇合本病病机。凡病气血不足之不敛不溃等证，灸以豆豉饼乃不二之法也。

原文2：

一男子患发背，疮头甚多，肿硬色紫，不甚痛，不腐溃，以艾铺患处灸之，更以大补药数日，死肉脱去而愈。（明·张介宾《景岳全书·卷四十六·论灸法》）

【辨证思路及方法】本案之发背症见肿硬色紫、不痛不溃，乃发背之阴证也。治疗时，当温补气血，使元气足而能去邪毒，从而使脓成病自安矣。然药力周于全身，不及局部灼艾之力专。若得艾火以拔引郁毒，从阴引阳，则更能相助药力，而促使疾病向愈。

【用穴及操作分析】治痈疽之证，无不以灼艾为先。阴证得之，则拔引邪毒，从阴引阳；阳证得之，则发越郁阳，使毒随火散。然尤需注意灸量，否则不能确保疗效。本证当以知为度，痛者灸至不痛，不痛者灸至痛，方能获良效。

原文3：

陈工部患发背已四五日，疮头虽小，根畔颇大，以隔蒜灸三十余壮，其根内消，惟疮头作脓，数日而愈。（明·张介宾《景岳全书·卷四十六·论灸法》）

【辨证思路及方法】本案之发背症见疮头小而根畔颇大，其郁毒不发可知。此证进药则不仅有药力缓慢不及而延误治疗机会之弊，更有伤中之虞。故运用艾火宣拔其毒，使毒得外泄而其根自消。本案疮头作脓，即毒邪外发之兆也。

【用穴及操作分析】隔蒜灸者，尤具拔毒散结之力。此法使毒邪有处可散，脓瘀有处可泻，顺应正气祛邪之势，终使邪毒随灸火而散。

史源灸治痈疽医案一则

原文：

史源记蒜灸之功云："母氏背胂作痒，有赤晕半寸，白粒如黍。（蒜）灸二七壮，其赤随消。信宿①，有赤流下长二寸。举家归咎于灸。外医用膏护之，日增一晕，二十二日，横斜约六七寸，痛楚不胜。或言一尼病此，得灸而愈，予奔问之。尼云：'剧时昏不知人，但闻范奉议坐守灸八百余壮方苏，约艾一筛。'予巫归，以炷如银杏大，灸十数，殊不觉；乃灸四旁赤处，皆痛。每一壮烬则赤随缩入，三十余壮，赤晕收退。盖灸迟则初发处肉已坏，故不痛，直待灸到好肉方痛也。至夜则火燉满背，疮高阜②而热，夜得安寝矣。至晓如覆一瓯，高三四寸，上有百数小窍，色正黑，调理而安。"（明·李时珍《本草纲目·菜部·葫》）

【注释】①信宿：连宿两夜。《左传》载："凡师一宿为舍，再宿为信，过信为次。"②高阜（gāo fù）：高的土山。

【辨证思路及方法】发背有阳证、阴证之别。阳证，则疮顶高肿燉痛，疮脚收束色红，即所谓"气盛分，顶自高而突起；血盛分，根脚束而无疑"。阴证，则疮无正气冲脱，"白粒如黍"；无荣血相滋，"背胂作痒，有赤晕半寸"。阴证得之则拔引邪毒，从阴引阳。

【用穴及操作分析】医家治痈疽之证，无不以灼艾为先。隔蒜灸具有拔毒散结、消肿止痛之力。灸以知痛为效，此灸治阴疮之大法也。艾炷可不拘壮数，艾团可不拘大小，视前贤于疮上铺艾灸之法，则知灸疮之要，"知痛"二字而已矣。

魏之琇载他医灸药结合治痈疽医案一则

原文：

京师万胜门生员王超，忽觉背上如有疮隐，请人看之，已如盏大，其头无数。或教往梁门里外科金龟儿张家买药。张视，颦眉曰："此疮甚恶，非药所能治，只有灼艾一法，庶可冀望万分，然恐费力。"乃摄艾与之，曰："且归，试灸疮上，只怕不痛，只待灸痛方可疗耳。"灼火十余，殊不知痛。妻守之而哭。至第十三壮，始大痛。四旁恶肉卷烂，随手坠地，即以稍愈。再诣张谢，张付药数贴，日安。则知疽发于背胁，其捷法莫如灸也。（清·魏之琇《续名医类案》）

【辨证思路及方法】本案患者起初不觉疼痛不适，为发背之阴证。该证多因七情内伤，多食膏粱厚味、醇酒炙煿，火毒郁积而成。初起疮头如粟，根盘散漫，不甚高肿，色不红，疼痛稍轻。此证区别于因感受六淫所引发之阳证。发背之阳证起初有一二个疮头，数天后迅速高肿，大如手掌，甚如碗口，红肿剧痛，伴有高热、烦渴、脉洪数等。因阴证有阳气不能托毒外出而内陷之虞，故比阳证凶险。惟有艾灸可拔引郁毒、祛散寒邪。

魏之琇灸药结合治痈疽医案三则

原文1：

刘大尹发背六七日，满背肿痛，势甚危。与隔蒜灸百壮，饮槐花酒①两碗即睡觉，与托里消毒药，十去五六。令以桑枝②灸患处而溃，数日愈。凡灸及饮槐花酒，则托里之效甚速。（清·魏之琇《续名医类案·卷三十二·发背》）

【注释】①槐花酒：《外科发挥》载槐花酒："发背及一切疮毒，不同已成未成，但焮痛者；及湿热疮疥，肠风痔漏。槐花四五两。上微炒黄，乘热入酒两钟，煎十余沸，去滓。热服。未成者二三服，已成者一二服。"②桑枝：祛风湿，通经络，行水气。《本草蒙筌》："利喘嗽逆气，消焮肿毒痈"。桑枝灸为灸法的一种，又称桑枝针。《本草纲目》载桑柴火主治"痈疽发背不起，瘀肉不腐，及阴疮瘰疬、流注、臁疮、顽疮，燃火吹灭，日灸二次"。

【辨证思路及方法】本案患者发背六七日，满背肿痛而不溃，为痈疽之阳证。疮头浓稠难溃而痛甚，是火毒郁于营卫分肉之间不得外达所致，故治以托里拔毒，使其表散而溃，溃后火毒外散则愈。本案所用之灸及饮槐花酒法，均为托毒外出之法。李东垣指出："疮疽之发，其受之有内外之别，治之有寒温之异。受之外者，法当托里以温剂，反用寒药，则是皮毛始受之邪，引入骨髓。受之内者，法当疏利以寒剂，反用温剂托里，则是骨髓之病上彻皮毛，表里通溃，共为一疮，助邪为毒，苦楚百倍，轻则危殆，重则死矣。予闻洁古云：'疮疡之生也，表里不同，或攻或发，少有差舛，变证随能杀人，甚于伤寒也。'"

【用穴及操作分析】本案所用灸法有两种，先为隔蒜灸，后为桑枝灸。灸法不同，功效各异。隔蒜灸为托里拔毒之法，专使郁热成脓而向溃。桑枝灸更偏于透毒外达，可使脓溃而火散。灸法不同，灸料不同，则治疗效果也有很大差异。

原文2：

一男子，背患疽，肿痛，赤晕尺余，背如负石，其势当峻攻，其脉又不宜。遂用针砭赤处，出紫血碗许，肿痛顿退。更用神功散①及仙方活命饮②二剂，疮口及砭处出血水而消。（清·魏之琇《续名医类案·卷三十二·发背》）

【注释】①神功散：《外科集验方》载神功散："专治发背痈疽，一切疔毒，并瘰疬，疮已、未成患者，效验不可备述。"②仙方活命饮：《校注妇人良方》载仙方活命饮："治一切疮疡，未成者即散，已成者即溃，又止痛消毒之良剂也。""白芷六分、贝母、防风、赤芍药、当归尾、甘草节、皂角刺（炒）、穿山甲（炙）、天花粉、乳香、没药各一钱，金银花、陈皮各三钱。用酒一大碗，煎五七沸服。"

【辨证思路及方法】本案之背疽，相当于西医学的背部急性化脓性蜂窝组织炎。本案患者症见"肿痛，赤晕尺余，背如负石"，系热毒蕴结而炽盛所致。其治宜峻攻之法，然其脉又不宜峻攻。若用攻剂，怯弱之人必损元气。故应先针砭赤处，使毒随恶血而泻，以顿挫毒势；再配以神功散及仙方活命饮二剂，以清热解毒、消肿溃坚、活血止痛。

【用穴及操作分析】针砭赤处属于刺络放血疗法，操作为：刺破人体特定部位（或患处）的浅表血管。本案在背部红肿的患处刺络，放出适量的血液，通过活血理气，外泻内蕴之热毒，达到治疗的目的。

原文3：

一儒者，患背疽，肿焮①痛甚。此热毒蕴结而炽盛，用隔蒜灸而痛止，服仙方活命饮而肿消，更与托里药而溃愈。（清·魏之琇《续名医类案·卷三十二·发背》）

【注释】①肿焮：发炎红肿。

【辨证思路及方法】本案之背疽多因外感风湿火毒，或过食膏粱厚味，使热毒蕴结而炽盛，导致内脏积热，气血凝滞，营卫不和，邪阻肌肤而发。故应隔蒜灸患处配仙方活命饮以拔毒消肿，更用托里药以托里透脓。

【用穴及操作分析】隔蒜灸方法是将鲜大蒜头切成厚度为 0.2~0.3cm 的薄片，并用针将中间刺上数孔（捣蒜如泥亦可）置于应灸腧穴或患处；然后将艾炷放在蒜片上，点燃施灸。艾灸有温经活血之功，大蒜有消肿、解毒、杀菌之力，隔蒜灸将灸之散结、蒜之解毒有机结合，使灸获蒜性以利消散，蒜借灸助得以渗透，二者相得益彰。隔蒜灸具有消肿、拔毒、发散、止痛的作用。

痈疽，主要临床表现为局部肿胀、焮热、疼痛及成脓。对应于西医学疔疮、痈、蜂窝织炎、化脓性感染等病。

中医在治疗痈疽发背时，按照疾病发展的时期进行辨证论治。患部红肿热痛，上有粟粒脓头，伴热证为成痈期，治疗多以清热解毒、活血散结为主。疮头腐溃，状如蜂窝，或流血水为溃脓期，多以清热泻火、排脓托毒为主治疗。腐肉已脱，肉芽生长为溃后期，多以益气生肌为主治疗。

外科阳证痈疽疮疡多因热毒蕴结，气滞血瘀，邪阻肌肤而发。理应攻之，但是人有禀赋不同，脉不宜则不可强攻之；怯弱之人，若攻之，必损元气。故临床治疗外科阳证痈疽疮疡不宜都强攻，需根据患者的元气强弱情况选择合适的治疗方法，或攻或补，或消或托，或针或灸，灵活应用。具体有药物内服、外敷、刺血、艾灸等多种手段，但其原则基本一致，即采取托毒泻热的方法，迫使火热毒邪外达，防止内陷。

此外，关于热病是否可灸的问题，《黄帝内经》并未明确言热病禁灸，《素问·骨空》还有"热病二十九灸"的论述。但自《伤寒论》载艾灸治热证有伤津、口干、便干、谵语之弊后，历代医家对热病是否可灸一直争论不休。

关于热病可灸，现代研究表明，灸疗可使人体内白细胞数量明显提升，并激发单核细胞的吞噬作用，能调节免疫系统、促进血液循环，从而增强人体抵抗力，在用于感冒等发热性疾病时能够缩短病程并防止并发症。目前艾灸在阳明实热型肠痈和热毒壅盛型疔腮治疗中都发挥了积极的作用。针灸界名老中医周楣声尤倡以灸治热病，提出："药有反佐，火能艾投。虚热用灸，元气周流；实热用灸，郁结能瘳；表热可灸，发汗宜谋；里热可灸，引导称优。热能就燥，寒以温酬。火郁宜发，早有嘉猷。同声相应，同气相求，开门逐贼，顺水行舟。"他坚定地支持热病可灸，甚至热病贵灸。

现代临床常用灸法主要包括隔蒜灸、明灸和桑枝灸。蒜，味辛温，有毒，主散痈疽。隔蒜灸，首载于东晋葛洪的《肘后备急方》；而"隔蒜灸"一名，则最早见于宋陈自明的《外科精要》。古人主要用其治疗痈疽，其能假火势以行药力，故多用于赤肿紫黑毒甚者；现代在灸治方法上基本上沿袭古代，但在治疗范围上则有所扩大，如将其用于治疗内科、外科、妇科、皮肤科中的一些疾病。明灸即直接灸法，将艾炷直接放于患处施灸，用于顽痈痼发之证；若患者畏惧灸法，可做成小艾炷，灸多亦有效；若发背疮大如碗，可将艾遍敷在疮上施灸。桑枝灸主要用于疮毒坚而不溃、溃而不腐、新肉不生、疼痛不止者。总之，灸法操作简便、易于掌握，且对于发背这一危急重症疗效显著，值得深入研究和大力推广。

所录案中，许氏案以灸法治热病，乃取艾灸可扶正祛邪、拔毒泻热之性，以治疗热毒壅盛的痈疽发背，倾向于热病可灸。葛洪《肘后备急方》亦有"诸痈疽发背及乳方，比灸其上百壮"的记载。

王氏案之病证属重症痈疽，以艾火宣其毒、毒药伐其根诚为古代治疗之定法。然现代少有使用，因条件改善，人的体质增强，且稍有初萌便行治疗，鲜有如本案病证之重者。但不可忽视顾护正气在本证治疗中的重要地位，亦不可忽视辨证论治。常见虚寒阴证，而累进寒凉，故变证蜂起者，误人不浅。而王氏二案恰属此类，正气本已不足，又加败伤，故不能敌其邪毒，以致内陷，使更加棘手，学者不可不知。

朱氏案最后出现血溅出高数尺而死的严重后果，乃敷贴冷药后，火热被郁里而不得发，邪无出路所致。盖因临床治疗外科痈疽、肿疡，若体内积热宜发散郁热，千万不能用寒凉之药使其热壅滞于里而不得发。发表不忌热，凡是气得热则能散，冷则收敛而壅滞。

薛氏案之病证属背疽。背疽，泛指生于背部的有头疽；发背，指背部生痈疽之较重者。痈疽因其所生部位及形态的不同，而有不同的名称。其名虽多，而其疾病性质则同。痈疽始作，以艾火宣其毒，为外科之常规。痈疽皆可用隔蒜灸治疗。

张氏案之疮疡不敛，西医学无可靠方法，故灸以豆豉饼仍有现实意义。今临床一见此证，往往认为由毒火所致，累进寒凉，败伤中气。须知本证尤以气血为根本，气血充盛则自能却邪。

凡痈疽疔疮之证，从阳热化者，其正气不虚，可称为顺证。因病久失治或因妄进寒凉导致病从阴化，正气败伤，虚实夹杂，则病情复杂、难治。故先贤总结本证治要曰"首尾必用辛热"，即顾护正气之意也。凡痈疽疔疮之肿痛未溃者，尽可用隔蒜灸，其具有拔毒散结、消肿止痛之力。此外凡遇疮小根大之证，因其正虚邪陷之机已露，故皆当以扶助正气为先。

<h2 style="text-align:center">第六节　疬　　风</h2>

窦材灸药结合治疬风医案三则

原文1：

一人遍身赤肿如锥刺。余曰："汝病易治"。令灸心俞、肺俞四穴，各一百壮，服胡麻散[①]二料而愈。但手足微不随，复灸前穴五十壮，又服胡麻散二料，全愈。（宋·窦材《扁鹊心书·卷中·疬风》，另可见于《续名医类案·卷三十五·疬风》）

【注释】①胡麻散：《扁鹊心书》载胡麻散："治疬风浑身顽麻，或如针刺遍身疼痛，手足瘫痪。紫背浮萍（七月半采）一斤，黑芝麻（炒）四两，薄荷（苏州者佳）二两，牛蒡子（炒）、甘草（炒）各一两。共为末。每服三钱，茶酒任下，日三服。"

【辨证思路及方法】本案为以艾灸背俞穴配合服用胡麻散治疗疬风的验案。患者遍身赤肿伴有刺痛，为血热之实证。然疬风总因形体虚弱，感受暴疬风毒邪气，邪气滞于肌肤，客于脉中不去所致。邪客于营血日久则化生壅热，热壅于营血则遍身赤肿；邪滞于肌肤则卫外受损，发为身痛、手足麻木。其病为本虚邪实，治当清热解毒、祛湿止痒。故以艾灸背俞穴补体虚，以胡麻散祛湿止痒治标实。窦材治疬风多采用艾灸背俞穴配合服胡麻散。《黄帝正法》曰："先灸肺俞二穴，各五十壮，次灸心俞，次脾俞，次肝俞，次肾俞，如此周而复始，痊愈为度。内服胡麻散、换骨丹各一料。"

【用穴及操作分析】心俞穴、肺俞穴分别为心与肺之背俞穴。灸心俞穴、肺俞穴，一则扶正补虚；二则散风祛毒。

原文2：

一人面上黑肿，左耳下起云，紫如盘蛇，肌肉中如刀刺，手足不知痛。询其所以，因同僚邀游，醉卧三日，觉左臂黑肿如蛇形。服风药渐减，今又发。余曰："非风也，乃湿气客五脏之俞穴。前服风药，乃风胜湿，故当暂好，然毒根未去。"令灸肾俞二穴，各百壮，服换骨丹一料痊愈，面色光润如故。（宋·窦材《扁鹊心书·卷中·疬风》，另可见于《续名医类案·卷三十五·疬风》）

【辨证思路及方法】本案为以艾炷直接灸肾俞穴治疗疬风的验案。本案患者因醉卧而致面上黑肿如盘蛇、肌肉刺痛、手足麻木不仁。酒为湿热之品，患者本已醉酒，复卧湿地，水湿之邪侵入五脏之背俞穴。邪气壅滞，则有肌肉不荣而痛、手足麻木不仁。《素问·风论》指出："肾风之状……其色黑。"患者面上黑肿，故其治在肾俞穴，以艾炷直接灸肾俞穴100壮，配合服换骨丹而愈。

原文 3：

一人病疠证，须眉尽罗，面目赤肿，手足悉成疮痍。令灸肺俞、心俞四穴，各十壮，服换骨丹一料，二月痊愈，须眉更生。（宋·窦材《扁鹊心书·卷中·疠风》，另可见于《续名医类案·卷三十五·疠风》）

【辨证思路及方法】 本案为以艾炷灸肺俞穴、心俞穴配合换骨丹治疗疠证的验案。患者病疠证，须眉尽落、面目赤肿。窦材引《黄帝内经》言，认为疠风在肺则皮生白屑、眉毛先落，在心则双目受损，故辨其病位在心、肺。

【用穴及操作分析】 心俞穴、肺俞穴分别为心与肺之背俞穴。窦材治疗疠风均以五脏背俞穴艾灸配合胡麻散或换骨丹为治，本案依症状言归于心、肺之毒，故灸心俞穴、肺俞穴而愈。

张从正刺血治疠风医案一则

原文：

桑惠民病风，面黑色，畏风不敢出，爬搔不已，眉毛脱落，作癞①，医三年。一日，戴人到棠溪，来求治于戴人。戴人曰："非癞也。乃出《素问·风论》，曰：'肾风之状，多汗恶风，脊痛，不能正立，其色炲②，面庞然浮肿，今公之病，肾风也，宜先刺其面，大出血，其血当如墨色，三刺血变色矣。"于是下针，自额上下鲱针，直至顶颠皆出血，果如墨色。偏肿处皆针之，惟不针目锐眦外两旁。盖少阳经，此少血多气也。隔日又针之，血色乃紫。二日外又刺，其血色变赤。初针时，痒；再刺，则额觉痛；三刺，其痛不可任。盖邪退而然也。待二十余日，又轻刺一遍，方已。每刺必以水洗其面血。十日黑色退，一月面稍赤，三月乃红白。但不服除根下热之药，病再作。戴人在东方，无能治者。（金·张从正《儒门事亲·卷六·风形·肾风十五》，另可见于《续名医类案·卷三十五·外科·疠风》及《杂病广要·身体类·疠》）

【注释】 ①癞：即疠风。张从正言此"非癞也"，应为反问句，意即"不正是疠风吗"。②炲（tái）：黑色。

【辨证思路及方法】 本案为以针刺放血治疗肾风的验案。患者症见畏风、瘙痒、眉毛脱落、面色黑，正合《素问·风论》"肾风之状，多汗恶风，面庞然浮肿，脊痛不能正立，其色炲，隐曲不利，诊在肌上，其色黑"的论断。但需要注意的是，张从正在辨证时用脏腑辨证，治疗时却用头面部散刺，治疗部位表浅，辨证与治疗有各行其是之嫌，虽引用《黄帝内经》原文为据，但较为牵强，读者学习时应有所鉴别。从末尾处"不服除根下热之药，病再作"一句可以看出，其本为有热。热在血中煎灼血液，血液凝滞不行，不能上荣腠理则腠理疏松；风邪侵袭，故有皮肤麻木不仁，不觉疼痛。医者用锭针散刺放血以治标，配合泻下药祛热以治本。

【用穴及操作分析】 本案之治，虽为头面部散刺放血，但其指导思路却并非"治风先治血，血行风自灭"，而是以泻血作为发汗祛风的变法。《杂病广要·身体类·疠》指出："按，此论《内经》用针同发汗，至于出血亦同汗也。但疠证在经在表，故宜针宜汗。"其分析与张从正"灸、蒸、薰、渫、洗、熨、烙、针刺、砭射、导引、按摩，凡解表者皆汗法也"的说法暗合，即以泻血作取汗之法。本病病位在表、在经，宜从表解。《灵枢·四时气》篇亦记载："疠风者，素刺其肿上，已刺，以锐针针其处，按出其恶气，肿尽乃止，常食方食，无食他食。"

疠风，主要表现为患处赤斑、麻木，甚则肿溃无脓，蔓延至全身肌肤而出现眉落、目损、鼻崩、唇反、足底穿等症状，属"麻风病"范畴。西医学认为该病是一种由麻风分枝杆菌感染引起的慢性传染病，主要侵害皮肤及周围神经，并有可能导致肢体的畸形和功能障碍。麻风病不遗传，但是患者应接受隔离治疗。西医学对麻风病治愈率较高，其治疗方案经历了数次演变：早年用氨苯砜终生治疗，后用联合化疗至细菌转阴；此后，WHO 于 1997 年召开麻风专家委员会第 7 次会议，提出将麻风病的联合化疗方案由 2 年缩短至 1 年，即不到细菌阴转就停药。目前，公认的麻风病化疗的目的在于杀灭活菌，而非清除细菌，以防止过度治疗及耐药变异菌的出现。

中医学认为疠风可由先天禀赋不足，外加风湿、湿毒、毒病侵袭人体所致。其总以祛风、胜湿、通络、解毒、杀虫为治则，临床常见证型有血热血瘀型、湿热壅滞型、阴虚湿热型和气血虚弱型。针刺治疗时，采取循经取穴针刺法、分部远近结合的配穴方法。

所录案中，窦氏案以灸发心肺之毒为治，张氏案则以刺血退其毒热为治，殊途而同归，一致而百虑。

第七节　肠　　痈

王执中灸治肠痈医案一则

原文：

有老妪大肠中常若里急后重，甚苦之，自言人必无老新妇，此奇疾也。为按其大肠俞，疼甚，令归灸之而愈。（南宋·王执中《针灸资生经·卷三·肠痈》）

【辨证思路及方法】本案为灸大肠俞穴治疗肠痈的验案。患者以里急后重为主症，然未言及其大便，不宜诊断为痢疾。究其病位，《景岳全书·杂证谟》指出："凡里急后重者，病在广肠最下之处。"凡脾胃素虚，寒湿凝集，或肝脾失和，气机失畅，或感受暑湿及疫毒之邪，或饮食不洁、误食不洁之物，侵及胃肠，均可导致气血阻滞，肠道升降气机逆乱，升降失常。治疗应以理气降逆、调和肠胃为主，重在顺畅肠腑气机。故"有老妪大肠中常若里急后重，甚苦之"，王执中灸大肠俞穴以理气降逆、调和肠胃，则疾病痊愈。

【用穴及操作分析】大肠俞穴内应大肠，为大肠气机输注之处，是治疗肠道疾病的关键穴位；功善理气降逆、调和肠胃，主治诸种肠道疾病。盖脏腑经气输注于背部，何脏何腑发生病变，多在何脏何腑之俞穴上出现压痛、敏感等反应，按其所属之俞穴针灸之，常能应手而效。

周汉卿火针治肠痈医案一则

原文：

义乌陈氏子腹有块，扪之如罂①，汉卿曰："此肠痈也。"用大针灼而刺之，入三寸许，脓随针迸②出有声，愈。（清·张廷玉等《明史·卷二百九十九·列传第一百八十七·方伎·周汉卿传》）

【注释】①罂：盛水、酒的器皿。②迸：喷射、涌流。

【辨证思路及方法】腹中有有形实块当考虑肠痈、积聚等病。本案诊为肠痈，则必有肠痈之见症。而治疗一切痈病，关键在于成脓与否。未成脓者即行消散，已成脓者当予排脓。对于肠痈初期，《金匮要略》云"少腹肿痞……时时发热，自汗出，复恶寒"，此时脓尚未成，当予大黄牡丹汤荡热消痈。然此案则有"腹有块，扪之如罂"的脓成之症，且必兼身甲错、腹皮急、脉洪数等脓成之兆。脓者，气血所化，此正虚邪盛之证，故必先去其脓毒以护正气，而后徐徐收功。

【用穴及操作分析】《太平圣惠方·卷第六十一·辨痈疽宜针烙不宜针烙法》指出"脓成即当弃药，从针烙也"，意谓脓毒不去，变证四起而有正不敌邪之患。本案以火针针刺局部接引痈脓，使脓瘀热毒得出，则正气得以顾护。诚叹古代针法之妙！

江汝洁熨治肠痈医案一则

原文：

江汝洁治一男子病小肠痈①，初起，左小腹近胁下一块如掌大，甚痛。江以蜂蜜调大黄末敷于痛处，再以生姜一大块切片，置于大黄之上，以火熨之四五度，痛即止，逾半月而块自消。（明·江瓘《名医类案·卷十·肠痈》）

【注释】①小肠痈：病名。发于小肠间之内痈。《疡科心得集》卷中云："小肠痈者，少腹肿而硬，按之则痛，左腿屈而不伸，溲数似淋，时时汗出复恶寒，身皮甲错，腹皮急则腹胀大。"

【辨证思路及方法】本案之小肠痈，由进食厚味、恣食生冷和暴饮暴食等，导致脾胃受损，胃肠传化功能不利，气机壅塞而成；或因饱食后急暴奔走，或跌仆损伤，导致肠腑血络损伤，瘀血凝滞，肠腑化热，瘀热互结，血败肉腐而成。《素问·厥论》指出："少阳厥逆，机关不利；机关不利者，腰不可以行，项不可以顾，发肠痈。"治疗肠痈首先要分清疾病发展阶段：若肠痈初起，脉芤数者，可轻下之。若肠痈已溃脓、疼痛不已者，治宜托而补之。本病为小肠痈初起，少腹肿而硬，甚痛。《外科大成》指出："初起小腹殷痛，俨似奔豚，小便淋涩者，薏苡仁汤加大黄下之。"

【用穴及操作分析】江瓘用蜂蜜调制大黄敷于患处，取大黄泻热通肠、凉血解毒、逐瘀通经之功。蜂蜜缓急止痛，亦可顾护中焦，佐制大黄峻猛之性以轻下之。以痛为腧，敷于患处，用烫法可使药力徐徐而入，直达病灶。烫法温热，舒缓经脉拘急，亦可达到止痛目的。

肠痈，多为西医学之急性阑尾炎、阑尾周围脓肿等疾病。

现代临床已有更科学、先进的工具进行排脓，临床已少见肠痈等内痈运用针烙之法排脓的病例。但其脓成必排脓、排脓必尽脓的思想与中医治痈脓的观念不谋而合。然若于本病初期即行中医治疗，岂不免脓成之患？

虽然原则上讲，急性阑尾炎除黏膜水肿型可以保守治疗痊愈外，都应采用阑尾切除手术治疗。然临床同时也存在如下情况，当急性阑尾炎诊断明确，有手术指征，但因病人周身情况或客观条件不允许，也可先采取非手术治疗，延缓手术；若急性阑尾炎已合并局限性腹膜炎，形成炎性肿块，也应采用非手术治疗，使炎性肿块吸收，再考虑择期阑尾切除。因此，在这些情况下可考虑使用中医方法解毒排脓。

第八节　肺　　痈

洪迈载他医火针治肺痈医案一则

原文：

禁卫①幕士②盛皋，乾道元年③骤得疾，胸膈噎塞刺痛，饮食不向口，以堂堂六尺之躯，日渐瘦削，招医诊疗，皆不能辨其名状，多指为伤积。涉历二百许日，闻殿前司外科为刘经络者，有奇技，亦出班直④，乃邀之。刘一见即言："此病甚异，众人固不识，非我莫能治也。然病根深固，是为肺痈，艾炷汤剂，力所不及，须当施火针以攻之。"于是取两针，其长仅尺，尾如著表，煅火中，妻子争言不可，皋曰："我度日如年，受尽痛恼，苟生何益！宁决意一针，虽死无憾。"刘曰："然则吾当任此责。"把笔点左右臂上两穴，隔以当三大钱，先针其左，入数寸，旁观者缩头不忍视，皋元无所觉。后针其右。既毕，皋殊自如，全不见脓血。刘使略倒身，从背微搦之，俄血液倾出如涌泉。刘舍去，谓其妻曰："但一听其然，切无遮遏。凡两日不止，惟时时灌喂清粥饮。"第三日，刘始至，喜曰："毒已去尽，行即平安矣。"傅大膏药两枚，贴于疮口而告退，曰："吾不复更来，三数日间，便当履地，无所患苦也。"果如其言。（南宋·洪迈《夷坚三志壬·卷九·肺痈》）

【注释】①禁卫：指保卫帝王或京城的军队。即禁卫军。②幕士：宫廷卫士。③乾道元年：1165年。乾道，宋孝宗年号。④班直：宋朝皇帝随身的卫兵。

【辨证思路及方法】本案之肺痈是指由于热毒瘀结于肺，以致肺叶生疮，血败肉腐，形成脓疡的一种病证，临床以发热、咳嗽、胸痛、咯吐腥臭浊痰、甚则脓血相兼为主要表现。肺痈常因感受外邪，内犯于肺，或痰热素盛，蒸灼肺脏，以致热壅血瘀，蕴酿成痈，血败肉腐化脓。根据病程的先后不同阶段和临床表现，辨证可分为初期、成痈期、溃脓期、恢复期。治疗以清热消痈、解毒排脓为主。针对不同病期，采取相应治法。未成脓前应予大剂清热消痈之品，以力求消散。已成脓者，按照"有脓必排"的原则，解毒排脓，以排脓为首要措施。排脓消除后，再予补虚养肺。

【用穴及操作分析】火针，《黄帝内经》称"大针""燔针"，《伤寒论》亦称"烧针"，《针灸资生经》称"白针"。明清以来，在《针灸聚英》《针灸大成》《针灸集成》中俱谓"火针"。火针点刺具有消坚散肿，促进慢性炎症吸收的作用，可将病变组织破坏，激发自身对坏死组织的吸收。因火针治疗使受针部位产生的红肿、灼热、痛痒等感觉需要一周才会完全消失，故可对腧穴产生较持久的良性刺激，具有温经通络、祛湿散寒、清热解毒、升阳举陷等多种功能。而上臂为手太阴肺经和手阳明大肠经的循行部位，故本案用火针刺左右臂上两穴，能达到宣通肺气之功；火郁发之，火针能温通经络、行气活血，使气血运行流通加速，有对未溃者拔出郁毒、已溃者补接阳气之效。

肺痈，主要表现为发热、咳嗽、胸痛、咯吐腥臭浊痰，甚则咯吐脓血痰，对应西医学中的化脓性肺炎、肺坏疽、支气管扩张、支气管囊肿及肺结核空洞等。

所录洪氏案以火针治之，借其火热之气，发其壅遏。然临床诸多顽固性疾患如过敏性哮喘、慢性支气管炎、肺气肿等，中药治疗效果较慢，且上述诸疾多以咳喘症状为主，而咳喘多因风寒外袭，邪气闭肺，肺失宣降，肺气上逆而成。古人曰："形寒饮冷则伤肺"（《难经·四十九难》）。故火针疗法可显特殊效果。

第九节　痤　疖

张从正催吐结合刺血治痤疖医案一则

原文：

一省掾①，背项常有痤疖，愈而复生。戴人曰：太阳血有余也。先令涌泄之，次于委中以铈针出紫血，病更不复作也。（金·张从正《儒门事亲·卷六·热形·痤疖六十四》，另可见于《续名医类案·卷三十五·外科·疮疖》）

【注释】①省掾：官名。中枢各省的佐治官员。

【辨证思路及方法】本案为以吐、泄配合委中穴放血治疗痤疖的验案。患者项背部常生痤疖，且有愈而复生的趋势。膀胱足太阳之脉，"其直者……还出别下项，循肩膊内，挟脊抵腰中"，肩背部为足太阳膀胱经循行所过，太阳经多血少气，其血有余而气相对不足。气能行血，血对气的相对有余使其易生壅滞。血滞则生热而腐蚀肌肤，发为痤疖。其治当以"血实则决之"为原则，以铍针放血泄热毒。

【用穴及操作分析】委中为足太阳经之合穴，具有凉血清热之功。《灵枢·寿夭刚柔》指出"病在阳之阳者，刺阳之合"，即皮肤病可取合穴进行治疗。故在委中穴放血治疗该经循行所过之处发生的痤疖等皮肤病。

痤疖，主要表现为皮肤红色丘疹，对应西医学中的寻常性痤疮、粉刺、暗疮、疖肿、毛囊疖等。

所录张氏案之刺血法治痤疖，亦经常用于现代针灸临床中，只是为了加强出血效果，减少患者疼痛，常采取针罐法，即先以三棱针或皮肤针刺破局部皮肤出血，随即于针孔上拔火罐并留罐 5~10 分钟，利用罐内负压吸取足量血液，使病情得到缓解。该法常用于病灶范围较大的丹毒、神经性皮炎、扭挫伤等疾病。

第十节　湿　癣

张从正刺血治湿癣医案一则

原文：

一女子，年十五，两股间湿癣[①]，长三四寸，下至膝，发痒，时爬搔，汤火俱不解，痒定，黄赤水流，痛不可忍，灸焫熏撲，硫黄、闾茹、白僵蚕、羊蹄根之药，皆不效。其人姿性研巧，以此病不能出嫁，其父母求疗于戴人。戴人曰：能从余言则瘥。父母诺之。戴人以铍针磨，令尖快，当以痒时，于癣上各刺百余针。其血出尽，煎盐汤洗之。如此四次，大病方除。此方不书以告后人，恐为癣药所误。湿淫于血，不可不砭者矣。（金·张从正《儒门事亲·卷六·湿形·湿癣八十二》，另可见于《普济方·卷二百八十一·诸疮肿门·湿癣》《续名医类案·卷三十五·外科·癣》《医学纲目·卷二十·心小肠部·癣》）

【注释】①湿癣：《诸病源候论·卷三十五》载："湿癣者，亦有匡郭，如虫行，浸淫色赤湿痒，搔之多汁成疮。"

【辨证思路及方法】本案为以铍针放血治疗湿癣的验案。患者湿癣发痒，并有黄赤水流，痛不可忍。该病多因风湿热邪侵入肌肤，客于血脉而成。血中有湿则皮肤发痒，故其治当放血以祛湿。

【用穴及操作分析】《素问·至真要大论》指出"诸痛痒疮，皆属于心"，心在液为血，患者病股间湿癣，发痒，爬搔难忍，当以放血为治。按《素问·调经论》之言，"病在血，调之络"，则当以小血络散刺放血为宜。本案即以此为治，其散刺之法合《灵枢·官针》所言"络刺者，刺小络之血脉也"及"豹文刺者，左右前后针之，中脉为故，以取经络之血者，此心之应也"之意。

湿癣，主要表现为红斑、丘疹、瘙痒，甚则水疱、脓疱、糜烂、结痂等，属癣范畴，癣证情形有六般，包括干癣、湿癣、风癣、牛皮癣、松皮癣、刀癣。而湿癣对应西医学中的风湿热型湿疹、癣病。

中医理论认为湿癣由先天禀赋不足，外加风、湿、热郁于腠理淫于皮肤所致，病机为外邪浸淫。临床常见证型有脾虚湿盛型、湿热浸淫型、血虚风燥型。常以解毒化湿之穴治之，如曲池、三阴交、阴陵泉、足三里等。

此外，刺血仍是针灸对该病的主要治法之一。现代有学者以三棱针点刺病变局部配合拔罐，取大椎、膈俞、肺俞、脾俞；也有学者以梅花针叩刺，加拔罐；可于起罐后艾条悬灸至皮肤潮热。

所录张氏案之刺血法，乃于病灶局部百余针刺之，后煎盐汤洗之，其一，可清洁消炎；其二，因咸入血，可以散风。治法精准独到。

第十一节 胶 瘤

张从正刺血治胶瘤医案一则

原文：

郜城，戴人之乡也。一女子未嫁，年十八，两手背皆有瘤，一类鸡矩，一类角丸；腕不能钏[①]，向明望之，如桃胶然。夫家欲弃之。戴人见之曰：在手背为胶瘤，在面者为粉瘤。此胶瘤[②]也。以铍针十字刺破，按出黄胶脓三两匙，立平。瘤核更不再作，婚事复成。非素明者，不敢用此法矣。（金·张从正《儒门事亲·卷八·外积形·胶瘤一百三十七》，另可见于《医学纲目·卷十九·心小肠部·瘿瘤》《普济方·卷二百九十二·瘰疬门》《续名医类案·卷三十四·外科·疣》《古今医统大全·卷六十七·瘦瘤候》）

【注释】①钏（chuàn）：手镯；此处名词作动词用，作戴手镯。②胶瘤：胶瘤首次提出即本文。其因瘤体位于手背，内容物如桃胶状而得名。症见局部有半球状肿物，表面光滑，与皮肤不粘连，相当于西医学中的腱鞘囊肿。

【辨证思路及方法】本案之胶瘤属脂瘤的一种，原文提出"在手背为胶瘤，在面者为粉瘤"。刺破排黄脓则立愈。然张从正亦提出"非素明者，不敢用此法"。究其原因及其病机与分类，《三因极一病证方论》指出"瘿多着于肩项，瘤则随气凝结，此等皆年数深远，浸大浸长。坚硬不可移者，名曰石瘿。皮色不变，即名肉瘿。筋脉露结者，名曰筋瘿。赤脉交结者，名曰血瘿。随忧愁消长者，名曰气瘿。五瘿皆不可妄决破，决破则脓血崩溃，多致夭枉。瘤则有五，骨瘤、脂瘤、肉瘤、脓瘤、血瘤，亦不可决溃，肉瘤尤不可治，治则杀人。惟脂瘤，破而去其脂粉，则愈"。

【用穴及操作分析】本案以刺破胶瘤排除内容液体进行治疗，故以胶瘤所在部位以三棱针点刺，不涉及穴位选取。

胶瘤，属中医学"筋结""筋瘤"范畴。对应西医学的腱鞘囊肿，指发生于关节部腱鞘内的囊性肿物，由关节囊周围结缔组织退变所致。囊肿内含无色透明或黄色的浓稠黏液。该病多发于腕背和足背部，以青壮年，尤其女性多见。

中医认为本病乃邪气结聚于筋而产生的瘤状物。病位在筋，属经筋病。治之当活血散结，疏调经筋（在筋守筋）。用穴总以囊肿局部阿是穴为主，依据病发部位的不同如腕背、足背，可分别配以外关、解溪。

此外，临床常用三棱针刺法：于囊肿局部消毒，医者一手捏持囊肿，一手对准囊肿高点以三棱针快速刺入，刺破囊壁，并向四周深刺，但勿透过另一侧囊壁，后摇大针孔并快速拔针，同时用力挤压囊肿，使囊内的黏稠物全部排出，再常规消毒，加压包扎 3～5 日。

所录张氏案之铍针，即铍针，古代九针之一。《针灸大成·卷四》："铍针，一名铍针，末如剑锋，广二寸（分）半，长四寸，破痈肿出脓，今名剑针是也。"《黄帝内经灵枢·九针十二原》："铍针者，末为剑锋，以取大脓。"虽针具与当今常用三棱针、火针不同，但其理并无二致。

第十二节　核　　块

杨继洲针灸治核块医案四则

原文 1：

戊午[①]春，鸿胪[②]吕小山患结核[③]在臂，大如柿，不红不痛。医云是肿毒。予曰：此是痰核结于皮里膜外，非药可愈。后针手曲池，行六阴数[④]，更灸二七壮，以通其经气，不数日即平妥[⑤]矣，若作肿毒，用以托里[⑥]之剂，其不伤脾胃清纯之气[⑦]耶？（明·杨继洲《针灸大成·卷九》）

【注释】①戊午：明世宗嘉靖三十七年（1558）。②鸿胪：即鸿胪寺的简称。明代官署名。主官为鸿胪寺卿，职掌内外礼宾事务。③结核：泛指皮下的核块，由风火气郁或痰湿气郁凝结而成。④六阴数：六次。"六阴"就是六。偶数为阴，奇数为阳，六是偶数，故称"六阴"。⑤平妥：指痰核消散。⑥托里：内托。意为扶助正气，托毒外出，防止毒气内陷。⑦脾胃清纯之气：指脾阳和胃气。

【辨证思路及方法】痰之病实源于气之病也。气机通畅，水无壅遏，痰安从生？但行气，令气顺则津流液布，百骸受其润泽，何致成痰为病？正如庞安常所云："人身无倒上之痰，天下无逆流之水。故善治痰者，不治痰而治气，气顺则一身之津液，亦随气而顺矣。"

【用穴及操作分析】本案以皮下核块为主症，不复有他症，由痰湿气郁凝结而成，结于皮里膜外。取曲池疏通上肢气血，曲池为手阳明合穴，多气多血而善于调经通络，行气活血，更以艾灸温通之法助温经行气，则痰化结散肿消。

原文2：

甲戌①夏，员外②熊可山公患痢兼吐血不止，身热咳嗽，绕脐一块③痛至死④，脉气将危绝。众医云：不可治矣。工部正郎隗月潭公素善，迎予视其脉虽危绝，而胸尚暖，脐中一块高起如拳大，是日不宜针刺，不得已，急针气海，更灸至五十壮而苏，其块即散，痛即止。后治痢，痢愈，治嗽血，以次调理得痊。次年升职方⑤，公问其故。予曰：病有标本，治有缓急，若拘于日忌，而不针气海，则块何由而散？块即消散，则气得以疏通，而痛止脉复⑥矣。正所谓急则治标之意也。公体虽安，饮食后不可多怒气，以保和其本；否则正气乖⑦而肝气盛，致脾土受克，可计日而复⑧矣。（明·杨继洲《针灸大成·卷九》）

【注释】①甲戌：明神宗万历二年（1574）。②员外：本谓正员以外的官员，明朝以后因此类官职可以捐买，故富豪皆称员外。③绕脐一块：环绕肚脐有一气块。④死：指昏晕过去。⑤职方：官名。明代在兵部下设职方清吏司，其职责为掌舆图、军制、城隍、镇戍、简练、征讨之事。⑥复：恢复。⑦乖：错乱。⑧复：复发。

【辨证思路及方法】本案病情复杂，绕脐气块兼痢疾吐血。其治颇难，然必从气字下手。百病皆生于气，气滞则痛，气逆则嗽血，气下则痢作矣。虽症候危重，病情复杂，但其病因仅一"气"字而已。既为气病，气得宣畅，升降有常，气逆、气下诸症则易治也。于气海求之，正是知气为症结之所在也。

【用穴及操作分析】本案以"患痢兼吐血不止"为主症，伴"身热咳嗽""脉气危绝"。患者虽脉气危绝，但胸部尚暖，围绕脐部有一气块，为气滞所致，故针刺气海穴调气、益气以行滞。气海为肓之原穴，气所会聚之处，善治气病。痛必理气，针刺气海，并以艾灸温通之法，以益气固阳，行气调经，则块消、气通、痛止、脉复。

原文3：

戊辰岁①，给事②杨后山公祖③乃郎，患疳疾④，药日服而人且瘦。同科⑤郑湘溪公迎予治之。予曰：此子形羸，虽是疳症，而腹内有积块，附于脾胃之旁，若徒治其疳，而不治其块，是不求其本，而揣其末矣。治之之法，宜先取章门灸针，消散积块，后次第理治脾胃，是小人已除，而君子得行其道于天下矣。果如其言，而针块中，灸章门，再以蟾蜍丸药兼用之，形体渐盛，疳疾俱痊。（明·杨继洲《针灸大成·卷九》）

【注释】①戊辰岁：明穆宗隆庆二年（1568）。②给事：官名，给事中的省称。辅助皇帝处理政务，并监管政务。明代"给事中"分吏、户、礼、兵、刑、工六科，掌侍从规谏，稽查六部之弊误，有驳正制敕之违失并章奏封还之权。③公祖：明清时士绅对知府以上地方官的尊称，对地位较高的人称大公祖、老公祖。《池北偶谈》："今乡官称州县曰父母，抚按司道府官曰公祖，沿明世之旧也。"④疳疾：又称疳或疳证。泛指小儿因多种慢性疾病而致形体干瘦、津液干枯之证。症见面黄肌瘦，毛发焦枯，肚大青筋，精神萎靡等。《小儿药证直诀》："疳即脾胃病，亡津液之所作也"。⑤同科：古代科举时代，同榜考中的叫同科。

【辨证思路及方法】疳者，干而瘦也。疳虽由五脏分隶，症又分二十四候，然总由脏腑受伤，气血虚惫，则脏气积聚，积块乃成。脾胃之旁，为肝经之所行部位。章门乃脏会，属足厥阴肝经，为脾之募穴，善通痞塞之气，故不仅治疳多取之，治癥、瘕、疝等脏气郁结之症取之亦多获效。积块存内，脾胃之气安得运行？此即先除小人，而君子得行其道于天下之义也。清·沈金鳌《幼科释谜·卷二·疳积》指出"童稚之时，病则为疳，弱冠而后，病成痨瘵"之语确能振聋发聩，非故作惊人之语也。

【用穴及操作分析】本案以疳疾为主证，伴腹内积块。若只治其疳而不治其块为舍本求末之法，故先治其积块。章门为脏会，脾之募穴，有健脾消胀、疏肝理气、和胃利胆、调理脾胃之功。针刺积块，并灸章门，可疏通局部积块气血，健运脾胃，脾胃为气血生化之源，可化生水谷精微，气血充足则疳自除。

原文4：

己巳岁①，尚书②王西翁乃爱，颈项患核肿痛，药不愈，召予问其故。曰：项颈之疾，自有各经原络并俞会合之处，取其原穴以刺之。后果刺，随针而愈，更灸数壮，永不见发。大抵颈项，乃横肉之地，经脉会聚之所，凡有核肿，非吉兆也。若不究其根，以灸刺之，则流串之势，理所必致矣。患者慎之。（明·杨继洲《针灸大成·卷九》）

【注释】①己巳岁：明穆宗隆庆三年（1569）。②尚书：六部长官均称尚书。六部是明清中央行政机构中直接对皇帝负责的吏部、户部、礼部、兵部、刑部及工部。为主管全国行政事务的最高机构。各部置尚书一人，总管本部政务，下有左右侍郎各一人，为尚书之副。

【辨证思路及方法】本案之核肿总为痰凝之证，究其根，不外肺、脾、肾三脏。盖肺利则水无壅遏之时，脾旺则水无聚痰之机，肾足则水无泛滥之虞。故虽有风痰、寒痰、热痰、湿痰、郁痰、结痰、顽痰之名，又有痰在脏腑经络、皮里膜外之分。但治其痰之所因，则津液各归其道，焉有痰之为患哉？刺原穴正为治根之法，"若不究其根，以灸刺之，则流窜之势，理所必致矣"。

【用穴及操作分析】本案以颈部核肿为主症，不复有他症。针刺原穴为该病症的治根之法。原穴为脏腑原气经过和留止的腧穴。本案未提及针刺原穴的穴名。核肿多为湿聚痰凝，痰气互结，循经结于颈部，究其根，与肺、脾、肾三脏关系密切，故选取之穴可能为肺之原穴太渊、脾之原穴太白、肾之原穴太溪。太渊通脉化痰，太白健脾理气、培土生金，太溪益肾气。灸之可温通经络，行气化痰，消肿散结。

核块，即痰核，因痰湿流聚于皮下，其核成串，三五不等，大小不一，不红不热，不硬不痛，触之软滑，推之不移，多生于左右二颊下，或左右二颏处。对应西医学中的淋巴结肿大。

所录杨氏案"结核在臂"之症现多认为属痰湿痹阻经络，治以行气化痰、通经活络为主，多取曲池、外关、合谷、丰隆等穴以行气化痰、疏通经络。本案虽由痰湿气郁凝结于臂形成结核，但杨氏不从治痰入手，只取上肢曲池一穴，行针六次，并以艾灸十四壮，意在温经行气通络，气顺则痰自消，其症则愈。现代治疗中若只取曲池通经行气，其症或可解于一时，然痰湿未除，其症必反复不愈。

杨氏之颈部核肿案，现多认为属甲状腺肿，治以疏肝解郁、益气养血、行气化痰，多取天突、合谷、足三里、太冲、臑会、瘿肿局部，针用泻法，并可加灸。杨氏从病根入手，责之于痰，与痰生成密切的是肺、脾、肾，取三脏原穴以运行气血，气行则痰化，针刺后更加温灸，以促温经行气、散结消肿。杨氏指出，若不从根治疗，在局部行刺灸，恐将流窜。现代治疗中在治根的基础上，同时在核肿局部围刺，施提插泻法加灸，以促行气化痰散结。

第十三节　夭　疽

薛己灸治夭疽医案一则

原文：

立斋曰：予丙子年①忽恶心，大椎骨甚痒，须臾臂不能举，神思甚倦。此夭疽②危病也。急隔蒜灸之，痒甚愈。又明灸五十余壮，痒遂止。旬日而愈。《精要》③云："灸法有回生之功。"信矣。大凡蒸灸，若未溃，则拔引郁毒；已溃，则接补阳气，祛散寒邪，疮口自合，其功甚大。其法用大独蒜，切片如三钱厚，贴疽顶上，以艾炷安蒜片上灸之，每三壮一易蒜。若灸时作痛，要灸至不痛；不痛要灸至痛方止。大概以百壮为度，脓溃则以神异膏④贴之，不日而安。一能使疮不开大，二内肉不坏，三疮口易合。见效甚神。（清·魏之琇《续名医类案》）

【注释】①丙子年：明武宗正德十一年（1516）。②夭疽：痈疽的一种。《灵枢·痈疽》曰："发于颈，名曰夭疽。其痈大以赤黑，不急治，则热气下入渊腋，前伤任脉，内熏肝肺。熏肝肺，十余日而死矣。"③《精要》：指《外科精要》。本书对痈疽疮疡等症的因症诊治等，尤其对痈疽的浅深、寒热、虚实、缓急、吉凶生死的辨析，集各家之言，并自立要领而成书。④神异膏：《外科精要》载神异膏"露蜂房（蜂儿多者）一两，玄参五钱，蛇蜕（盐水洗）一两，黄丹（水飞炒）五两，麻油一斤，乱发（男子者）如鸡子大，杏仁一两，上先将麻油入砂器煎发熔尽，下杏仁更煎黑，入蜂房、蛇蜕仍煎黑，滤去，入黄丹急搅，试软硬得中，即成膏矣。其丹不必拘定前数。凡膏药用日久必老硬，煎时预取嫩膏少许，如硬，量和之。"

【辨证思路及方法】本案为薛己自患夭疽一症，究其形状，乃为《灵枢·痈疽》所谓"发于颈，名曰夭疽。其痈大以赤黑，不急治，则热气下入渊腋，前伤任脉，内熏肝肺。熏肝肺，十余日而死矣"。疽是痈的演变、恶化、深入，亦为火毒郁热不能外达之证。《正字通》指出"痈之深者曰疽。疽深而恶，痈浅而大"；又《医书》："痈者，六腑不和之所生。疽者，五脏不调之所致，阳滞于阴则生痈，阴滞于阳则生疽。"故其治宜开郁散火解毒，行血散结消肿。

【用穴及操作分析】本案用穴遵循"以痛为腧"的原则，在夭疽局部施以隔蒜灸，可起到直达病灶、立竿见影的效果。隔蒜灸之名最早见于陈子明《外科精要》，具有清热解毒、消肿散结、托毒外出等作用，适用于外科痈疮肿疖。宋代医家陈言在所撰《三因极一病证方论》卷十四中指出痈疽初觉"肿痛，先以湿纸覆其上，立视候之，其纸先干处，即是结痈头也……大蒜切成片，如当三钱厚薄，安在头上，用大艾炷灸之，三壮即换一蒜片，痛者灸至不痛，不痛者灸至痛时方住"。在艾灸剂量上则以"以知为度"为原则，"痒者灸至不痒""痛者灸至不痛，不痛者灸至痛"。《医宗金鉴》指出"皮不痛者毒浅，灸至知痛为止；皮痛者毒深，灸至不知痛为度。"痒者，阳也。此症痒者，因火热之毒郁于营卫分肉之间，不能外达。以灸火之力，拔引郁毒，使郁热得以外达，营卫气血得以通畅，则痒自止。

夭疽，主要临床表现为：初起皮肤上出现粟粒样脓头，焮热红肿疼痛，逐渐向其深部及周围扩散，脓头数量增多，溃烂之后如蜂窝状，好发于颈项耳后乳突后部。对应西医学的痈。

临床上治疗痈疽，首先要分辨表里阴阳，痈疽属于阳证者，初期的表现多为局部灼热，疼痛，红肿，容易化脓，溃后容易收口；而属于阴证者，初期皮肤不红或皮色不变，不发热，扁平而不隆起，不痛而痒，不易破溃，不易收口。

所录薛氏案之夭疽证，但痒而不痛，可知其为阴疽，故可用此灸法。《外科正宗》里提到："凡见是疮，便加艾灸，殊不知头乃诸阳之首……再加艾灸，火益其势，逼毒内攻，反为倒陷、走黄之症作矣"。所以并不是所有痈疽都适合灸法治疗，临床应该注意辨证。

第十四节　兽　　咬

魏之琇隔蒜灸治兽咬伤医案一则

原文：

一猎户，腿被狼咬，痛甚。治以乳香定痛散[①]，不应。思至阴之下，血气凝结，药力难达。令隔蒜灸至五十余壮，瘀痛悉去，仍以托里药及膏药贴之而愈。（清·魏之琇《续名医类案·卷三十六·虫兽伤》）

【注释】①乳香定痛散：《普济方》载"虎骨半两（酥炙），穿山甲（炎炮，炒）

些许，乳香二钱，没药二钱，败龟板一两，当归须半两，紫金皮二两，半两铜钱五个（无，自然铜火炼醋浸），骨碎补半两。上为细末，每服一钱，病沉二钱，好酒调下，损上者食后服，损下者食前服妙。"主治"金伤病证，并折骨打扑伤损"。

【辨证思路及方法】 本案病患为狼咬伤，理应疾泻毒气，兼以止痛。李东垣指出"善治毒者，必用隔蒜灸……又有毒气沉伏，或年高气弱，或服克伐之剂，气益以虚，脓因不溃者，必假火力以成功"。《病机机要》记载"外之内者，其脉浮数，焮肿在外，形证外显，恐邪气极而内行，故先宜托里也。用大蒜取其辛而能散，用艾炷取其火力能透，如法灸之，必疮发脓溃，继以膏药贴之，不日自愈"。

【用穴及操作分析】 本案为虫兽咬伤的治疗验案，故以患处施灸，不涉及穴位选择。但需要注意的是"至阴之下，血气凝结，药力难达"一句表达了医者朴素的辨证施治观念。患处在腿，属阴，故有气滞血瘀之虑，故采用辛香走窜的艾叶施以灸法，配合大蒜以拔毒、行气、活血，以获全效，这体现了医者因证制宜的观念。乳香定痛散并非不对证，如咬伤部位在属阳的上肢，亦可获效。

兽咬，即虫兽咬伤，包括毒蛇、猛兽、疯狗咬伤等。肌体为虫兽所伤，轻则局部损伤，出现肿痛、出血等，重则或发生全身性中毒症状而死亡，或损伤内脏，出血过多而死亡。

西医学认为虫兽咬伤，早期应及时有效地破坏毒液成分，阻止毒液在局部或者全身的进一步蔓延。对于犬、猫等家畜或鼠、狼等野兽咬伤，应立即处理伤口，先用盐水反复冲洗，用干纱布蘸干净伤口，以70%酒精或碘伏消毒周围皮肤；较深的伤口需用3%过氧化氢冲洗，必要时稍扩大伤口，不予缝合，以利引流；注射破伤风抗毒素，同时服用抗生素等药物。对于蛇兽咬伤，西医学有相应的血清或者疫苗可以起到很好的预防治疗作用。

所录案中为狼咬伤，隔蒜灸治之。隔蒜灸法具有清热解毒、消肿散结、杀虫、健胃等作用，多用于痈、疽、疮、疖、疣及腹中积块等。对于被虫兽咬伤，而狂犬疫苗或蛇毒血清等没有办法及时取得时，艾灸疗法不失为一种及时有效的办法，此外也是一种较好的辅助疗法。

第十五节 疮

魏之琇灸治疮医案一则

原文：

一痘靥①后，平陷搔痒，遂发血风疮②。用苦参、栀、翘、防风、独活、苡仁、黄芩，蜜丸服。并灸风池、三里二穴各五七壮，愈。（清·魏之琇《续名医类案》）

【注释】①痘靥：指痘毒透尽将愈。②血风疮：瘙痒性皮肤病之一种。出自《疮疡经验全书》卷六。该病多因肝经血热、脾经湿热、肺经风热交感而发。症见：初起者形若粟米，瘙痒无度，日轻夜重，其发多无定处或布遍全身。若抓破则流黄汁，浸淫成片。久则风毒郁结肌肤，耗血而火生，瘙痒更加剧烈，溃破则流血水。常伴有心烦不寐、咽干口渴、大便燥结、小便赤涩。《诸病源候论·疮病诸候·血疮候》曰："诸患风湿搏于血气而生疮。其热气发逸，疮但出血者，名为血疮也。"

【辨证思路及方法】本案患者痘靥后，气血亏耗，血耗而生火，故皮肤瘙痒，破溃而流血水，并发血风疮，宜用祛风凉血解毒之剂，本案所用"苦参、栀、翘、防风、独活、苡仁、黄芩"即为消风散加减，此病为患者痘疹日久，气血亏虚而起，故要注意顾护正气。

【用穴及操作分析】本案在药物内服的同时，并灸风池、三里二穴各五七壮。风池穴可治一身之风，灸风池穴可祛风散热，灸足三里穴温补脾胃，使气血生化有源，祛邪而不伤正。二穴配合，消补兼施，完整体现了治疮之法。

本案疮，即血风疮。主要表现为形如粟米，瘙痒无度，抓破时，津脂水浸淫成片，令人烦躁、口渴、瘙痒，日轻夜甚。相当于西医学所说的色素性紫癜性苔藓样皮炎。西医多以局部外用皮质类固醇激素治疗。

中医认为本病由肝、脾二经湿热，外受风邪，袭于皮肤，郁于肺经，风热闭塞腠理，发于肌肤；或因血不循经，溢于脉外日久耗阴伤血，肌肤失养所致。主症：皮疹发于下肢为小的铁锈色苔藓样丘疹间有紫癜样表现，有的融合成片，口干，舌质红，脉弦数。辨证：热伤血络，溢于脉外。治法则多为凉血清热，祛风止痒。临床主穴：风池、丰隆、三阴交、合谷、血海。

所录魏氏案，灸药结合，托毒于外，清热于里。此法于现代临床操作亦方便，可参考。

第十六节　疔　　毒

薛己灸药结合治疗毒医案一则

原文：

立斋治刘贯卿，脚面生疔，形虽如粟，其毒甚大，宜峻利之药攻之，因其怯弱，以隔蒜灸五十余壮，痒遂止。再灸片时，乃知痛；更用膏药封贴，再以人参败毒散，一服渐愈。夫至阴之下，道远位僻，且怯弱之人，用峻利之药，则药力未到，胃气先伤，虚脱之祸，有所不免，不如灸之为宜。（清·魏之绣《续名医类案》）

【辨证思路及方法】疔毒多因饮食不节，外感风邪火毒及四时不正之气而发，在治疗上不外乎以扶正祛邪为总则。但本案患者素体怯弱，妄服峻利之药，徒伤其胃气，其毒著而不去。因而选用具有拔毒泻热作用的灸法，配合隔蒜灸以使毒热外出，发挥祛邪的作用。再以人参败毒散补益正气。本案虽不用药而以灸祛邪，但其医理相通，故效。

魏之琇灸药结合治疗毒医案一则

原文：

马氏室，忽恶寒作呕，肩臂麻木，手心搔痒，遂瞀闷①不自知其故。但手有一泡，此乃患疗毒也。令急灸患处，至五十余壮知痛。投以荆防败毒散②而愈。古人谓暴死多是疗毒。急用灯照遍身，若有小疮，即是此毒，宜急灸其疮。但是胸腹温者可灸。（清·魏之绣《续名医类案》）

【注释】①瞀闷："目眩晕厥"之意。②荆防败毒散：《青囊全集》载荆防败毒散："荆芥一钱五分，防风二钱，羌活一钱，独活八分，前胡一钱五分，柴胡一钱，桔梗一钱，元参二钱，茯苓一钱，川芎一钱，白芷二钱，草节二分，皂刺一钱二分。野菊为引。"主治疗疮，憎寒壮热者。

【辨证思路及方法】本案之疗疮痈疡属中医外科范畴，病机为火热郁结，肉腐成脓。《素问》"病机十九条"指出"诸痛痒疮，皆属于心"；又《圣济总录》用灸"肿内热气被火导之，随火而出"。盖诸疮毒宜散，疗疮毒宜聚，聚则毒在原处，拔其根自愈。《外科正宗·痈疽门》强调"凡疮七日以前，形势未成，元气未弱，不论阴阳、表里、寒热、虚实，俱当先灸，轻者使毒气随火而散，重者拔引郁毒，通彻内外"；又指出"盖艾火拔引郁毒，透通疮窍，使内毒有路而外发，诚为疮科首节第一法也"。此案为疗毒初期，故急灸患处以拔其毒，《针灸逢源》记载"先不痛而后觉痛者，毒气轻浅"，故再投荆防败毒散发散风寒，解表祛湿而愈。

【用穴及操作分析】本案在疗毒所在部位施以灸法，属于针灸理论中"以痛为腧"的做法。这种操作有中医理论支持，也符合西医学研究。西医学认为疗毒为皮肤毛囊或皮脂腺的急性化脓性炎症，常由代谢物堵塞毛囊导致的金黄色葡萄球菌感染引起。艾燃烧生成物具有很好的抑制金黄色葡萄球菌的作用，故于患处施灸能治疗疗毒。

疗毒，即疗疮，发病迅速，易于变化而危险性较大，是一种好发于颜面和手足部的化脓性疾病，相当于西医学的疖、痈及化脓性指头炎等。按照发病部位和性质不同，分为颜面部疗疮、手足部疗疮、红丝疗、烂疗、疫疗五种。

因其初起形小根深，根脚坚硬，状如钉，故名。其疗毒可随经络流窜于脑络而见高热、头痛、神昏、谵语等，是谓"疗疮走黄"；发于手足部的疗疮，易损筋伤骨而影响其功能。若及时治疗可较快痊愈，但临床亦可见到久溃不愈的顽固性疗疮，一般药物难以控制。

中医理论认为该病的病机为嗜食辛辣油腻厚味或酗酒，致脏腑蕴热，火毒外发于肌肤；或肌肤不洁，刺伤后火毒之邪侵袭，均可发为疔疮。治以泻火解毒，以督脉穴为主，针刺身柱、灵台、合谷和委中。高热者加大椎、曲池、曲泽、合谷以泻火解毒；火毒入营加病变所属经脉之郄穴刺络出血以泻营血之火毒、凉血活血消肿；唇疔加商阳、隐白；托盘疔加内关、郄门、阴郄；手指蛇头疔加二间；红丝疔在红丝的尽头依次点刺出血；疔疮走黄加刺水沟、十二井穴、百会、内关以醒神开窍、镇痉宁神。

所录二则医案，皆灸药结合治疗毒，薛氏施以隔蒜灸，魏氏直接灸其患处，其灸量皆以知为度。现代临床有研究表明采用艾条隔蒜灸治疗本病取效满意。实验室研究结果表明，灸疗能减轻大鼠中后期的炎症反应，能消肿散瘀，并能降低炎症化学介质 5-羟色胺和炎性细胞因子 TNF、IL-1β 的含量，说明灸疗能抑制炎性组织细胞合成与释放炎症化学介质和炎性细胞因子，减缓或中止炎症反应，起到抗炎抑炎的作用。

第十七节　湿　毒

孙采邻药敷灸结合治湿毒医案一则

原文：

慈溪季良佐，后项湿毒有年用灸法治验，年四十三岁。

体胖多痰，好饮浓茶，喜啖厚味。湿毒浸淫，近于后项大椎，小者如黄豆，大者如桂圆核，共计十有五粒。滋水淋漓，痛痒异常，甚者出血或出黄水薄脓。迄今十有余年，无分寒暑，不时举发，冬来更甚。医治有年，毫无一效。于嘉庆十三年①八月二十一日，甫求治于余。余细绎病情，兼参色脉，知其体肥多痰，喜啖厚味，好饮浓茶。深悉脾中之湿热素盛，胃中之湿痰常存，兼挟湿郁之火而上升头项，发为湿毒。穴近太阳膀胱，而实关乎脾胃也，先以表里双解一法，再为善后之谋。

方用：葱汁炒羌活二钱，葱汁炒防风二钱，藁本一钱，陈酒浸生大黄二钱，酒炒苍耳子一钱五分，连翘一钱五分，共六味，加荷叶一小个托底煎药。

外用家制东里膏，以本布蘸药搭擦患处。

服两剂并搭膏后：初剂痛痒渐减，再剂即不觉痛痒。大便日二三行，饮食安卧如常。即于方内去大黄，其余略为增减。再二剂，搭药同前。服之如前安安，惟项后有大者一颗如桂圆核者，稍有痛痒。

二十五日：方用：炒苍术、制半夏、羌活各二钱，厚朴、陈皮、角刺各一钱，藁本、丹皮、连翘各一钱五分，仍用荷叶一小个放罐底，置药于上，河水煎服。

项后一疮如桂圆核者，用家制"一滴金"唾调点疮头，外以膏药护之。其余之小者，仍如前搭之。煎服方系平胃散②去甘草，加味治之。因素多湿痰、湿火，不时欲呕，心一烦而项后之疮愈剧。

数年来，他医概以寒凉遏之，疮势益盛，时止时发。火愈凉而湿愈郁，痰得寒而痰愈凝，以致痰湿中阻，脾胃不无大受其累矣，是以痰多而时呕也。然而证见于项后者，又未尝不关乎太阳经也。予初用太阳引经药，先解湿郁，佐酒浸大黄以清头项之湿毒，最后托以荷叶煎药。合而用之，取其清升浊降，表里双解之法，服后果然应手。今又以"平胃"加减，治太阳而又治阳明之湿者，治其源也。服四五剂，痰减呕平。项后一大疮，连用"一滴金"照前点之，日出滋水。其次者，于九月初三日用大蒜捣如泥，作薄饼（约三分厚）铺疮上，用艾如黄豆大者放蒜饼上灸之。初灸三四壮觉痒，复换一蒜饼灸之，至三壮觉痛而停。间日再灸之，灸七八壮觉痒，灸至二十壮觉痛而止。连灸数日，右项发际下四五疮共并一块，大如胡桃，肿高半寸。今用艾着肉灸之（明灸法），灸时痛痒交加。灸至廿壮反觉痒甚痛微，再十壮痒少痛多而止。其余之小者俱用东里膏搽之，渐平，无庸灸法。至项后一大者点药后惟出黄水，其疮势不动不变，用大蒜捣饼铺疮上，放艾于饼上灸之，共灸六壮，觉小痛而止。灸至数日，越灸越痒，后亦用艾着肉灸之。灸至十壮，仍觉痒多痛少，再至廿壮，灸圆亦倍于前，如黄豆大者，始不觉痒而小痛，疮边黄水甚多。于是项后两疮分先后灸之，俱不用蒜铺，竟以艾圆着肉灸之。痛则少灸，而艾小如绿豆者。如灸时甚痒则多灸，而艾大如黄豆者，或如皂子大者。灸时不计壮数之多少，总以痒而灸至痛者止。如灸痛疽言，痛而灸至不痛，不痛而灸至痛是也。依此辨痛痒之轻重，而分艾之大小、壮数之多寡而灸之。灸后果然奇妙，疮之四围滋水不绝，高耸者渐平，坚硬者渐松。后项两疮，一大如核者渐灸渐松，至十月十八日而平。其四五枚并一疮者灸后甚痒，水出无停，逐日灸之，灸至痒减而痛，水少疮软。间日再灸，直灸至艾大如皂子。灸至三四十壮，始觉痒停而痛，水止疮平，外用紫霞膏贴之。两日后，疮中又有微痒出水之象，复灸四五壮而平。再以家制紫霞膏调珍珠生肌粉（即青云散）搽上，膏药盖之。不数日而肉长肌生，至十一月十一日项后之疮俱愈矣。

凡灸法不用蒜铺疮上，只用艾着肉灸之，谓之明灸。凡用火补者勿吹其火，必待从容彻底自灭。灸毕即可用膏贴之，以养火气。若欲报者，直待报毕贴之可也。用火泻者可吹其火传其艾，宜于迅速，须待灸疮溃发，然后贴膏。此补泻之法也。其有脉数、躁烦、口干咽痛、面赤火盛、阴虚内热等症，俱不宜灸，反以火助火。不当灸而灸之，灾害立至矣。道光乙酉冬竹亭注。

据述风府穴下，十余年来后项常觉板硬，似乎皮如夹袋，手摸之犹如中间有物在皮肉，抓之不仁。疮则不时而发，四季中惟夏稍缓，冬则愈甚。发时头面亦有，项后为最。自今灸后，非惟疮平，且自觉皮肉软和灵活，抓之痛痒自知。所最快者，灸时觉背脊左右两边之气上下往来，气脉温和流通，越灸越快。予闻此言颇是，如《灵光赋》云：灸时气下砉砉然如流水之降者，即此谓耳，足征古人语非泛设，此灸法之妙也。至内服煎剂数十帖，自觉胸中疏畅，湿痰止，呕哕平，食增卧安，此服药之妙也。自八月至此，内外调治，通计八十日而安，亦大费苦心矣。（清·孙采邻《竹亭医案·卷之一·案21》）

【注释】①嘉庆十三年：1808 年。②平胃散：《太平惠民和剂局方》载平胃散"治脾胃不和，不思饮食，心腹胁肋胀满刺痛，口苦无味，胸满短气，呕哕恶心，噫气吞酸，面色萎黄，肌体瘦弱，怠惰嗜卧，体重节痛，常多自利，或发霍乱，及五噎八痞，膈气反胃，并宜服。苍术（去粗皮，米泔浸二日）五斤，厚朴（去粗皮，姜汁制，炒香）、陈皮（去白）各三斤二两，甘草（炒）三十两，上为细末。每服二钱，以水一盏，入生姜二片，干枣二枚，同煎至七分，去姜、枣，带热服，空心，食前。入盐一捻，沸汤点服亦得。常服调气暖胃，化宿食，消痰饮，辟风、寒、冷、湿四时非节之气。"

【辨证思路及方法】 本案孙采邻仔细梳理病情，并参合色脉，知患者体肥多痰，喜啖厚味，好饮浓茶。因此推断患者脾中湿热素盛，胃中湿痰常存，兼挟湿郁之火上升至头项，故发为湿毒。其治理宜发越湿郁之火，又当兼顾其脾胃之湿热素盛，治当表里两解。

【用穴及操作分析】 艾灸可温经通阳、行气运湿、散热，既可引热外泄，使湿随热出，又可帮助三焦气化，使湿从小便通利，则热随湿去，还可温胃健脾以运化湿热等。

湿毒，即湿疮，以多形性皮损、对称分布、易于渗出、自觉瘙痒、反复发作和慢性化为临床特征。相当于西医的湿疹。

现代中医教材认为本病总因禀赋不耐，风、湿、热阻于肌肤所致。或因饮食不节，或嗜酒，伤及脾胃，致湿热内生，又外感风湿热邪，两相搏结，浸淫肌肤发为本病；或因素体虚弱，脾为湿困，耗伤阴血，致血虚风燥，肌肤甲错，发为本病。一般可分为急性、亚急性、慢性三类。急性湿疹以丘疱疹为主，炎症明显，易渗出；慢性湿疹以苔癣样变为主，以反复发作为特点。临床总以健脾利湿止痒为治则，常取曲池、足三里、三阴交、阴陵泉等穴或皮损局部。

所录孙氏案，先以药敷去其日久湿郁，后以隔蒜灸其病灶局部，不以壮数计其灸量，且注意灸后补泻之法。孙氏灸法之论于今仍有很大参考意义。

此外，现代临床亦有众多医家以艾灸治疗湿热证，如湿热痹证，虽有红肿热痛等热象，但灸治仍可取得很好疗效。有实验发现，不少患者灸治前红细胞沉降率为50mm/h，灸治一个月以后可降至15mm/h或更低。亦有医家用艾灸治疗急性细菌性痢疾取得很好疗效，认为艾灸具有抗炎、灭菌、防毒、解毒、增强机体免疫等功能，纠正生理功能紊乱和物质代谢障碍的作用。

第十八节 瘰 疬

王执中灸治瘰疬医案一则

原文：

有同舍项上患疬，人教用忍冬草研细，酒与水煎服，以滓敷而愈。次年复生，用前药不效，以艾灸之而除根。有小儿耳后生疬，用药敷不效，亦灸之而愈云。（南宋·王执中《针灸资生经第六·瘰》；另可见于《普济方·针灸·卷十五·瘰》）

【辨证思路及方法】 瘰疬之病，总属气结痰凝而致气血不通、经络闭阻，故治疗之法以化痰散结为主。忍冬藤能清热通经，蕴散结之力，故符合本症由热而起，阻塞之势较甚者。然本症病因繁多，或寒或热，不尽相同；病机庞杂，虚实阴阳，错综复杂，故其不能十全。纵然暂得消散，其后必再复发，以其不能消除根本之故。

【用穴及操作分析】 灸火于此证，可谓左右逢源。其属热结痰凝气滞者，灸之能散火宣郁、泄热拔毒，热去、气散则痰自消；其属寒凝痰结血瘀者，灸之能驱寒温阳、活血通脉，寒消、血活而痰自除。由此可见灸法在本病中的治疗意义。

王璆论灸治瘰疬医案一则

王璆，字孟玉，南宋人。著有《是斋百一选方》，为医方著作，后重新刊刻增补，名为《新刊续添是斋百一选方》。是宋代较有影响的方书之一，超过《博济方》《济生方》。约成书于1196年。全书以病证分类为主。所载之方，精巧得体，简明实用，除出处、证治、组成以外，对药物的炮制、方剂用法、禁忌等内容均有详细的说明，附有验案。

原文：

以手仰置肩上，微举肘，取之肘骨尖上是穴，随所患处，左即灸左，右即灸右，艾炷如小箸头许，三壮即愈。复作即再灸如前，不过三次，永绝根本。光倅汤寿资顼宰钟离，有一小鬟病疮已破，传此法于本州一曹官[①]，早灸晚间脓水已干，凡两灸遂无恙，后屡以治人皆验。骆安之妻患四五年，疮痂如田螺靥不退，辰时着灸，申后即落，所感颇深，凡三作三灸，遂除根本。（南宋·王璆《是斋百一选方·卷之十六·第二十四门·灸瘰疬法》）

【注释】 ①曹官：属官。

【辨证思路及方法】 本案之瘰疬，又称"疬子颈""老鼠疮"，相当于西医学的颈淋巴结结核。表现为单侧或双侧颈部颌下肿块如垒，累累如串珠，按之坚硬，皮下可动，无压痛，皮色微红或潮红。本病为肝郁化火，气滞痰凝所致，如《辨证录》指出"盖瘰疬之症，多起于痰，而痰块之生，多起于郁"。亦可因肺肾阴亏，以致阴亏火旺，肺津不能输布，灼津为痰，痰火凝结，结聚成核。再者感受外来之毒气，留于经络，损伤阴液烁液成痰，阻于少阳经络，痰浊凝结于筋，则成肿块结核。

【用穴及操作分析】肘尖穴是上肢奇穴，有软坚散结之效。《奇效良方》指出"肘尖两穴，在手肘骨上是穴，屈肘得之，治瘰疬可灸七壮"。灸肘尖穴，可使气血运行，经脉畅通，破气化痰，达邪外出，体现了"热者灸之，引郁热之气外出"（《医学入门》）的思想。

孙采邻灸药敷结合治瘰疬医案一则

原文：

崇明蒋仁圃，年三十三岁。

串疬有年，初从足小腿外侧生广疮而起，渐溃出水。病科作毒治，攻伐太过，腹痛便泄，疮究未平，惟堆沙结盖，盖脱斑黑。未几又发，抓之水出，缠绵不已。药投罔效，本元日亏。于嘉庆二十二年①冬间，头颈始发瘰疬，发于右颈，相近牙床骨，形如龙眼，随后又串一疬。于二十三年四月，渐白溃烂出脓，疮口不合，滋水凝结似盖，堆满复脱，脱后依然如前。两疬俱溃，一长一圆，长约寸余，圆如钱大。今春两疬中间又结一核，大如胡桃，坚硬不散。更兼屡屡梦泄，上腐下遗，牵连两载。从外走内，由浅入深，一转虚损，尤难许治。于廿四年四月渡江来吴，与门人金书山为友，特求治于余。余诊其脉，右三部虚软小数，左三部虚弦濡小，知其脾肺虚而坎阳不充，肝肾亏而相火易动。不此之求，而专以病科套药以治疬，非但疬不能除而反节外生枝。然不治疬而概以滋补降火为法则串疬难除。治如之何？曰：善治者，于标本先后缓急轻重之间，兼合外内之道以求治，庶几毒可清而疬可除也。于是月廿九日，先于右臂肩髃穴用葱白捣饼贴穴，以艾铺于葱上灸之，以泻经中之凝滞。灸数壮，觉疼而止。复又于肘后曲池穴中，如前法点火于艾上，亦灸数壮，觉疼而停灸。每间三四日一灸，灸至颈核渐渐化松，核腐脓薄而停。然亦有不宜灸者，全凭望色切脉。俱无一定规则，亦无限定日期也。

疬发于颈项而先从肩、肘两穴灸之，灸后而颈项之疬顿松。灸法之精，一言难尽也。

其颈边两疬并小腿一疮，俱以家制"一滴金"（即黑云散也）用津唾调匀点上，外以膏药护之。逐日如法点换，内服养阴固精之剂。数日来，上疬下疮俱出脓水。又服归芍六君②，佐牡蛎、元参、萸肉、远志辈，上下两固。疮与疬随用提毒黄云散掺上，照前膏护，逐日换之，俱出稠厚之脓。又数日，脓虽有而腐肉不去，又用去腐白云散掺上，膏盖。其有脓而无坚腐败肉者，仍用黄云散如前法，内服八珍汤③加味。又数日，腐肉顿松，内有一疬中间起一鱼眼，坚硬不移，即以三品锭子大如芝麻放鱼眼上，膏药盖之。连用二三日，鱼眼化松，再以去腐白云散掺上，膏盖，腐肉随去。再掺以提毒黄云散，膏盖，间佐以隔蒜灸之，觉痛而止。内服"归脾"法，间以"逍遥"意。外仍用黄云散掺之，脓水日减。又数日，腐尽脓少，即以长肉生肌之药掺入病中，渐自完口而平矣。其小腿广疮始出黑毒水，继出厚脓，脓去潭深，当用家制长肉紫霞膏和红玉散拔毒生肌，填入疮中，外以膏药贴之。内暂进六味地黄汤④加土茯苓煎服。未数日而肉长肌平，随用青云散（即珍珠散）生肌完口而瘥，上下疮平。惟两病中间之结核向如胡桃者，仍然坚硬未松，于是用葱白头捣烂作饼贴核上，铺艾绒于葱上，点火灸之。连灸数壮，觉痛而止。再于肩、肘二穴，灸如前法，连灸数日。每灸约四五壮，一换葱饼。初灸数壮觉核中少有刺痛，再灸之反觉其痒。疬边滋水淋漓，连灸三十壮而始痛，痛而止其灸。次日复报，仍如前先疼后痒而至痛。直灸至数余日方觉四围滋水渐少，核之坚硬亦渐松软而小，灸之壮数亦少，不过数壮或六七壮，觉痛即止。外用提毒黄云散掺上，膏盖。又数日，候至核化脓少，复灸至四围水无、疬平。随用长肉紫霞膏和青云生肌散掺上，膏盖。内服益气养营法。又数余日，渐自肉长肌生，通计百日而愈。（清·孙采邻《竹亭医案·卷之一·案22》）

【注释】①嘉庆二十二年：1817 年。②归芍六君：《笔花医镜》载归芍六君子汤："治脾阴虚弱，下血。归身、白芍各二钱，人参、白术、茯苓各一钱五分，陈皮、半夏各一钱，炙草五分。"③八珍汤：《丹溪心法》载八珍汤："和血气，理脾胃。当归、赤芍、川芎、熟地黄、人参、白茯苓、甘草、砂仁（等分），上以水煎，姜三片，枣二枚。"④六味地黄汤：《白喉全生集》载六味地黄汤："熟地五钱，淮药八钱（炒），僵虫一钱五分（姜汁炒），云苓三钱，丹皮一钱（去骨），泽泻一钱（盐水炒），麦冬一钱（去心），炙草一钱，桂圆三粒，水煎服。"

【辨证思路及方法】本案之瘰疬相当于现在的颈淋巴结结核。孙采邻诊患者之脉，见"右三部虚软小数，左三部虚弦濡小，知其脾肺虚而坎阳不充，肝肾亏而相火易动"。乃知前医专以疮科套药以治疬，非但病不能除而反节外生枝，以其未能处理好患者身体的素质和用药成规间的关系和矛盾。究其正治，应在调整患者身体整体阴阳盛衰的基础上，参以治疬专药，如是则其疾可除。

【用穴及操作分析】肩髃穴为手阳明大肠经穴，为手阳明、手少阳、阳跷脉之会，可通经活络，消痰止痒，散风清热。曲池为手阳明大肠经合穴，可清透明目，调和营卫，散风止痒，通经活络，调理胃肠。大肠经分支从锁骨上窝上行，行于颈部，"经脉所过，主治所及"，故肩髃、曲池可治疗颈部瘰疬、瘿气。《红炉点雪》指出"痰病得火而解者，以热则气行，津液流通故也"，灸可温通经络，化痰行气，散结消瘰。

瘰疬，其结核累累如贯珠之状，初起时结核如豆，皮色不变，不觉疼痛，以后逐渐增大，并可串生，溃后脓液清稀，夹有败絮样物质，往往此愈彼溃形成窦道。多见于体弱儿童或青年，好发于颈部及耳后，起病缓慢。相当于西医的颈部淋巴结结核。

中医理论认为该病常因肝气郁结，脾失健运，痰湿内生，结于颈项而成；或日久痰湿化热，或肝郁化火，下烁肾阴，热胜肉腐成脓；或脓水淋漓，耗伤气血，渐成虚损；或肺肾阴亏，以致阴亏火旺，灼津为痰，痰火凝结，结聚成核。临床主要分为以下三期。

初期，主要为气滞痰凝，宜疏肝养血、理气化痰，针刺结核点及肩井、肝俞、膈俞、膻中、合谷、内关、足三里、三阴交、丰隆、太冲等穴。

中期，主要为气滞痰凝结合酿脓，宜解郁化痰、托毒透脓，针刺结核点及肩井、肝俞、脾俞、膈俞、气海、丰隆、足三里等穴。

后期，主要为阴虚火旺和气血两虚，宜滋阴降火、益气养血，针刺肩井、膻中、关元、合谷、足三里、三阴交、丰隆、太溪、复溜、阴郄等穴。

此外，现代亦有学者取颈百劳、太冲及督脉大椎穴、第3～5胸椎夹脊穴为主治疗瘰疬。颈百劳位于项部，当大椎穴直上2寸，后正中线旁开1寸处，为经外奇穴，是治瘰疬经验穴；太冲为足厥阴肝经之原穴，灸之泻其郁热，调畅气机，促进津液运行输布；灸法为主，粗针浅刺，拔罐出血，可振奋人体脏腑之阳以引阴，疏通经络，调和气血，促使人体脏腑阴阳平衡。从而达到扶正固本、解毒化痰、消肿散结的作用，使瘰疬消散而获效。

再者，现代另有医家善用火针予以治疗。具体操作：令患者侧卧，局部常规消毒后，术者持特制的圆利针在酒精灯上烧红，拭去烟煤，一手固定淋巴结，一手施以轻捷手法，迅速将针刺入淋巴结之基底部，呈"梅花型"刺3～5下，刺后随即将针拔出，涂磺胺软膏，上以消毒纱布覆盖固定，每隔7～10天治疗一次。

所录案中，王执中、王璆皆用灸，然灸法的种类颇多，从医案中，我们无法得知王执中所用何种灸法、灸于何处，但其与王璆之法皆取良效。灸治之时"以知为数"，故"觉疼而停灸"，"核腐脓薄而停"，体现了"灸法之精"。

反观现代临床治疗瘰疬往往使用抗生素及寒凉药物，虽意为祛除邪毒。然往往败伤元气，损伤脾胃，造成本虚标实的局面，治疗更加棘手。故而治疗中要处处兼顾正气，元气足则病方有向愈之可能。

第十九节　背　　曲

周汉卿针治背曲医案一则

原文：

诸暨黄生背曲，须杖行，他医皆以风治之。汉卿曰：血涩[①]也。刺两足昆仑穴，顷之投杖去，其捷效如此。（清·张廷玉等《明史·卷二百九十九·列传第一百八十七·方伎·周汉卿传》）

【注释】①血涩：血瘀，非血少。

【辨证思路及方法】凡治病，当从虚实上着眼。由本案观，背曲杖行乃病在筋骨而不得健行。其属实者乃因风、寒等邪气痹阻气血而筋骨失用。其属虚者乃因久病、虚劳，精气亏虚而筋骨失养。由此观之，治实之根本在于流通气血，次为疏散邪气；治虚之根本在于补养精气，次为疏活筋骨。是故只知散邪不知运通，只知疏筋不知补养，乃不知病之根本也。然以经脉论之，则又当辨明病经，随经治之。本案之背曲显系足太阳经受病，经气不利所致，当以流通本经气血、疏散邪气为治。

【用穴及操作分析】观其疗效之速则可知本案所病非虚，乃实邪阻滞所致。必选足太阳经之通经要穴以运行经气。昆仑者，古之最高峰也。故本穴承本经经气下贯之瀑然之势，尤昆仑之披沥百川也。运用此穴自能使本经经气流通而病邪自却、筋骨得用。

本案背曲，即腰痛，西医多见于腰椎间盘突出症、腰肌劳损、急性腰部软组织损伤、骨质疏松症、类风湿性脊柱炎、肥大性脊柱炎等病。

所录周氏案，独取昆仑获捷效，既能识病之根本，又能明病经所在，尤能认清穴性，实为后人学习的楷模。

而现代针灸临床往往不重虚实、不究根本，见风治风、见寒散寒，失却辨证论治之特色，其中又能运用经络、结合八纲，体现经络辨证特色的医师更为少见。不能辨明病经、忽视穴位特性，机械套用脏腑理论，此诚为针家大忌也。

第五章 妇 科

第一节 下 胎

华佗针药结合治胎死不下医案一则

原文：

李将军妻病甚，呼佗视脉，曰："伤娠①而胎不去。"将军言："闻实伤娠，胎已去矣。"佗曰："案脉，胎未去也。"将军以为不然。佗舍去，妇稍小差②。百余日复动，更呼佗，佗曰："此脉故事③有胎。前当生两儿，一儿先出，血出甚多，后儿不及生。母不自觉，旁人亦不窹，不复迎④，遂不得生。胎死，血脉不复归，必燥著母脊，故使多脊痛。今当与汤，并针一处，此死胎必出。"汤针既加，妇痛急如欲生者。佗曰："此死胎久枯，不能自出，宜使人探之。"果得一死男，手足完具，色黑，长可尺所。（西晋·陈寿《三国志·魏书·方技传第二十九·华佗传》）

【注释】①伤娠：伤了身孕。②小差：病稍微好转。③故事：本来的情况。④不复迎：不再助产接生。

【辨证思路及方法】本案为脊痛，"视脉"得知其为双胎之一胎死于腹中不下所致。由于一儿先出，造成血羸气弱，输运无力，致"后儿不及生"，胎死腹中，血枯瘀阻，附着不去，故使脊痛。

【用穴及操作分析】本案以脊痛为主症，然究其本则为胎死不下所致，故针使胎下瘀去则病可愈。然本案患者营血羸弱，血乏者难，故欲产不通，留滞腹中，故宜先予汤药补其气血，助行气血，再行针刺，气行血活则瘀去胎下。

徐文伯针刺下胎医案一则

徐文伯（生卒年不详），字德秀，南北朝时北齐医家，擅针灸。重视明辨血气虚实盛衰，以此为基础善凭脉辨妊之男女；主张发汗不可先期，认为"夫取汗先期尚促寿限"；其以针刺补合谷泻三阴交之法引产，为后世治疗难产提供了可靠的依据。

著有《徐文伯药方》3卷，及《徐文伯疗妇人瘕》1卷，均佚。

原文：

宋后废帝出乐游苑门，逢一妇人有娠，帝亦善诊之，曰："此腹是女也。"问文伯，曰："腹有两子，一男一女，男左边，青黑，形小于女。"帝性急，便欲使剖。文伯恻然①曰："若刀斧恐其变异，请针之立落。"便泻足太阴②，补手阳明③，胎便应针而落。两儿相续出，如其言。（唐·李延寿《南史·卷三十二·列传第二十二·张邵传》）

【注释】 ①恻然：同情、怜悯。②足太阴：即三阴交穴。③手阳明：即合谷穴。

【辨证思路及方法】 妇人怀胎，本就有余于气，不足于血，而经、孕、产、乳皆易耗血，更易出现阴血不足的现象。《妇人大全良方·诊妇人有妊歌第二》指出"肝为血兮肺为气，血为荣兮气为卫。阴阳配偶不参差，两脏通和皆类例。血衰气旺定无孕，血旺气衰应有体。"故欲使胎落，使有娠之体增加有余之气，减损不足之阴血即可。

【用穴及操作分析】 本案下胎，取合谷、三阴交穴，此二穴为古代医家使用下胎频率最高的腧穴，足可见其效果。《针灸大成·考正穴法》指出"足太阴经三阴交穴，肾、肝、脾三脉交会穴，主阴血，血当补不当泻；合谷为大肠之原，大肠与肺相表里，主气，当泻不当补"。故欲使下胎有效，则三阴交当泻，合谷当补，意在使血衰气旺也。胎失所养，生长不利，故下。

下胎，即西医学的引产，是指妊娠12周后，因母体或胎儿方面的原因，须用人工方法诱发子宫收缩而结束妊娠。根据引产时孕周，可分为中期引产（14～28周）和晚期妊娠引产（28周以后）。

所录案中，华氏案胎死不下现多认为胞宫瘀血阻滞，不能送胎外出，治以益气养血、活血下胎为主，方取太冲、合谷、三阴交。太冲为肝经原穴，刺之可调畅气机，活血祛瘀；合谷、三阴交系下胎之要穴。《针经摘英集·治病直刺诀》言："治产生理不顺，或横或逆胎死腹中，胎衣不下：刺足厥阴经太冲二穴，……针入八分，补百息，次补手阳明经合谷二穴，次泻足太阴经三阴交二穴。"本案下胎之法不失为"合谷、三阴交"法之外又一独到经验，且本案体现审症求因，值得临床推广。

徐氏案合谷、三阴交之法，现多用于"难产""死胎"的治疗以及辅助人工流产、药物流产及减少其副作用，针刺二穴，往往能起到较好的催产作用。之所以有如此功效，皆因一穴属气分，一穴属血分，二者合用，可调理气血阴阳。徐氏便从此入手，明辨洞悉脏腑经络气血虚实，即守神也，后准确选经取穴，并以此为依据施以补泻手法，分毫无差，针效立显。现代学者，鲜有真正明经络、识虚实、守人之血气有余不足而施补泻，仅守刺法者却比比皆是，而不明者，妄以误针，又岂在少数，其祸又岂小哉？

第二节　妊娠水肿

许叔微针治妊娠水肿医案一则

原文:

里巷一妇人，妊娠得伤寒，自腰以下肿满，医者或谓之阻，或谓之脚气，或谓之水分。予曰：此证受胎脉也，病名曰心实，当利小便。医者曰：利小便是作水分治，莫用木通、葶苈、桑皮否？曰：当刺劳宫、关元穴。医大骇，曰：此出何家书？予曰：仲景《玉函经》曰，妇人伤寒，妊娠及七月，腹满，腰以下如水溢之状。七月太阴，当养不养①，此心气实，当刺劳宫及关元，以利小便则愈。予教令刺穴，遂瘥。（宋·许叔微《伤寒九十论·妊娠伤寒脚肿证》）

【注释】①七月太阴，当养不养：十月怀胎，诸经各有所养一说由《金匮要略》提出："怀身七月，太阴当养不养，此心气实，当刺劳宫及关元，小便微利则愈。"十月养胎之法的详述则见于王叔和的《脉经·平妊娠胎动血分水分吐下腹痛证第二》："妇人怀胎，一月之时足厥阴脉养，二月足少阳脉养，三月手心主脉养，四月手少阳脉养，五月足太阴脉养，六月足阳明脉养，七月手太阴脉养，八月手阳明脉养，九月足少阴脉养，十月足太阳脉养。"

【辨证思路及方法】本案中病人所患病证在张仲景《金匮玉函经》中有类似记载，两者病证几乎相同。故许叔微沿用张仲景所载"泻劳宫、关元"的刺法，病即瘥愈，是遵循仲景原意。文中患者病机在于心肺关系失调，心火太强过度克制肺金，影响了肺的宣发肃降，而肺的宣降失司进一步影响了其对于水液代谢的疏通和调节作用。水道不通即导致了"腰以下肿满"之症。本医案未记述患者有小便不利的症状，但从结尾处"小便利则愈"一句反推，患者应存在小便难的问题，也是肺主通调水道功能受阻的一个表现。清·陈修园在《金匮要略浅注》中指出"心，君火也，为肺所畏。而妊娠七月，肺当养胎。心气实则肺不敢降，而胎失其养，所谓太阴当养不养也。夫肺主气化者也。肺不养胎，则胞中之气化阻，水乃不行矣。腹满便难身重，职是故也。是不可治其肺，当刺劳宫以泻心气，刺关元以行水气，使小便微利，则心气降。心降而肺自行矣。"前医将本病误诊为"阻""脚气""水分"等证，是由于辨证时仅从"自腰以下肿满"一症出发，而忽视了妊娠伤寒的前提条件，以木通、葶苈、桑皮为治，固当有一时之缓解，但因其不能针对病机，故不能期瘥愈，而"七月太阴，当养不养"，胎气已虚，复与利下行水药，则有病未去而胎气已伤之弊，故仲景未用此法，医者当以此为戒。

【用穴及操作分析】本案病机在心气实，致肺之宣降失司，无以通调水道，而有"腰以下肿满"之症。以心气实为本，以水肿为标，治当泻心之实以利水消肿。取劳宫、关元，一治本，一治标，可谓中规中矩。劳宫为心包经荥火穴，能泻心之实，是治本之穴。关元为小肠募穴，足三阴及任脉交会穴，能通利小便，兼培补元气，弥补太阴肺金当养不养之不足，是治标之穴。

叶桂针治妊娠水肿医案一则

原文：

胎气日长，诸经气机不行，略进水谷之物，变化水湿，不肯从膀胱而下，横渍肌肤为肿，逆奔射肺，咳嗽气冲，夜不得卧；阴阳不分，二便不爽。延绵经月，药难治效，当刺太阳穴，使其气通，坐其安产。（清·叶桂《眉寿堂方案选存·卷下·女科》）

【辨证思路及方法】妊娠水肿是指排除妊娠期高血压、肾病、心脏病等原因而引起的妊娠期肢体、面目肿胀，是妊娠期常见症状，给孕妇的日常生活和工作带来不便，对心理也造成一定的负面影响。中医认为，本病发生的主要因素是脾肾阳虚，孕后更感不足。脾阳虚不能运化水湿，肾阳虚则上不能温煦脾阳，下不能温化膀胱，水道不利，泛溢肌肤，遂致水肿。此外，胎气壅阻，气机滞碍，水湿不化也造成肿胀。《沈氏女科辑要·卷上·妊娠肿胀》指出"肾者胃之关也，或关门不利，因而聚水，或脾不能散精行肺，或肺不能水精四布，此有形之水病也。又腹中增一物，则大气升降之道窒塞，此无形之气病也。"故本病的治疗以利水祛湿为主，同时加安胎之品，以达治病与安胎并举。安胎之法，在于健脾益肾，脾肾健旺，气血和调，则胎元巩固，母体自安。

【用穴及操作分析】太阳穴，位于耳郭前面，前额两侧，外眼角延长线的上方，是临床上常用的经外奇穴之一，因位于太阳部位而命名。《奇效良方》谓"太阳二穴，在眉后陷中紫脉上是穴。"《玉龙经》云"太阳在额紫脉上。"有镇惊止眩、清热祛风、解痉止痛之功。《金匮要略·水气病脉证并治》记载"寸口脉沉而迟，沉则为水，迟则为寒，寒水相搏，趺阳脉伏，水谷不化，脾气衰则鹜溏，胃气衰则身肿。少阳脉卑，少阴脉细，男子则小便不利，妇人则经水不通；经为血，血不利则为水，名曰血分。"血不利则为水，水不去则生瘀；水与血相互影响，相互转化；无论先病水还是先病血，随疾病发展往往会出现水血并病。故治疗水肿，当血水同治。以中医理论来看，手阳明、手太阳和手足少阳之经筋结于太阳部。手足少阳经和足阳明经临近该部位，其经气可弥散到该穴位。故"刺太阳穴，使其气通，坐其安产"。

该病类似于西医学中的妊娠水肿。妊娠水肿指妇女怀孕后发生于头面或四肢部的水肿。其成因有内分泌水平改变而导致的体内组织中水分及盐类潴留或子宫压迫盆腔及下肢的静脉，阻碍血液回流，使静脉压增高。在后一种情况中，水肿多发生于肢体远端，以小腿及足部为主。

中医学认为，妊娠水肿，皆因湿聚不化，水气流溢，散于四肢而致。脾虚为水湿停聚不化的主要原因，也可因脾肾阳虚、气滞湿阻、水蓄渍胞或寒湿风冷而形成不同的病理变化，导致妊娠水肿。辨证分型主要分为脾虚及肾阳虚两种。脾虚型症见面目四肢浮肿或遍及全身，伴胸闷气短、口淡无味、食欲不振、大便溏薄，舌质胖嫩，苔薄白或腻、边有齿痕，脉缓滑无力。肾阳虚型症见面浮肢肿，尤以腰以下为甚，四肢欠温、腰膝无力，舌质淡或边有齿痕，苔白润，脉沉迟。

针灸治疗可选用足三里、阴陵泉、太溪、复溜等穴，起到健脾益肾、活血化瘀、利水消肿的作用，因而可使经气通畅，水邪发散，从而达到治疗目的。

所录案中，许氏案，现多认为属水肿范畴，治则定以利水为先。然许氏认为此病属心实，并不赞同直接使用诸多利水之剂，反刺劳宫、关元，针对病因，泄其心火利肺金而获通利小便之效。

叶氏案之诸症如肿、咳嗽、二便不爽等，现代中医临床易将其诊断为肺失通调所致之水肿。从肺而治水亦是常规疗法。然叶氏治案，一则从气论治，二则以太阳穴通其气；此二者皆可灵活广大医者临证思维，值得推敲。

第三节 热入血室

许叔微针治热入血室医案一则

原文：

丁未岁[1]，一妇人患伤寒，寒热，夜则谵语[2]，日中见鬼，狂躁不宁。其夫访予，询其治法。予曰：若经水适来适断，恐是热入血室也。越日巫告曰：已作结胸之状矣。予为诊之曰：若相委信，急行小柴胡汤等必愈。前医不识，涵养至此，遂成结胸证，药不可及也。无已则有一法，刺期门穴，或庶几愈，如教而得愈。

论曰：或问，热入血室，何为而成结胸？予曰：邪入经络，与正气相搏，上下流行，或遇经水适来适断，邪气乘虚而入血室。血与邪迫，上入肝经，肝既受邪，则谵语如见鬼。肝病则见鬼，目昏则见鬼。复入膻中，则血结于胸也。何以言之？盖妇人平居，经水常养于目，血常养肝也。方未孕，则下行之以为月水；既妊娠，则中蓄之以养胎；及已产，则上壅，得金化之以为乳。今邪逐之并归肝经，聚于膻中，壅于乳下，非刺期门以泻不可也。期门者，肝之膜原。使其未聚于乳，则小柴胡尚可行之。既聚于乳，小柴胡不可用也。譬如凶盗行于闾里，为巡逻所迫，寡妇、处女，适启其门，突入其室，妇如为盗所迫，直入阴处以避之。盗蹑其踪，必不肯出，乃启孔道以行诱焉，庶几其可去也。血结于胸，而刺期门，何以异此。（宋·许叔微《伤寒九十论·血结胸证》，另可见于《济阴纲目·卷之一·调经门》及《女科证治准绳·卷之一·调经门》）

【注释】①丁未岁：南宋高宗建炎一年（1127）。②谵语：症状名，病中神志不清，胡言乱语。多属实证，见于高热或温邪入于营血、邪犯心包等。

【辨证思路及方法】 本案为针刺期门治疗妇人伤寒，热入血室所致的谵语、见鬼、狂躁的验案。患者患伤寒，此时月经恰至，使胞宫空虚，在表之邪乘机内犯，入于血室而化热以致发病。阳气本日行于阳，夜行于阴，故人于正常情况下日精夜暝。现在伤寒邪热进入血室，血分有热，加之阳气夜行于阴，阳热相并，发为夜间谵语。由于胞宫空虚受邪，而足厥阴肝经"环阴器，抵小腹，挟肝络胆"，故胞宫中之热邪循肝经而上，与肝胆联系，故连累肝胆，肝胆气机不利则会出现"结胸"这一少阳病特有症状。另外，心主血脉，主神智，血热上乘于心则病人狂躁不宁。至此，以热入血室、血中有热可解释患者的全部症状。如患者身体强健，则其血中之热本可通过月经作解，不药而愈。但由于经水适来适断，不足作解，故血热结于胸下，不仅仅是肝胆气机不利所致之结胸，故小柴胡汤此时已不足为治，治疗应以针刺泻期门，给邪以出路，使邪气作解。

【用穴及操作分析】 期门为肝之募穴，《图注八十一难经辨真》指出"阳病行阴，当从阴引阳，其治在募。"入血室之阳热随血结于胸，当从阴引阳，刺募穴作解。另外，肝藏血，又主疏通、宣泄，血结于胸与肝的功能异常密不可分，故于诸募穴中取肝经募穴期门行泻法则可愈。《伤寒论》亦载类似证治，如"妇人中风，发热恶寒，经水适来，得之七八日，热除而脉迟身凉，胸胁下满，如结胸状，谵语者，此为热入血室也，当刺期门，随其实而泻之。"

热入血室，主要表现为下腹部或胸胁下硬满，发热恶寒，伴夜晚神昏乱语，神志异常，白天如常人。部分可对应西医学中的子宫体炎、输卵管卵巢炎、盆腔结缔组织炎、盆腔腹膜炎等盆腔炎性疾病或产褥感染。

月经将断或月经方断时感受寒邪导致的热入血室，患者期门穴处或有肉眼可见的瘀青并伴随有胀满不适感，可用三棱针于瘀青处放血，待血出之势渐小，血流渐止时配合拔罐，患者可有舒适感并伴有谵语等症状的减轻。

关于热入血室，因其发病时机特殊，加之西医学并无此病定义，故病例搜集较为困难，仅有少量个案报道。如有人曾治疗一女性患者于月经来潮时患痢疾发热，痢止后发热不退，并见神志模糊。查体未见异常，抗生素及肌注退热药治疗均不见好转，体温39℃，伴神志时清时昧，昼轻夜重，胸闷，谵语，小腹胀痛，口渴口苦，舌质淡红，苔薄白，脉弦滑数。予小柴胡汤合小陷胸汤加减（柴胡12g，瓜蒌15g，半夏、红花各6g，丹皮、赤芍、桃仁各9g，黄芩、生地各10g，黄连、炙甘草各3g）5剂而症消。

值得注意的是，本病医患双方常忽略月经来潮时发病这一特定条件，尤其是患者很少以此为致病因素，故易导致误诊而迁延不愈。目前该病临床报道较少亦与未作热入血室论治有关，然非此难获良效，故本案对医生及患者均有很好的借鉴作用。

第四节 产后腹痛

薛己灸药结合治产后腹痛医案一则

原文：

薛立斋治一产妇患虚极生风，或用诸补剂，四肢逆冷，自汗，泄泻，肠鸣，腹痛。薛以阳气虚寒，用六君子，姜、附各加至五钱，不应；以参、附各一两始应。良久不应，仍肠鸣、腹痛。后灸关元百余壮，及服十全大补汤[1]，方效。（清·魏之琇《续名医类案·卷二十五·类风》）

【注释】[1]十全大补汤：《太平惠民和剂局方》载十全大补汤："治男子、妇人诸虚不足，五劳七伤，不进饮食，久病虚损，时发潮热，气攻骨脊，拘急疼痛，夜梦遗精，面色萎黄，脚膝无力，一切病后气不如旧，忧愁思虑伤动血气，喘嗽中满，脾肾气弱，五心烦闷，并皆治之。此药性温不热，平补有效，养气育神，醒脾止渴，顺正辟邪，温暖脾肾，其效不可具述。人参、肉桂（去粗皮，不见火）、川芎、地黄（洗酒，蒸，焙）、茯苓（焙）、白术（焙）、甘草（炙）、黄芪（去芦）、当归（洗，去芦）、白芍药各等分。上一十味，锉为粗末。每服二大钱，水一盏，生姜三片，枣子二个，同煎至七分，不拘时候温服。"

【辨证思路及方法】本案产妇虚极生风，薛己以阳气虚寒治之，服六君子汤等药不效。其实从患者症状可知患者已出现元阳虚惫、命门火衰、火不生土之重症。四肢逆冷、自汗为阳气大虚不达皮肤四肢；泄泻、肠鸣、腹痛为命门之火不能温煦中焦，中焦不能运化水谷之证。窦材在《扁鹊心书》中言："凡看病要审元气虚实，实者不药自愈，虚者即当服药，灸关元穴以固性命。若以温平药，亦难取效，淹延时日，渐成大病。"故薛己虽以人参、附子各一两投之，亦不能解命门火衰之肠鸣、腹痛，是为药力不足矣。

【用穴及操作分析】《扁鹊心书》指出："中风病，方书灸百会、肩井、曲池、三里等穴多不效，此非黄帝正法。灸关元五百壮，百发百中。"重灸关元穴可培元固本、温补命门之火，对治疗火不生土之肠鸣、泄泻、腹痛有添柴加薪之功效。然治疗此类元气大虚之证，关元穴多使用直接灸，且多三五百壮方能取效。

产后腹痛，又称儿枕痛，即产妇分娩后小腹疼痛者。相当于西医学的产后宫缩痛及产褥感染引起的腹痛。

中医认为本病主要机制为冲任、胞宫的不荣而痛与不通而痛虚实两端。主要辨证分型有血虚、热结、血瘀。针灸治疗可取关元、气海、三阴交、合谷为主穴，随症加减足三里、膈俞、归来、中极、血海、太冲。外治法可用食盐500g，小茴香30g，共炒热，装布袋，适温，熨小腹。

所录薛氏案，患者产后虚极生风而致腹痛，实属阳气虚寒，其辨证与现代教材稍有出入。《妇人大全良方》言："论曰：产后所下过多，虚极生风者何？答曰：妇人以荣血为主，因产血下太多，气无所主，唇青肉冷，汗出，目眩神昏，命在须臾，此但虚极生风也。如此则急服济危上丹，若以风药治之则误矣。"故薛氏以参、附投之，良久不应，而以艾灸关元百余壮大补元气，即获良效。

现代研究发现，艾灸温补效应的生物学机制主要为艾灸激活穴位局部始动，推动气血运行，调节神经内分泌－免疫网络，调节通路，调节脏腑功能效应器官影响力。

第五节　产后血晕

窦材灸治产后血晕医案一则

原文：

一妇人产后发昏，二目滞涩，面上发麻，牙关紧急，二手拘挛。余曰：此胃气闭也，胃脉挟口环唇，出于齿缝，故见此证。令灸中脘穴五十壮，即日而愈。（宋·窦材《扁鹊心书·卷中·厥证》，另可见于《续名医类案·卷二·厥》）

【辨证思路及方法】本案为艾灸中脘治疗产后昏厥的验案。患妇之昏厥由产后耗伤气血所引发，证属虚证，盖因元气虚损，气血不足上荣而致清窍失养。阳明为多气多血之经，对气血的亏少最为敏感，气血损伤则症先见于阳明；而胃足阳明之脉"起于鼻，交頞中，旁约太阳之脉，下循鼻外，入上齿中，还出挟口，环唇，下交承浆"。血虚则无以濡润皮肉，气虚则无以运血上行，故证见胃经循行于头面的部分出现"二目滞涩、面上发麻、牙关紧急"等拘挛、麻木、功能衰退的表现，为气血不足所导致的胃气闭，其治当补益气血以苏厥开窍。本案为经络辨证一例。患者证由气血耗伤而发，证属虚证无疑。虚证灸关元、命关以保阳气为窦材所擅之法。此法于本案医理亦通，并无不可。然以患妇症皆见于足阳明脉循行所过之处，故转以经络辨证论治，更为精妙。人言"常人安于固俗，学者溺于所闻"。窦材于本案患者的治疗能抛开固法，辨证思路灵活不拘泥，是值得后人学习之处。

【用穴及操作分析】中脘穴位居胃部，又是胃之募穴。作为消化、吸收饮食水谷的重要脏器，胃素有"太仓""水谷之海"之称，其能腐熟水谷。《素问·经脉别论》指出"饮入于胃，游溢精气"。又《灵枢·痈疽》云："中焦出气如露，上注溪谷，而渗孙脉，津液和调，变化而赤为血"。故气血的化生均有赖于中焦脾胃。募穴位居腹部，属阴，功能从阴引阳，补益胃之阳气，既可补胃而促进其化生气血之功以治本，又可调理胃经之气上注头面，减缓二目滞涩、面上发麻、牙关紧急以治标，故为治疗本案产后昏厥之首选穴。而于厥证，窦材认为其原因在于"胃气虚，闭于中焦，不得上升下降，故昏冒强直，当灸中脘五十壮即愈……若用吐痰下痰药即死，惟灸此穴可保无虞"。

王执中载他医灸治产后血晕医案一则

原文：

有贵人内子①产后暴卒，急呼其母为办后事，母至，为灸会阴、三阴交各数壮而苏。母盖名医女也。（南宋·王执中《针灸资生经·卷五·尸厥》，另可见于《续名医类案·卷二十五·产难》）

【注释】①内子：此指卿大夫的嫡妻。

【辨证思路及方法】本案之暴卒乃由于产后气血暴虚，心无所养，血不归经，气血欲脱，精神外越，遂成暴卒；或因恶露去少，停瘀上攻所致。故其治宜补气益血、回阳固脱，并兼顾其产后身体素质而配合温散活血之法。

【用穴及操作分析】三阴交，培后天之本，加强气血生化之源，《中华针灸学》指出"此穴为足太阴脾经、足厥阴肝经、足少阴肾经三阴脉之交会，故名曰三阴交，又回阳九针之一。凡暴亡诸阳欲脱者，均宜治之"。会阴，任脉、督脉、冲脉交会穴，通体内脉结，促进阴阳气的交接与循环，两穴合用，强阴醒神，共奏补气益血、回阳固脱之功。或曰：缘何灸而不针？历代针灸文献有言：凡幽僻掩遮之处多禁针，皮肉浅薄之处多禁灸。

朱丹溪灸药结合治产后血晕医案一则

原文：

妇人年三十余，面白形长，心中长①有不平事。忽半夜诞子，才分娩后，侵晨②晕厥不知人，（朱丹溪）遂急于气海灼艾十五壮而苏，后以参、术等药，两月方安。（明·楼英《医学纲目·卷之三十五·妇人部·产后症·产后血晕》，另可见于《名医类案·卷十一·产后》）

【注释】①长：通"常"，指经常。②侵晨：即凌晨。

【辨证思路及方法】本案患者"面白形长，心中长有不平事"，平素身体虚弱，气郁不舒，加上产时脱血严重，气血大亏，故产后晕厥不知人，此为妇人产后血晕。因气血大亏，故朱丹溪用附、术等补气之药，急灸气海补气之穴以补气生血。《灵枢·营卫生会》指出"血之与气，异名同类"，此之谓也。有形之血不能速生，无形之气所当急固，有形之血生于无形之气。

【用穴及操作分析】气海乃生气之海，元气之所居，不仅能补元气、益生气，而且能振奋肾阳以散诸阴，温煦下元以温四肢，配以艾火可温补气血，扶正祛邪，因此气海具参附大剂量壮阳固阴之功，非他穴能比。

杨继洲针治产后血晕医案一则

原文：

己巳岁夏，文选①李渐庵公祖夫人，患产后血厥②，两足忽肿大如股，甚危急。徐、何二堂尊召予视之，诊其脉芤而歇止，此必得之产后恶露未尽，兼风邪所乘，阴阳邪正激搏，是以厥逆，不知人事，下体肿痛，病势虽危，针足三阴经③，可以无虞。果如其言，针行饭顷而苏，肿痛立消矣。（明·杨继洲《针灸大成》）

【注释】①文选：官名。即吏部文选司郎中。吏部文选司主管选拔文官，文选司郎中是文选司的长官。②血厥：指失血过多而引起的神志昏迷和厥逆之症。③针足三阴经：即针刺足太阴脾经、足少阴肾经和足厥阴肝经的有关俞穴。

【辨证思路及方法】本案之血厥为产后阴血暴脱，与阳气不相顺接，乃为"厥"也。下肢肿痛者，恶露未尽，瘀血流注，气道被阻也。针足三阴经能滋其阴而活其血，血活气通，阴液上承，自能和阳相接，不只厥证顿失，肿痛亦当立消矣。若见厥证，但刺百会、人中，则未必见效。

【用穴及操作分析】本案以产后血晕为主症，伴两足肿大、脉芤。足三阴经交会穴三阴交为妇科良穴，重在调和营血，入血分而善治妇科疾病。针刺三阴交能滋阴活血通气，血活气通，则阴阳相接，肿痛得消。

产后血晕，产科病证之一，表现为产妇分娩后突然头晕目眩，不能起坐，或心胸满闷，恶心呕吐，痰涌气急，心烦不安，甚至神昏口噤，不省人事。西医学认为本病多为胎盘剥离、会阴破裂等因素引起大量出血而导致的休克状态。本病应做产科检查，除去病因，必要时需采取输血等抢救措施。

中医理论认为，该病多由于产妇素体气血亏虚，加之生产时产程过长，失血过多，气随血脱；或生产时体虚受寒，寒凝血瘀，致气逆于上。具体辨证分型有血虚气脱型和血瘀气逆型。血虚气脱型可灸神阙、气海、关元，或隔盐灸、隔姜灸、隔附子饼灸神阙。

所录之窦氏案，现多认为属产后痉病，指患者在产褥期突发项背强直、四肢抽搐等。该病可类比于西医学的"产后痉挛"，包括西医概念中的产后破伤风、产褥期重症感染，以及严重的血钙过低症、失血性贫血等。中医对该病以血虚生风、肝风内动立论。如《金匮要略·妇人产后病脉证并治》载："新产血虚，多汗出，喜中风，故令病痉"。《妇科补解·产后众疾门·产后发痉方论》亦云："产后发痉，由新产去血过多，足厥阴肝经虚极，筋无所养之故。"《万氏妇人科·产后中风》云："此肝虚生风，风自内生者也。"本病在治疗上，重在扶正，其次祛邪，贵在补血虚以治本。如《寿世保元》云："切不可便作风治，不可服小续命汤之类，宜大补气血。"其治则与本案医理相通。

朱氏案，属血脱急症。血载气，气附血，此为气血之生理也。血脱则不足以维其气，血脱气必亡，故不能光从补血一方面着手，应大补脾肺之气，以资化源，使气旺血生，因此在补血的同时一定要重视补气，才能达到最佳效果。

杨氏案为产后血厥，即产后血晕。本病常治以温经散寒、益气固脱、回阳救逆，多取水沟、关元、气海、足三里、三阴交、气冲、地机等穴。然而杨氏认为此案属产后恶露未尽，当风受寒，恶露为寒所滞，瘀结不下，故下体肿痛，两足肿大如股，产后耗气失血，气血俱虚，气随血脱，神明失主，故昏不知人，其从脉象芤亦可诊为血虚气脱，针足三阴经穴滋阴活血通气，阴阳相接，则厥证顿失，肿痛得消。

现代治疗中若只针足三阴经穴，肿痛可暂时缓解，但产后血厥病情危笃，应针刺水沟穴以回阳救逆；灸气海、关元以散胞寒、暖胞脉、益气固脱、回阳救逆；灸足三里、三阴交以补益脾胃，令气血生化有源。

第六节 胎位不正

张济针治胎位不正、脱肛、翻胃医案

张济，宋代针灸家。

原文：

无为军医张济，善用针，得诀于异人。云能解人而视其经络，则无不精。因岁饥疫[1]，人相食，凡视一百七十人，以行针无不立验。如孕妇因仆地而腹偏左，针右手指而正。久患脱肛，针顶心而愈。伤寒翻胃[2]，呕逆累日，食不下，针眼眦[3]立能食。皆古今方书不著，陈莹中为作传云：药王为上世良医，尝草木金石名数，凡十万八千，悉知苦酸咸淡甘辛等味，故从味因悟人，益知今医家别药日味者古矣。（宋·邵博《河南邵氏闻见后录·卷二十九》）

【注释】①饥疫：饥饿无粮并患疫病。②翻胃：即反胃，亦称胃反。指食物咽下后胃里不舒服，有恶心甚至呕吐的症状。③眼眦：眼眶。

【辨证思路及方法】本案内含三个病案，分别是妊娠受伤、脱肛及反胃。其一，受孕期间母体以血为用，脏腑经络之血，注于冲任以养胎，故全身处于血分不足、气分偏盛的状态。孕妇跌仆后，气血逆乱，刘元宾指出"血衰气旺定无妊"。而针灸可使子宫血流量明显增加，这种方法既有效又安全。其二，脱肛多由气血不足，气虚下降，不能摄纳而成，正如《医学入门》指出"脱肛全是气下降"。又《疮疡经验全书》云"又有妇人产育过多，力尽血枯，气虚下降及小儿久痢，皆能使肛门脱出"。故治疗以补益中气、升提举陷为主。其三，中焦阳气不振，脾胃虚寒，不能腐熟水谷，食入不化，逆而向上，则反胃；脾胃气虚，纳运无力，则食不下。治疗以健脾益气、和胃降逆为大法。

【用穴及操作分析】对于急证运用缪刺，往往可取得较好疗效。根据经络理论，人体经脉络脉气血相互流通，脉气能左右相贯，所以当身体经脉气血失调，则一侧气血偏盛，或邪气侵入则会阻塞经络之传导功能，"不通则痛"，故采用交叉取穴法治疗。百会穴属督脉，位于头部，当前发际正中直上五寸，或两耳尖连线中点处。督脉总督人体一身之阳气，为阳脉之海，故百会具有升阳固脱之力，若加灸之可使阳气旺盛，有升举收摄之功。陷下则灸之，对于久泻脱肛针灸并用，能奏其效。"伤寒翻胃，呕逆累月，食不下，针眼眦，立能食"，是因为足阳明胃经行于目眦下，针刺眼眦，能激发足阳明胃经之气，肠胃功能得以调整而能食。

胎位不正，是指妊娠28周后，经腹部、阴道、B超检查证实为异常胎位，对应西医学中的胎位异常，也称胎位不正。

《女科集略》曰："女子肾脏系于胎，是母之真气，子所系也。若肾气亏损，便不能固摄胎元。"因此，补养肾气是固摄胎儿的主要方法。又女子以血为主，补肾必当养血，血聚以养胎。

现代针刺研究认为，针刺作用下子宫收缩可明显缓解，针刺疗法可提高孕酮含量，松弛子宫，防止先兆流产。临床上常取至阴、血海、昆仑、三阴交、足三里等穴。

所录张氏案之三个病案，其中妊娠受伤后致胎位偏左，使用右手太阳小肠经井穴，异于常用之足太阳膀胱井穴，然亦收效。

此外两个病案，其一脱肛，现代临床除选用百会穴以升下陷之中阳，还常配伍脾经俞募穴——脾俞、章门，以健脾益气，使脾阳得伸，运化有权，再配足阳明胃经合穴足三里，以增强脾胃功能，再取任脉的关元穴和督脉命门穴以益命门之火，温煦中焦。诸穴合用可使清阳得升，运化有权，命门火旺，共奏温养脾胃腐熟水谷、调整胃肠传导功能之功。其二翻胃，昔贤张景岳云，翻胃之症"虚在下焦""非补命门以扶脾土之母，则火无以化，土无以生，亦犹釜底无薪，不能腐熟水谷，终无济也"。临床上常取中魁以止呕应急，配足三里以温中和胃，灸中脘以暖中宫，再灸关元以补命火而温下元，此乃釜底添薪之法。而张氏仅针刺攒竹穴，病患即能食。

张氏于三则病案中，每案皆独取单穴而立验。彰显的是辨证取穴之重要，绝非执着于单穴治病。凡取穴得当，则效如桴鼓，事半功倍。

第七节　带　　下

王执中论灸治带下医案一则

原文：

有妇人患赤白带，林亲得予《针灸经》，初为灸气海穴未效。次日，为灸带脉穴，有鬼附患身云，昨日灸亦好，只灸我未著，今灸著我，我今去矣，可为酒食祭我。其家如其言祭之，其病如失，此实事也。予初怪其事，因思晋景公膏肓之病，盖有二鬼焉，以其虚劳甚矣，鬼得乘虚而居之。今此妇人之疾，亦有鬼者，岂其用心而虚损，故有此疾。鬼亦乘虚居之，灸既著穴，其鬼不得不去，虽不祭之可也。自此有来觅灸者，每为之按此穴，莫不应手酸痛，予知是正穴也，令归灸之，无有不愈。其穴在两胁季肋之下一寸八分。有此疾者，速灸之。妇人患此疾而丧生者甚多，切不可忽。若更灸百会尤佳，此疾多因用心使然故也。（南宋·王执中《针灸资生经第六·赤白带》，另可见于《普济方·针灸·卷十六·赤白带下》及《续名医类案·卷二十二·邪祟》）

【辨证思路及方法】妇人带下乃脾湿下注、带脉失约所致，多因思虑过度，耗伤心脾。中气受伤，清阳不升，上见心君失养，故如见鬼状；中见胸满，脘腹痞胀；在下则带脉不束，脾虚湿浊下流，郁久成火，故见赤白带。故《难经·二十九难》指出"带之为病，腹满，腰溶溶如坐水中"。

【用穴及操作分析】气海位于脐下，临近脐下肾间动气，灸之能益肾气，补元气。然本证属中虚带脉失约，病位在中，未及下焦，故灸之不效。而带脉穴通于带脉，灸之能促其复常，约束经气，加之百会升提阳气。由此则湿邪得束，脾气复升，何带之有？

带下病，主要表现为女性阴道缠绵不断流出如涕如脓、气味臭秽的浊液，对应西医学中的阴道炎、宫颈炎、盆腔炎等引起的阴道分泌物异常。

中医理论认为，该病病机为带脉失约，冲任失固。临证分型有：湿热下注型、脾虚湿困型、肾阴亏虚型、肾阳不足型。总以利湿止带为治则，主要取带脉、关元、三阴交、白环俞。此外针对湿热下注患者，还可于十七椎、腰眼和骶骨孔周围的络脉点刺出血，刺络拔罐。

所录王氏案之赤白带证，在现代多用抗生素或清热利湿之品以服之洗之，殊不知更虚耗其阳。王氏灸治带脉、百会，其一，辨证为先，此案乃寒湿所致，速灸护其阳；其二，带脉为针对疾病之特效穴；其三，王氏提出百会尤佳，盖因百会一穴二用，既能安神针对病因用心过度，又能升阳兼顾其受损之果；其四，王氏认为赤白带下多因用心使然，即多与妇女情绪不佳有关，然并未用疏肝之穴，因其从阳论治。诸上几点，今之医者揣之当汗颜。

第六章 儿 科

第一节 小儿惊风

杨继洲针灸治小儿惊风医案一则

是岁公子箕川公长爱忽患惊风，势甚危笃，灸中冲、印堂、合谷等穴，各数十壮，方作声。若依古法而止灸三五壮，岂能得愈？是当量其病势之轻重而已。（明·杨继洲《针灸大成·卷九》）

【辨证思路及方法】寥寥几笔作者意在强调灸量或艾灸壮数，需依具体情况而定，所谓"量其病势之轻重"。

【用穴及操作分析】文中记载，灸中冲、印堂、合谷等穴，此属于熄风定惊、开窍苏厥之法。由于病势危笃，因此需灸数十壮才作声，依古法而灸三五壮绝不能取效，治疗量要根据病势之轻重来衡量。

窦材灸药结合治小儿惊风医案一则

原文：

一小儿因观神戏受惊，时时悲啼如醉，不食已九十日，危甚。令灸巨阙五十壮，即知人事。曰：适间心上有如火滚下，即好。服镇心丹而愈。（宋·窦材《扁鹊心书·卷中·神痴病》，另可见于《续名医类案·卷二十九·受惊》）

【辨证思路及方法】本案为直接灸巨阙治疗小儿受惊所致神志病的验案。患者病位在心，病机为因受惊所致的心神不安，神不守舍。神不守舍则心中空虚，痰涎入客心之包络，蒙蔽心窍，故有"如醉""不食"；心神不安则心火无以克制肺金，致使肺金来侮，而见时时悲啼。窦材对本案有评注云："惊则神无所倚，痰涎入客包络，宫城受伤，心不安宁，故肺气来乘，而虚火上蒸。灸法之妙，愈于缓惊锭、抱龙丸多矣。"谓其治当补益心神。心神得复则心气充实，痰浊之邪无以入客心之包络，故有心上有如火滚下之感，实乃痰涎被逐出心包络所致。心神安宁则心火得以克制肺金，故悲啼自止。

【用穴及操作分析】巨阙为心之募穴，能从阴引阳，补益心阳。《景岳全书·中兴论》指出"阳主神也"，心阳如能得复则心神得安，能守心宫则痰邪无以加，肺金不得侮，其病自愈。

陈自明针药结合治小儿惊风医案一则

原文：

陈自明治一小儿，昏愦六日不省，惊风发搐，诸药不效，手足尚温，谓其父母曰：吾能活之。与之针涌泉二穴足心，良久而苏，喜而称谢。曰：此病得之伤食，宿食成痰，痰壅作搐。今病虽愈，宿痰未去，恐他日再作，当制丸药以除其根，不然神气渐昏，必成痫也。乃谓为牟利，不信。次年八月，果成痰迷之病，二便不知，水火不避，复求治。因制一方，以黄连、山栀泻其浮越之火；胆星、白附子（炮），以去其壅积之痰；茯神、远志、石菖蒲、朱砂，以安其神；麝香以利其心窍。用獖猪心中血，和神曲糊为丸如黍米大，灯心汤下，调理半年不复发矣。又与之灸风池（脑后风府两旁）、曲池（两肘外曲处）、三里（曲池之下）六穴而安。（清·魏之琇《续名医类案·卷二十九·小儿科·惊风》）

【辨证思路及方法】小儿惊风一般为热郁生风或痰热化风，本案患儿昏愦六日，不省人事，惊风发搐，诸药不效，手足尚温，无明显热象，推测为痰热化风。得之伤食，窒碍脾胃以致宿食成痰，痰壅清窍而作搐。

【用穴及操作分析】涌泉为足少阴经之井穴，五行属木，可苏厥开窍，故针之可使昏愦之小儿苏醒。后又发作，以黄连、山栀等泄热化痰，开窍安神。又与之灸风池、曲池、三里，风池为足少阳胆经穴，位于头颈部，可祛风开窍，醒神明目；曲池为手阳明大肠经合穴，可清热化痰；足三里为足阳明胃经合穴，胃腑下合穴，灸之可通腑化痰，补益气血。

罗天益灸药结合治小儿惊风医案一则

原文：

魏敬甫之子四岁，一长老摩顶授记[①]，众僧念咒，因而大恐，遂惊搐，痰涎壅塞，目多白睛，项背强急，喉中有声，一时许方省。后每见衣皂之人，辄发。多服朱、犀、龙、麝镇坠之药，四十余日，前证仍在，又添行步动作神思如痴，命予治之。诊其脉沉弦而急。《黄帝内经》云：心脉满大，痫瘛筋挛；又肝脉小急，痫瘛筋挛。盖小儿血气未定，神气尚弱，因而惊恐，神无所依，又动于肝。肝主筋，故痫瘛筋挛。病久气弱小儿，易为虚实，多服镇坠寒凉之药，复损其气，故行步动作如痴。《内经》云：暴挛痫眩，足不任身，取天柱者是也。天柱穴乃足太阳之脉所发，阳痫附而行也。又云：癫痫瘛疭，不知所苦，两跷主之，男阳女阴。洁古老人云：昼发取阳跷申脉，夜发取阴跷照海，先各灸二七壮。阳跷申脉穴，在外踝下容爪甲白肉际陷中；阴跷照海穴，在足内踝下陷中是也。次与沉香天麻汤，服三剂而瘛愈。

沉香天麻汤：沉香、川乌（炮，去皮）、益智各二钱，甘草一钱半（炙），姜屑一钱半，独活四钱，羌活五钱，天麻、黑附子（炮，去皮）、半夏（泡）、防风各三钱，当归一钱半，上十二味哎咀，每服五钱，水二钱，姜三片，煎一盏。温服，食前。忌生冷硬物，寒处坐卧。《素问·举痛论》云：恐则气下，精竭而上焦闭。又曰：从下上者，引而去之。以羌活、独活苦温，味之薄者，阴中之阳，引气上行，又入太阳之经为引用，故以为君。天麻、防风辛温以散之，当归、甘草辛甘温以补气血不足，又养胃气，故以为臣。黑附、川乌、益智，大辛温，行阳退阴，又治客寒伤胃。肾主五液，入脾为涎，以生姜、半夏燥湿化痰。《十剂》云：重可去怯。以沉香辛温体重，清气去怯安神，故以为使。气味相合，升阳补胃，恐怯之气，自得而平矣。（元·罗天益《卫生宝鉴·卷九·惊痫治验》）

【注释】①授记：佛教语，佛对发心之众生授与将来必当作佛之记别。

【辨证思路及方法】本案之惊痫为小儿四岁之时接受僧人授记而引起，罗天益诊其脉沉弦而急，由此知患儿气血不足而肝气不畅。又据《素问·大奇论》"心脉满大，痫瘛筋挛"，又"肝脉小急，痫瘛筋挛"。罗天益认为"小儿血气未定，神气尚弱，因而惊恐，神无所依"，扰动肝气；肝主筋，肝气不舒，气血失布，筋脉不得濡养，故痫瘛筋挛。病久气弱小儿，易为虚证，而令其多服朱、犀、龙、麝镇坠寒凉之药，又损其正气，故"行步动作如痴"。

【用穴及操作分析】足太阳膀胱经起于目内眦，上行于头，循背腰部，下行于足，其经筋循经而布；惊痫抽搐，项背强直，目睛上吊，其病症多为膀胱经经筋拘挛。而天柱穴，《内经》言为膀胱经之脉所发，故可疏调膀胱经气，使经气得通，筋脉得养，筋挛自得解。阴阳跷脉皆起于跟中，阴跷脉出足少阴然骨之后（照海），阳跷脉出足太阳之申脉，二者走行于下肢内、外侧，故主下肢运动。取申脉或照海，调理阳跷、阴跷脉之气，舒筋解痉。《素问·举痛论》指出"恐则精却，却则上焦闭。"本案小儿气血不足，病起于受惊，惊恐致气下，精血亏虚而上焦闭塞不通，故次与沉香天麻汤，此《灵枢·官能》"从下上者，引而去之"之治法。

万全针治小儿惊风医案一则

万全（1495—1580），又名全仁、字事，号密斋，明代著名医学家。万全三世家传幼科，被加封为"医圣"，而与李时珍齐名。提出"三有余、四不足"之说，即"肝常有余，心常有余，阳常有余，脾常不足，肺常不足，肾常虚，阴常不足"。归纳出小儿疾病是由"三因所生"，一为"衣太浓则热，太薄则冷，冷热之伤，此外因也"；二为"乳多则饱，乳少则饥，饥饱之伤，此内因也"；三为"客忤中恶，坠仆折伤，此不内不外因也"。尤重小儿望诊及脾胃的调理，著有《万密斋医学全书》十种，刊于1549年，《幼科发挥》2卷，《片玉新书》5卷，《育婴家秘》4卷，《痘疹心法》23卷，《片玉痘疹》13卷。

原文：

一儿发搐，五日不醒，药石难入。予针其三里、合谷、人中而醒。父母喜曰：吾儿未出痘疹，愿结拜为父，乞调养之。予曰：曩①用针时，针下无气，此禀赋不足也。如调理数年后出痘疹，可保无事。若在近年，不敢许。次年，果以痘疹死。（明·万全《幼科发挥》）

【注释】①曩：方才。

【辨证思路及方法】临床查病，要在判定虚实。以本案小儿抽搐不醒观，似当为小儿惊风之疾。惊风之症有实有虚，曰急、慢惊风，急惊风者不出风火相煽，慢惊风者总由正虚风动。由本案之针下无气观，其虚自明矣。当是之时，止痉之外应更重扶正，然药石难入，故借针灸以达扶正醒神止痉之功。其病愈后，父母以痘疹为虑，乞早出痘疹。殊不知痘疹之出全赖正气盈盛，此儿正气本亏，误出痘疹必死，只待调养数年，正气充盛则无此虑。孰知次年竟因出痘而夭，岂不惜哉！

【用穴及操作分析】本案欲借针灸以达扶正安神止痉之功。足三里与合谷为人身阳明经之要穴，均具温阳扶正之力，观三里主诸虚，合谷鼓战汗可知。二穴相合自能鼓正气，却邪气。又人中乃督脉手足阳明交会穴，颇能开窍醒神止痉。三穴相配，使正气得助，邪气得泻，故而病愈。

该病类似于西医学中的小儿夜啼，指小儿白天能安静入睡，入夜则啼哭不安，时哭时止，或每夜定时啼哭，甚则通宵达旦，多见于新生儿及6个月内的小婴儿。

本病在中医古籍中多被归入"客忤"范畴。"客忤"一词首见于葛洪《肘后备急方》："客忤者，中恶之类也，多于道门门外得之，令人心腹绞痛胀满，气冲心胸。"后世医家指出该病与外来邪祟侵犯有关，但亦不离人自身真元不足："卒忤者，亦名客忤，谓邪客之气，卒犯忤人精神也。此是鬼历之毒气，中恶之类，人有魂魄表虚者，则为鬼气所犯忤。"（《诸病源候论·中恶病诸候》）《内科证治准绳》云："小儿中客忤者，是小儿神气软弱，忽有非常之物，或未经识见之人触之，与儿神气相忤而发病，谓之客忤。"《幼幼集成》云"小儿客忤，由儿真元不足，神气未充，故外邪客气得乘之"，其治疗"不治其虚，安问其余"。即客忤的病机可用"邪之所凑，其气必虚"来形容，其治以补虚为主。

所录小儿惊风案中，病势皆甚危笃，现代中医认为，小儿惊痫发作之时宜"急则治其标"，可急取人中、百会、神庭、劳宫、曲池、合谷、太冲、阳陵泉、足三里、隐白、涌泉等穴用强刺激泻法，以醒脑开窍、安神定志、舒筋解痉。未发之时，以培元固本为要，可选用百会、四神聪、神庭、本神、神门，用补法，以宣阳通督、安神定志；合气海、关元、足三里、太白、三阴交、脾俞、肝俞等并可加灸以补益气血、培固正气；痫者多由痰，故可加阴陵泉、丰隆，健脾利湿化痰。

当代有人以梅花针叩刺心俞、胆俞、足三里、涌泉、中冲，以皮肤潮红为度治疗小儿夜啼。也有医家治疗小儿惊风取印堂、涌泉、丰隆、太冲。印堂属经外奇穴而位于督脉，有清热止搐开窍之功；丰隆善化痰祛浊；涌泉为足少阴之井，降火定志；惊风一证，总为引动肝风所致，故取肝经之原太冲以平肝熄风。印堂施以艾卷雀啄法灸，涌泉刺络出血，余穴用泻法，宜强刺激而不留针。

然而，杨氏、窦氏、陈氏、罗氏案治小儿惊风危急症，均不离灸。杨氏不泥古而强调灸量以救急；窦氏实则从心论治；陈氏虽以涌泉救急在先，后灸诸穴祛邪；罗氏只取膀胱经之天柱加阴、阳跷脉所发之处申脉、照海合三穴施灸，以舒筋解痉。此外，皆取穴"少而精"，因熟稔经脉、经筋循行及其功能，故能取穴少而取效神；配合中药引气上行，补益气血，安神定志，灸与药结合，标本兼治，内外皆调。

值得注意的是，小儿纯阳之体，脏腑娇嫩，一旦受邪则易传变而病重，此其为病之特点。又小儿脏器轻灵，随拨随应，故其治亦至平至易，处处要以保生机为先。学者倘能运用适当方法，轻灵调整，则百无不应也。

然现代临床，一见发热即行输液之法，妄进寒凉之品，诚大伤小儿生机也。学者能免此弊，小儿之治，思过半矣。

第二节 小儿痞闷

窦材灸药结合治小儿痞闷医案一则

原文：

一小儿食生杏，致伤脾，胀闷欲死，灸左命关二十壮即愈。又服全真丹五十九。（宋·窦材《扁鹊心书·卷中·痞闷》，另可见于《续名医类案·卷九·饮食伤》）

【辨证思路及方法】本案为艾灸命关并服全真丹治疗饮食伤脾所致胀闷的验案。本案患者食生杏而致脾伤，病机在饮食伤脾，运化失司。瓜果类本为生冷寒湿之物，加之小儿脾气不充，以致耗伤脾阳。脾主升清，以升为健，胃以降为和，脾阳受损，则脾主升清之力不足，清不升则浊不降，脾胃升降之机受损，则中焦作为全身之气的枢纽之机不利，以致气聚中焦不得四达而成胀闷。《续名医类案》记载"病伤瓜果，而为寒湿淫胜。经云寒淫所胜，治以辛温"，其治当温补脾阳，和中理气，以辛温之艾火灸治使清升浊降，气机复通，则气下而胀闷消。

【用穴及操作分析】命关功能健胃消食，通降腑气，可治疗胸胁胀痛、腹胀肠鸣等症。艾灸命关可温复脾阳，恢复脾胃升降之机，使清气上升，浊气下降，气机得以运行则胀闷自除。

痞是中医概念，泛指胸腹间气机阻塞不通的自觉症状，又被称为"否""满""否塞""否膈"。主要表现为自觉胀满，触之无形，按之柔软，压之无痛。可部分对应西医学中的功能性消化不良、浅表性胃炎、萎缩性胃炎、胃下垂等消化系统疾病。

功能性消化不良，该病在全球发病率为11%～29.2%，是现代社会一大健康问题。现代有医者对温和灸中脘、足三里治疗功能性消化不良进行研究，发现患者胃泌素、促胃动素分泌量显著提高，提示灸法可调动神经－体液系统，增加体细胞代谢，刺激脑－肠肽神经分泌系统，促进胃泌素、胃动素分泌，加速消化，从而改善功能性消化不良。

所录窦氏案属虚痞，中医认为虚痞指因中焦脾胃之气亏虚所导致的自觉胸腹间痞满胀闷不舒之证。张景岳言："有邪有滞而痞者，实痞也；无物无滞而痞者，虚痞也。"《医学正传·痞满》云："故胸中之气，因虚而下陷于心之分野，故心下痞。"其治法"宜升胃气，以血药兼之。若全用利气之药导之，则痞尤甚。痞甚而复下之，气愈下降，必变为中满臌胀，皆非其治也"。该法与窦材，一用药，一用灸，治法不同，然其意相合。

第三节　小儿泄泻

滑寿灸治小儿泄泻医案一则

原文：

滑伯仁治胡元望之女，生始六月，病泄泻不已，与灸百会穴愈。（清·魏之琇《续名医类案·卷二十九·小儿科·泄泻》）

【辨证思路及方法】泄泻主要病变在于脾胃与大小肠，其致病原因有感受外邪、饮食所伤、七情不和及脏腑虚弱等，但其病机关键在于脾胃功能障碍，相当于西医学中的急慢性肠炎。脾主运化，胃主纳谷，纳运正常，清升浊降，使五脏六腑得以滋养，反之清气在下则完谷不化而泄泻，浊气在上则气滞、食停脘腹而致胀满，若清浊相干，气乱肠胃，中焦失调，则上吐下泻。脾虚湿胜是导致本病发生的重要因素，外因与湿邪关系最大，湿邪侵入，损伤脾胃，运化失常，故《素问·阴阳应象大论》指出"湿胜则濡泄"。内因则与脾虚关系最为密切，脾虚失运，水谷不化精微，湿浊内生，混杂而下，发生泄泻，故其病机变化在于脾，主要致病原因在于湿。湿为阴邪，"得温则化，得阳则宣"（《素问·太阴阳明病》），治疗泄泻以运脾除湿为基本原则。

【用穴及操作分析】百会穴属督脉，居巅顶之中，位于人体至高正中处，为百脉聚会，《针灸大成》记载"犹天之极星居北"。百会穴具有疏散风寒、温经、升阳固脱、镇惊熄风、安神健脑、清热开窍等作用，其祛风宣阳作用最强，为治风要穴。施以灸法对气不摄血，气虚升提无力之证效果较好，又为回阳救逆之要穴，临床疗效可靠。《席弘赋》记载，"小儿脱肛患多时，先灸百会次尾骶"。《医宗金鉴》谓："百会可提补阳气上升，大人中风，痰火癫痫，小儿急慢惊风，大肠下气脱肛等。"

方荫山贴脐治小儿泄泻医案一则

原文：

方荫山治一小儿，八岁，患滞下[①]，每夜百度，食入即吐。乃以熟面作果，分作二片，以一片中空之，用木鳖子[②]三个，去壳，捣如泥，加麝香三厘，填入果心，贴脐上，外以帕系定，用热鞋熨之，待腹中作响，喉中知有香气，即思食能进。是夜痢减大半，二三日渐愈，后以此法治噤口痢，多验。（明·江瓘《名医类案》）

【注释】①滞下：痢疾。②木鳖子：《本草纲目》曰："治疳积痞块，利大肠泻痢，痔瘤瘰疬。"

【辨证思路及方法】噤口痢为痢疾又兼不能饮食之症，为痢疾中最为危重者。此症用药因有噤口之患，故无佳效。苟能通过经络使药力运行，噤口得开，得进饮食，则化源不竭而有祛邪康复之可能。

【用穴及操作分析】脐腹乃人身要地，肾间脐下动气存焉，得外界火力鼓舞则能温运脾肾，使得气机运转而有向愈之机转。加之神阙温养通行之力，兼有麝香开窍通行之功，则使阳气运行，噤口得开。正气有所化源而不断充盛，终使正盛邪却而愈。

泄泻，主要表现为大便次数增多，大便性状改变，相当于西医学中的小儿腹泻。

中医认为其致病原因甚多，但总的来说，脾土强者，自能胜湿，若土虚不能制水，则风寒与热皆得干犯而为病。临床对虚寒证患者，一般都主张采用温灸治疗，取效常较显著。治疗泄泻以运脾除湿为治则，常取胃募中脘、大肠募天枢，募穴是脏腑之气所汇聚，故取两穴以调整胃肠之运化与传导功能，是治疗胃肠疾患的有效穴。阴陵泉健脾利湿，上巨虚是大肠经的下合穴，足阳明合穴足三里可通降胃腑气体，止泻止痛消胀。以数穴同用，并施以针及艾灸，温肾壮阳，使脾阳得伸，运化有权，从而使胃肠气机调畅，传导正常，则湿滞自化，达到治本的目的。若久泄脱肛，宜灸百会升阳益气。

第四节 小儿腹痛

万全灸治小儿腹痛医案一则

原文：

一小儿生后三日，啼哭不乳，予视其证非脐风，乃脐腹痛也。取蕲艾杵烂，火上烘热，掩其脐上，以帛勒之，须臾吮乳而不啼矣。（明·万全《幼科发挥》）

【辨证思路及方法】本案小儿所患非是脐风而是脐腹痛，以其未见痉挛抽搐之故。小儿脾胃薄弱、经脉未盛，易为内外因素所干扰。六腑以通为顺，经脉以流通为畅。凡腹内脏器、经脉受寒邪侵袭，或肠胃的乳食伤损，以致中阳不振、脏生内寒、脉络瘀滞，均可引起气机壅阻、经脉失调，凝滞不通而脐腹痛。

【用穴及操作分析】神阙穴在脐之正中，脐下肾间动气乃人生命之根本，《针灸穴名解》指出，"本穴在脐，脐为先天之结蒂，为后天之气舍，此间元气尚存，在内紧接近大小两肠，大肠为传导之官，变化出焉，小肠胃受盛之官，化物出焉，两肠俱关于化，即大而化之谓神也"。《道藏》记载，"神者变化之极也，故名之以神，阙为中门，出入中门，以示显贵，人身以神志为最贵，此穴为心肾交通之门户，故称之神阙"。脐为先天之结蒂，为后天之气舍，介于中下焦之间，所以为经气的汇海，五脏六腑之本，神阙穴原是先天的根本，汇聚了人体先天之阳气，又为后天之气舍，并与十二经脉、五脏六腑相联相通，从而因其特殊性而起到独特的治疗作用。此外，脐部皮肤的表皮角质层最为薄弱，其下无脂肪组织，仅为皮肤筋膜和腹膜直接相连，并有分布广泛的毛细血管网，因此该部位具有敏感度高、渗透性强、吸收快等特点。加艾灸更能增强其激发经气、疏通经络等作用，使其作用得到充分发挥。

小儿腹痛，主要表现为腹部疼痛，引起腹痛的原因很多，几乎涉及西医学的各科疾病。

《幼科切要》指出："小儿腹痛，皆有饮食失节，中气受伤，寒邪乘虚而入。阳虚亦有腹痛，或虫积等症。务察部位，手按虚实，预观气色。关纹浮青风寒，沉青阴寒，淡红虚寒，沉涩食积。口唇内有白坑点者寒虫，宜温；若红子粒者热虫，宜杀虫兼清。"针灸治疗常取中脘、天枢、气海、足三里为主穴，理气和胃止痛。

所录万氏案之脐疗，循清代外治大师吴师机"外治之理，即内治之理；外治之药，亦即内治之药"之则，其倡导"中焦之病，以药切粗末炒香，布包敷脐上为第一捷法"。研究证明，不断地刺激（包括药物）脐部皮肤，可通过十二经脉、奇经八脉等经络的感应传导，使脐部皮肤的各种神经末梢进入活动状态，从而调节脏腑气血功能，使各组织器官的功能活动得到改善而达到防病治病的目的。

现代临床上，常自制药方敷脐并合用艾灸进行治疗，如选用桂枝、白芍、乌药、木香、香附、延胡索、砂仁、枳实、侧柏叶、酒炙大黄等研末，炒黄，黄酒调糊，外敷神阙穴，并用艾灸，以温中散寒、行气止痛，兼以消积导滞、活血化瘀。该法无痛，安全，操作简便，小儿依从性高，疗效显著，值得临床推广应用。

第五节　脐　　风

吴处厚载他医灸治脐风医案一则

原文：

枢密①孙公抃生数日，患脐风②，已不救，家人乃盛以盤合，将弃诸江。遇老媪③

曰："儿可活。"即与俱归，以艾炷脐下遂活。(宋·吴处厚《青箱杂记·卷八》)

【注释】①枢密：官名。与同门下平章事等共同负责军国要政。②脐风：即初生儿破伤风。多由断脐不洁，感染外邪所致。一般在出生后4~7天内发病。发病特征为全身各部发生强直性痉挛，牙关紧闭，面呈苦笑状。③老媪：老年妇人。

【辨证思路及方法】脐风是初生儿最大危候之一，俗名"四六风""七日风"或"锁口风"，西医学称之为新生儿破伤风。《小儿卫生总微论方·脐风撮口论》指出："儿自初生，至七日内外，忽然面青，啼声不出，口撮唇紧，不能哺乳，口青色，吐白沫，四肢逆冷，乃脐风撮口之证也……乃最恶之病也。"此症多于出生后4~7日内发病，少数延至数周，惟头7日内尤为紧要，应留心观察。若初生儿精神躁扰，经常啼哭，不时喷嚏，吮乳口松，时时作劲，或眉心眼边有黄色，脐上有青筋，是脐风将发先兆。

【用穴及操作分析】胎儿通过脐带从母体接受营养，脐是神气通行出入的门户。关元为任脉穴，位于下腹部前正中线上，当脐下三寸处，具有培肾固本、补益精血、调理冲任、调养机体元气的作用，是古今保健强壮的要穴。关元穴其内为丹田，唐代杨玄操注《难经·六十六难》时指出："脐下肾间动气者丹田也，丹田者人之根本也，精神之所藏，五气之根元。"艾性温，其味芳香，善通十二经脉，具有理气血、逐寒湿、温经止血、壮阳补肾的作用，故艾灸关元可以补肾固本、扶正培元，从而达到治疗的目的。

夏鼎灯火灸治脐风医案一则

夏鼎，字禹铸，号卓溪叟。清康熙八年（1669）中武举。清代儿科医家，尤善儿科推拿术。夏氏重视望诊，"以望面色，审苗窍六字为大主脑"，以此来辨脏腑的虚实寒热。擅长推拿，认为有些小儿病可用推拿代药，因为推、拿、揉、掐四种不同的手法，相当于药物之寒、热、温、平四性，推拿得当，就会收到与用药同样的效果。提出"运八卦"，对惊风的病名、病因病机、治则、治法等提出了自己的见解。医易会通，将面部望诊与卦象相结合，受《周易》卦象的启发，论述了水火不相交济所致咳嗽的病机。首创了"灯火十三燋"治疗小儿脐风、惊风等证。著有《幼科铁镜》（1695），全书6卷，论证客观，发微补遗，阐述了夏氏父子的切身体会及实践经验，极大地丰富了儿科学的内容。

原文：

余邑中峄桐居士刘伯宗先生乃郎佶三妇初举媛脐风，延至七日，口不吹嘘，亦不撮紧，两眼角黄色，深集溶溶，鼻准并沟畔，黄色淡淡，身上微烧。见之甚讶，从未有脐风，能延至七日者。以眼角鼻上黄色浓淡揣之，知其脾土禀赋甚旺，风难遽入，以故尔耳。余重揉外劳，用灯火十三燋，攻拔肝风；于鼻上并左右沟里，加火三燋，以截去路；用防风一钱，煎服立愈。此脐风异症之一验也。（清·夏鼎《幼科铁镜》）

【辨证思路及方法】本案之脐风相当于现代的新生儿破伤风，是由破伤风杆菌侵入而引起的一种急性感染性疾病，首见的症状是口唇紧闭，故名脐风。大多发病于出生后4~7天，故又称"四六风"或"七日风"。本病救治不当，往往会危及生命，如果发病后尽早治疗，能明显降低病死率和并发症的发生，治愈后无后遗症。本案小儿生后发病，延长到七日，口不吹嘘，即不能张大，亦不撮紧，故不能吃奶，为脐风的典型症状。究其病机，多因生产不洁而感染邪毒，以致扰动肝风，其治宜熄风宁神。

【用穴及操作分析】外劳宫的记载见于《小儿推拿方脉活婴秘旨全书》，位于手背侧，当二、三掌骨之间，掌指关节后约半寸处，主小儿脐风。灯火灸为民间常用，是用灯心草蘸麻油，点燃之后在穴位上快速点灼的灸法。十三燋灯火灸亦称十三燋神火穴，取囟门、眉心、人中、承浆、少商（双）、脐心、脐轮六燋（以肚脐为圆心，均匀取六个穴位灸），共13个穴位，总共灸十三燋。主小儿脐风，急、慢惊风，昏厥，胃痛，腹痛等。以面诊而言，鼻及鼻唇沟分属于脾胃，灸之可振奋脾胃之气，脐风辨证属于肝气盛，故补脾以防肝气克伐。

吴篪灸治脐风医案一则

吴篪（1751—1837），字简庵，号渭泉，早年多病，乃潜心医学，壮年游宦京、洛、闽、皖，医名亦随之大噪，晚年引退归里，即整编《临证医案笔记》凡6卷。重视脉象，治病求本，将气血辨证与脏腑辨证相结合。崇尚温补，善用人参，视人参为补虚圣药，重视调节脾肾生理功能。此外，治温病善用攻下；疗中风重视救脱。重视精神因素的致病作用，倡导良好的生活方式。

原文：

阿铨部子，初生十日，面青舌强，不能吮乳。察其齿龈有泡如粟，脐肿腹胀，系断脐之后，为水湿风邪所侵，致成脐风。按症无药可疗，惟用艾灸脐中，或有生机。灸后形气稍转，以甘草汤①咂之，竟得嚏声，吮乳而愈。按景岳先生曰：凡撮口脐风，治法多端，无如灸法，不用服药便安，亦良法也。（清·吴篪《临证医案笔记·卷六·小儿诸证·脐风》）

【注释】①甘草汤：《临证医案笔记》谓甘草汤"治撮口，取吐风痰。生甘草（一钱），上锉细，煎服，令吐出痰涎，却以猪乳点入口中"。

【辨证思路及方法】本案新生儿出生后十日，不能吮乳，可知为脐风。面青舌强，可见肝风颇重；牙龈属脾胃，有泡如粟，可见脾胃有湿。此案脾胃既为肝木克伐，又见水湿浸润，故脾胃不运，见脐肿腹胀等症，治当以健脾、利水、柔肝为法。

【用穴及操作分析】小儿身体稚嫩，易寒易热，不耐药石，故取穴必精而少，本案单用神阙一穴，即为其例。神阙穴属任脉而系冲、带，为神气出入之门户，功擅温阳固脱而救逆。艾灸神阙可温补下焦，双补肾阴肾阳。肾为胃之关，又肾主水，故肾阳充足自可温暖脾胃，而运化水湿。肾阴为肝血之母，肾阴充足可柔肝敛肝，使肝气不妄动。故形气转而得愈。

脐风，《儿科要略》描述其症状表现为：脐风将作，初起时无端啼叫，显不安之状，若验其腹部，略有膨胀而脐部作肿……甚者手足抽搐。相当于西医学中的新生儿破伤风。

中医理论认为脐风主要由断脐护理不慎，水湿寒气由脐而入，或手术不洁，秽毒风邪由脐侵入内脏所致。本病必须在脐风先兆显现之际及时治疗，倘若失治误治，青筋进展上叉心窝，或上胸膈如蛛网状，神昏，不啼不乳，气息奄奄，或口吐白沫，则已属危候。若至唇口收缩紧锁，口噤不开，脐边青黑，抽搐不止，呼吸喘促，是极危候，多致死亡。临床用穴以祛风通络、熄风平肝、解毒定惊为治则，取大椎、下关、风池、后溪、委中为主穴，主要辨治如下。风毒在表：症见轻度牙关紧闭，仅可少量吞食，身体拘急，抽搐不甚，间歇期长，苔薄黄，脉弦紧，宜祛风通络、解毒定惊，加刺三间、合谷。风毒入里：症见牙关紧闭，角弓反张，腹壁紧张，四肢痉挛，面色青紫，宜平肝熄风、泻热解毒，加刺百会、丰隆、太冲、阳陵泉、三阴交。

所录医案之治法皆不离灸，艾灸神阙极为常用，举凡各种下焦不足，均可灸之。亦可用肚脐敷贴疗法，将诸如细辛、白芥子、肉桂、丹参、红花等走散类的药物捣碎后，姜汁或者白醋调糊后敷于肚脐，使药物透过肚脐吸收，直达病所，也有良好的疗效。

而夏氏在《幼科铁镜》提出灯火十三燋法。虽然现代针灸临床接诊脐风患者甚少，此法之现代应用更是罕见。正如张景岳所云："治法多端，无如灸法。"脐风之灸疗，"全在藉其暖气以温通杀菌，故颇适于用"（《儿科要略》）。

第六节 胎 寒

夏鼎灯火灸治胎寒医案一则

原文：

余同学庠友方孟居举子，刚出世少顷，通面青如靛染，昧爽呼门，振袂往视，知为胎寒之极，拿精威二穴无声，曲小指揉外劳，随用元宵火，加肺俞二燋，少商各一燋，即乳。余知必吐，预用藿香煎之。果吐，与服之。早食候天庭青退，至亭午通面皆红矣。此执色验症之一征也。（清·夏鼎《幼科铁镜》）

【辨证思路及方法】本案相当于西医学的新生儿硬皮症，多发生于出生后一周内。病因多为怀孕时母亲过食寒凉生冷传于胎儿或者胎儿出生后感受寒邪所致。《幼科铁镜》记载"胎寒，下地后，或半日、一日内，通面皆青如靛染，口不吮乳，先有啼声后复不啼而昏迷者是也"。幼儿为稚阳之体，五脏不足，寒邪直中脏腑，尤其以直中脾胃最为多见，严重可以闭阻心阳，从而见到昏迷等症状。本案面色靛青，呼之不应，当为寒邪闭阻重症。

【用穴及操作分析】 精威二穴为精宁、威灵合称。此两穴位古代医书定位有三：依《小儿按摩经》，精宁位于手腕背横纹的桡侧端，威灵位于腕背横纹的尺侧端；依《小儿推拿方脉活婴秘旨全书》，精宁位于无名指及小指夹缝下，威灵位于手背第二掌骨基底部的桡侧；依《幼科推拿秘书》，精宁位于手背第四、五掌骨间，威灵位于手背第二、三掌骨间，两穴约与外劳宫相平。《幼科铁镜》云："若还人事难苏醒，精威二穴对拿之。"揉掐二穴，有化痰行气救急的功效。《小儿推拿秘笈》指出，"外劳宫为暖穴，治下元寒症"。元宵火为灯火灸别名，常用囟门、眉心、人中、承浆、少商（双）、脐心、脐轮六燋，总共十三燋，为温阳救急醒神之用。人生于寅，寅时属肺，故特加少商（肺井）、肺俞以开肺窍。

胎寒，对应西医学中新生儿硬皮症。

现代中医教材认为此病以阳气虚衰、寒凝血滞为主要病机，临床以温阳散寒、行气活血为治则，取气海、关元、足三里为主穴，具体辨治如下。寒凝血滞：症见面色青紫，四肢、躯干欠温，指纹紫暗，宜温经散寒，活血通络，加刺血海、大椎。阳气虚衰：症见面色灰暗，全身冰冷，少动，加刺命门，可加灸。

第七节　乳　　蛾

吴篪刺血结合服药治口腔疾病医案两则

原文1：

乳蛾：农部欧梅龛，次女五岁，烦躁啼哭，气急声哑，乳粥难入，药不沾滴。医皆以惊风难治。余看其唇红颊赤，口舌干燥，咽喉两旁红肿，中间圆突如珠。此火毒结于喉间，致成双乳蛾，非惊风重症也。即用针刺患处，出血甚多。投以雄黄解毒丸[1]，痰涎涌出。又用加味二连散[2]吹之，少顷，神苏哭止，旦能食乳。复用抽薪饮[3]以清咽降火，末药频吹。更以服蛮煎[4]加桔梗、射干、山豆根，数剂而愈。若作惊风，不用针刺出血，几致不起。

原文2：

重舌：松将军，舌下肿出如舌，胀满痛硬，饮食不进。余云此为重舌，又谓之子舌，皆因心火上炎，热壅舌根故也。当用砭针刺去其血，用蒲黄、冰片为末，常刷舌上。次早肿略退，能咽唾，惟舌赤而硬，仍以针刺出紫血，即以黄连煎汁，细细呷之，专泻心火，旋服清胃降火之剂，而肿消舌软如常矣。（清·吴篪《临证医案笔记·杂症·口舌》）

【注释】 ①雄黄解毒丸：《临证医案笔记》载雄黄解毒丸"治缠喉急痹。雄黄一两，郁金一钱，巴豆十四粒（去皮油），面糊为丸，每服五分，津咽下"。②加味二连散：《临证医案笔记》载加味二连散"治口舌生疮糜烂，及咽喉肿痛闭塞，极效方。生黄连二钱，胡黄连钱半，薄荷叶钱半，冰片五分，生黄柏、儿茶、硼砂、青黛、人中白各一钱，上为细末，瓷瓶收贮，勿泻香气，用芦管常吹患处，唾涎即愈"。③抽薪饮：《临证医案笔记》载抽薪饮"治诸凡火炽盛而不宜补者。黄芩、石斛、木通、栀子、黄柏、枳壳、泽泻、细甘草"。④服蛮煎：《临证医案笔记》载服蛮煎"此方性味极轻极清，善入心肝二脏，行滞气，开郁结，通神明，养正除邪，大有奇妙。生地、麦门冬、芍药、石菖蒲、石斛、川丹皮（极香者）、茯神各二钱，陈皮一钱，木通、知母各一钱半，水钟半煎七分，食远服"。

【辨证思路及方法】 本案之乳蛾为儿科常见病，成人尤其是青少年也经常发作，相当于急性扁桃体炎，究其病机多为邪热上结于咽喉导致。本病辨证简单，望诊可见咽喉两侧红肿疼痛，形似乳头，状如蚕蛾。发生于一侧的称单乳蛾，双侧的称双乳蛾。重舌多见于成人，多为心火炽盛，邪热循经上扰于舌，望诊可见舌下肿块，如小舌状，故名重舌。

【用穴及操作分析】 《灵枢·经脉》指出"盛则泄之"；又《素问·阴阳应象大论》"血实宜决之"。此两案均为邪热有余，故以局部放血治疗。热盛放血量宜大，以血色恢复正常或症状消除为度。

乳娥，对应西医学中扁桃体炎。

现代中医教材认为本病有风热之邪乘虚侵袭，火热邪毒搏结咽喉或阴虚火旺，虚火上炎所致，临床以疏风清热、泻热解毒或滋阴降火为治则，取天容、列缺、照海、合谷为主穴，具体辨证如下。风热壅肺：症见发热汗出，咽喉红肿，灼热疼痛；宜疏风清热，利咽消肿；加刺尺泽、外关、少商。胃火炽盛：症见咽部红肿灼痛，高热口渴，大便秘结；宜泻热解毒，利咽消肿；加刺内庭。阴虚火旺：症见咽部肿痛不甚，有异物感，声音嘶哑，舌红少苔，脉细数；宜滋阴降火，利咽消肿；加刺太溪、涌泉、三阴交。

放血是现代针灸临床治疗本病常用的方法，源于《内经》的刺络法，"菀陈则除之"为刺络放血的总纲，可见必须有实邪方可使用。刺络部位大体分两类，一是气血较为旺盛的穴位，如少商、大椎、曲池等；二是红肿热痛的局部，临床可配合使用。

第八节　胎　　毒

万全灸药结合治胎毒医案一则

原文：

一儿五岁，每至春时，则遍身生脓泡疮，此胎毒也。予戒用擦药，恐粉砒硫之毒，

乘虚入腹。以胡麻服之而愈。更灸风池、血海、曲池、三里。自此不再发矣。（明·万全《幼科发挥》）

【辨证思路及方法】本案之胎毒，首见于《幼幼集成》："凡胎毒之发，如虫疥、流丹、湿疮、痈疖、结核、重舌木舌、鹅口口疮，与夫胎热、胎寒、胎搐、胎黄是也。"吴鞠通在其《温病条辨·杂气篇·痘证总论》中指出胎毒是"先天之毒，藏于肾脏，肾者坎也，有二阴以恋一阳，又以太阳寒水为腑，故不发也"。此先天之毒，"必待君火之年，与人身君火之气相搏激而发也"。且"盖人生之胎毒如火药，岁气之君火如火线，非此引之不发，以是知症与温病之发同一类也"。胎毒即是先天之毒，由父母所遗给，或在胎孕，由母体所感受胎毒，有可治有不可治者，其主要藏于肾，体质下降或遇外邪侵入而发。

【用穴及操作分析】胡麻，性味甘、平，无毒，有排脓、润燥、养血祛风之功。"气为血之帅""血为气之母"，而针刺的调节，一方面是调节气血的运行，使之正常营运；另一方面调节脏腑经络气血的偏盛偏衰，损其有余，补其不足，以恢复阴阳气血的平衡。风池，位于项后，与风府穴相平，当胸锁乳突肌与斜方肌上端之间的凹处，有平肝熄风、祛风解毒、通利官窍之功；血海，位于大腿内侧，髌底内侧端上二寸，当股四头肌内侧头的隆起处，有调经统血、健脾化湿之功。本案取风池、血海以疏风调血；曲池，位于肘横纹外侧端，当尺泽与肱骨外上髁连线中点处，有清热和营、降逆活络之功；足三里，位于小腿前外侧，当犊鼻下三寸，距胫骨前缘一横指处，有健脾和胃、扶正培元、通经活络、升降气机之功。阳明经为多气多血之经，取曲池、足三里鼓舞脾胃之气，"正气存内，邪不可干"。针药并用，既强身健体，增强免疫，又有解毒退热之功。

胎毒，主要临床表现为各种皮肤变态反应，如疮疖、疥癣、痘疹等。对应西医学中产后急性过敏重症。

现代中医教材认为本病由于产妇饮食偏嗜、情志失调等因素，将毒邪传于胎儿所致，临床以祛风除湿、清热解毒为治则，取曲池、合谷、血海、阴陵泉、三阴交为主穴，具体辨证包括：热毒，症见面目红赤，口舌生疮，遍身风疹，宜清热解毒，加刺少商、商阳、翳风；湿毒，症见皮肤通红，多涎，苔厚，脉滑，宜清热利湿，加刺胆俞、至阳、阴陵泉、三阴交；风毒，症见遍身瘙痒，或发癫痫，宜清热解毒、和血祛风，加刺大椎、风池、丰隆。

此外，秦伯未在《幼科学讲义》中列"胎毒说"，提出：胎毒是男女交媾，精气凝结，毒附其中；或既孕之后，性欲过度，毒生于内，流蓄胞胎；此外如五志之火隐于母血，无在非毒。故胎毒多属于热。

第七章　头面五官病

第一节　头　痛

王执中论灸治头痛医案一则

原文：

有士人患脑热疼，甚则自床投下，以脑拄地。或得冷水粗得，而疼终不已，服诸药不效，人教灸囟会而愈。热疼且可灸，况乎冷疼乎。凡脑痛、脑旋、脑泻，先宜灸囟会，而强间等穴，盖其次也。（南宋·王执中《针灸资生经·卷六·脑痛》，另可见于《杂病广要·身体类·头痛》、《普济方·针灸·卷十一·脑痛》《续名医类案·卷十六·头》）

【辨证思路及方法】本案之头部热痛有因实火上冲、气血裹结者，有因气机不畅、阳气郁结者，或因龙火上燔，或因外邪所客，凡此种种，须精心辨证，方能确立对证之法。由本案以脑拄地、得冷水不减观，当属火热攻冲、气血裹结之类。热阻气血、运行受阻，故见痛甚，其火乃搏结气血之结热，并非无根浮热，故得冷水不减。

【用穴及操作分析】囟会一穴乃小儿囟门未闭之时随息颤动之处，功通于脑内。此处灼艾，寒者可以温运，热者既可发越郁火，又可促气血运行复常。火去热散、气活血通，何痛之有？

张元素灸药并用治头痛医案一则

原文：

先师尝病头痛，发时两颊青黄，晕眩目不欲开，懒言，身体沉重，兀兀[①]欲吐。洁古曰：此厥阴、太阴合病，名曰风痰，以局方玉壶丸[②]治之，更灸侠溪穴即愈。是知方者体也，法者用也，徒执体而不知用者弊，体用不失，可谓上工矣。（金元·李杲《兰室秘藏·卷中·头痛门》，另可见于《医学纲目·卷十五·肝胆部》及《医学正传·卷之四·头痛》）

【注释】①兀兀：昏沉貌。②局方玉壶丸：指《太平惠民和剂局方》载化痰玉壶丸，其"治风痰吐逆，头痛目眩，胸膈烦满，饮食不下，及咳嗽痰盛，呕吐涎沫。天南星（生）、半夏（生）各一两，天麻半两，头白面三两，上为细末，滴水为丸，如梧桐子大。每服三十丸，用水一大盏，先煎令沸，下药煮五、七沸，候药浮即熟，漉出放温，别用生姜汤下，不计时候服"。

【辨证思路及方法】本案为以服用玉壶丸配合灸侠溪穴治疗头痛的验案。病患"两颊青黄"，青为木之色，黄为土之色，故本病涉及厥阴、太阴两经。《金匮真言论》指出"东风生于春，病在肝，俞在颈项，病在头"，且"高巅之上，惟风可到"，足厥阴肝经"上出额，与督脉会于巅"，故厥阴病则发为头痛；脾主运化水液，脾病则水湿之邪不得运化而凝聚成水饮痰邪，痰邪上蒙清窍则"目不欲开"，痰邪滞留经络则"身体沉重"，痰邪凝滞胃肠则"兀兀欲吐"。故其病机为木旺土虚，脾胃虚则生痰湿，肝胆盛则痰湿之邪循经上扰。故医者以祛除一切痰湿之邪的玉壶丸祛除痰邪，是治土；以艾灸刺激侠溪穴降肝胆之气则头痛自除，是治木。本法中灸、药各有所长，故曰"方者体也，法者用也，徒知体而不知用者弊，体用不失，可谓上工矣"。

【用穴及操作分析】侠溪为胆经荥穴，为木经水穴，能祛本经之火，滋水涵木以降肝胆上逆之气；另外，以"荥俞治外经"（《灵枢·邪气脏腑病形》）论，胆足少阳之脉"上抵头角"，其主所生病有"头痛颔痛"，侠溪可治胆经循行所过部位的头痛，《针灸甲乙经》载其可治疗"目外眦赤痛，头眩，两颔痛"等头面病。该穴配合玉壶丸消除痰饮之邪则本案厥阴、太阴合病之头痛可愈。

楼全善刺血治头痛医案一则

楼英（1320—1389），字全善，明代医家，著《医学纲目》40卷。

原文：

楼全善治一老妇人，头痛岁久不已。因视其手足，有血络皆紫黑，遂用三棱针尽刺出其血，如墨汁者数盏。后视其受病之经刺灸之，而得全愈。即经所谓："大痹为恶，及头痛，久痹不去身，视其血络，尽出其血是也。"（清·魏之琇《续名医类案》）

【辨证思路及方法】头痛经久不愈，多因气滞血瘀，经脉气血不通所致。《灵枢·九针十二原》指出"凡用针者，虚则实之，满则泄之，菀陈则除之，邪胜则虚之"；又《灵枢·小针解》"菀陈则除之者，去血脉也"；《素问·针解》"菀陈则除之者，出恶血也"。言络脉之中血积而久者，刺血而除去之也。

【用穴及操作分析】本案在其手足对应部位找到紫黑血络，一则表明确为瘀血而致头痛，是瘀血证的表现，也是刺血的指征；二则既为反应点，又为治疗点；三棱针刺尽出其血，瘀血得去，经络得通则痛止。再通过经络辨证，确定头痛部位属于何经，循经取穴刺灸调理之，方得痊愈。

头痛，系患者的一种自觉症状。西医学对头痛的定义为：局限于头颅上半部，包括眉弓、耳轮上缘和枕外隆突连线以上部位的疼痛。认为该病可由神经痛、颅内感染、颅内占位病变、脑血管疾病、颅外头面部疾病，以及全身疾病如急性感染、中毒等多种原因诱发。

　　在病因方面，西医学因对头痛的研究更为透彻，故能有针对性地治疗因特定原因引起的头痛。但对非特定部位病变所引起的头痛，如慢性紧张性头痛，西药疗效不如中医传统疗法出色。当代人由于生活节奏快、生活压力大等社会因素而患头痛者在头痛患者中占有很大的比例，这也给了中医针灸治疗头痛发挥的余地。

　　现代中医教材认为头痛的病因病机为：外邪上犯于头，清阳之气受阻，气血不畅，阻遏络道而发为头痛；或肝气郁结，肝失疏泄，络脉失于条达拘急而头痛；或劳伤脾胃，以致脾阳不振，清窍为痰湿所蒙而痛，甚者脑失清阳、精血之充，脉络失养而痛，或诸虚而髓海不充亦可致头痛。但风、火、痰、瘀、虚为致病之主要因素。邪阻脉络，清窍不利；精血不足，脑失所养，为头痛之基本病机。并指出，"头为诸阳之会""清阳之府"，手、足三阳经、足厥阴肝经均上于头面，督脉与脑府相联系，因此，各种外感、内伤都易导致头部气血失调、经脉不通或脑窍失养等而为病。治疗多首先区分外感和内伤，外感以祛风通络止痛为主，内伤头痛则要分清虚实，实证多以疏通经络、清利头窍为法，虚证则以调和气血、滋养脑髓为主。顽固性头痛长时间治疗无效或逐渐加重的，应查明原因，排除颅内占位性病变等可能。

　　而针灸治疗头痛，临证常见分型及取经治则如下：风袭经络，按头痛部位分经取穴；肝阳亢逆，取足厥阴、少阳经穴为主；气血不足，取任、督经穴和背俞穴为主。

　　所录案中，王氏案之脑热疼，按现代治法，必是"见诸热痛即予泄法"，此外，世人皆云头为诸阳之会而不可多灸，故常规之法少用之。然王氏认为冷、热疼皆可灸，例如，灸百会通阳气，灸囟会散脑热，凡此种种皆灸头而收良效。故可知个人禀赋有差异，具体情况有不同，医者要于常规中又有所变通，如此才能符合个体化诊疗特色。

　　而张氏案之灸药结合，及娄氏远端刺血治疗头痛，亦给今人启发，现代治疗大多为"头痛治头，头痛治外"，殊不知外感、内伤需明辨，标部、本部更当审思细分。

第二节　脑　　冷

王执中灸治脑冷医案一则

原文：

　　予少刻苦，年逾①壮则脑冷，或饮酒过多则脑疼②如破。后因灸此穴③，非特脑不复冷，他日酒醉，脑亦不痛矣。凡脑冷者宜灸此。（南宋·王执中《针灸资生经·卷一·偃伏头部中行十六》）

　　【注释】①逾：更加。②脑疼：头痛。③此穴：在此指囟会穴。

　　【辨证思路及方法】本案为艾灸治疗脑冷、脑疼（头痛）的验案。脑冷一疾，多因风邪上入脑所致，然而热痛不用灸，人多知之。殊不知百病之生，全在气血，"灸者，温暖经络，宣通气血，使逆者得顺，滞者得行也"。故无论寒热，痛者可行于灸治也。王执中善用灸法，认为脑冷者灸之，可以散其寒，寒去则血活，血活则疼必止；脑热者灸之，活其血也，血活则瘀热去，瘀热去则脑自宁。故提出"凡脑冷者宜灸此"。

【用穴及操作分析】 囟会，属督脉经，位于上星后一寸，骨间陷中，主治头痛目眩、面赤暴肿、鼻渊鼻衄、鼻窒鼻痛、癫疾、嗜睡、小儿惊风等。囟会能温阳散寒，善疗脑冷、脑疼。凡关头脑之病，取之多有效。《针灸聚英·百症赋》指出"囟会连于玉枕，头风疗以金针"。儿童未及八岁，不宜针刺，以其囟门未合也；又《圣济总录》"囟会一穴，只可针五分，过即令人头眩目暗，可急针百会及风府二穴救之"。

脑冷，以脑部阵阵作冷为特征。证见脑内作冷，以巅顶、前额及头两侧为甚，四肢不温，或头晕、头痛等。西医学无对应疾病。

脑冷，多由寒气阻滞，阳气不能温煦脑腑，气血不通而作。足厥阴肝经寒气上逆而致者较多见，因此经属肝络胆，上行连接目系，出于额，上行与督脉会于头顶部，故冷感以巅顶、前额及头两侧为甚。多治以温阳散寒，行气活血。临床选用《伤寒论》当归四逆加吴茱萸生姜汤治疗，常可获效。可针刺百会、风池、上星、合谷、列缺、命门，冷痛较甚者，可施以艾灸。

所录王氏案，有饮酒史，酒为辛散大热之品，若复以艾灸之，恐生火动血，贻害无穷，故于此案例今之治少用灸。然王氏却仅灸一穴，断其日后酒醉脑冷脑疼之症，可知热者不宜灸之片面。

第三节　面　　肿

张从正刺血治面肿医案一则

原文：

黄氏小儿，面赤肿，两目不开，戴人以䤵针刺轻砭之，除两目尖外，乱刺数十针，出血，三次及愈。此法，人多不肯从，必欲治病，不可谨护。（金·张从正《儒门事亲·卷六·热形·小儿面上赤肿三十九》，另可见于《续名医类案·卷九·赤丹》）

【辨证思路及方法】 本案为以䤵针放血治疗小儿面赤红肿的验案。头为诸阳之会，诸阳经皆上走头面。火性上炎，故火热之毒盛则循经上行头面，壅塞气血，发为面赤肿胀。其治当泄头面之血，使热随血出则面肿可消。

【用穴及操作分析】 本案医者自述"乱刺"，治法看似随意，无章可言，实则有其辨证。"面赤肿"当属热证，按中医理论"寒者热之"的原则，当投以凉药。但这种做法实则有其弊端。一者小儿为稚阴稚阳之体，妄投苦寒凉药有碍其生升之机，损害阳气。二者寒则凝滞，有违"其高者因而越之"的大原则。故采用刺血进行治疗，既能泻热，又无寒邪凝滞之弊。而在头面部的经络归属中，目外眦为少阳所属，少阳少血多气，不宜再放血以防"虚虚实实"之戒。医者治法看似信手拈来，实则辨证论治严谨。

面肿，对应西医学中急性腮腺炎、面部急性皮肤炎症及其他原因所致面部水肿。

中医学认为风热侵袭、湿热毒蕴为本病病机，临床以清热泻火、疏通经络为治则，以翳风、合谷、曲池、血海为主穴，具体辨证包括：风热上扰，症见面肿、恶寒身热、汗出口渴、苔薄黄，宜疏风清热，加刺大椎、列缺、内庭。湿热蕴结，症见面肿、口苦纳差、小便短赤、苔黄厚腻，加刺阴陵泉、丰隆、内庭。

所录案之头面遍肿，从西医学角度看，病因较多，可能是病原体感染导致的免疫反应；也可能因急慢性肾炎而起的脸部水肿或浮肿，初期可能先有眼皮水肿及足踝水肿，严重时不但面部水肿，也会出现全身水肿的现象。百日咳、胸纵隔肿瘤、主动脉弓动脉瘤、长期使用肾上腺激素、肾上腺机能降低时，偶有脸肿。

而张氏以八纲辨证为其泻血施治提供依据。八纲辨证在临床应用中有执简驭繁、提纲挈领的作用。

第四节　面部疾

杨继洲针灸结合治面部疾医案一则

原文：

庚辰岁过扬，大尹黄缜庵公，昔在京朝夕相与，情谊甚笃，进谒留疑，不忍分袂，言及三郎患面部疾，数载不愈，甚忧之。昨焚香卜灵棋课曰：兀兀尘埃久待时，幽窗寂寞有谁知，运逢宝剑人相顾，利遂名成总有期。与识者解曰：宝者，珍贵之物，剑者，锋利之物，必逢珍贵之人，可愈。今承相顾，知公善针，疾愈有期矣。予针巨髎、合谷等穴，更灸三里，徐徐调之而愈。时工匠刊书，多辱蟹米之助。（明·杨继洲《针灸大成》）

【辨证思路及方法】手足三阳经皆上头。头为诸阳之会，手足阳明经行于前额面部，手足少阳经行于侧头部，手太阳经行于颊部，足太阳经行于前额后头。当经气不足时，极易受邪，若邪阻经脉则局部失养，而见不仁、不用之症候，出现面部偏侧浮肿、面神经麻痹、眼睑下垂等疾患。正如李东垣在《脾胃论》中指出"胃虚，脏腑经络皆无所受气而惧病"，"胃虚，元气不足，诸病所生"。

【用穴及操作分析】阳明为多气多血之经，为水谷之海。巨髎穴属足阳明胃经，为手足阳明、阳跷之会。《灵枢·脉度》指出，"跷脉者……属目内眦，合于太阳、阳跷而上行。气并相还则为濡目，气不荣则目不合"。合谷穴治疗范围广泛，尤其对于面部五官诸证，无论虚实寒热、轻重缓急，取合谷穴均能收到良好的疗效。故《玉龙歌》指出，"头面纵有诸般症，一针合谷效如神"。《四总穴歌》指出"面口合谷收"。即是说合谷穴具有统治面口部疾患的功能。脾胃为气血生化之源，足三里系足阳明胃经合穴，足阳明胃经在面部循行上至额角并与督脉交会于神庭穴。因此，通过灸刺足三里既可疏通面部脉络，又能健脾益气、养血活血；另外，人体筋肉还依赖阳气的濡养，足三里刺后加灸可益气升阳、温通经脉。故诸穴合用，使阳明胃经营血充，经脉通，邪去则正安。

面部疾，指以面部病变为主要临床表现的一系列疾病，广泛对应西医学中的眼、耳、鼻、面肌等相关疾病。由于涵盖了许多疾病，这一宽泛的概念在当前针灸临床中已很少应用。

所录杨氏案，诸穴均属阳明经穴。而现代针灸治疗面部疾患亦遵循此思路，至于是否用灸，则根据具体情况辨证处理。

第五节　喉　痹

甄权针治喉痹医案一则

原文：

论曰：安康公李袭兴称，武德①中出镇潞州，嘱随征士甄权以新撰《明堂》②示余，余既暗昧，未之奇也。时有深州刺史成君绰，忽患颈肿如数升，喉中闭塞，水粒不下已三日矣，以状告余，余屈权救之，针其右手次指之端，如食顷，气息即通，明日饮啖③如故。（唐·孙思邈《千金翼方·卷二十六针灸上·取孔穴法第一》）

【注释】①武德：唐高祖年号，即 618—626 年。②《明堂》：即《明堂人形图》。③啖：吃。

【辨证思路及方法】本案"颈肿""喉中闭塞""水粒不下"，症属喉痹。喉乃气道，气为肺之所主者也，故此为肺经有热，风热之邪乘机侵犯咽喉，郁热风火壅结于喉间致痹而不通。火热搏聚则肿胀，肿胀则窍闭，窍闭则气塞。而胃气通于喉，喉以纳食，故喉肿塞则水粒不下。

【用穴及操作分析】本案为喉疾，故只取商阳疏散淤滞、行气活血、泻热消肿。商阳，手阳明大肠经井穴，为金脏之金穴，张志聪言"阳明司四时之秋令，而太阴主四时之清秋"，故商阳为秋商之正也，具金气肃清之力，且阳明为多气多血之经，故商阳一穴具"凉肃"之意，则实得泻，壅可决，气血通利，经络开导，热邪外出，咽喉清利，故诸症皆愈。

窦材灸治喉痹医案三则

原文1：

一人患喉痹^①，痰气上攻，咽喉闭塞，灸天突穴五十壮，即可进粥，服姜附汤，一剂即愈，此治肺也。（宋·窦材《扁鹊心书·卷中·喉痹》，另可见于《续名医类案·卷十八·咽喉》）

【注释】①喉痹：喉痹是指因外邪侵袭，壅遏肺系，邪滞于咽，或脏腑虚损，咽喉失养，或虚火上灼所致的以咽部红肿疼痛，或干燥、异物感、咽痒不适等为主要临床表现的咽部疾病。

【辨证思路及方法】本案为艾灸天突穴治疗喉痹的验案。患者因"痰气上攻"而致"喉咙闭塞"，证属痰瘀成结、痹塞咽喉之喉痹。《杂病源流犀烛·卷二十四》指出"七情气郁，结成痰涎，随气积聚"。故其治当宣通气机，宣肺祛痰。

【用穴及操作分析】天突穴临近喉部，腧穴所在，主治所及，故其可治喉部诸病。又天突穴位居胸骨上窝中央，内当肺系，故能宣肺通气，止咳平喘。本案患者因痰气上攻而致喉痹，针天突可轻宣肺气，使痰郁作解而消喉痹。《灵光赋》记载"天突、宛中治喘痰"。

原文2：

一人患喉痹，颐颔粗肿，粥药不下，四肢逆冷，六脉沉细。急灸关元穴二百壮，四肢方暖，六脉渐生，但咽喉尚肿，仍令服黄药子散^①，吐出稠痰一合乃愈，此治肾也。（宋·窦材《扁鹊心书·卷中·喉痹》，另可见于《续名医类案·卷十八·咽喉》）

【注释】①黄药子散：《扁鹊心书》载黄药子散"治缠喉风，颐颔肿及胸膈有痰，汤水不下者，用此吐之。黄药子即斑根一两为细末，每服一钱，白汤下，吐出顽痰即愈"。

【辨证思路及方法】本案为艾灸关元穴治疗喉痹之验案。患者患有喉痹而又六脉皆细。细脉候气血两虚、诸虚劳损及湿邪。窦材以肺肾气虚、风寒侵袭为喉痹立论，则本案应属肾虚所致的喉痹。盖肾虚则有诸般劳损，内里不应，卫外不固，使风寒之邪易于侵袭。又肾足少阴之脉"其支者，从肺出络心，注胸中""其直者……入肺中，循喉咙"，直接与咽喉部发生联系，有荣养肺脏、滋润咽喉的作用，肾虚则无以上荣，使肺气虚而易生肺系病。故肾虚可致使发为喉痹，生"咽肿"之病。故取补肾要穴关元施灸而四末转温，六脉渐生，药散可下。另外，从文中"四肢方暖，六脉渐生，但咽喉尚肿"一句而言，灸关元亦为治标急之法。盖咽喉粥药不下固然危重，但尚可拖延数日。"四肢逆冷，六脉沉细"则阳气虚衰已急，性命已在旦夕之间，故灸关元以固护阳气亦有救本之意，可谓标本同治。

【用穴及操作分析】本案中以灸关元穴治喉痹，意义有二。一者，关元是人身强健要穴，能补益下焦、培补元气，治疗一切虚损类疾患。本案中喉痹为元阳衰微、肾气虚损所致，以温热之灸法刺激关元穴是对证治疗。二者，关元穴居人体正中线上，属任脉。经脉所过，主治所及，《素问·骨空论》言任脉"起于中极之下，以上毛际，循腹里，上关元，至咽喉"，故灸关元可调动经气上达咽喉，治疗喉痹之证。

原文3：

一人患喉痹，六脉细，余为灸关元二百壮，六脉渐生。一医曰：此乃热证，复以火攻，是抱薪救火也。遂进凉药一剂，六脉复沉，咽中更肿。医计穷，用尖刀于肿处刺之，出血一升而愈。盖此证忌用凉药，痰见寒则凝，故用刀出其肺血，而肿亦随消也。（宋·窦材《扁鹊心书·卷中·喉痹》，另可见于《续名医类案·卷十八·咽喉》）

【辨证思路及方法】本案原以灸关元为治，本有见好趋势，后有他医复以热证论治，误下寒凉药，则病复如故，其误有二。一者喉痹多有痰邪，痰邪遇寒则凝滞，以凉药治喉痹，纵然病属热证尚有痰邪凝滞之弊。二者喉痹虽有风火为患，阳明热盛而致咽喉迅速溃烂，宜治之以寒凉的情况，然亦需细辨虚实。本案中患者六脉皆细，可知喉痹定非因于实火，纵然有热象，也是无根之焰，此时误用寒凉药不能治本，却使胃络陷下不能上通于心而致心神失养，变生神志病。

【用穴及操作分析】关元穴居下焦丹田之所，为任脉与足三阴经之交会穴、人体元阴元阳关藏之处，故能从阴引阳，补益肝肾之功最强。灸关元能温补阳气，治疗虚劳冷惫诸证。《类经图翼》指出"但是积冷虚乏皆宜灸……治阴证伤寒及小便多，妇人赤白带下，俱当灸此（关元穴），多者千余壮，少亦不下三百壮。"

杨继洲针灸治喉痹医案一则

原文：

辛未[①]夏，刑部[②]王念颐公患咽嗌之疾，似有核上下于期间，此疾在肺膈，岂药饵[③]所能愈。东皋徐公推予针之，取膻中、气海，下取三里二穴，更灸数十壮，徐徐调之而瘥。东皋，名医也，且才高识博，非不能疗，即东垣治妇人伤寒，热入血室，非针莫愈，必俟[④]夫善刺者，刺期门而愈。[⑤]东皋之心，即东垣之心也，而其德可并称焉。视今之嫉贤妒能者，为何如哉？然妒匪斯今[⑥]，畴昔然矣。予曾往磁洲，道经汤阴伏道路旁，有先师扁鹊墓焉，下马拜之。问其故，曰：鹊乃河间人也，针术擅天下，被秦医令[⑦]李醯[⑧]刺死于道路之旁，故名曰伏道，实可叹也。有传可考。（明·杨继洲《针灸大成·卷九·医案》）

【注释】①辛未：明穆宗隆庆五年（1571）。②刑部：为主管全国刑罚政令及审核刑名的机构，与都察院管稽查、大理寺掌重大案件的最后审理和复核，共为"三法司制"。③药饵：药物。④俟：等待。⑤"治妇人伤寒，热入血室……刺期门而愈"之语始出于仲景，非东垣所创，正之，以免误传。⑥妒匪斯今：嫉妒不是从今天才有的。⑦秦医令：官名，秦国太医令，主管医药。⑧李醯：秦太医令，自知医技不如扁鹊，令人刺杀之。

【辨证思路及方法】本案病患以似有核上下于咽嗌，类似于梅核气。其病机无非气滞痰阻，其治不出调气散结化痰。然本案之取效，与其说膻中、气海、三里行气降浊之力，莫若归东皋徐公识病之宜药宜灸之功也。俗云："食五谷，生百病。"杨继洲《针灸大成》指出"夫何喜怒哀乐心思嗜欲之汨于中，寒暑风雨温凉燥湿之侵于外，于是有疾在腠理者焉，有疾在血脉者焉，有疾在肠胃者焉。然而疾在肠胃，非药饵不能济；在血脉，非针刺不能以及；在腠理，非熨烌不能以达"。

【用穴及操作分析】本案以"咽嗌之疾""似有核上下于其间"为主要表现。以膻中理气行气，气海调气补气，一上一下，相得益彰；足三里和气降浊，并以艾灸温通之法，共奏行气降浊之功，徐徐调之则诸症得消。

薛己刺血治喉痹医案二则

原文 1：

薛立斋治甫田史侍卫，患喉痹。以防风通圣①投之，肿不能咽，此症须针乃可，奈牙关已闭。遂刺少商穴出血，口即能开，更以胆矾吹患处。吐痰一二碗许，仍投前药而愈。常见患此病者，畏针不刺多毙。（清·魏之琇《续名医类案·卷十八·咽喉》）

【注释】①防风通圣：《奇效良方》载防风通圣散"防风（五分），川芎（五分），当归（五分），芍药（五分），大黄（五分），薄荷叶（五分），麻黄（五分），连翘（五分），芒硝（五分），石膏（一钱），黄芩（一钱），桔梗（一钱），滑石（三钱），甘草（二钱），荆芥（二分半），栀子（二分半），白术（二分半），上作一服，水二钟，生姜三片，煎至一钟，不聚时服。如痰嗽，加半夏一钱"，主治一切风热等证。

【辨证思路及方法】本案起病急，咽肿不能下咽，应为风热痰涎壅盛之喉痹急重症。薛立斋欲投防风通圣散发汗达表，疏风退热。然咽肿不能下咽，故需患处刺血以消肿，然患者已出现高热神昏、牙关紧闭之闭证，无法在咽喉处下针。故先用外治法治其牙关紧闭、咽肿之标，再投防风通圣散以治其风热郁结、气血蕴滞之本。

【用穴及操作分析】少商穴为肺经之井穴，功可解表清热，通利咽喉，苏厥开窍，善治咽喉肿痛等肺系实热证。《针灸大成》指出"咽喉肿痛、闭塞、水粒不下，合谷、少商，兼以三棱针刺手大指背头节上甲根下，排刺三针"。刺少商出血，开窍醒神，故口能张。胆矾可祛风痰，消积滞，用于风热痰涎壅塞之证。咽部肿消痰化，则可投防风通圣散以治之。

原文 2：

薛立斋治于县尹①，喉痹，痛肿寒热。此手少阴心火、足少阴相火二经为病，其症最恶，惟刺患处，出血为上。因彼畏针，先以凉膈散②服之，药从鼻出。急乃愿刺，则牙关已紧，不可刺。遂刺少商二穴，以手勒去黑血，口即开。乃刺喉间，治以前药，及金钥匙③吹之，顿退。又以人参败毒散④加芩、连、元参、牛蒡，四剂而平。（清·魏之琇《续名医类案·卷十八·咽喉》）

【注释】①县尹：县长、知县。②凉膈散：《太平惠民和剂局方》载凉膈散"治大人、小儿腑脏积热，烦躁多渴，面热头昏，唇焦咽燥，舌肿喉闭，目赤鼻衄，颔颊结硬，口舌生疮，痰实不利，涕唾稠粘，睡卧不宁，谵语狂妄，肠胃燥涩，便溺秘结，一切风壅，并宜服之。川大黄、朴硝、甘草各二十两，山栀子仁、薄荷叶（去梗）、黄芩各十两，连翘二斤半。上粗末。每二钱，水一盏，入竹叶七片，蜜少许，煎至七分，去滓，食后温服。小儿可服半钱，更随岁数加减服之，得利下住服"。③金钥匙：即金钥匙散。《济阴纲目》载金钥匙散"治产后大便不通，腹胀。滑石、蒲黄各等分。上为细末，酒调下二钱"。④人参败毒散：《太平惠民和剂局方》载人参败毒散"治伤寒时气，头痛项强，壮热恶寒，身体烦疼，及寒壅咳嗽，鼻塞声重，风痰头痛，呕哕寒热，并皆治之。柴胡（去苗）、甘草、桔梗、人参（去芦）、川芎、茯苓（去皮）、枳壳（去瓤，麸炒）、前胡（去苗，洗）、羌活（去苗）、独活（去苗），上十味，各三十两。为粗末，每服二钱，水一盏，入生姜、薄荷各少许，同煎七分，去滓，不拘时候，寒多则热服，热多则温服"。

【辨证思路及方法】 本案喉痹之证，情况更为凶险。咽喉肿痛，更加表证之恶寒发热，为手少阴心火、足少阴相火二经合并，惟有在患处刺血可以救急。然"因彼畏针"，没有及时刺血处理，而转投方药凉膈散，药不得下，"急乃愿针"，但牙关紧闭，已不可刺。由此可知病情发展之迅速，情况之危急。

【用穴及操作分析】 本案同上一案，由于患者畏针，疾病迅速发展，出现了高热后牙关紧闭之"闭证"。取少商出血以苏厥开窍，使口能张。"乃刺喉间"，在局部充血水肿部位直接放血，以消肿止痛，使药能下。再以凉膈散、金钥匙散吹于喉间，达到凉膈泻热、泻中上焦之实火的目的，以解喉痹。最后以人参败毒散加黄芩、黄连、玄参、牛蒡子，4剂而平。

楼全善刺血治喉痹医案一则

原文：

楼全善治一男子喉痹，于太溪穴刺出黑血半盏而愈。由是言之，喉痹以恶血不散故也。凡治此疾，暴者必先发散。发散不愈，次取痰；不愈，又次取污血也。（清·魏之琇《续名医类案·卷十八·咽喉》）

【辨证思路及方法】 痹者，闭塞不通之意。《素问·阴阳别论》指出"一阴一阳结，谓之喉痹"；《杂病源流犀烛·卷二十四》记载"喉痹，痹者，闭也，必肿甚，咽喉闭塞"；《诸病源候论·卷三十》载"喉痹者，喉里肿塞痹痛，水浆不得入也……风毒客于喉间，气结蕴积而生热，致喉肿塞而痹痛"。故本案指出"暴者必先发散"，以散其在表之风热邪毒。《杂病源流犀烛·卷二十四》记载"七情气郁，结成痰涎，随气积聚"。加之喉痹病久未愈，反复发作，余邪滞留，久则经脉瘀滞，痰凝血瘀，互结于咽喉发为喉痹。《素问·针解》指出"菀陈则除之者，出恶血也"。故本案谓"发散不愈，次取痰；不愈，又次取污血也"。本案未提及具体辨证过程，直言刺血而愈，治疗时注意辨证，风毒蕴结的可发散之，痰涎壅盛的可行气化痰、痰瘀互结，有瘀血指证的可刺血而愈。

【用穴及操作分析】 本案楼全善只取太溪穴，以足少阴肾经"循喉咙"之故。太溪穴为足少阴肾经之输穴、原穴。针刺可滋养肾阴，善治肾阴虚所致咽喉肿痛。太溪穴用刺血之法，以通肾经循经之瘀血，瘀血散则血气通畅，结散肿消。虚实并治，事半功倍。

喉痹指以咽喉部红肿、疼痛、咽痒、有异物感为表现的咽喉部疾病，可伴有发热、咳嗽等症。该病类似于西医学中急性扁桃体炎，急、慢性咽炎等。

现代中医病因病机分析认为喉痹多由风热火毒侵袭咽喉，或肺胃积热循经上扰，风火热毒结于喉间；或体虚、久病致肺肾两虚，虚火上炎，灼于喉部所致。治疗上风热壅肺、胃火炽盛者以清热泻火为主，阴虚火旺者则采用育阴潜阳、降火止痛为主。多取少商、内庭、关冲、尺泽、廉泉等以清热利咽。

《素问·阴阳别论》载喉痹病机："一阴一阳结，谓之喉痹"。王冰注释曰："一阴谓心主之脉，一阳谓三焦之脉。三焦，心主，脉并络喉，气热结，故为喉痹。"即喉痹发于气热互结，阻塞咽喉，主张以热立论。此外，亦有医家提出寒证亦可引发喉痹，如《医贯·卷四》云："世人但知热咽痛，而不知有寒咽痛……盖以冬月伏寒在肾经，发则咽痛下利。"

所录案中，甄氏从气入手，喉痹责之于肺金之气壅塞郁热，单取商阳一穴，清利与肃降兼得，意在恢复肺主气之生理功能，则喉肿闭塞得通，诸症皆愈。取一穴而标本兼顾，实乃本案之精巧所在。若本案依现代治疗法则，其疾终可解，然耗时更长，且不能排除清泄太过而适得其反之可能性。因此，现代临证处理此类病案，可借鉴参考之。

窦氏案则以灸法治疗。灸法治喉痹古之记载较多，如《针灸聚英》云："喉痹，初起旁灸之……使外泄气。"《备急灸方》云："治急喉痹，舌强不能言，须臾不治即杀人，宜急于两手小指甲后各灸三炷，炷如绿豆大。"相比之下，当代以艾灸治疗喉痹的报道较少，但也偶有学者应用，如有人以合谷隔蒜灸、大椎米粒灸、照海艾条灸治疗喉痹等。

而杨氏案，现多认为是梅核气，属肝气郁结，循经上逆，结于咽喉或乘脾犯胃，运化失司，津液不得输布，凝结成痰，痰气结于咽喉而致。治以行气降浊、清利咽喉为主，多取天突、天容、膻中、足三里、合谷、太冲、照海等穴。

杨氏从气入手，取膻中、气海、足三里行气调气、降浊利咽，并施以艾灸，徐徐调之，意在通行气血、温化痰浊。现代治疗该疾较少使用灸法，认为艾灸易致津液损伤，灸后可出现阴虚之证。

薛氏案、娄氏案，皆以刺血治之。薛氏之少商刺血，与今无异。而娄氏取太溪刺血降其虚火，一穴二用，虚实兼顾。更值得注意的是，现代针灸临床上，有医者凡见咽喉不适均以少商或商阳放血，不辨虚实致部分患者未见疗效，道是古人经验久试不验，却不思其所以然。

第六节 喉痈

范九思刺血治喉痈医案一则

范九思，宋代医生，精通医术，善针，能起沉疴。余不详。

原文：

传曰：嘉祐中有太傅程公，守任①于江夏，因母之暴患咽中有痈，卒然②而长，塞气不通，命医者止可用药治之，勿施针以损之。医曰：咽中气尚不通，岂能用药，药即下之，岂能卒效，故众医不敢措治。寻有医博③范九思云：有药须用未使新笔点之，痈疽即便差。公遂取新笔与之，九思乃以点药上痈，药到则有紫血顿出，渐气通而差。公曰：此达神圣之妙矣。公命九思饮，而求其方。九思大笑曰：其患是热毒结于喉中，塞之，气不宣通，病以危甚。公坚执只可用药，不可用针，若从公意，则必误命；若不从公意，固不能施治。九思当日，曾以一小针藏于笔头中，妄④以点药，乃针开其痈而效也，若非如此，何如紫血顿下也？公方省而叹曰：针有劫病之功，验于今日。古人云：为将不察士卒之能否，则不能决胜；为医不察药性之主治，则不能便差。又将无深谋远虑，则无必胜；医无先机远见，治无必效也。（金·和若愚撰，阎明广注《子午流注针经》）

【注释】①守任：守为古代官名，即太守；任即任职。守任指任太守。②卒然：通"猝"，突然、迅速。③医博：官名，指太医博士。自六国时期至明清时期皆设。④妄：此处指故意欺骗。

【辨证思路及方法】本案之喉痈多由于肺、脾、胃素有积热，又感受风热邪毒，或异物、创伤染毒，外邪引动肺胃积热，内外热毒搏结，上蒸于咽喉，致气血凝滞，热毒壅聚作肿，热灼血肉，以致腐败成痈。本病以喉痈暴起，迅速肿大，以至于阻塞咽喉，呼吸不畅为主症，性命危殆。《灵枢·痈疽》指出"痈发于嗌中，名曰猛疽。猛疽不治，化为脓，脓不泻，塞咽，半日死"。本案因病程短，发病急，肿胀巨大，色紫暗，当属热毒壅结。

【用穴及操作分析】本案以喉痈暴起，迅速肿大，以至于阻塞咽喉，呼吸不畅为主症，性命危殆，急当消肿通气，再行清热解毒。众位医家皆因病家不许针刺，只好束手；而范九思则当机立断，认定非针刺不能救患者性命，于是巧用瞒天过海之计，将刺血针藏于新毛笔中，假装沾药涂于喉痈，趁机迅速点刺喉痈，将局部的热毒败血放出，使痈疽立即缩小，让患者通气。虽然针刺少商、商阳亦可治疗咽喉肿痛，但病情危急，针刺两穴过于迂缓，不能救命于顷刻。

喉痈是指咽喉各部发生之痈疡，起病急，发展迅速，常导致咽喉肿塞，焮红漫肿，吞咽、呼吸受影响。此对应西医学中的扁桃体周围脓肿、急性会厌炎及会厌脓肿、咽后脓肿、咽旁脓肿等疾病。

现代中医教材认为，喉痈多由脾胃素有积热，感受风热邪毒，内外热毒搏结于咽喉所引起。其病因主要有三方面：一是六腑不和，气血不调，肺胃热蕴，风热痰火之气上冲咽喉；二是过食辛辣醇酒厚味；三是七情郁结。

本病初期主要表现为咽喉不适，轻微红肿疼痛，伴发热，恶寒，头身疼痛，舌苔薄，脉浮数；治宜疏风清热，解表利咽；方用银翘散等。中期主要表现为咽喉红肿灼热疼痛，扁桃体表面有脓点，吞咽时加重，高热，头胀头痛，口渴，尿赤，便秘，舌红苔黄腻，脉实大数；治宜清热解毒，消肿散痈；方用清咽利膈汤、仙方活命饮等，也可外吹冰硼散。脓成时要刺破排脓，也可经常用金银花、薄荷等煎水漱口。恢复期主要表现为咽喉痛，脓或溃破；治宜清热排毒；方用黄连解毒汤等。临床用穴总以清热解毒、行气活血为治则，取天突、天容、合谷、内庭、鱼际，针用泻法。

第七节 暴 喑

江瓘艾灸结合服药治暴喑医案一则

原文：

一男子，年近五十，久病痰嗽。忽一日感风寒，食酒肉，遂厥气走喉，病暴喑[①]。与灸足阳明别丰隆二穴各三壮，足少阴照海穴各一壮，其声立出。信哉，圣经[②]之言也。仍以黄芩降火为君，杏仁、陈皮、桔梗泻厥气为臣，诃子泻逆，甘草和元气为佐。服之良愈。（明·江瓘《名医类案》）

【注释】①暴喑：以猝然而起、嘶哑失音为主要表现的疾病。②圣经：指《黄帝内经》。

【辨证思路及方法】暴喑一证，多由外感诱发，引动体内旧邪上行，蕴结于喉间，致经脉阻塞，声户开合不利而为病。此证乃因素体痰嗽，忽感风寒，食酒肉，风痰上扰，阻滞少阴经络所致。

【用穴及操作分析】《灵枢·经脉》指出，"足阳明之别，名曰丰隆……上络头项，合诸经之气，下络喉嗌。其病气逆则喉痹瘁喑，实则狂巅，虚则足不收，胫枯，取之所别也"。本案为风痰阻滞少阴经络所致，取足阳明胃经之络穴丰隆逐涤痰浊，足少阴肾经腧穴照海交通心肾，疏导少阴经络，灸取二穴，温化寒痰，通经涤痰，利咽开音。更加培元降火之剂以降厥逆之气，服之良愈。

暴喑，主要表现为突然讲话声音嘶哑，甚至不能发声而言。属于西医学中急性喉炎所致的失音、癔症性失音等。

西医学的间接喉镜、纤维喉镜或电子喉镜检查可见声带充血、水肿，喉黏膜亦充血肿胀，声带运动好，闭合有隙。治疗原则首先是声带休息，不发声或尽量减少发声次数及发声强度，减少由于发音造成的双侧声带运动、互相摩擦引起的声带水肿。一般治疗主要包括抗病毒及消炎治疗，糖皮质激素治疗以及雾化吸入治疗等。

中医理论认为，风热邪气侵袭，气机郁结为暴喑病机。常见证型有风火蕴热、肺气壅遏。临床上属实者以疏散风热、宣降肺气为主。取鱼际、尺泽、廉泉、合谷为主穴。

所录案，现代多从肺论治，然江氏结合患者素体情况及病因病机，于整体中抓住关键问题，诊治明确，故疗效立显。而非现代之"见局部症即局部病"之狭见，亦非"惯性治疗""标准路径治疗"。

第八节　鼻　衄

苏轼、沈括载他医灸治鼻衄医案一则

原文：

又徐德沾，教衄①者，急灸项后发际两筋间宛②穴中，三壮，立定。盖血自此入脑注鼻中，常人以线勒颈后，尚可止衄，此灸决效无疑。（宋·苏轼、沈括合纂《苏沈良方·卷第七》，另可见于南宋·洪文安撰《洪氏集验方·卷第四》）

【注释】①衄：鼻出血。②宛：曲折，凹陷。

【辨证思路及方法】鼻衄，即鼻出血。《灵枢·百病始生》指出"阳络伤则血外溢，血外溢则衄血"。但"鼻衄"之证名，则见于《备急千金要方·卷六》。《证治准绳·杂病》指出"衄者，因伤风寒暑湿，流动经络，涌泄于清气道中而致者，皆外所因。积怒伤肝，积忧伤肺，烦思伤脾，失志伤肾，暴喜伤心，皆能动血，随气上溢所致者，属内所因。饮酒过多，啖炙煿辛热，或坠车马伤损致者，皆非内、非外因也"。可见本病病因繁多，头绪冗杂，然其治总以止血、澄源为眼目。

【用穴及操作分析】项后发际两筋间宛穴中，即风府穴。《备急千金要方》指出"衄时痒……又灸风府一穴四壮"；《铜人腧穴针灸图经》指出"（风府）治头痛，颈急不得回顾，目眩，鼻衄，喉咽痛，狂走，目妄视"；又《针灸聚英》言"（风府）主中风舌缓不语……鼻衄，咽喉肿痛……"可见风府穴具有疏风散气、疏利头目之功，用治本证无论寒热虚实，均可收即刻之功。

窦材灸治脑衄医案一则

原文：

一人患脑衄①，日夜有数升，诸药不效。余为针关元穴，入二寸，留二十呼。问病

人曰：针下觉热否？曰：热矣。乃令吸气出针，其血立止。（宋·窦材《扁鹊心书·卷下·失血》，另可见于《续名医类案·卷十二·衄血》）

【注释】①脑衄：口鼻出血不止。

【辨证思路及方法】本案之脑衄为鼻衄之严重者，该病寻常情况下多由鼻热咽干所致，治疗应清热泻肺，凉血止血。但本案论述中有"日夜有数升，诸药不效"。服诸药不效，可知以寒凉药清热而出血不减；日夜出血数升，若患者脑衄为热迫血外出，则应热随血而泄，每次出血后病势有暂时减缓。由上述两点可知患者脑衄病机定非实热，乃气虚不能摄血而致的出血，法当补气摄血，治在培补元气。

脑衄一证，窦材在治疗中并非蛮用灸法，也强调应辨别虚实，如证属肺热上攻，迫血妄行，其衄血不过数杯；如因真气虚衰，无以摄血，则血出可至升斗。《扁鹊心书·卷下·失血》曰："伤肺气则血从鼻出，名曰肺衄，乃上焦热气上攻也。服金液丹或口含冷水，以郁金末调涂项后，及鼻柱上。凡肺衄不过数杯，如出至升斗者，乃脑漏也。由真气虚而血妄行，急针关元三寸，留二十呼立止，再灸关元二百壮，服金液丹、草神丹可保。"

【用穴及操作分析】关元为人体补益要穴，其能培补元气，补气以摄血，故可治疗本案患者之脑衄。

王执中灸治鼻衄医案二则

原文1：

有兵士患鼻衄不已，予教令灸此穴，即愈。有人患头风，亦令灸此穴即愈。但《铜人》《明堂经》只云主鼻塞、不闻香臭等疾而已，故予书此以补其治疗之阙。（南宋·王执中《针灸资生经·卷三·虚损》）

【辨证思路及方法】本案为灸囟会穴治疗鼻衄的验案。虚火上炎，迫血妄行或阳热亢盛，血液不循常道，渗溢鼻窍，谓之鼻衄。固其治当清上亢之热，热清则衄止。然其热证用灸，亦《素问·六元正纪大论》之"火郁发之"之义。

【用穴及操作分析】囟会穴，属督脉，位于上星穴后一寸，骨间陷者中，主治头痛目眩、面赤暴肿、鼻渊、鼻衄、鼻窒、鼻痛、癫疾、嗜睡、小儿惊风等。其中值得指出的是，囟会穴尤为灸治鼻衄之效穴。因囟会穴属督脉，督脉为阳脉之海，灸囟会穴可清上亢之热，热清则衄止。《备急千金要方》《针灸资生经》《针灸大成》多取之。然本病非一方一穴所能主治，临床不可不备。如《备急千金要方》"灸风府""灸涌泉"，《丹溪心法》"宜灸大椎、哑门即止"，《医学纲目》"取隐白五分灸之"，《苏沈良方》"急灸项后发际两筋间宛穴中，三壮，立定"。

药物敷灸亦能救急。《简便方》"以所出血调白芷末，涂山根立止"；《串雅外编》以蒜泥贴足心立瘥；《外治寿世方》"井底泥和苔藓贴囟上，立止"；更有《兰室秘藏》"以大纸一张作八折或十折，于水内湿，置项中，以热熨斗至一重或熨二重，纸干立止"。鼻衄常有一法而未能止之者，上录数法以备救急之用，庶可免临证无措也。

原文 2：

执中母氏忽患鼻衄，急取药服，凡平昔与人服有效者，皆不效。因阅《集效方》云：口鼻出血不止，名脑衄，灸上星五十壮。尚疑头上不宜多灸，只灸七壮而止。次日复作，再灸十四壮而愈。有人鼻常出脓血，予教灸囟会亦愈。则知囟会、上星皆治鼻衄云。（南宋·王执中《针灸资生经·卷六·鼻衄》，另可见于《普济方·针灸·卷十一·鼻衄》及《续名医类案·卷十二·衄血》）

【辨证思路及方法】鼻衄之治，药物之力往往不及针灸，以其病位偏上，药力难及之故。本案究其病机，或因火热迫血妄行，虚火逆气上冲；或由阳气不足，气由上脱，血随之涌出。若前者则治宜凉血降火，后者则宜温阳固脱，可见其并非一方一穴可以通治。

【用穴及操作分析】上星一穴，蕴黑夜中有光明之意，功善通阳气、起沉阴。囟会乃幼年囟门颤动之处，通于脑中。二者灸治能够固摄阳气，阳气得保，其血自止。由此观之，本案之鼻衄乃阳气上脱、血随气出之类，非凉血降气可治，而其人虚极可见。然此等危症，若囿于头上不宜多灸之训，则必致不救。《素问·六元正纪大论》指出"有故无殒，亦无殒也"，诚为此案注脚。

洪迈载他医针治鼻衄医案一则

原文：

饶州黥卒[①]杨道珍，本系建康兵籍，以罪配隶，因徙家定居，且称道人，素善医，尤攻针灸。市民余百三，苦鼻衄沉笃，更数十医弗效，最后召杨视之……令病者卧于门扇上，按两肩井间，齐插两针，才一呼吸罢，衄立止，举体顿轻。（南宋·洪迈《夷坚志·癸志·卷八·鼻衄》）

【注释】①黥卒：宋时在士兵脸上刺字，以防逃跑，故称。

【辨证思路及方法】本案之鼻衄即鼻中出血，鼻衄甚者，又称"鼻洪"或"鼻大衄"，是临床常见血证之一。鼻衄的产生多因脏腑功能失调所致鼻部阳络损伤，如肺经热盛、胃热炽盛、肝气上逆、肝肾阴虚、脾不统血等均会引起鼻衄发作。临床多采用"急者治其标，缓者治其本"的原则辨证施治。

【用穴及操作分析】肩井穴属足少阳胆经，位于人体肩上，前直乳中，当大椎与肩峰端连线的中点，即乳头正上方与肩线交接处，为手足少阳经、阳维脉之会穴，有降逆理气、散结补虚、通经络之功。该穴邻近肺尖及肺上叶，具有良好的发汗解表退热的功效，因腧穴均有局部作用，故本案按压肩井穴可治疗肺系疾病，以泻热凉血止衄。

李时珍贴敷治衄血医案一则

李时珍（1518—1593），字东璧，晚年自号濒湖山人，明代著名医药学家。李氏重脾胃，认为二者升降有别，在论述脏腑的生理病理时十分重视脾胃的作用；别脏腑，审因论治，在医疗实践中十分注重依据脏腑的病机辨证用药。其所著《本草纲目》是到 16 世纪为止中国最系统、最完整、最科学的一部药学著作。此外，他还编写了《濒湖脉学》《奇经八脉考》。

原文：

尝有一妇，衄血昼夜不止，诸治不效。时珍令以蒜敷足心^①，即时血止，真奇方也。（明·李时珍《本草纲目》）

【注释】①足心：经外奇穴。位于足跖部，第一趾尖端至足跟连线之中点处，即涌泉穴后一寸凹陷中，左右计二穴。《针灸孔穴及其疗法便览》载："足心，奇穴。涌泉穴后一寸陷中"。

【辨证思路及方法】本案之衄血或因虚火上炎，迫血妄行，或因阳热亢盛，血液不循常道，渗溢鼻窍。本案患者"衄血昼夜不止"，属虚火上炎，迫血妄行所致。故李时珍以蒜敷其足心，导热下行，引火归元，即时血止。

【用穴及操作分析】《灵枢·本输》指出"肾出于涌泉，涌泉者足心也"。其功有二：滋水上承一也，引热下行二也。用蒜敷足心，可导热下行，引火归元，故衄血遂愈。

鼻衄，主要表现为鼻部出血，常见于西医学中的鼻外伤、鼻腔炎症、鼻腔肿瘤、鼻中隔偏曲、高血压、动脉硬化、血液病、流感、伤寒、出血热、肝硬化、尿毒症、倒经、重金属或药物中毒、维生素缺乏及营养不良等疾病。

在临床上，鼻衄，特别是严重的鼻衄，往往由其他疾病导致。西医学将鼻衄病因分为局部原因和全身原因两大类。由局部原因引起的鼻衄称为局部性鼻衄，常由外伤、肿瘤、炎症等所致；全身性疾病导致的鼻衄称为症状性鼻衄，常由循环系统疾病，如风湿热、血液疾病、维生素缺乏、内分泌失调等所致。症状性鼻衄发病率约为局部性鼻衄的 2 倍。

中医学认为，鼻衄的产生多因脏腑功能失调所致鼻部阳络损伤，如肺经热盛、胃热炽盛、肝气上逆、肝肾阴虚、脾不统血等均会引起鼻衄发作。对于鼻衄的治疗，临床多采用"急则治其标""缓则治其本"的原则辨证施治。

近年来针灸治疗鼻衄疗效十分显著，例如，有人取双侧孔最为主穴，鼻衄伴咽喉肿痛、大便秘结者配合谷；鼻衄反复发作，且有高血压病史者，配曲池；面色无华，头昏乏力者，配足三里、血海；头晕眼花，五心烦热者，配太溪。有人自创三穴四针法，将双侧合谷、上星及印堂穴作为针刺穴位。有人将鼻衄按中医分型辨证论治，取迎香、水沟、天府、合谷、素髎、上星、大椎、印堂、膈俞为主穴，肺热伤络型配少商、曲池、风府；胃火上逆型配内庭、足三里；肝火上冲型配太冲、风池；阴虚火旺型配太溪、委中；气阴虚型配脾俞、足三里。

所录鼻衄案，诸案分别以风府、上星、关元、囟会、肩井、涌泉治之，均取穴少而精。现代针灸临床治之，一者，主穴均不离局部及肺经穴位如迎香、印堂、上星、孔最等；二者，用穴多而力散；三者，用灸者甚少。

而所举案例中，苏氏载他医案、王氏案、窦氏案属虚证，故有的施以灸治，有的以呼吸补泻法针关元。洪氏案则从气之升降诊治，李氏案则用了上病下取、阳病治阴的方法。各案虽用穴不同、方法各异，但都体现了各医家临证时，未先入为主而囿于前人之法、标准之法，而是依照实际情况，因人而治。而当下中医医疗却以标准化来规范，此实毒瘤深种之举。

第九节　鼻　干

王执中灸治鼻干医案一则

原文：

执中母氏久病鼻干，有冷气。问诸医者，亦不晓，但云病去自愈，既而病去，亦不愈也。后因灸绝骨而渐愈。执中亦尝患此，偶绝骨微痛而着艾，鼻干亦失去。初不知是灸绝骨之力，后阅《千金方》有此证，始知鼻干之去，因绝骨也。（南宋·王执中《针灸资生经·卷六·鼻涕出》，另可见于《续名医类案·卷十七·鼻》）

【辨证思路及方法】人身孔窍，无不赖津液之濡润。《灵枢·决气》指出"谷入气满，淖泽注于骨，骨属屈伸，泄泽，补益脑髓，皮肤润泽，是谓液"，又"液脱者，骨属屈伸不利，色夭，脑髓消，胫酸，耳数鸣"，可见鼻干不出津液失濡之外。

【用穴及操作分析】《灵枢·五癃津液别》指出"五谷之津液，和合而为膏者，内渗入于骨空，补益脑髓"，此即髓液互化之意。津液亏则髓不能满，髓满则可化生津液。绝骨穴乃髓之会，灸之能补益脑髓，进而有滋阴增液之效。津液一充，孔窍濡润，则自无鼻干之患。

鼻干，主要表现为鼻内干燥，相当于西医学中的干燥性鼻炎、萎缩性鼻炎等疾病。现代中医教材认为，本病以津亏内燥为病机，临床以滋阴润燥、益气健脾为治则，取迎香、上星为主穴。本病主要辨证如下。阴虚肺燥：症见鼻干口干，口鼻气热，宜滋阴润肺，加刺太渊、三阴交、太溪。脾虚湿蕴：症见鼻干，神疲乏力，头重倦怠，大便稀溏，宜健脾益气生津，加刺脾腧、太白、足三里。

所录王氏案之津液不足，并未以增液补水为治，而治在髓会，实由于髓液互化之故，诚为治病必求于本之一例。乍看多此一举，繁杂混乱，然实则匠心独运，慧眼独具。

第十节 鼻 渊

朱丹溪灸药结合治鼻渊医案一则

原文：

（朱丹溪）治鼻渊，南星、半夏、苍术、白芷、神曲、酒芩、辛夷、荆芥。尝治一中年男子，右鼻管①流浊涕，有秽气②、脉弦小，右寸滑，左手寸涩。先灸上星、三里、合谷，次以酒芩二两，苍术、半夏各一两，辛夷、细辛、川芎、白芷、石膏、人参、葛根各半两，分七帖服之，全愈。此乃湿热痰积之疾也。（明·楼英《医学纲目·卷之二十七·肺大肠部·鼻渊》，另可见于《续名医类案·卷十七·鼻》）

【注释】 ①鼻管：鼻孔。②秽气：难闻的气味。

【辨证思路及方法】 鼻渊，指以鼻流浊涕，如泉下渗，量多不止为主要特征的鼻病，常伴头痛、鼻塞、嗅觉减退，鼻窦区疼痛，久则虚眩不已；是鼻科常见病、多发病之一，相当于西医学的急慢性鼻炎、急慢性鼻窦炎和副鼻窦炎等。本案患者右鼻流浊涕，并有难闻的气味，此为鼻渊之病。朱丹溪再根据脉象，脉弦小，右寸滑，左手寸涩，诊断为湿热痰积之证。故治法宜宣肺、化痰、散热。

【用穴及操作分析】 朱丹溪认为此病乃痰郁火热之证，艾火则可温通气血，扶正祛邪。合谷，有清热之功效，可清解郁热；足三里，化痰通窍，与合谷配合，可清热化痰、开窍；上星位于头部，可通鼻开窍，局部治疗鼻病。三穴配合，再服以清热通窍、燥湿化痰之药，病可自除。

鼻渊，主要表现为鼻塞、流黄脓鼻涕，相当于西医学的鼻窦炎。

现代中医认为，鼻渊的病因病机除了湿热痰积外，还有因外感风热邪毒，或风寒侵袭，久而化热，邪热循经上蒸，犯及鼻窍；或胆经炎热，随经上犯，蒸灼鼻窍；脾肺虚弱，脾虚运化失健，营气难以上布鼻窍；肾阴不足，虚火内扰，余邪滞留不清，两者搏结于鼻窦。临床上治疗应分清虚实，辨证论治，但总以宣通鼻窍、调气化浊为治则，取合谷、孔最、迎香、上星为主穴，针刺多用泻法。

所录朱氏案属于湿热痰积，此在现代治疗时多以清泄为法。然朱氏以艾灸而非针刺诸穴，实则暗含另一层含义，即通阳，推动阳气至鼻端。

第十一节　鼻　　塞

叶桂针治鼻塞医案一则

原文：

鲍（十七），两三年鼻塞不闻，清涕由口呛出，而气窒仍然。大凡头面诸窍，皆清阳①交会通行之所。就外邪来乘，亦必雾露无质清邪。邪郁既久，气血失其流畅，进药攻治，必不效验。欲治其病，须查手太阴自少商穴起，施针刺以泄邪流气，乃一法也。（清·叶桂《临证指南医案·卷八·鼻》）

【注释】①清阳：即阳气。阳气清轻上升，故称清阳。

【辨证思路及方法】本案之鼻塞，中医称为"鼻窒"，多见于慢性鼻炎、鼻窦炎，是临床的常见疾病。肺为娇脏，常易受外邪的侵袭而致阳气受损，肺气不宁；鼻为肺之苗窍，卫阳被外邪郁闭，肺气因之闭塞不展，故鼻窍不通而鼻塞。《脾胃论》谓"脾不及，则令人九窍不通"；又《素问·通评虚实论》言："九窍不通利，肠胃之所生也。"根据五行相生相克原理，肺与脾不仅在生理上存在着相互为用、相互制约的关系，脾的运化实际上也为肺的生理活动提供了必要的营养，肺的宣发肃降也有助于脾运化水湿的功能；两者在病理上亦相互影响，脾虚常可导致肺气不足，即"土不生金"，脾失健运，津液代谢障碍，聚而生痰成饮，影响肺的宣发肃降，可出现喘、咳、痰多等临床表现。肺病日久，也可影响到脾，同时，脾胃又是气血生化之源，脾胃的旺与衰决定着五脏气血的多少，故对久病体虚患者，补脾益气当为首选。

【用穴及操作分析】《会元针灸学》记载："少商者，阴中生阳，从少。五音六律，分宫商角徵羽，从商，从肺，肺经之根，故名少商。"少商穴，为手太阴肺经的井木穴。"病在脏者取之井"，故肺系的疾病皆可以取其井穴治疗。"经脉所过，主治所及"，故少商穴对于治疗手太阴肺经循行通路上的咽喉、鼻部、肺脏等病证均有良好的治疗效果。

鼻塞，主要表现为鼻塞不通，相当于西医学中的急慢性鼻炎。

现代中医教材认为，鼻塞总以浊邪凝滞鼻窍为标实，脾肺虚弱、清阳不升为本虚，治当健脾补肺，导浊祛凝。针灸治疗常选取迎香、鼻通、印堂、肺俞、脾俞、太渊、太白、足三里、三阴交、合谷、外关等。

第十二节　齿　痛

苏轼、沈括载他医灸治齿痛医案一则

原文：

随左右所患，肩尖微近后骨缝中，小举臂取之，当骨解①陷中，灸五壮。予目睹灸数人皆愈。灸毕，项大痛，良久乃定，永不发。予亲病齿，百方治之皆不验，用此法灸，遂瘥。（宋·苏轼、沈括合纂《苏沈良方·卷第七·灸牙疼法》）

【注释】①骨解：人体部位名，指骨缝。

【辨证思路及方法】手阳明大肠经又名齿脉，齿疾无论寒热虚实，径可取用本经。就其病机而言，齿痛虽然可见寒热虚实诸端，然其齿若不空虚则必无所发。《诸病源候论》指出"牙齿皆是骨之所终，髓气所养，而手阳明支脉入于齿，脉虚髓气不足，风冷伤之，故疼痛也。又虫食于齿，则根有孔，虫于其间，又传受余齿，亦痛掣难忍。若虫痛，非针灸可瘥，敷药虫死，乃痛止"。可见古人早已认识到了牙痛以手阳明脉虚、髓气不足为发病前提，并且明确指出，虫蛀时必须杀虫方能治愈。

【用穴及操作分析】牙痛有上牙痛与下牙痛之分，上属胃经之病，下属大肠经之病，此二经皆为阳明经，同气相求，于鼻旁灌注交接。"肩尖微近后骨缝中，小举臂取之，当骨解陷中"为经外奇穴——肩头穴（《备急千金要方》《针灸资生经》）。此穴位于肩髃穴稍后方，亦当阳明经脉气所过。阳明经多气多血，其气血充盈，则全身气血充盈，其脉虚，则全身亦随之而虚。取肩头穴，一则直散风寒，二则壮盛阳明经脉气，故治疗牙痛有良效。

王执中论灸治齿痛医案三则

原文1：

有老妇人旧患牙疼，人教将两手掌交叉，以中指头尽处为穴，灸七壮，永不疼。恐是外关穴也，穴在手少阳去腕后二寸陷中。泉司梢子妻旧亦苦牙疼，人为灸手外踝穴近前些子，遂永不疼。但不知《千金》所谓外踝上者，指足外踝耶？手外踝耶？识者当辨之。（南宋·王执中《针灸资生经·卷六·牙疼》，另可见于《普济方·针灸·卷十一·针灸门·牙痛》及《续名医类案·卷十七·齿》）

【辨证思路及方法】本案之牙痛一证，病因繁多，但其气血失常之病机则一。或由经络阻滞，气血不通而痛；或因气血不足，局部失荣而痛。灸法虽有火之外象，然于本证则虚实可以兼顾。虚者得之，能温运气血，补中寓通；实者得之，能通经散火，通中有泻。其通经络、运气血之力，非针药所能及，故古来多有灸治某病之法而不论虚实，可见灸法诚一大法门也。

【用穴及操作分析】 本案所述取穴法，恐非外关穴，从泉司梢子妻灸治部位观似当养老穴左右。按古代所载，治牙痛多选手阳明大肠经穴位，以其经脉入下齿中之故。而本案选用少阳经为治，体现变通之法。盖灸治总以通经为功，其治必要以所涉经脉为准。若此案所载，则必涉少阳耳颊，不如此不能用少阳经。学者需根据具体情况，灵活运用穴位，不可执一不变，此可谓手足外踝争论之一解。仲景云"知犯何逆，随证治之"，此之谓也。

原文 2：

辛幼旧患伤寒，方愈。食青梅既而牙疼甚，有道人为之灸屈手大指本节后陷中，灸三壮。初灸觉病牙痒，再灸觉牙有声，三壮痛止，今二十年矣。恐阳溪穴也。《铜》云：治齿痛，手阳明脉入齿缝中，左痛灸右，右痛灸左。（南宋·王执中《针灸资生经·卷六·牙疼》，另可见于《普济方·针灸·卷十一·针灸门·牙痛》及《续名医类案·卷十七·齿》）

【辨证思路及方法】 《素问·生气通天论》指出"阳者，卫外而为固也"，伤寒病后，正气不足，阳气消减，固有人身怠懒，甚则牙痛之症。由此观之，本案之牙痛属虚无疑。然此时用药有病后不能运药之虑，而用针则又不合虚寒之治，故宜用灸。俾气血畅通，阳气运行，其病自除。

【用穴及操作分析】 阳溪穴是手阳明大肠经火穴，功善温经通络。又本经入下齿中，故以本穴治疗牙痛，古已有之，毋庸赘言，而其中灸后反应尚需注意。案中所载之牙痒，再灸有声，显系阳气运行、气血贯通、经络畅行之兆，故其痛立止。

原文 3：

《良方》灸牙疼法：随左右所患，肩尖微近后骨缝中，小举臂取之，当骨解陷中，灸五壮。予亲灸数人皆愈。灸毕项大痛，良久乃定，永不发。予亲病齿痛，百方治不验，用此法瘥。（南宋·王执中《针灸资生经·卷六·牙疼》，另可见于《苏沈良方·卷第七·灸牙疼法》《寿世保元·卷十·灸法·灸诸病法》《普济方·针灸·卷十一·牙痛》）

【辨证思路及方法】 牙痛是临床常见病之一，其病或实或虚，或阴或阳，治疗不尽相同。其属火热上冲者，直折其火则可；其属虚热扰动者，则必滋水，水足火自消；其属龙雷之火发泄者，则必寒热同用，引火归元。此本症治疗大概，就其治疗手段而言，亦有各自适应情况。《医学入门》指出"凡病药之不及，针之不到，必须灸之"，即指出灸法对于临床的重要意义。

【用穴及操作分析】 《灵枢·官能》指出"结络坚紧，火所治之"，张志聪注云"中有着血，血寒，故火所治之"（《黄帝内经灵枢集注·卷九·官能第七十三》）。本案之齿痛，百方不验，足为药力不及之明证。惟有运用艾灸，藉其通经温散之力，使气血运行复常，方能收效。肩髃属手阳明大肠经穴，本经循行入下齿中，故灸之能畅通气血。观其灸后项大痛，良久乃定自明。气血既通，何痛之有？

周密载他医针治齿痛医案一则

原文：

赵子昂云：北方有宋彦举者，针法通神，又能运气，谓初用针即时觉热，自此流入经络，顷刻至患处，用补泻之法治之，则病愈而气血流行矣。

刘汉卿郎中患牙槽风①，久之颌穿，脓血淋漓，医皆不效。在维扬有丘经历②，益都人，妙针法，与针委中及女膝穴③，是夕④脓血即止。旬日后颌骨蜕去⑤，别生新者。其后张师道亦患此症，亦用此法针之而愈，殊不可晓⑥也。……委中穴在腿腘中，女膝穴在足后跟，俗言丈母腹痛灸女婿脚后跟，乃舛⑦而至此，亦女膝是也，然《灸经》无此穴，又云女须穴。（南宋·周密《癸辛杂识续集·卷上·宋彦举针法》）

【注释】①牙槽风：因痰火邪毒炽盛，积热上攻，穿损牙槽所致。以牙槽骨痛，久则腐溃不愈，或穿腮，有腐骨排出为主要表现的牙齿疾病。②丘经历：宋代针灸家，妙于针法。③女膝穴：经外奇穴名，又名女须穴。位于足后跟部，跟骨中央，跟腱附着部下缘处。主治牙槽风、齿龈炎、吐泻转筋等。④是夕：是，代词，是夕即这日晚上。⑤蜕去：脱皮。⑥殊不可晓：太特殊以至于不知道是什么。⑦舛：差错。

【辨证思路及方法】本案中刘汉卿患牙槽骨痛，久则颌穿脓血淋漓，此为牙槽风，本病多见于西医学所指颌骨骨髓炎。医皆不效，因不明其理，本病多因手少阳三焦经、足阳明胃经二经风火邪毒上灼而成，因此丘经历治以清热泻火、解毒散邪之法，病自可安。

【用穴及操作分析】本案取穴不按照常规取穴，不选阳明经穴而取太阳经穴，因为足太阳为三阳之首，为诸阳之属。委中穴，名血郄，可清热解毒，疏筋利腰，泻之可治风火邪毒而无不应效。女膝穴乃治疗牙槽风之奇穴，两穴合用，其功益彰。《灵枢·终始》指出的"病在上者，取之下"，可以从本案得到充分体现。

张季明灸治齿痛医案一则

原文：

张季明治一人患牙痛，为灸肩尖①，微近骨后缝中，小举臂取之，当骨解陷中。灸五壮即瘥。尝灸数人皆愈。随左右所患，无不立验。灸毕项大痛，良久乃定，永不发。季明曰："予亲病齿痛，百方治之不效，用此法治之，随瘥。"（明·江瓘《名医类案》）

【注释】①肩尖：此指肩髃穴。

【辨证思路及方法】牙痛有虚实之分，实者多因胃火而起，虚者多由肾亏所致。灸肩髃穴而效，当非肾亏，而多因胃火而起。灸肩髃穴可泻阳明胃火，而使牙痛止。

【用穴及操作分析】齿痛取阳明为前贤之明训，肩髃穴乃手阳明大肠经之腧穴，灸之泻阳明之火而牙痛止。

齿痛，主要表现为各种原因引起的牙齿疼痛，相当于西医学中龋齿、牙髓炎、牙周炎、牙槽或牙周脓肿、冠周炎及牙本质过敏等引起的牙痛。

现代中医学认为，该病主症为牙痛，若牙痛甚烈，兼有口臭、口渴、便秘、脉洪等症，辨为胃火牙痛；若痛甚而龈肿，兼形寒身热，脉浮数等症者，辨为风火牙痛；若隐隐作痛，时作时止，口不臭，脉细或齿浮动者，则属肾虚牙痛。若为胃火牙痛，当清胃泻火；若为风火牙痛，当祛风通络，泻火止痛；若为肾虚牙痛，当填精补肾。取穴以手足阳明经穴为主。主穴合谷、颊车、下关。风火牙痛者，加外关、风池；胃火牙痛者，加内庭、二间；阴虚牙痛者，加太溪、行间。

所录案中，苏氏载他医案、王氏案、张氏案以灸治齿痛。现代临床少有运用灸法治疗牙痛者，多以针泻为胜。然由本案可知，灸法有通治牙痛之功，切不可因其火之外象，而仅局限于阴寒证候中使用，如此则失一大法也。

此外，在现代灸法的应用中，由于各种原因，均以温和舒适为准。如此操作，虽能安身却病，然斩将夺关之力亦渐消失。其灸后感传较少，更不论本案所载之灸后反应。然若要灸法立见效、却顽疾，则必要出现灸后感传或痛处感觉变化，此为应用本法的一个关键点。

周氏案，现代多诊断为牙痛，认为本病以外感风寒风热、脾胃湿热、阴虚内热等为多见，多从阳明经论治，而周氏则从足太阳经考虑。故临床治疗当辨证施治，如此方可效如桴鼓。

第十三节 舌 胀

王况针治舌胀医案一则

王况，宋代医家，一作王妃。其技艺甚精，尤长于针刺治疗奇疾，尝治一患者因惊而吐舌不能缩回，名噪一时。宣和年间（1119—1125）授官，人称"王朝奉"。著有《全生指迷论》（世称《全生指迷方》）4卷。原书早佚，现存多种版本，系从《永乐大典》辑出者。

原文：

王况，字子亨，本士人，为南京宋毅叔婿。毅叔既以医名擅南北，况初传其学，未精，薄游①京师，甚凄然。会监法忽变有大贾瞎揭示，失惊吐舌，遂不能复入。经旬食不下咽，尪羸②日甚，国医不能疗。其家忧惧，榜于市曰："有治之者，当以千万为谢。"况利其所售之厚，姑往应其求。既见贾之状，忽发笑不能制，心以谓未易措手也。其家人怪而诘③之。况谬④为大言，答之曰："所笑者，辇毂⑤之大如此，乃无人治此小疾耳。"语主人家曰：试取《针经》来，况谩⑥检之，偶有穴与其疾似是者，况曰："尔家当勒状⑦于我，万一不能活，则勿尤⑧我，当为若针之，可立效。"主病者不得已，亦从之。急针舌之底，抽针之际，其人若委顿状，顷刻舌遂伸缩如平时矣。其家大喜，谢之如约，又为之延誉⑨，自是翕然⑩名动京师。既小康，始得尽心《肘后》之书，卒有闻于世。事之偶然，有如此者。况后以医得幸，宣和中为朝请大夫⑪。著《全生指迷论》一书，医者多用之。（宋·王明清《挥麈录·余话卷二》）

【注释】①薄游：薄，指人命运不幸，薄游意同流浪。②尪羸：孱弱，瘦弱。③诘：追问。④谬：诈伪，假装。⑤辇（niǎn）毂：辇，载运，运送；毂，借指车。此处指运载谢礼的车。⑥谩：通"漫"，胡乱，随便。⑦勒状：写下凭证。⑧尤：怨恨，归咎。⑨延誉：播扬声誉。语出《国语·晋语七》："使张老延君誉于四方。"⑩翕然：形容一致的样子。⑪朝请大夫：文散官名。《周礼·秋官·朝大夫》："朝大夫掌都家之国治。"郑玄注："都家，王子弟、公卿及大夫之采地也。主其国治者，平理其来文书於朝者。"

【辨证思路及方法】本案患者因惊吓而张口吐舌，舌伸不收，究其病机，舌为心之苗，惊吓则心动，心动则舌应；又因心为君主之官，居于离位，内寄君火，心动则火动，赖肾（坎）水以济之则不为太过，此即坎离交媾，亦即心肾相交。然《黄帝内经》指出"恐则气下，惊则气乱"，惊恐伤肾，故患者受惊后肾气不升，无法上济心火，火不归位，因此舌伸不收。治当通经调气，升肾水以济心火。

【用穴及操作分析】肾经支脉络心夹舌本，该支脉肾气不升，舌伸不收，医者急针舌底，取穴当为海泉。海泉位于舌底中间，舌本之前，既通任脉，又接肾经支脉，故直刺海泉既可通经接气，上调肾水，又能调任脉以运周身阴经之经气，此与"壮水之主以制阳光"之法异曲同工。

张从正刺血治舌肿医案二则

原文1：

南邻朱老翁，年六十余岁，身热数日不已，舌根肿起，和舌尖亦肿，肿至满口，比原舌大二倍。一外科以燔针刺其舌下两旁廉泉穴，病势转凶，将至颠蹶①。戴人曰：血实者宜决之。以铍针磨令锋极尖，轻砭之，日砭八九次，血出约一二盏，如此者三次，渐而血少，痛减，肿消。夫舌者，心之外候也，心主血，故血出而愈。又曰：诸痛痒疮，皆属心火。燔针、艾火，是何以也？（金·张从正《儒门事亲·卷六·火形》，另可见于《奇症汇·卷之二·舌》《续名医类案·卷十八·舌》《医述·卷十一·舌》《医学纲目·卷十七·心小肠部·舌·舌肿痛》及《证治准绳·杂病·第八册·七窍门下·舌·重舌》）

【注释】①蹶：音 xī，危险，危急。

【辨证思路及方法】本案为以铍针放血治疗舌肿的验案。《奇症汇》记载："有人患舌吐出，不肯收进，乃阳火盛强之故。"本案即如此，患者因身热数日不退而发舌肿。心主血脉，舌为心之苗，心火热盛则热随血上行入舌，体现为舌肿大。其治应遵循"砭针出血，血出则病已"（《儒门事亲·卷三·喉舌缓急砭药不同解二十一》）的原则，取舌部放血，血出则热随血泄，舌肿自消。

【用穴及操作分析】 张从正在舌肿胀一病的辨证上，将其统归于火，提出"其最不误人者，无如砭针出血，血出则病已"。其病虽与前案起因不同，但既见舌肿即以铍针散刺放血，均可有效地进行治疗。本案前医以燔针刺廉泉，病势转凶。对此，《奇症汇》有专论指出"凡舌肿胀甚，宜先刺舌尖，或舌上，或边旁出血，泄毒以救其急。惟舌下廉泉穴，此属肾经，虽当出血，亦当禁针，慎之"。何也？盖舌为心之苗，舌肿一证与心火亢盛有关。心火过亢则示肾水虚，不能制火，今复以燔针劫刺，患者惊则气下，加之肾经挟舌本于廉泉，故复损肾气，益助心火，则病势加重。故针刺廉泉于舌肿胀的治疗中应慎用。

原文2：

昔余以治一妇人木舌胀①，其舌满口，诸药不愈，余以铲针小而锐者砭之五七度，肿减，三日方平，计所出血几至盈斗。（金·张从正《儒门事亲·卷三·喉舌缓急砭药不同解二十一》，另可见于《古今医统大全·卷六十四·舌证门》《寿世保元·卷六·喉痹》及《普济方·卷六十·咽喉门》）

【注释】 ①木舌胀：张从正注此为"热结于舌中，舌为之肿，名曰木舌胀。木者，强而不柔和也"（《儒门事亲·卷三·喉舌缓急砭药不同解二十一》）。

【辨证思路及方法】 心主血脉，舌为心之苗，心火热盛则热随血上行入舌，故表现为舌肿大。以其病为心火，发汗无以解；又舌居高位，以寒凉药清心有引热内陷之虑，不合《素问·阴阳应象大论》言"其高者，因而越之"之意。其治应遵循"血实则决之"的原则，取舌部放血，血出则热随血泄，舌肿自消。此外张从正在治疗咽、喉、会厌及舌部诸病时，提到诸病"名虽详，若不归于火，则相去远矣"。在用药方面，"微者可以咸软之，而大者以辛散之"。但就急病而言，"其最不误人者，无如砭针出血，血出则病已"（《儒门事亲·卷三·喉舌缓急砭药不同解二十一》）。

【用穴及操作分析】 以铍针散刺是治疗肿胀而血中有热的首选。《素问·调经论》指出"病在血，调之络"。本案舌大为心火盛，血中有热，则当治络。《灵枢·官针》记载"络刺者，刺小络之血脉也"，即当以刺舌络放血为治。又患者舌体肿大，可应十二刺中之赞刺，其法"直入直出，数发针而浅之，出血是谓治痈肿也"。以上述二条观之，则张从正言"其最不误人者，无如砭针出血"是有根有据的。

高武刺血治舌胀医案一则

高武，号梅孤，明代著名针灸家，约生活于16世纪。高氏推崇《素问》《难经》，广聚诸家，撰《针灸聚英》，其共载有解剖图谱31幅，重视解剖，明确标定了脏腑的解剖位置并描述了其形态功能，将经络循行与解剖位置相结合。同时，其还强调正确取穴的重要性。其轻奇经八脉，结合五输穴的五行属性及针刺补泻原则创子午流注纳支法。他还注重手法的实用性，提倡诵记歌赋，认为针灸歌赋是古代医家在长期医疗实践中集学术之精而成，便于诵记和流传。《针灸聚英》中共收录针灸歌赋65首。他在治疗上提倡针灸药饵，兼顾统筹，认为"针灸药皆医家分内事"。又撰有《针灸节要》（又称《素难节要》《针灸素难要旨》）3 卷，成书于明嘉靖己丑年，刊于嘉靖丁酉年。

原文：

尝治一妇人，木舌胀，其舌满口，令以铍针锐而小者砭之五七度，三日方平。计所出血几盈斗。（明·高武《针灸聚英》）

【辨证思路及方法】 喉痹者，咽嗌肿胀不仁也。气热则内络肿胀，痹阻不通，故《素问玄机原病式》指出"痹，不仁也"。喉痹之证，热客上焦之机虽一，然客热发泄之缓急、壅塞之部位不同，故有八名曰：单乳娥、双乳娥、单闭喉、双闭喉、子舌胀、木舌胀、缠喉风、走马喉痹。本案之木舌胀，乃《针灸大成》所记载"热结于舌中为之肿，名木舌胀，木者，强而不柔和也"。

【用穴及操作分析】 本案之舌木实由于舌胀，舌胀实由于火壅气血不通，故用放血之法，直决痹阻之血。血泻、热去、壅开，气血流通，诸症自除。

舌胀以舌部肿胀为主要临床表现，相当于西医学中的舌下腺炎、舌下间隙感染等。

中医理论认为，舌胀主要由心脾湿热、外感风热、邪气相搏，循经上结于舌或肾阴亏虚，虚火上灼舌本所致。临床治则为清热祛湿，活血散结。常取金津、玉液为主穴，针用泻法或放血。

所录案中，王氏案之"舌纵不收"，在现代临床当属舌强（舌肌痉挛）或者纵缓不收（舌肌无力痿软）。现代临床也有人单用内关、公孙调治而愈。内关为心包经之络穴，公孙为脾经之络穴，脾经散舌下，络舌本，而两者同为八脉交会穴，两穴强刺激能使气机调畅，舌体伸缩自如，而达到立竿见影的效果。

此外，张氏之刺血法对不同原因所致的舌肿均有疗效，且起效时间极快。高氏案喉痹泄血之法现代临床亦常用，但要注意泄血尺度。本案"计所出血几盈斗"当是以症状消失为标准，临床上还当掌握好血变而止、血尽而止两条原则，否则邪气促血再度凝集，却病之法反徒伤血液耳。

第十四节 吐 舌

凌云针药结合治吐舌医案一则

原文：

有男子病后舌吐。云兄亦知医，谓云曰："此病后近女色太蚤①也。舌者心之苗，肾水竭，不能制心火，病在阴虚。其穴在右股太阳，是当以阳攻阴。"云曰："然。"如其穴针之，舌吐如故。云曰："此知泻而不知补也。"补数剂，舌渐复故。（清·张廷玉

等《明史·卷二百九十九·列传第一百八十七·方伎·凌云传》）

【注释】①蚤：通"早"。

【辨证思路及方法】久病之后当节房事，此即仲景瘥后劳复病之意也。本案之患者病后入房，肾精受伤以致水不制火，心火旺盛，故见舌吐之症。然此火非实火，乃水不足之火，诚王冰"壮水之主，以制阳光"所论治者也。其兄不知根本，但知泻火不知补水，阴阳愈治愈不合。凌云以滋阴数剂，使得阴阳调和而愈。

【用穴及操作分析】经云"左右者，阴阳之道路也"，可知右者为阳。又足太阳为巨阳，故用右股太阳泄阳。然阴阳平衡不同于阴阳和谐，要在阴阳运转和合。欲使阴阳调和，则欲治阳者必治阴、欲治阴者必治阳，此即阴中有阳、阳中有阴之理。经云"从阴引阳，从阳引阴"，此之谓也。

吐舌，主要表现为舌头不断地伸出口外，伸出较长而缩回较慢或久而不收。相当于西医学中的多系统疾病。

中医理论认为，此病由湿热郁积，瘀血内阻，耗伤肾阴，相火亢盛无所制而致。临床取大敦、行间、蠡沟、侠溪、三阴交为主穴治疗。常见证型有阴虚阳亢型、湿热下注型、瘀血内阻型，临床治疗随证加减穴位。

而所录凌氏案之阴虚之证竟辨为实火，一味泻火虽贻误病情，但于性命无碍。倘阴寒似火、热深厥深之证不能认清，则有性命之忧。可知临证能别虚实阴阳，纵用药不精尚不致南辕北辙，此四字实为辨证眼目，学者不可不精。

第十五节　口眼㖞斜

许叔微载他医灸治口眼㖞斜医案一则

原文：

范子默记崇宁中，凡两中风，始则口眼㖞斜，次则涎潮闭塞①，左右共灸十二穴得气通。十二穴者，谓听会、颊车、地仓、百会、肩髃、曲池、风市、足三里、绝骨、发际、大椎、风池也。依而用之，无不效。（宋·许叔微《普济本事方·中风肝胆筋骨诸风》，另可见于《续名医类案·中风》《医学纲目·卷之十·肝胆部·中风·中深半身不收舌难言》及《金匮翼·卷一·中风·卒中八法》）

【注释】①始则口眼㖞斜，次则涎潮闭塞：许叔微将中风分为三类："风中脉则始则口眼㖞斜，风中府则肢体废，风中脏则性命危"。

【辨证思路及方法】本案为中风中经络之面瘫病。风中经络为中风之轻证，风为阳邪，易伤阳位，故多侵犯阳经；中经络则表现为循经所过之处经气阻塞不通。足阳明胃经"还出挟口环唇"，足少阳胆经"起于目锐眦"，两经经气不通则口眼活动不利，发为"口眼㖞斜，则涎潮闭塞"。本病病位在足阳明、足少阳二经于头面部循行所过之处，治当以辛温走散之艾火疏通二经之经气，经气得通则中风自愈。

【用穴及操作分析】本案用穴多为足阳明、足少阳经穴，其中颊车、地仓可疏通两经头面局部气血，肩髃、曲池、足三里能疏调阳明气血，几穴远近相配，以疏通经络、调和气血。大椎、发际、风池、百会为头部穴，"腧穴所在，主治所及"，能治疗头部病证。绝骨可补益肝肾、熄风镇惊、通络止痛。十二穴搭配体现了中风治疗的一般法则，即取阳明多气多血之意，注重以阳明经穴，尤其是阳明经局部穴调理、疏通气血；少阳主枢，故配以少阳经穴以疏调气机。两经穴在选取过程中同时注重远近配穴，标本兼顾。同时，中风虽有外来风邪侵袭、经气不通的标病，亦不离正气虚损，故在疏通的同时注重补虚，加绝骨一穴使扶正与祛邪兼顾，以收全功。十二穴处方严谨，攻补兼备，体现了许叔微治中风的学术思想。临床上，中风分型较多，症状有时亦不悉具，未必有与古籍中症状完全一致的情况，故医者在辨证取穴时不必拘泥古人的穴位选取，更应把握选穴思路，临床时灵活运用即可。

王执中载他医灸治口眼㖞斜医案一则

原文：

范子默自壬午五月间，口眼㖞斜，灸听会等三穴即正。右手足麻无力，灸百会、发际[1]等七穴[2]得愈。癸未年八月间，气塞涎上，不能语，金虎丹[3]加腻粉服至四丸半，气不通，涎不下，药从鼻中出，魂魄飞扬，如坠江湖中，顷欲绝。灸百会、风池等左右共十二穴，气遂通，吐几一碗许，继又下十余行，伏枕半月余遂平。尔后小觉意思[4]少异于常，心中愦乱，即便灸百会、风池等穴立效。《本事方》云：十二穴者，谓听会、颊车、地仓、百会、肩髃、曲池、风市、足三里、绝骨、发际、大椎、风池也。依而用之，立效。（南宋·王执中《针灸资生经·卷四·中风》）

【注释】①发际：经外奇穴，位于前额发际中点处。②七穴：指百会、耳前发际、肩井、风市、三里、绝骨、曲池七穴。③金虎丹：《圣济总录》载："治卒中风。涎潮发搐。金虎丹方：天竺黄末、雄黄（研水飞）、白矾（研各二两），丹砂（研水飞）、天雄（炮裂去皮脐）、腻粉（研各一两），龙脑（半钱研），牛黄（一分研），上八味。为细末。炼蜜和得所。秤一两二钱。为十丸。大人中风用药一丸。入腻粉少许。新汲水化下。常服每丸分四服。小儿分八服。新汲水化下。"④意思：即意识、神志。

【辨证思路及方法】此案患者发病前就已有口眼㖞斜、右手足麻无力的中风先兆，此次发病，其病机应属正弱痰壅，即气血不足为本，痰涎闭塞为标。王执中认为"气塞涎上不能语……心中风候也"，故起初辨以痰热互结，内陷心肝，行金虎丹以清热化痰、开窍熄风，不效；然不开其闭则气壅不行，气壅不行则痰壅无以祛，病发急则先标后本，故又以灸百会使阳气上升以开其闭，灸风池以疏风散邪，使邪从上下分消。患者气血本不足，又经吐下祛邪，形神皆伤，故仍可遗有意识异常，心中愦乱。

【用穴及操作分析】本案详言灸法之用，其三穴、七穴、十二穴之异乃辨证取穴，随证加减。然灸治中风，足三里、绝骨二穴首选也，腑以通为用是也。然下之为义，大矣。疏方遣药，非独硝、黄、参、芪亦能下之；用针施灸，何须天枢、支沟，百会、风池当可奏效，此又下法中之妙用也。何药为泻，何穴为补，本无定规，全在于用之得时耳。

张从正灸治口眼㖞斜医案一则

原文：

过颖，一长吏[①]病此，命予疗之。目之斜，灸以承泣；口之㖞，灸以地仓，俱效。苟不效者，当灸人迎。夫气虚风入而为偏，上不得出，下不得泄，真气为风邪所陷，故宜灸。《内经》曰：陷下则灸之。正谓此也，所以立愈。（金·张从正《儒门事亲·卷二·证口眼㖞斜是经非窍辨十八》，另可见于《医学纲目·卷之十·肝胆部·口眼㖞斜》《续名医类案·卷二·中风》及《济阳纲目·卷一上·中风·论口眼㖞斜》）

【注释】①长吏：指地位较高的县级官吏。

【辨证思路及方法】本案口眼㖞斜之治，张从正认为动辄引《黄帝内经》"诸风掉眩，皆属于肝"一句，用药一概灵宝、至宝、续命、清心，有误。所谓"知窍而不知经，知经而不知气"。所谓经者，十二经于头面七窍之间各有循行，故"七窍有病，不可独归之五脏，当归之六阳经"（《儒门事亲·卷二·证口眼㖞斜是经非窍辨十八》）。所谓气，指风、寒、暑、湿、燥、火六淫，知气方有用寒用热的法度。本案在经则阳明、少阳，在气则为风。风邪侵袭阳明、少阳脉络，阻塞经气，经脉不通，则经筋失养，纵缓不得收，以致有口眼㖞斜之症。然病虽由外邪所致，但根本在于体虚，脉络空虚则风邪方能乘虚侵袭。经言"盛则泻之，虚则补之……陷下则灸之"，故当以艾灸温补经络之气，以拒外邪。外感风邪得散，经脉复通，经筋复荣，而纵缓自消，口眼㖞斜自除。其病虽以口眼部肌肉不收导致的㖞斜为主，但终属标病，在围绕口眼部临近取穴的同时，更应注重经脉的选取。本案中承泣、地仓虽均为口眼部临近穴，但不离足阳明经穴，在穴位选取上是首先重经，其次重窍。

【用穴及操作分析】本案用穴选取为先定经，后定穴。面瘫多由经脉空虚，感受风寒之邪引起。其治本之法为补益经络之气。阳明为多气多血之经，以灸法作用于阳明经穴则补益之功最强，为对证治疗。胃足阳明之脉"起于鼻，交颃中……还出挟口"。故取承泣、地仓为治是先定其经、后依其窍选穴。面瘫临床多取面部局部穴治疗，选穴依据看似以腧穴近治作用为主，实为以经络理论为指导，本案有指导借鉴意义。人迎为足阳明经要穴，其临近颈总动脉搏动处，能调一经之血，虽不临近口眼部，但从"苟不效者，当灸人迎"一句可知其疗效较承泣、地仓更强，此亦面瘫重经非重窍理论之明证。

罗天益载他医灸药结合治口眼㖞斜医案一则

原文：

太尉[①]忠武史公，年六十八岁，于至元戊辰十月初，侍国师[②]于圣安寺丈室中，煤炭火一炉在左侧边，遂觉面热，左颊微有汗。师及左右诸人皆出，因左颊疏缓，被风寒客之。右颊急，口喝于右，脉得浮紧，按之洪缓。予举③医学提举④忽君吉甫专科针灸，先于左颊上灸地仓穴一七壮，次灸颊车穴二七壮，后于右颊上热手熨之，议以升麻汤加防风、秦艽、白芷、桂枝，发散风寒，数服而愈。或曰：世医多以续命汤等药治之，今君用升麻汤加四味，其理安在？对曰：足阳明经起于鼻，交頞中，循鼻外，入上齿中。手阳明经亦贯于下齿中，况两颊皆属阳明。升麻汤乃阳明经药，香白芷又行手阳明之经。秦艽治口噤，防风散风邪，桂枝实表而固营卫，使邪不能再伤，此其理也。夫病有标本经络之别，药有气味厚薄之殊，察病之源，用药之宜，其效如桴鼓⑤之应。不明经络所过，不知药性所在，徒执一方，不惟无益，而又害之者多矣。学者宜精思之。（元·罗天益《卫生宝鉴·卷八·风中血脉治验》，另可见于《医学纲目·卷之十·肝胆部·口眼喝斜》《济阳纲目·卷一·上·中风·论口眼喝斜》及《张氏医通·卷一·中风门·中风》）

【注释】①太尉：官名。秦汉时中央掌军事的最高官员，但终秦一朝未任命太尉。元代也仅为加衔。②国师：是中国历代帝王对于佛教徒中一些学德兼备的高僧所给予的称号，元代的国师兼有政教的权力。③举：推荐。④医学提举：医官名。是元代医学提举司中的最高长官。医学提举司是元代医药机构名，是元代医学教育管理的专门机关。⑤效如桴鼓：同桴鼓之效。桴者，鼓槌也；桴鼓者，鼓槌打鼓也。形容治疗的效果像拿起鼓槌打鼓一样，一敲就响，立竿见影！

【辨证思路及方法】本案为面瘫之症无疑，起因为患者左侧面颊烤于炉火之旁，伤于热导致左颊腠理疏松，汗孔开泄，故医案中言及"面热，左颊微有汗"，后感受风寒而出现口眼喝斜之症。加之"脉象浮紧，按之洪缓"，可知患者确为外感风寒，且气血充盛，阳明经热盛。

【用穴及操作分析】本案为左侧面颊感受风寒而致面瘫。足阳明胃经起于鼻，交頞中，循鼻外，入上齿中；手阳明大肠经从缺盆上颈，贯颊，入下齿中。故两颊皆属阳明。面瘫即为风寒客居，面部阳明经脉不通。故医者忽君吉甫先于左颊上灸地仓穴一七壮，次灸颊车穴二七壮，即取病变局部阳明经穴以温散风寒，通调经脉。因右颊急，口喝于右，故于右颊上热手熨之以散风寒。此案非真中风，故不用小续命等汤；而为风中阳明血脉，故用升麻汤加减，升散阳明邪气。升麻汤乃阳明经药，所加香白芷又行手阳明之经，秦艽治口噤，防风散风邪，桂枝实表而固营卫，使邪不能再伤。

本病属于面瘫范畴，以面部表情肌运动障碍为主要表现，常伴有无法正常抬眉、闭眼、鼓嘴等症状。西医学认为，除部分患者因脑内核上组织（如皮质、皮质脑干素、内囊、脑桥）受损引起本病外，大部分患者所患为周围性面瘫，为潜伏在面部感觉神经节内的带状疱疹病毒激活引起。西医学目前采用激素、维生素B进行治疗，然就疗效而言，西医结合针灸才是该病首选。

所录案中，许氏、王氏案，现多认为是中风，即西医学中的脑血管病。现代中医教材认为，中风以阴阳失调、气血逆乱为病机，临床用穴总以开窍醒神、疏通经络、行气活血为治则，取水沟、内关、极泉、三阴交、尺泽、委中为主穴。中医对中风有表里虚实之分，按病变层次可有中经络、中脏腑之分，按虚实有闭证、脱证之分，与西医学将脑卒中分为缺血性脑卒中和出血性脑卒中两类有类似之处。

西医学的脑脊液、眼底检查及头颅 CT、磁共振等都能早期有效地诊断中风，尤其是早期头颅 CT 检查不仅有助于鉴别中风属于出血性还是缺血性，还可以区分不同部位的出血，这是其优于中医之处。西医对中风诊断明确易行、药物具有针对性，是防治中风的可靠途径，而中医针灸在中风后遗症的功能恢复中具有西医无法比拟的优势。

而张氏案、罗氏案，现多认为属面瘫，对应西医学面神经麻痹、面神经瘫痪等。现代中医教材认为，此病以面部经络气血痹阻为病机，临床用穴总以活血通络、疏通经筋为治则，取阳白、四白、下关、颧髎、地仓、颊车、翳风、合谷为主穴。世界卫生组织（WHO）将针灸定为面瘫的首选治疗方案。除面瘫外，若伴有皱眉困难，不能抬眉者，攒竹透刺丝竹空；额纹消失者，阳白透刺鱼腰，或眉冲透刺攒竹，头临泣透刺鱼腰，头维透刺丝竹空；眼睑闭合困难或不能闭合者，针睛明或攒竹、丝竹空、陷谷；眼睛迎风流泪者，四白透刺睛明或针睛明、头临泣；下眼睑拘急或弛缓者，针四白；鼻唇沟平坦、消失者，巨髎透刺迎香，地仓透刺迎香；耸鼻不能、无力者，上迎香、迎香透刺睛明；人中沟㖞斜者，针水沟、承浆；口角下垂、㖞斜者，太阳透刺颊车，地仓透刺颊车，下关透刺地仓；口角流涎者，针地仓、承浆、夹承浆；颏唇沟㖞斜者，针承浆；口干、舌麻、味觉消失者，针廉泉、金津、玉液；耳后乳突疼痛者，针黔风、完骨、外关、阳陵泉；面部肿胀者，针下关、合谷。

第十六节　目赤肿痛

张从正载刺血治目赤肿痛医案一则

原文：

余尝病目赤，或肿或翳，作止无时，偶至亲息帅府间，病目百余日，羞明隐涩，肿病不已。忽眼科姜仲安云：宜上星至百会，速以𬭚针[①]刺四五十刺，攒竹穴、丝竹空穴上兼眉际一十刺，反鼻两孔内，以草茎弹之出血。三处出血如泉，约二升许。来日愈大半，三日平复如故。余自叹曰：百日之苦，一朝而解，学医半世，尚缺此法，不学可乎？（金·张从正《儒门事亲·卷一·目疾头风出血最急说八》。另可见于《古今医统大全·卷六十一·眼科》《景岳全书·卷二十七·眼目》《医学纲目·卷十三·肝胆部·目疾门·目赤肿痛》及《审视瑶函·卷首·前贤医案》）

【注释】①𬭚针：为铍针别称。《灵枢·九针论》曰："铍针，取法于剑锋，广二分半，长四寸，主大痈脓，两热争者也。"

【辨证思路及方法】本案为张从正自病目赤，并见肿翳、羞明。六阳经皆上头面与目相连，故阳经热盛，则热气循经上行，而发为目肿。赤为心之色，心主血脉，热蕴血肿则迫血妄行，发为目赤。其治当于头面部阳气盛大之处泻热，给邪以出路，使上行头面之热从高处发越，不至内陷。放血则热随血而出，且可消目赤之症。

【用穴及操作分析】本案放血者共三处，为眉际攒竹、丝竹空二穴，鼻孔内，及督脉上星至百会循行线。三处共同的特点是阳气盛大。攒竹为足太阳膀胱经位于目部的腧穴。太阳为诸阳主气，阳气隆盛。攒竹穴功可清热明目，治疗目赤肿痛之症。《通玄指要赋》记载："脑昏目赤，泻攒竹以偏宜。"手阳明大肠经"上挟鼻孔"，足阳明胃经"起于鼻"，鼻部为手足阳明之会，而阳明为多气多血之经，故于鼻内侧放血可使热随血外泄，缓解目赤之症。本案中督脉线上诸穴刺血类似于现代的排针法，指某一穴位，在取穴进针产生针感后，使用手法控制针感，使针感沿一定的方向传导，针感传递到一定的位置会出现传导阻滞，在阻滞点就近取穴刺入，运行针体使针感连接，可以加强针感的传导作用，此为接经法，亦可变通用于刺血治疗。

目赤肿痛，相当于西医学的急性结膜炎、流行性（出血性）结膜炎病。

目前针对本病，西医多以0.1%疱疹净、0.5%盐酸环胞苷、0.05%～0.2%阿糖胞苷或4%～5%盐酸吗啉双胍等滴眼治疗，以抑制炎症，促进浸润吸收，或以抗生素预防继发细菌性感染。此虽有疗效，但不完全对症，且治疗需一定时间。

现代中医教材认为，此病病机多为风热时邪上袭目窍，郁而不宣；或因肝胆火盛，循经上扰，以致经脉闭阻，血壅气滞。临床总以清泻风热、解毒消肿为治则，取攒竹、瞳子髎、太阳、合谷、太冲为主穴。临床具体辨治如下。风热外袭，见白睛红赤，沙涩灼热，羞明流泪，眵多头痛，发热，除主穴外，加用风池、曲池；热毒炽盛，见白睛红赤，羞明赤痛，睑胞肿胀，头痛心烦，口渴喜饮，便秘溲赤，除主穴外，加用大椎、侠溪、行间。

此外，《玉龙歌》载"两睛红肿痛难熬，怕日羞明心自焦，只刺睛明鱼尾穴，太阳出血自然消"，《胜玉歌》载"目内红肿苦皱眉，丝竹攒竹亦堪医"。中医针灸中的刺血疗法在该病治疗上往往有立竿见影的效果。所录张氏案即证明。

第十七节 目 盲

张从正刺血治目盲医案一则

原文：

戴人女童，至西华，目忽暴盲①不见物。戴人曰：此相火②也。太阳阳明，气血俱盛。乃刺其鼻中、攒竹穴与顶前五穴，大出血，目立明。（金·张从正《儒门事亲·卷

六·火形》，另可见于《古今医统大全·卷之六十一·眼科》《医学纲目·目疾门》及《续名医类案·卷十七·目》）

【注释】①暴盲：突然失明。②相火：指寄藏于肝、胆、肾、三焦内的火。肝肾阴虚则不能涵养寄居于肝肾的阳火，导致其冲逆上炎。相火妄动的病变如眩晕头痛，视物不明，耳鸣耳聋，易怒多梦，五心烦热，性欲亢进，遗精早泄等。

【辨证思路及方法】张从正认为"治病当先识经络"（《儒门事亲·卷一·证妇人带下赤白错分寒热解六》），依据十二正经循行部位特点论治目疾，并结合三阴三阳之气血多少决定刺络出血的部位。其在《儒门事亲·卷一·目疾头风出血最急说八》指出："目之内眦，太阳经之所起，血多气少。目之锐眦，少阳经也，血少气多。目之上网，太阳经也，亦血多气少。目之下网，阳明经也，血气俱多……故血太过者，太阳阳明之实；血不及者，厥阴之虚也。故出血者，宜太阳、阳明，盖此二经血多故也。少阳一经，不宜出血，血少故也。刺太阳、阳明出血，则目愈明；刺少阳出血，则目愈昏。"本案即上述原则的实际应用。

【用穴及操作分析】本案所选取穴位"鼻中、攒竹穴与顶前五穴"，为张从正治目疾的经验之谈。《儒门事亲·卷一·目疾头风出血最急说八》指出："目不因火则不病，治火之法，在药则咸寒，吐之下之；在针则神庭、上星、囟会、前顶、百会。血之翳者，可使立退；痛者，可使立已；昧者，可使立明；肿者，可使立消。"

目盲，属暴盲，指眼部外观无异常，猝然一眼或两眼视力急剧下降，甚至失明的内障眼病。此相当于西医学的多种急性视力障碍眼底病，最常见者如视网膜中央动脉阻塞、眼底出血、视网膜静脉周围炎及急性视神经炎等。

现代中医教材认为，此病可由忿怒暴悖，肝气上逆，闭阻气血脉络；或肝郁化火，阴虚阳亢，血热妄行，脉络瘀阻；或思虑太过，营血耗伤，精气不能上荣于目等引起。以目络阻塞、目窍失养为病机，临床用穴总以化瘀通络、熄风明目、养血明目为治则，取睛明、瞳子髎、风池、太冲、光明为主穴。临床具体辨治如下。气滞血瘀证，多于暴怒惊恐之后发病，见头晕头痛，视力骤丧，情志不舒，胸胁胀痛，治疗除主穴外，加用合谷、膈俞；肝阳化风证，见突然失明，头晕耳鸣，面色潮红，烦躁易怒，手足麻木，治疗除主穴外，加用行间、侠溪；气血虚弱证，见眼内脉络瘀阻日久，视力难复，头晕乏力，面色淡白，治疗除主穴外，加用足三里、气海、三阴交。

所录张氏案，求之针灸门诊较少，现多就诊于急诊科。然张氏治疗此疾，提出的"刺血的补虚作用"和"虚证适宜刺络放血"的观点，仍可为当今针灸临床提供治疗参考。

第八章　肢体关节病

第一节　瘫　痪

杨继洲针治瘫痪医案一则

原文:

辛酉[1]，夏中贵患瘫痪，不能动履，有医何鹤松，久治未愈。召予视，曰：此疾一针可愈，鹤松惭去。予遂针环跳穴，果即能履。夏厚赠，予受之，逾数载又瘫矣。复来招予，因侍禁廷[2]，不暇即往，遂受鹤反间以致忿。视昔之刺鹊于伏道者，为何如？（明·杨继洲《针灸大成·卷九·医案》）

【注释】 ①辛酉：明嘉靖四十年（1561）。②禁廷：亦作"禁庭"，指宫廷。

【辨证思路及方法】 瘫痪是指肢体痿软、纵弛不用，多因寒湿热毒瘀痰等邪阻滞经络，或因精血亏虚而筋肉失养，或由脑系病变及经气阻滞等所致。中风、风痱、气厥、软脚瘟等疾病，肌痿、脚气、痿躄、肢痿等躯体病，及头颅、脊柱损伤或手术创伤等亦可导致瘫痪。西医学将其分为功能性瘫痪和器质性瘫痪两类。前者由心因性引起，即癔症性瘫痪；后者按照病变解剖部位又分为上运动神经元瘫痪、下运动神经元瘫痪和肌病瘫痪。康复医学理论认为，中枢神经系统具有可塑性，大脑在发生病变后，也会通过其自身结构和功能的改变，以减轻病变所造成的影响。而针灸能改善脑动脉弹性，降低颈内动脉血循阻力，并促进血栓或血块软化，还能使患者病灶周围脑血流图波幅增高，血流速加快，明显地改善脑供血的情况，加速病灶侧大脑组织细胞的恢复，故对瘫痪有较好的疗效。

【用穴及操作分析】 环跳穴，为足太阳与足少阳两经之会，具有疏通经络、宣表散寒、调理气血、祛风胜湿、通阳助阳之效。从西医学解剖看，针刺环跳穴可刺激闭孔神经、股神经、股外侧皮神经、坐骨神经、马尾神经，故所支配的下肢运动及感觉、生殖功能、括约肌功能均可得到改善。《天星十一穴歌诀》指出，"环跳在髀枢，侧身下足舒，上足曲求得，针得主挛拘，冷风并湿痹，身体或偏枯，呆痴针与灸，用此没疏虞"。

本案属于坐臀风，相当于西医学中的坐骨神经痛，主要表现为沿坐骨神经通路呈现出的放射性疼痛。

现代中医教材认为，该病以气血瘀滞不通为病机，常由风寒湿邪入侵，痹阻腰腿诱发。主要是臀部、大腿后侧、小腿后或外侧及足部发生阵发性或持续性烧灼样或针刺样疼痛，行动时加重，直腿抬离试验阳性。临床总以疏通经络为治则，取足太阳和足少阳胆经穴为主，一般均用泻法，亦可配合灸治或拔罐。常取肾俞、大肠俞、腰3～5夹脊、秩边、环跳、殷门、委中、承山、阳陵泉、绝骨等穴。

第二节　痿　　证

窦材灸药结合治痿证医案一则

原文：

一人身长五尺，因伤酒色，渐觉肌肉消瘦，予令灸关元三百壮，服保元丹一斤。自后，大便滑，小便长，饮食渐加，肌肉渐生，半年如故。（宋·窦材《扁鹊心书·卷下·骨缩病》，另可见于《续名医类案·卷十一·虚损》）

【辨证思路及方法】本案为灸关元治疗痿证的验案。痿证主要病机是外来损伤或先天禀赋不足导致肝肾亏虚、脾胃虚弱。本案患者身长五尺，应有先天不足，素体禀赋亏虚，下焦不充，体质本已不佳，而又沉迷酒色不能自节。酒为湿热之品，湿热蕴积阳明，浸淫肌肉可致宗筋弛缓而成痿证。酒伤肝阴，房劳耗伤下焦肾之阴精，下焦肝肾精血亏损可导致筋脉失于濡养而成痿证。其治应补益下焦，濡养筋骨。窦材认为此类病由肾气疲惫所致，治应艾灸加服丹药、附子，寻常草药则不足为治。"此由肾气虚惫，肾主骨，肾水既涸则诸骨皆枯，渐至短缩，治迟则死。须加灸艾，内服丹附之药，非寻常草木药所能治也"。

【用穴及操作分析】痿证病因复杂，然其病理关键无外乎筋骨肌肉失于气血津液之濡养，病机以虚为主。关元穴为人体元阴元阳关藏之地，能培补元气，治疗虚损、羸瘦等虚损性疾患，恰可针对本案中痿证肝肾亏虚的病机。此外，关元穴为任脉与肝、脾、肾三经之交会穴。刺激关元穴可补益肝阴，治疗因过度饮酒而耗竭之肝阴，又可补肾填精，恢复房劳过度所亏之肾精，还可健脾祛湿，藉脾主运化之功驱逐阳明蕴积之湿热。阳明为多气多血之经，脾主肌，中焦湿热祛则肌肉复生。

痿证，泛指筋骨痿软、肌肉瘦削、皮肤麻木、手足不用的一类疾患，临床上以两足痿软、不能随意运动者较多见。西医学中的多发性神经炎、脊髓空洞症、肌萎缩、肌无力、侧索硬化、运动神经元病、周期性瘫痪、肌营养不良症、癔症性瘫痪和表现为软瘫的中枢神经系统感染后遗症等均可归入痿证范畴。

现代中医教材认为，此病以精血津液亏损、筋脉肌肉失养为病机，主要常见证型包括肺热津伤、湿热浸淫、脾胃虚弱、肝肾亏虚。临床总以疏通经气、濡养筋骨为治则。主穴包括：手三里、中脘、胃俞、脾俞、足三里、阳陵泉、三阴交。多随证加减。

所录窦氏案，现多认为属脾胃虚弱导致精血亏耗，筋肉失于濡养。以脾俞、胃俞、章门、中脘为主；上肢痿配以肩髃、曲池、手三里、合谷、外关、颈夹脊、胸夹脊；下肢痿配以髀关、伏兔、足三里、丰隆、风市、阳陵泉、三阴交、腰夹脊。

窦氏以艾灸关元三百壮而治愈。其效求之于下。首先，上述之精选穴位关元；其次，以灸为治，现代人多认为此病不适宜灸，担忧不会取得良效，反而造成"得恶火而骨枯脉涩"，故以针刺为多见；再次，值得注意的是足够的灸量，《医宗金鉴》载："凡灸诸病，火足气到，始能求愈。"

第三节　痹　　证

甄权针刺治痹证医案一则

原文：

鲁州①刺史②库狄嵚风痹不得挽弓，权使彀③矢向埑④立，针其肩髃，一进，曰："可以射矣。"果如言。（北宋·宋祁、欧阳修、范镇、吕夏卿等合撰《新唐书·卷二百零四·列传第一百二十九·方技》）

【注释】①鲁州：今河南省鲁山县。②刺史：官名。汉初，因御史多失职，文帝命丞相另派人员出刺各地，不常置。汉武帝元封五年（前106）始置。刺，检核问事之意。③彀（gòu）：张满的弓弩。④埑：土筑的箭靶。

【辨证思路及方法】本案"风痹不得挽弓"，提示疾病为经络之疾。分布于肩部的经络主要为手三阳经，手阳明经病候"肩前臑痛"，病"不得挽弓"则提示病在手阳明经，故本案当属风邪入客阳明，闭阻气血，留滞肩臂，经脉不通，以致肩臂屈伸不利，废其功用。

【用穴及操作分析】本案症状为"不得挽弓"，并无他症，故只取肩髃穴疏散风邪、通经活络。肩髃穴在肩部，臂外展，当肩峰前下方凹陷处，是手阳明经与阳跷脉之会穴。阳跷者，为足太阳经之别脉，能主表，故肩髃穴功善祛风通络，又可活血散瘀。《玉龙赋》指出："风湿传于两肩，肩髃可疗。"肩髃穴善治肩臂风痛及痿痹之证。本案甄权辨其病之所，以单穴治病，用穴少而精，加之甄权嘱患者张弓举臂外展，针刺则直达病所，故可验针效如神。甄权取穴之法实为妙极。

王执中温针灸痹证医案一则

原文：

予冬月当风市处多冷痹①，急擦热手温之，略止，日或两三痹，偶谬刺②以温针，遂愈。信乎，能治冷痹也。不特治冷痹，亦治风之要穴。（南宋·王执中《针灸资生经·卷一》）

【注释】①冷痹：即寒痹（痛痹）。②谬刺：通常写作"缪刺"，又称"交经缪刺"，指左侧有病取右侧穴，右侧有病取左侧穴的交叉刺法。（见《素问·缪刺论》）

【辨证思路及方法】本案为针灸并用治疗冷痹的验案。风气胜者为行痹，湿气胜者为着痹，寒气胜者为冷痹。冷痹又称寒痹，又以血气受寒则凝而留聚，聚则为痛，故又称痛痹。寒气得温则暖，得热则散。本案王执中擦热手温之，略止，可见其属冷痹无疑。其治宜通阳散寒，而针灸诸术之中惟温针散寒开痹之功最伟。乃愈，以其热力有强弱也。

【用穴及操作分析】风市穴具有祛风活血、舒筋活络止痛之功效，是治风之要穴，配以温针可祛风散寒。《针灸大成》指出风市"主中风腿膝无力，脚气，浑身瘙痒，麻痹，厉风疮"；又《医宗金鉴》记载其"主治腿中风湿，疼痛无力，脚气，浑身瘙痒，麻痹等证"。论其配伍，《针灸大成》记载"腰疼难动，（加）风市、委中、行间"；《玉龙赋》记载"腿脚乏力，（加）风市、阴市"。

顾世澄太乙神针论治一则

顾世澄，一名澄，字练江，号静斋，清代著名医家，尤以疡科著称。顾氏重视中医经典，博采诸家之长，尤重整体观念，认为外科疾病虽然多显于外，但其病机则"必先受于内，然后发于外"，故在诊治方面反对"只仗膏丹，不习脉理"，主张应内外治法紧密结合，且分阶段而治之，对后世及外科学研究有着较大的影响。他首创铅梃治疗阴道闭锁；指出救自缢者，若"心口尚温，大便未下，舌未伸出者"为有复苏指征，为后世心肺复苏术的发展提供了依据；对于唇裂修补术，论治精当。他所著《疡医大全》，共计150余万字，是清代以前外科学内容最为丰富的一部巨著。

原文：

太乙神针①（《集验》）治一切痛风寒湿，筋骨疼痛。

人参、麝香（各四两），山羊血（二两），广三七（八两），千年健、肉桂、乳香、苍术、小茴香、钻地风②、真川椒、没药（各一斤），防风、蕲艾（各四斤），穿山甲（八两），共为细末。用棉纸一层，高方纸二层，宽裁一尺二寸五分，长裁一尺二寸，将药薄薄铺匀在上，一针约用药七八钱，紧卷如花爆式，务要紧实，两头用纸封固，外用印花布包，面亦要整齐好看。用时将针以火焠着，或按穴道，或在痛处，下衬以方寸新红布数层，将针按上，若火旺布薄觉疼，可加垫布数层，但针必须三四枝点着，一针焠熄，又换一针，连进七针，无不立愈。近日亦有用粗纸衬患上针者亦效。但衬纸衬布，俱要垫得平稳，若垫得有皱折，便要走泄火气，至伤良肉，起泡成灸疮矣。脐间少腹非多衬红布不可轻试，若衬得不厚，怕灸疮溃烂误事。（太乙神针其功甚巨，极有奇验，只恐施之不善，适足误事。澄曾见用此针隔皮袍针左臂麻木者，孰知持针重按，而皮袍袖口折叠，火气蒸伤臂肉成疮为害，六十余日始愈，此其小误也。又见一张姓妇，年三十余，患腹痛服理中汤未愈，一医用太乙神针针脐下丹田，一针其痛稍止，次日又针，而其腹痛更甚，岂知妇女皮肤被药针火气走散，灸疮大作，溃烂钟口一块，洞腹透肠，无法补救而死。嗟乎！腹痛未必即亡，而医之用针不善，致戕其生，岂可归咎于太乙神针乎！故不得不详述其误，以诫后之用此针者留意焉。）（清·顾世澄《疡医大全·卷二十八·诸风部·痛风门主方》）

【注释】①太乙神针：又称为太乙针，是应用药物施灸穴位以治疗疾病的一种方法，施灸药物大多选用辛香行气、活血化瘀、温阳散寒、通络止痛之品，适用于各种寒证、虚证、痛证、瘀证。②钻地风：别名桐叶藤、利筋藤，性味淡凉，可舒筋活络，祛风活血，用于风湿筋骨痛、四肢关节酸痛。用法用量：3~5钱。（参见《全国中草药汇编》）。

【辨证思路及方法】痛风属于痹门之行痹，《素问》指出"邪之所凑，其气必虚也"。本案之痛风，本则体虚腠理空疏，标则风寒湿三气侵入于皮脉筋骨。故治疗一则以人参、三七调补气血兼助药力营运；二则加用祛风剂，如大剂量防风疏风、穿山甲搜风等；三则施以乳香、没药等活血化瘀、舒筋通络之品；终以千年健滋养肝肾，以壮筋骨。如此则气通血活，风散痛止。此其治也。清代吴师机指出"外治之理即内治之理，外治之药即内治之药，所异者法尔"。痛风之疾，痼疾难起，选用太乙神针法使药力借热力直达病所，施术得当则无不立愈。另作为外治之法，施术必有考究，施术不当则医者戕人无需刀剑也。

【用穴及操作分析】本则医论详细论述了太乙神针的制作和操作要点。太乙神针采取实按灸的施灸方法，在实际操作中必须小心仔细。顾世澄附了两则时医的失治医案以强调若操作不当，不但不能起到应有的治疗效果，反而会使患者肌肤烧伤，徒增痛苦。以此告诫后世医者施灸太乙神针不可大意，尤其是施用于人体阴面较娇嫩部位的时候必须多垫粗布，持针下按的力度必须适当。

痹证，主要表现为肌肉、筋骨、关节等酸痛、麻木、活动不利，甚或关节肿大灼热等。相当于西医学中的风湿性关节炎、风湿热、类风湿关节炎、骨关节炎、纤维织炎等。

现代中医教材认为，此病以正气不足，感受风、寒、湿、热之邪为病机，临床总以祛邪通络止痛为治则，肩部取穴肩髃、肩髎、肩贞，肘部取穴曲池、合谷、天井、外关、尺泽、小海，腕部取穴阳池、外关、腕骨、阳溪，脊背取穴水沟、大椎、身柱、腰阳关，髀部取穴环跳、居髎、秩边，股部取穴秩边、承扶、风市、阳陵泉，膝部取穴犊鼻、梁丘、阳陵泉、膝阳关，踝部取穴申脉、照海、昆仑、丘墟。

具体辨治如下。行痹，见肢体关节疼痛游走不定，痛无定处，关节屈伸不利，或见恶风发热，治疗除主穴外，加用膈俞、血海；痛痹，见肢体关节疼痛较剧，痛有定处，遇寒痛增，得热则减，关节不可屈伸，局部皮色不红，触之不热，治疗除主穴外，加用肾俞、关元；着痹，见肢体关节疼痛重着不移，酸痛或有肿胀，肌肤麻木不仁，阴雨寒冷复发，治疗除主穴外，加用足三里、阴陵泉；热痹，见关节疼痛，局部灼热红肿，痛不可触，关节活动不利，可累及一个或多个关节，治疗除主穴外，加用大椎、曲池。

此外，现代临床研究表明，目前针灸治疗痹证的方法很多，如针刺疗法、温针疗法、电针疗法、注射疗法、艾灸疗法、热敏疗法、刺络拔罐疗法等，用之都能取得较好疗效，同时无副作用。例如，热敏灸，是灸法的新兴优势疗法，在治疗痹证方面有显著的疗效。其治疗机制是：①通过热敏灸的温和补法来补益正气，增强人体抵抗力；②能温经散寒，消瘀散结；③能清热解毒，消炎止痛；④激活人体自身的内源性途径，使气至病所，增强疗效。

所录案中，甄氏之肩髃穴、王氏之风市穴皆为现代针灸治疗痹证的常用穴。而顾氏案之太乙神针，其法历史悠久，古时流传甚广，且疗效显著，对痼疾沉疴及五劳七伤皆可用之。太乙者，尊贵也；神者，言其效快捷如神助也；针者，言其形态也，名为针，实则为艾灸，从施灸分类角度则为实按灸。

太乙神针在现代临床应用相对偏少，但也不乏报道，有学者检索近30余年临床报道中有关其对肩周炎、风湿性关节炎、腰椎间盘突出症、消化系统疾病、哮喘等疾病的治疗，发现其疗效明显优于单纯艾条灸治及针刺治疗。另鉴于临床制作及操作的特殊性，现代医者应对太乙药灸的灸具进行积极探索，使本法更好地服务于临床，为人民造福。

附太乙神针灸法

"用生姜一大片，厚二分许，中扎数小孔，平放应针穴道之上，用面捏一小碗，如酒杯大，碗底亦扎数小孔，将神针内药料折出，再加蕲艾绒少许，捏作团，置于碗内点燃，平放于姜片之上，顷刻之间，药气即可透。如觉甚热，将姜片略略抬起，停片刻，即再放下。看碗内药，将燃尽，即取起另换。每一次换药三四回，便可收止。每日一次，或两次不拘"。

"太乙神针有两种方法：一将针悬起，离布半寸许，药气自能隔布透入；一将针实按布上，药气更易透入。然悬起一法，取效较缓，实按一法，轻则布易燃，重则火易灭，均有微碍，不如以针为灸，较为妥当，取效亦速。今夏余右背患麻，左臂作痛，数月未瘥，山阴唐煜轩大令，以所制太乙神针授余，先用悬针法，痛麻虽减，而未能脱然。继用实按法，苦其不便。因变而为灸，又思灸法，皆用艾作团，点着置所患处。若团小则药力不济，团大则皮肤易伤，故用面碗，隔姜灸之。收束艾火，不使零星散乱，而药气温暖，半刻许，已直透病奥，顿觉肌腠筋络之间氤氲畅达。余每日灸一次，凡三日而所患若失。窃谓此法可为太乙神针之一助，用敢详疏其法，刊附书后，公诸

世人"。(《陈修园医学丛书·太乙神针》)

第四节　肩　冷

王执中灸治肩冷医案一则

原文：

予中年每遇寒月，肩上多冷，常以手掌心抚摩之，夜卧则多以被拥之，仅能不冷，后灸肩髃，方免此患。盖肩髃系两手之安否，环跳系两足之安否，不可不灸也。（南宋·王执中《针灸资生经·卷五·肩痹痛》）

【辨证思路及方法】 本案属"痹证"的范围。肩冷一般称为"肩痹"或"漏肩风"，多由风寒湿邪侵入肩部，致经络阻滞，气血不畅，经筋作用失常所引起。其治宜疏通经络，祛风散寒，用穴以肩部手三阳经穴为主。

【用穴及操作分析】 肩髃，在肩峰端下缘，属手阳明大肠经，祛风湿、利关节作用较强，是治疗肩痹痛的首选穴。又阳明经多气多血，灸之可营养肩部肌肉。《针灸甲乙经·卷十》载"肩中热，指、臂痛，肩髃主之"；又《针灸大成·卷六》言肩髃穴"主中风手足不随，偏风，风瘓，风痿，风病，半身不遂，热风肩中热，头不可顾，肩臂疼痛，臂无力，手不能向头，挛急，风热瘾疹，颜色枯焦，劳气泄清，伤寒热不已，四肢热，诸瘿气"。肩髃与环跳分别位于肩关节、股骨大转子附近，若此处关节发生病变，则手足均废用，故"肩髃系两手之安否，环跳系两足之安否"。

肩痹，俗称凝肩、漏肩风或冻结肩，主要症状为颈肩持续疼痛，患侧上肢抬高、旋转、前后摆动受限，遇风遇冷感觉加重，有沉重感。此相当于西医学中的肩周炎。

现代中医认为，此病多因肩关节周围组织，如滑囊等受冷冻、外伤、感染所致，以肩部筋脉、经筋痹阻不通为病机，临床总以舒筋通络、行气活血为治则，取肩髃、肩髎、肩贞、阳陵泉、条口、中平为主穴。具体辨治如下。少阴证，以肩前、后伸痛为主，治疗除主穴外，加用尺泽、阴陵泉；阳明、少阳证，以肩外侧、外展痛为主，治疗除主穴外，加用手三里、外关；太阳经证，以肩后侧、内收痛为主，治疗除主穴外，加用后溪、昆仑。

第五节　肩背痛

王执中灸治肩背痛医案二则

原文1：

予尝于膏肓之侧，去脊骨四寸半隐隐微疼，按之则疼甚。谩以小艾灸三壮，即不疼。它日复连肩上疼，却灸肩疼处，愈。方知《千金方》之阿是穴犹信云。予每遇热，膏肓穴所在多出冷汗，数年矣，因灸而愈。（南宋·王执中《针灸资生经·卷五·背痛》，另可见于《杂病广要·卷七·身体痛》）

【辨证思路及方法】 本案之看点在于阿是穴的定位与应用。长沙马王堆汉墓出土的帛书中，有关针灸的记载很少，仅少数记载的砭灸处也是仅有固定部位而无穴名，这些地方大多数是砭刺脓肿、瘀血等的压痛明显处。可见腧穴理论形成之前，古人主要是在"居邪之处"灸刺治病的。晋代陈延之《小品方》记载"但逐病所在便灸之"，提出了运用阿是穴的原则。《灵枢·刺节真邪》指出"用针者，必先察其经络之实虚，切而循之，按而弹之，视其应动者，乃后取之而下之"。"酸痛寻阿是"是诊断及治疗多种疾病的重要手段。

【用穴及操作分析】 阿是穴是用"阿是之法"所取的一类腧穴，是机体在疾病状况下出现的特定反应点，它只是一种临时性病理反应点，随病消长，其以"按痛"或"按之快然"或其他阳性敏感反应点为取穴标准，位置不定，常因病邪深浅、禀赋体质、正邪消长、病情进退而异。一般来说，凡病情急、病程短，阿是穴明显以痛为主，宜用针刺治疗；凡病情稳定、病程较长，阿是穴出现多处，并以酸痛为主，适宜温针或电针治疗；凡因寒湿较重的痹证，其阿是穴多以温针、火针为主；若阿是穴浅表或在筋骨边，宜用灸法施治。

原文2：

肩背酸疼，诸家针灸之详矣，当随病证针灸之。或背上先疼，遂牵引肩上疼者，乃是膏肓为患。《千金》《外台》固云：按之自觉牵引于肩中是也，当灸膏肓俞，则肩背自不疼矣。予尝肩背痛，已灸膏肓，肩痛犹未已，遂灸肩井三壮而愈。以此知虽灸膏肓，而他处亦不可不灸云。（南宋·王执中《针灸资生经·卷五·肩背酸痛》）

【辨证思路及方法】 肩背痛主要是由于风寒湿邪侵袭，致经络痹阻，气血不畅，经筋作用失常，可由肩痛牵引至背部，导致背痛，也可因背部疼痛牵引至肩部导致肩痛，临证时应溯其本而治之。假如是背上先痛，然后牵引至肩导致肩背痛，应着重疏通背部经络气血，则肩痛自愈。但即使是背部牵引致肩部疼痛，若肩部经络气血已失常到一定程度，此时仅疏通背部经络就不够，还应疏通肩部经络气血。

【用穴及操作分析】 膏肓，位于足太阳膀胱经背部第二侧线上，灸之可疏通膀胱经，使背部经筋复得滋养，进而作用复常，使背部疼痛缓解。肩井，属足少阳胆经，当大椎穴与肩峰端连线的中点，《标幽赋》记载"肩井、曲池，甄权刺臂痛而复射"，灸之可助疏通肩部经络气血，进而缓解疼痛。

　　肩背痛，主要表现为肩部、背部疼痛。此相当于西医学中的颈椎病或肌筋膜炎等疾病。

　　中医理论认为，此病总以不通则痛、不荣则痛为病机。机体正气不足致邪入侵而经络闭阻或肝肾亏虚，筋脉失养，血不荣筋等均可导致肩背痛。临床以通经止痛为治则，常取主穴如夹脊、天柱、风池、阿是穴、曲池、外关。随证加减：外邪内侵者，加风府、合谷、列缺；气滞血瘀者，加内关、膈俞；肝肾不足者，加肝俞、肾俞、气海。

　　此外，近年来，有人提出了"反阿是穴"。其取穴方法是：先确定阿是穴的位置，再根据阿是穴所在的肌肉寻找反阿是穴。一般来说，反阿是穴在肌肉起、止点和肌腹3个部位，若阿是穴位于其中的某个部位（如肌腹），反阿是穴则位于该肌肉的其他部位（如起点或止点）。

第六节　腰　　痛

徐秋夫针灸结合治腰痛医案一则

　　徐秋夫（生卒年不详），南北朝时刘宋医家，尤其擅长针灸。徐氏认为，有病着鬼邪，须针鬼穴，鬼去则病除，他总结出十三鬼穴："一针鬼宫人中泻，二针鬼信少商中，三针商阳为鬼腹，四针隐白鬼皮行，五泻昆仑为鬼足，六针风池鬼项筋，七砭颊车鬼腮上，八针承浆鬼唇中，九针上星为鬼头，十针灵道鬼心宁，十一阴交会三壮，十二尺泽少泽针，十三鬼穴都针过，猖神恶鬼永无踪"。这些为研究古人治疗精神、情志病提供了宝贵材料，对后世治疗此类疾病也是重要的参考。

　　原文：

　　尝夜有鬼呻吟，声甚凄怆，秋夫问何须，答言姓某，家在东阳，患腰痛死。虽为鬼痛犹难忍，请疗之。秋夫曰："云何厝①法？"鬼请为刍人②，案孔穴针之。秋夫如言，为灸四处，又针肩井三处，设祭埋之。明日见一人谢恩，忽然不见。当世伏其通灵。（唐·李延寿《南史·卷三十二·列传第二十二·张邵传》）

　　【注释】①厝（cuò）：安排。②刍（chú）人：用草扎的人。

　　【辨证思路及方法】本病为腰痛之证。腰者，足三阳三阴之脉及奇经八脉皆从其而上。系于腰而为痛者，有痛引项脊、痛引脊内廉等，临床辨证应各随其痛其脉以刺之。从其案述结合少阳经主枢且胆经行颈循胁出气街以行腰横入髀厌中，可推测此案当属腰痛及髋者。

【用穴及操作分析】《针灸甲乙经》云肩井"治肩背髀痛，臂不举"；《铜人腧穴针灸图经》指出肩井"治因扑伤腰髋疼"；《针灸摘英集》亦云"治肾虚腰痛久不已，刺足少阳经肩井二穴，次针足太阳经肾俞二穴"。古有井田之法，"井开四道，而分八宅"，即四通八达，肩井为手少阳、足少阳、足阳明、阳维之会，有如诸病之市集，此即肩井穴名之由来。故其尤能祛风散寒、活血行气。故肩井穴，用治腰痛，看似奇特，实有至理。本案徐秋夫治疗腰痛，先灸四处以温阳补阳，再从少阳入手，又针肩井，实为妙哉，不仅祛除寒湿邪气，复少阳枢机运转阳气通达之功，疗效立显。

许叔微灸药结合治腰痛医案一则

原文：

治肾虚腰痛，腰不能转侧，麋茸圆。

麋茸（一两，酥炙黄，燎去毛，无即以鹿茸代），舶上茴香（半两，炒香），菟丝子（酒浸，曝干，用纸条子同碾，取末，一两）。上为末，以羊肾二对，用酒煮烂去膜，研如泥，和圆，如梧桐子大，阴干。如羊肾少，入酒糊佐之。每服三五十圆，温酒盐汤下。

戊戌年①八月，淮南大水，城下浸灌者连月。予忽脏腑不调，腹中如水吼数日，调治得愈。自此腰痛不可屈折，虽洗面亦相妨，服遍药不效，如是凡三月。予后思之，此必水气阴盛，肾经感此而得，乃灸肾腧三七壮，服此药差。

肾腧二穴，在第十四椎下两旁相去各一寸五分，与脐平。治虚劳羸瘦，耳聋，肾虚，水脏久冷，心腹膨胀，两胁满引，少腹急痛，目视𥉂𥉂，少气溺血，小便浊出精，阴中疼，五劳七伤虚惫，脚膝拘急，足寒如冰，头重身热振栗，腰中四肢淫泺，洞泄食不化，身肿如水，灸以年为壮。《针灸经》云，针入三分，留七呼，灸三壮。（宋·许叔微《普济本事方·卷第二·肺肾经病》，另可见于《医学纲目·卷之二十八·肾膀胱部》及《杂病广要·身体类·腰痛》）

【注释】①戊戌年：北宋徽宗政和七年（1117）。

【辨证思路及方法】本案为直接灸肾俞配合服用麋茸丸治疗腰痛的验案，病起于连日大雨而致脏腑不调。其辨证思路为脏腑辨证。盖肾主水，连日大雨则水邪隆盛，以致侵扰肾阳，肾经之气不利。肾足少阴之脉"贯脊"，其所生病中有"脊股内后廉痛"；膀胱足太阳之脉是动病中有"脊痛，腰似折"，故其治旨在温补肾中之阳气，以艾炷直接灸肾俞及服麋茸丸虽一灸一药，治则相同。

【用穴及操作分析】肾俞穴内应肾脏，为肾气输注之处，是治疗肾脏疾病的关键穴位；功能益肾助阳、纳气利水；主治诸种肾病。《玉龙歌》指出"肾弱腰痛不可当，施为行止甚非常，若知肾俞二穴处，艾火频加体自康"；又《胜玉歌》记载"肾败腰痛小便频，督脉两旁肾俞除"。

王执中载他医火针缪刺治腰痛医案一则

原文：

有妇人久病而腰甚疼，腰眼忌灸。医以针置火中令热，谬刺痛处，初不深入，既而疼止，则知火不负人之犹信云。（南宋·王执中《针灸资生经·卷五·腰痛》）

【辨证思路及方法】腰痛甚剧则知必有外邪阻滞，或风，或寒，或湿，夹杂闭阻气血而痛。此时径自祛邪为要，毋得留邪，邪尽后再行扶正。然若不及时治疗，以致邪气久羁，则正气必伤，终成虚实夹杂之证，非但病情缠绵难愈，且留寇变化走窜，若非经验老到，则不能得认证及治疗之心法，使之陷入困难境地，此案久病而腰甚痛即是此类。

【用穴及操作分析】《灵枢·官针》指出"淬刺者，刺燔针则取痹也"，意谓火针烧后刺入，尤能开结散寒，祛邪通经；又《灵枢·经筋》）记载"治在燔针劫刺，以知为数，以痛为输"，意在强调火针功在劫邪，治疗痹证之属于邪阻一类尤为顺手。然邪气走窜不定，左右相引，必认清病邪所在，方能应手而效。

王执中火针配合艾灸治疗腰痛医案二则

原文1：

舍弟腰痛，出入甚艰，予用火针微微频刺肾俞，则履如故，初不灸也。

原文2：

屡有人背伛偻，来觅点灸，予意其是筋病使然，为点阳陵泉，令归灸，即愈。筋会阳陵泉也。然则腰疼又不可专泥肾俞，不灸其他穴也。（南宋·王执中《针灸资生经·卷五·腰痛》，另可见于《普济方·针灸·卷十三·腰痛》及《杂病广要·身体类·腰痛》）

【辨证思路及方法】腰痛一证，治法甚多，以其病因、病机繁杂之故也。或因邪气侵袭、跌打闪挫以致气血失和；或由房劳内伤、湿浊下流以致腰府失荣。故其治疗大法总以补虚泻实为要。然临证之时，则必根据患者具体情况，灵活治疗。

【用穴及操作分析】本案王执中舍弟之腰痛，由出入甚艰观，此必邪气阻滞为主，肾虚失养为次。故以火针通经之力祛邪，借肾俞扶正之力补养而效。第二例之伛偻，虽亦有腰痛，然病实在筋。《素问·刺要论》指出"病有浮沉，刺有浅深，各至其理，无过其道"，故灸筋会而愈。

杨继洲指针结合中药治腰痛医案一则

原文：

壬戌岁[①]，吏部许敬庵公，寓灵济宫，患腰痛之甚。同乡董龙山公推予视之。诊其脉，尺部沉数有力，然男子尺脉固宜沉实，但带数有力，是湿热所致，有余之疾也。医作不足治之，则非矣。性畏针，遂以手指于肾俞穴行补泻之法，痛稍减，空心[②]再与除湿行气之剂，一服而安。公曰：手法代针③，已觉痛减，何乃再服渗利之药乎？予曰：针能劫病，公性畏针，故不得已而用手指之法，岂能祛除其病根，不过暂减其痛而已。若欲全可，须针肾俞穴，今既不针，是用渗利之剂也。岂不闻前贤云：腰乃肾之府，一身之大关节。脉沉数者，多是湿热壅滞，须宜渗利之，不可用补剂。今人不分虚实，一概误用，多致绵缠，痛疼不休（出《玉机》中）。大抵喜补恶攻，人之恒情也。邪湿去而新血生，此非攻中有补存焉者乎？（明·杨继洲《针灸大成·卷九》）

【注释】①壬戌岁：明世宗嘉靖四十一年（1562）。②空心：指空腹。③手法代针：以手指在穴位上行紧按揉压的手法，以代替针刺的治疗方法。

【辨证思路及方法】本案患者腰痛，脉尺部沉数有力，故杨继洲认为此乃湿热所致，属有余之邪作祟。他医将之作为肾虚来治疗是错误的。由于患者惧针，故以手指代针之法行补泻，同时配以清热利湿之药而愈。

【用穴及操作分析】指针是以手指在穴位上行紧按揉压的手法，相当于点穴，用来代替针刺。肾俞穴是肾的背俞穴，腰为肾之府，故有利腰脊的作用，是治疗腰部疾患的特效穴。案中患者惧针，故用手指点按肾俞穴，行泻法，体现出治疗方案要因人制宜，治疗手段和方法要全面。

腰痛，以自觉腰部疼痛为主要临床表现。此相当于西医学腰肌纤维炎、强直性脊柱炎、腰椎骨质增生、腰椎间盘病变、腰肌劳损等。

现代中医教材认为，此病以筋脉痹阻，腰府失养为病机，与肾、足太阳经、督脉关系密切，常治以散寒通络、益肾壮腰之法，以大肠俞、夹脊、阿是穴、委中等为主穴。具体辨治如下。寒湿腰痛，腰部冷痛重着，转侧不利，逐渐加重，静卧病痛不减，寒冷和阴雨天则加重，治疗除主穴外，加用腰俞；湿热腰痛，腰部疼痛，重着而热，暑湿阴雨天症状加重，活动后或可减轻，身体困重，小便短赤，治疗除主穴外，加用大椎、曲池；瘀血腰痛，腰痛如刺，痛有定处，痛处拒按，日轻夜重，轻者俯仰不便，重则不能转侧，除主穴外，加用膈俞；肾虚腰痛，腰部隐隐作痛，酸软无力，治疗除主穴外，加用志室、命门。

所录案中，徐氏案治之肩井、王氏案治之阳陵泉及杨氏案，值得临床应用和研究。"腰为肾之府"，此中医之滥觞也。一见腰痛，则言不离肾虚，药不外补肾。现代临床多只着眼于腰之局部取穴，其症或可解，然诸如腰痛之足阳明、足少阴、足少阳所致者，其经脉之疾未去，腰痛何以得解？因经络外连四肢百骸，内连脏腑，故日久恐恐变生内脏之疾；又本症或阴或阳，或实或虚，在筋在骨，岂一法可以独治？

这种辨证论治尤能体现于针灸临床，针刺祛邪以通经治实，艾火温通以治虚，病位不同则穴位不一，凡此种种，着实令人深思。今人凡见腰痛就诊断为肾虚证，多喜补恶攻，致腰痛缠绵不愈，让患者对治疗失去了信心。故诊断时要分清虚实，才能取效。

许氏案之肾虚腰痛，在现代仍以艾灸治疗为主，当代有人取命门、肾俞、腰阳关、大肠俞隔姜灸，通过益肾壮腰、温经通络、活血止痛，达到良好效果。

王氏案之火针法，现代临床常用于痹证等病的治疗中，但往往是以痛点为主。从本案看，治疗中更应注意病邪所在部位。病在左而痛在右者，治右必不效，治左则右自愈，学者不可不知。

<h2>第七节　麻　木</h2>

李杲汤剂配合刺血治手脚麻木医案一则

原文：

李东垣治杜意远，患左手、右腿麻木，右手大指、次指亦常麻木至腕，已三四年矣。诸医不效，求治。曰：麻者，气之虚也，真气①弱，不能流通，至填塞经络，四肢俱虚，故生麻木不仁。与一药，决三日效，遂制人参益气汤②，服二日，手心便觉热，手指中间如气胀满。至三日后，又觉两手指中间如手擦，傍触之。曰：真气遍至矣。遂于两手指甲傍，各以三棱针一刺之，微见血如黍粒许，则痹自息矣。后再与调理而愈。（清·魏之琇《续名医类案·卷三·麻木》，另可见于《医学纲目·卷十二·肝胆部·诸痹》）

【注释】①真气：《素问·离合真邪论》记载，真气者，经气也。②人参益气汤：《兰室秘藏·卷下》载人参益气汤"治两手指麻木，四肢困倦，怠惰嗜卧，乃热伤元气也。黄芪（八钱），生甘草、人参（各五钱），白芍药（三钱），柴胡（二钱五分），炙甘草、升麻（各二钱），五味子（一百四十个），上㕮咀，分作四服，每服水二盏煎至一盏，去渣，稍热食远服"。

【辨证思路及方法】本案以麻木为主要表现，属痹证范畴。究其病机，《素问·痹证》指出"其不痛不仁者，病久入深，荣卫之行涩，经络时疏，故不通，皮肤不营，故为不仁"。但在不仁具体属营属卫这一问题上，《黄帝内经》自身也有不同的说法。《灵枢·刺节真邪》记载"卫气不行，则为麻木"；《素问·逆调论》则指出"营气虚则不仁，卫气虚则不用。营卫俱虚则不仁且不用"。李东垣认为本病病机在真气（即经气）虚，气虚则无力推动营卫二气正常流转运行，以至于积滞停留，阻塞脉道，而不得荣养四肢。四肢不得荣养则麻木不仁，其治当补气通经，以复营卫运行之机，如此则脉道复通，肢体得养，麻木自除。

本案病机虽属虚证，但痹证的发病却不离外邪因素。故于补气通经之外，亦应给邪以出路，故取指甲旁放血。

【用穴及操作分析】本案中所取穴位为大指、示指指甲两旁，并非固定穴位。究其意旨，人参益气汤补气通经，则经脉满溢，迫邪于指尖，此时放血则在于给风寒湿邪以出路，正盛邪出则痹证自息。以此观之，则本案中一针一药，分别对应祛邪与扶正。

单用刺血疗法治疗麻木也有其理论基础，如《金匮要略·中风历节病脉证并治》云："邪在于络，肌肤不仁。"而治邪在络之病，则可采用《灵枢·官针》中提到的络刺，以"刺小络之血脉"，即以刺血治疗络病。在临床中，单独以刺血治疗还是采用服药结合刺血的疗法需要视疾病部位而定。《素问·调经论》记载："风雨之伤人也，先客于皮肤，传入于孙脉，孙脉满则传入于络脉，络脉满则输于大经脉。"如病邪部位表浅，尚在"孙络"或"络脉"层面，则可以单独放血治疗。如果病邪已"输于大经脉"，则刺血疗法因层次表浅，理论上不会有明显的疗效，需效仿本案之治法。李杲治病手到病除的关键在于辨明疾病层次。

张从正汗服药结合针刺治臂麻医案一例

原文：

鄃城梁贾人，年六十余，忽晓起梳发，觉左手指麻，斯须半臂麻，又一臂麻，斯须头一半麻，比及梳毕，从胁至足皆麻，大便二三日不通。往问他医，皆云风也。或药或针，皆不解，求治于戴人。戴人曰：左手三部脉皆伏，比右手小三倍，此枯涩痹也，不可纯归之风，亦有火燥相兼。乃命一涌、一泄、一汗，其麻立已。后以辛凉之剂调之，润燥之剂濡之，惟小指、次指尚麻。戴人曰：病根已去，此余烈也，方可针溪谷①。溪谷者，骨空也。一日晴和，往针之，用《灵枢》中鸡足法，向上卧针，三进三引讫，复卓针起，向下卧针，送入指间皆然。手热如火，其麻全去。昔刘河间作《原病式》②，常以麻与涩同归燥门中，真知病机者也。（金·张从正《儒门事亲·卷七·燥形·臂麻不便八十九》，另可见于《医学纲目·卷之十二·肝胆部·著痹》）

【注释】①溪谷：现多以溪谷穴为胃经归来穴之别名。在本文中，溪谷穴指后溪。②《原病式》：指刘完素《素问玄机原病式》。刘完素在书中云："或麻者，亦由涩也。由水液衰少而燥涩，气行壅滞，而不得滑泽通利，气强攻冲而为麻也。"

【辨证思路及方法】本案为以汗、吐、泻法配合辛凉润燥药及针刺后溪穴治疗臂麻的验案。患者以遍身麻痹为主要表现，其左脉寸、关、尺皆沉且小。故究其病因，除《素问·痹论》所言"风寒湿三气杂至，合而为痹"等实邪之外，尚有因素体亏虚、外邪久客导致的"病久入深，荣卫之行涩，经络时疏"（《素问·痹论》）等虚候，故其人"左手三部脉皆伏，比右手小三倍"，正合刘完素所言"麻者，亦由涩也。由水液衰少而燥涩，气行壅滞，而不得滑泽通利，气强攻冲而为麻也"。张从正在此案的辨证中区别于前医之处为其于风证理论之外，兼顾了火燥之邪，故其治在以汗、吐、下三法祛邪之外，另行以润燥之剂调和，以去病根，取得了更为突出的疗效。本案针刺的作用在于，于病根已除之际祛除余留的小指无名指麻木。

【用穴及操作分析】文中"溪谷"一穴为后溪穴。张从正以鸡足刺法刺后溪穴，向上卧针并三进三出后复向下卧针，使患者自觉手掌发热而麻木尽去，其法与后世发明的烧山火复式补法有类似之处，对后世有很大借鉴意义。鸡足刺，指《灵枢·官针》所载的合谷刺："合谷刺者，左右鸡足，针于分肉之间，以取肌痹，此脾之应也。"

麻木，主要表现为肌肤知觉减弱或消失。相当于西医学中的颈椎病、中风、脊髓损伤、糖尿病周围性神经病、周围神经炎、血栓性脉管炎、脊髓空洞症、神经根中毒失调损伤等。

《内经》曰："风寒湿三气杂至，合而为痹。"河间曰："留着不去，四肢麻木拘挛也……皮肤不营，故为不仁。夫所谓不仁者，或周身或四肢唧唧然麻木不知痛痒，如绳扎缚初解之状，古方名为麻痹者是也。"丹溪曰："麻是气虚，木是湿痰死血……医者宜各以类推而治之，不可执一见也。"

现代中医认为，其病机总属经络痹阻，气血不通。临床常以疏通经络为治，以局部、循经远端取穴及八邪、八风为主。若患者伴有原发疾病，则同时要积极治疗原发病。

所录案中，李氏案，现代多以痹证治之，以循经及局部取穴为主。然而李氏用三棱针在井穴点刺放血，使局部瘀滞排出体外，旧血去，新血生，达到通调经气之效。此法可作为该病的一种便、验、效、廉的治疗手段。

张氏案，现代多认为属于脊髓型颈椎病。该病是由于颈椎椎体退化及相邻软组织的退变（如椎间盘突出、椎体后缘骨刺、后纵韧带骨化、黄韧带肥厚或钙化、椎管狭窄等）造成对脊髓的直接压迫，加上剧烈的运动或长期的不良姿势等动态因素的影响，导致脊髓受压或脊髓缺血，继而出现脊髓的功能障碍。其主要临床症状有以下两点。①功能障碍。由于致压物直接压迫锥体束（皮质脊髓束），局部血供减少，使患者出现下肢无力，双腿发紧（如缚绑腿），及抬步沉重感等，渐而出现足踏棉花、抬步打漂、跛行、易跪倒（或跌倒）、足尖不能离地、步态拙笨及束胸感等症状；②肢体麻木。此由脊髓丘脑束受累所致。由于在脊髓丘脑束内的痛、温觉纤维与触觉纤维分布不同，因而受压迫的部位不同时可能会出现不同的表现，具体症状因受压迫部位而定。就本案症状而言，当椎间孔受到压迫时，臂丛神经发出的尺神经因支配掌尺侧1/3和1个半手指，背尺侧1/2和2个半手指皮肤，所以会出现无名指、小指麻木。

第八节　肢　　挛

王执中载他医灸治肢挛医案一则

原文：

有贵人手中指挛，已而无名指、小指亦挛，医为灸肩髃、曲池、支沟而愈。支沟在腕后三寸。或灸风池，多有不灸支沟，只灸合谷云。（南宋·王执中《针灸资生经·卷五·手麻痹不仁》，另可见于《续名医类案·卷十三·痛痹》）

【辨证思路及方法】 本案之指挛多因血不养筋、血燥筋伤或寒滞经脉，导致筋脉失养，而拘急挛痛。《诸病源候论·五指筋挛不得屈伸候》指出"筋挛不得屈伸者，是筋急挛缩，不得伸也。筋得风热则弛纵，得风冷则挛急"；又《景岳全书·非风》载"非风瘫痪等证，亦有寒热之辨。观之经曰寒则反折筋急，热则筋弛纵不收，此固其常也。然寒热皆能拘急，亦皆能弛纵，此以不可不知。如寒而拘急者，以寒盛则血凝，血凝则滞涩，滞涩则拘急，此寒伤其营也。热而拘急者，以火盛则血燥，血燥则筋枯，筋枯则拘急，此热伤其营也"。

【用穴及操作分析】肩髃、曲池、合谷均为手阳明大肠经穴，阳明经多气多血，灸之可疏通经络气血，使筋脉复得濡养，从而通则不痛，荣则不痛。支沟属手少阳三焦经，灸之亦可行气活血止痛。但临床多选用阳明经所属穴位。

张从正针治肢挛医案一则

原文：

黄如村一叟，两手搐搦[1]，状如拽锯，冬日不能覆被。适戴人之舞阳，道经黄如，不及用药，针其两手大指后中注[2]穴上。戴人曰：自肘以上皆无病，惟两手搐搦，左氏[3]所谓风淫末疾者，此也。或刺后溪，手太阳穴也，屈小指握纹尽处，是穴也。（金·张从正《儒门事亲·卷六·风形》，另可见于《续名医类案·卷三·痉》）

【注释】①搐搦（chù nuò）：十指频频开合，两拳紧捏的症状。②中注：中注为肾经位于腹部之腧穴，与文中描述不符；此"中注"从定位及功用看，疑为合谷。③左氏：指《左传》。其载"阴阳风雨晦明，天之六气也。阴淫寒疾，阳淫热疾，风淫末疾，雨淫腹疾，晦淫惑疾，明淫心疾，是六气者，乃人生致病之原也"。

【辨证思路及方法】本案为针合谷治疗手搐搦的验案。"自肘以上……风淫末疾者"一句即点明了病因在风邪，其中却反映了辨病与辨证两部分的内容。何谓辨病？"两手搐搦，状如拽锯"是两手之病，是末疾。何谓辨证？"自肘以上皆无病"排除了手颤的其他原因。辨病与辨证明晰，则取穴用针可以无误。中医学所言辨证应灵活运用，不应拘泥。辨证以准确反映病理实质、运用最正确的治疗方法为目的。脏腑辨证是辨证，经络辨证是辨证，文中"自肘以上皆无病，惟两手搐搦"可辨明该病可按"风淫末疾"论治，同样也是辨证。

【用穴及操作分析】本案以风淫论治，风为阳邪，易伤阳位。四末为诸阳之本，两者同气相求，故感受风邪则四末——手足受邪。又风性主动，故发为肢体震颤不止。本案既以此立论，则在取穴上以局部取穴与"腧穴所在，主治所及"为原则，选取合谷、后溪为穴。学习本案可取其辨证论治之方法，在临床使用时不妨两穴同时取用，同时配以"八邪"以增强疗效，其意与本案相合。

杨继洲针药结合治臂不举医案一则

原文：

乙卯岁[1]，至建宁[2]。滕柯山母，患手臂不举，背恶寒而体倦困，虽盛暑喜穿棉袄，诸医俱作虚冷治之。予诊其脉沉滑，此痰在经络也，予针肺俞、曲池、三里穴③，是日④即觉身轻手举，寒亦不畏，棉袄不复着矣。后投除湿化痰之剂，至今康健，诸疾不发。若作虚寒，愈补而痰愈结，可不慎欤！（明·杨继洲《针灸大成·卷九·医案》）

【注释】①乙卯岁：明世宗嘉靖三十四年（1555）。②建宁：明代的府名，即今福建之建瓯。③三里穴：指足三里穴。④是日：当日。

【辨证思路及方法】本案"手臂不举"为经络之疾，加之"恶寒"（畏寒恶冷等症当属寒邪侵袭）故诸医皆以寒治之。然，本症复有"体倦困"，此为脾虚湿阻于内，清阳失于布达，虽兼有"恶寒"，而"脉沉滑"则明显提示了此为痰湿阻滞于内，而非寒邪为患。其恶寒喜暖（"暑着棉衣"）之症当属痰阻经络，阳气潜藏而不出所致，非寒之故也。何以知之，脉沉滑也。从其案述可知，其病发于夏暑之季，夏日阳气浮于外，其脉"夏日在肤，泛泛乎万物有余"（《素问·脉要精微论》），故夏日脉沉或示里邪，或阳日闭郁于内，不达于外。

【用穴及操作分析】本案以臂不举为主要表现，伴见恶寒、脉沉滑，因不复有他症，故只以曲池疏通上肢气血。曲池为手阳明合穴，多气多血而善于调经；肺俞为肺之背俞穴，取之一则可理肺气以行痰气，肺主一身之气，气行则痰消，一则宣肺解表，以发皮表之疾，祛恶寒之症；足三里为阳明经穴，一者阳明多气多血，阳明经穴又可行气血、温经络，二者足三里能祛痰湿，两功用相合，可以治疗手臂部功能不利的病证。

肢挛，属中医"痉证"范畴，主要表现为项背强直，四肢抽搐，角弓反张。相当于西医学中脑炎、脑瘤、癫痫、肝性脑病、尿毒症、高热中暑、破伤风、药物中毒等多种疾病。类风湿关节炎、脑血管意外后遗症及肌强直等亦可见。

现代中医认为，肢挛可由外邪侵袭，或脏腑失调致脉络受阻；或阴虚风动，络脉失养；或因创伤后，风毒之邪侵袭于脉络等所致。常以熄风定搐为治则，取百会、水沟、合谷、太冲、阳陵泉为主穴，随证配穴。

所录案中，王氏案，现代多认为属手指挛急，多见于西医学中风后遗症、小儿脑瘫等疾病。临床亦有采用针刺少府穴治疗手指挛急的。从西医学来看，本穴的解剖位置在第四、五掌骨间，有第四蚓状肌、指浅深屈肌腱，深部为骨间肌，在第四掌侧有尺神经分布。蚓状肌与骨间肌均有伸手指间关节之功，且受尺神经支配，而在脑血管疾病所引起的瘫痪中，从肌群瘫痪程度来看，一般在上肢伸肌群比屈肌群瘫痪程度为重，故在机能恢复过程常易痉挛而引起后遗症。针刺少府穴可对尺神经产生刺激作用，从而使蚓状肌与骨间肌取得伸指之功。王氏则从经脉失于濡养之病机角度施治而获效。

张氏案，西医学多认为是老年性震颤，属运动型障碍疾病，也被称作良性震颤、家族性震颤或特发性震颤。目前其病因和发病机制尚不十分清楚，由于该病以特发性震颤为唯一症状，且1/3左右的患者有家族史，故怀疑本病与遗传有关。目前西医对本病的治疗包括心理治疗和药物治疗，但均不能根治，仅能控制病情，延缓病程。这为针灸治疗该病提供了很好的发展空间。

杨氏案之臂不举，现多认为属经络痹阻，治以通经活络为主，多取曲池、肩髃、外关、合谷等穴以疏通经络。然经络痹阻多只局限于经络肢体病证，至于恶寒、体倦则从经络辨证上较为牵强，且更无从解释沉滑之脉象。而杨氏从痰入手，将臂不举责之于痰在经络，只取上肢一穴，复取下肢三里，以成上下呼应之势，意在通行气血经络，再以肺俞行气，则病去如失。其从脉象沉滑即诊为痰邪，实为辨证之精要，然痰性胶结，不易速去，故在通经之后，复加服中药祛湿化痰以治其本，其症则愈。现代治疗中若只取通经之穴，则症或可解于一时，然痰邪未去，日久必生重疾。若因恶寒喜暖，盛暑着棉袄之症诊为寒证，治以艾灸温通之法，则愈灸痰邪固结愈甚，津液伤损，久后若可生痉挛之疾。

第九节 痛 风

朱丹溪刺血结合服药治痛风医案一则

原文：

邻人鲍子，年二十余，因患血痢用涩药取效。后患痛风，叫号①撼邻里。予视之曰：此恶血②入经络证，血受湿热，久为凝浊，所下未尽，留滞隧道③，所以作痛。经久不治，恐成偏枯。遂与四物汤④加桃仁、红花、牛膝、黄芩、陈皮、生甘草，煎生姜汁，研潜行散，入少酒饮之，数十贴，又与刺委中，出黑血近三合而安。（元·朱丹溪《格致余论·痛风论》，另可见于《古今医案按·卷八·痹》及《医学纲目·卷之十二·肝胆部·诸痹·痛痹》）

【注释】①叫号：号义同"嚎"，指嚎叫。②恶血：指瘀血的一种，是指溢于经脉外、积存于体内、尚未消散的败坏之血。③隧道：指经络。④四物汤：《太平惠民和剂局方》载"当归（去芦，酒浸，炒），川芎、白芍药、熟干地黄（酒洒，蒸）各等分，上为粗末。每服三钱，水一盏半，煎至八分，去渣，热服，空心，食前"。本方在《仙授理伤续断秘方》中用于治疗外伤瘀血作痛，后《太平惠民和剂局方》用于治疗妇人诸疾。

【辨证思路及方法】本病患血痢而用涩药取效，血痢为涩药所遏，湿热逼入血分，湿浊热邪阻滞于隧道，脉络阻塞作痛。瘀血疼痛较之于气分疾患疼痛尤为剧烈，故患者"叫号撼邻里"，此亦诊断之又一依据。故以四物汤补血和血，加桃仁、红花、牛膝通络化瘀；黄芩清肝胆湿热以治痢；潜行散凉血燥湿；陈皮和中开胃；生甘草凉血止痛；佐酒以宣通。患者虽值年壮血盛，似不宜用补药，而大肠为热邪所销烁化为脓血，阴血久伤，故仍与四物汤补血养阴。

【用穴及操作分析】刺络放血疗法是用三棱针（由九针中的锋针发展而来）刺破

血络或腧穴，放出适量血液的治法，《灵枢·九针十二原》指出"菀陈则除之"，刺络放血可用于瘀血证。委中，名血郄，穴名意指膀胱经的湿热水气在此聚集。具有清热解毒、疏筋利腰之功，治一切湿热邪毒，法宜泻。

痛风，又称"痹证""白虎病""历节风"，主要表现为足大趾跖趾关节及踝、膝、指、腕、肘关节红肿热痛，且发病急骤，剧痛难忍。本医案痛风不全等同于西医学中的痛风。

现代中医认为，痛风可由风、寒、湿、热之邪侵袭经络或饮食不节而诱发。本病急性期有风、寒、湿、热、寒热错杂等型；慢性期有痰、瘀、气血两虚、肝肾两亏等型。常治以祛风逐湿，消肿止痛。取血海、三阴交、阴陵泉、丰隆、行间、太冲为主穴。

所录朱氏案，现多认为属经络闭阻，临床多采取针刺、艾灸、放血、拔罐等综合方法达到通经活络的目的。然而，临床也不乏效果不理想之病案。而朱氏于服中药后行放血疗法，乃是基于其血受湿热凝结之诊断。委中放血则直达病所，正是"有是证则用是法"，故起效快，疗效确切。

第十节　腰腿膝足病

淳于意针刺治足热医案一则

原文：

故济北王①阿母②自言足热而懑③，臣意告曰："热厥也。"则刺其足心各三所，案之无出血，病旋已④。病得之饮酒大醉。（西汉·司马迁《史记·卷一百零五·扁鹊仓公列传》）

【注释】①济北王：齐悼惠王之子刘志，于汉文帝十六年受封济北王。②阿母：乳母。③懑：同"闷"。④已：停止，即痊愈。

【辨证思路及方法】本案之"足热而懑"为热厥也，概因饮酒大醉而得。酒具湿热之性，剽悍急疾，入人体奔腾于营卫气血之中。大醉则气乱而下，且酒入肾，因此，湿热蕴于足少阴肾经。《素问·厥论》言"夫酒气盛而剽悍，肾气有衰，阳气独胜，故手足为之热也"，是故"阴气衰于下，则为热厥"。所以，本病责乎肾阴不足，阳热偏亢，阴阳失调。

【用穴及操作分析】本案"足热而懑"，不复有他证，故只刺其涌泉穴使肾水上达以降上部之虚火。涌泉为足少阴肾经井穴，是其脉气所发之处，处极阴之所，针刺时针尖指向太冲，益肾水而又能潜降升中之阳。是为选穴精少而攻专，故"病旋已"。

本案"足热而懑"现多认为由阴虚内热或火（湿）热内郁等所致，常施以滋阴降火、清热养阴、清肝理脾、祛湿除热，临床选穴不一而足，随证而配。然此案为酒醉而得，若从其角度或思路分析，不免有点单薄牵强。仓公从病因入手，从酒之性、大醉后气血阴阳之变化论之，得"足热而懑"实为肾阴受损、阴虚阳亢所致，故只取涌泉一穴即从根本上治愈疾病。现代治疗中，一方面在辨证诊断时常陷入既定思维而直指病机，却忽略以患者为本，综合分析疾病之诱因或病因；另一方面，常多经、多穴配伍成方，其症或可解，但难免有不得要领之嫌，且增加病患痛苦。

窦材灸药结合治足腿病医案二则

原文1：

一老人腰脚痛，不能步行，令灸关元三百壮，更服金液丹，强健如前。（宋·窦材《扁鹊心书·卷中·足痿病》，另可见于《续名医类案·卷十九·腰痛》）

【辨证思路及方法】本案为灸关元结合服用金液丹治疗腰脚痛的验案。腰痛与足太阳膀胱经、督脉、足少阴肾经有关，足少阴肾经"贯脊属肾"，其所生病有"脊股内后廉痛……足下热而痛"，与肾相表里的膀胱经，则"从腰中下挟脊贯臀"。本案患者为老人，盖年老气血虚弱，肾精亏虚；故其治当疏通经络，补益肾气；通过灸关元穴进行治疗。值得注意的是，窦材治疗腰痛盖以肾虚论治，并无辨证，其理论依据为"凡腰以下肾气主之，肾虚则下部无力，筋骨不用"。《续名医类案》则对此提出反对意见："窦氏之法，惟沉寒痼冷者宜之，有此痼疾，即有此蛮治，亦未可尽废，时误用，则受祸最最烈矣"。腰痛固然以肾虚居多，但也有阴虚、湿热腰痛者，以虎潜丸及潜行散治疗更为对证，如一味蛮用灸法，恐于病无益。

【用穴及操作分析】关元穴居脐下三寸，为足三阴经与任脉之交会穴，人身元阴元阳关藏之地，能从阴引阳，补益之功尤强，恰与本案之年老肾虚所致之腰痛相符。

原文2：

一人患脚气，两胻骨①连腰，日夜痛不可忍。为灸涌泉穴五十壮，服金液丹，五日痊愈。（宋·窦材《扁鹊心书·卷中·脚气》，另可见于《续名医类案·卷十九·脚气》）

【注释】①胻（héng）骨：骨名，亦作骺骨，为小腿胫、腓骨之统称。

【辨证思路及方法】本案为以艾灸涌泉治疗脚气的验案。中医古籍中的脚气系指以足胫水肿、麻木、酸痛、无力等为主要表现的病证，不同于西医学中的同名词。其病可由湿热下注足胫或寒邪壅滞气血而致下肢经脉、经筋失于濡养，而致痿废不用，不荣则痛。本案中患者最明显的症状为两胻骨连腰日夜痛不可忍。剧痛无休止应为实证；又肾主骨，腰为肾之府，肾足少阴之脉"贯脊属肾"，其所生病有脊股内后廉痛，故治疗应以温补肾阳为主。

【用穴及操作分析】涌泉为肾经井穴。足三阴经从足走腹，肾经起于涌泉，且井穴为一经之气所发出处，故取涌泉穴可补肾气，治疗经络循行线上的诸痛证。《灵枢·五邪》指出"邪在肾，则病骨痛阴痹"；又《备急千金要方》记载"涌泉、阴谷，主……身体腰脊如解"。

甄权针治足躄医案二则

原文1：

仁寿宫①备身②患脚③，奉敕④针环跳、阳陵泉、巨虚下廉、阳辅，即起行。（唐·孙思邈《备急千金要方·卷八诸风·偏风第四》）

【注释】①仁寿宫：宫殿名。②备身：官名。南北朝时期，北齐禁卫武官制度，是一种高级禁卫武官。③脚：《说文解字》曰："脚，胫也。"④敕：自上命下曰"敕"，特指皇帝的诏令。

【辨证思路及方法】本案脚痛为经络之疾，因风寒湿侵袭下肢经络，致气血凝涩，津液稽留，日久荣卫之气阻碍难行，正邪交战，故作痛不止。

【用穴及操作分析】本案患者以脚痛为病，取环跳、阳陵泉穴活血通络；下巨虚、阳辅穴，一则可助通络，一则可除湿散寒。其中下巨虚为小肠经之下合穴，以清利湿浊偏胜；阳辅穴为胫骨之辅，傍于辅骨外侧，外为阳，有扶阳以抑阴之意，所治多属寒性之阴证。四穴配伍，相辅相成，穴简力专。

原文2：

大理①赵卿患风②，腰脚不随，不能跪起，行上髎一穴，环跳一穴，阳陵泉一穴，巨虚下廉一穴，即得跪。（唐·孙思邈《备急千金要方·卷八诸风·偏风第四》）

【注释】①大理：官名。掌刑法。秦汉时期称"廷尉"，北齐为"大理卿"，隋复置"大理寺卿""少卿"，历代皆沿称。②风：指偏风。

【辨证思路及方法】本案腰脚不遂为经络之疾，当为风寒湿侵袭腰部，血气凝涩稽留，日久成瘀，致气血失调，经气失畅，而湿性趋下留滞关节、经脉，故"不能跪起"。

【用穴及操作分析】本案以腰脚不遂、不能跪起为主症。上髎，为足太阳经穴，故此穴既有活血祛风之功，又有扶元散寒壮腰之力，善治腰痛；环跳，为足少阳与太阳之会，可祛风除湿、通经活络，主治冷风并湿痹；阳陵泉为足少阳经之合穴，又为筋会，可舒筋利节，与环跳穴合用，疏通经络之力更强；下巨虚，为小肠经之下合穴，一则加强疏通之力，一则可祛除湿邪。四穴力简，配伍成方，相得益彰。

华佗直接灸夹脊治足躄医案一则

原文：

《佗别传》曰：有人病两脚躄①不能行，舆②诣佗，佗望见云："已饱针灸服药矣，不复须看脉。"便使解衣，点背数十处，相去或一寸，或五寸，纵邪不相当。言灸此各十壮，灸创愈即行。后灸处夹脊一寸，上下行端直均调，如引绳也。（西晋·陈寿《三国志·魏书·方技传第二十九·华佗传》）

【注释】①躄（bì）：同"跸"，跛。②舆：驾车。

【辨证思路及方法】《素问·生气通天论》指出"阳气者，精则养神，柔则养筋"。本案"脚躄不能行"，病在肢体局部，为阳气郁遏不行，无以养筋所致。

【用穴及操作分析】本案病脚躄不能行，取夹脊穴，灸十壮。《太平圣惠方》指出，"灸炷虽然数足，得疮发脓坏，所患即瘥，如不得疮发脓坏，其疾不愈"。灸疮能够通彻脉络。本案取夹脊穴，其位于督脉与足太阳膀胱经之间，内为督脉，外邻膀胱经，背为阳，督脉行于背之当中，统领诸阳经，足太阳膀胱经统辖周身体表阳气，取夹脊穴可同时调节两经；故灸此处，更得补阳通阳、补肾壮骨之功。

洪遵载他医灸治足躄医案一则

原文：

右灸风市两穴，以多为贵。蔡元长为开封少尹①，一日据案，忽觉虫自足心行至腰间，落笔晕倒，久之方苏。橡曹曰：此疾非俞山人不可疗，使呼之。俞曰：真脚气也。灸风市一艾而去。明日又觉虫自足至风市便止，又明日，疾如初。召俞，俞曰：是疾非千艾不可，一艾力尽，故疾复作。蔡如其言，灸数百，自此遂愈。沈公雅检正说：予绍兴辛巳岁②在吴门，虚郡宅以备巡幸，徙至吴县。县卑湿，始得足痹之疾，以风市为主，兼肩髃、曲池、三里，灸之即愈。（南宋·洪遵《洪氏集验方·卷第四·治脚气灸法》）

【注释】①少尹：唐朝官名，为府尹之副职。②绍兴辛巳岁：宋高宗绍兴三十一年（1161）。

【辨证思路及方法】本病中医称为脚湿气，乃感染湿热邪气，或邪自内发，下注于双足，气血不和、经脉不畅、邪气久恋、凝结不散而致；西医学认为是真菌感染的一种脚癣疾病。在临床治疗上，针对其发病机制采用清热祛湿、凉血解毒、杀虫止痒之法。

【用穴及操作分析】风市穴，名"风"，指风气、风邪也；"市"，指集市、集结也。意指该穴易为风邪集结之处，为治疗风邪的要穴，具有祛风利湿、通经壮骨之功，故可治疗遍身瘙痒、脚气。肩髃穴有"消隐风之热极"的作用；曲池为手阳明大肠经合穴，有清热和营、降逆活络之功；手三里异名上三里、鬼邪，为手阳明脉气所发之处，且脉气较深，而阳明为多气多血之经，能清泄肺胃积热，排郁散结，予病邪以出路，风邪得清，湿热得排，郁结得散则疹退痒消，病证得以根治。《本草纲目》载"艾叶苦辛，生温，熟热，纯阳之性，能回垂绝之阳，通十二经，走三阴，理气血，逐寒湿，暖子宫，以之灸火，能透诸经而除百病"。故诸穴加艾灸更能增强其激发经气、疏通经络之功，使其作用充分发挥。

王执中治足肿医案三则

原文1:

予旧有脚气疾,遇春则足稍肿,夏中尤甚,至冬肿渐消。偶夏间依《素问注》所说穴①之所在,以温针微刺之,翌日②肿消。其神效有如此者,缪刺且尔,况于灸乎?有此疾者,不可不知。此不止治足肿,诸疾皆治云。(南宋·王执中《针灸资生经·卷五·脚肿》)

【注释】①所说穴:指足三里穴。②翌日:指第二日。

【辨证思路及方法】本案为针灸并用治疗脚肿的验案。脚气病系指以足胫水肿、麻木、酸痛、无力等为主要表现的病证,乃脾、肺、肾三脏相关之病。盖水为至阴,故其本在肾;水化于气,故其标在肺;水惟畏土,故其制在脾。《金匮要略》虽分五水之名及五脏表里主病,然其治必先治气。气机得行,才能传化而分消。足三里穴属阳明,而与太阴、少阳邻里相通,取之以行脾胃之气,使脾土健运,脾土一旺,在心、在肝、在肺、在肾之水有所制,肿自消。故王执中"有脚气疾","以温针微刺之,翌日肿消"。

【用穴及操作分析】足三里穴属足阳明胃经。胃者,土也,土旺则能制水,水有所制,则不敢横发而为肿也。

原文2:

有人旧患脚弱且瘦削,后灸三里、绝骨①,而脚如故,益知黄君《针灸图》所谓绝骨治脚疾有神效,犹信也。同官以脚肿灸承山一穴,疮即干,一穴数月不愈。不晓所谓,岂亦失之将摄②耶,是未可知也。(南宋·王执中《针灸资生经·卷五·脚弱》)

【注释】①绝骨:即悬钟,属足少阳胆经。②摄:保养。

【辨证思路及方法】本案之脚弱,又可称为脚痿,指脚痿弱无力,行走不便,甚则瘫痪。《素问·痿论》中指出"阳明者,五脏六腑之海,主润宗筋""治痿独取阳明",说明痿证的发生与阳明有关,多由于阳明积热、耗伤津液、筋肉失养所致,也有湿热内侵伤及阳明,或肝肾不足、阴精亏虚所致者。脾主肌肉四肢,肾主骨,故治疗往往将健脾利湿和补益肝肾合而为一。

【用穴及操作分析】足三里为足阳明胃经之合穴,具有补气健脾利湿的作用,为补益脾胃之要穴;绝骨为八会穴之髓会,具有补肾壮阳、填精益髓的作用,由于肾藏精,又主骨,故绝骨穴可治疗肾虚精亏、骨髓失充所致脚弱无力之证。二穴合用,既可以健脾利湿,又可以补肾益髓,为治疗脚弱之良方。

原文3:

执中母氏常久病,夏中脚忽肿。旧传夏不理足,不敢着艾,谩以针置火中令热,于三里穴刺之,微见血,凡数次,其肿如去。执中素患脚肿,见此奇效,亦以火针刺之。翌日,肿亦消,何其速也,后亦常灸之。凡治脚肿,当先三里而后阳跷等穴可也。(南宋·王执中《针灸资生经·卷五·脚肿》,另可见于《续名医类案·卷十九·

脚气》）

【辨证思路及方法】脚肿，证名，水肿病的常见症状之一，见《证治要诀·肿》，一作足肿，由湿热太甚、脾虚不足、脾虚气滞、久病正虚所致。《医林绳墨·卷五》指出"足肿者，谓腿足作肿也。有湿热太甚而作肿者，其色红肿，当清湿热……有脾虚不足而作肿者，其色白肿，当养脾气……有脾虚气滞而不行者，肿久必有水出，破之难痊，治宜实脾为要……其肿下连足跗，如皮肿可治，肉肿难除，当养正健脾"。本案病患夏中脚忽肿，夏应太阴湿土，湿热为患，伤及中焦脾胃，脾虚不能运化水湿，故发脚肿，治宜清热利湿，健脾消肿。

【用穴及操作分析】足三里为足阳明胃经之合穴，可健脾渗湿，行气利水。《针灸甲乙经》指出"水肿胀，皮肿，三里主之"；又《千金翼方》记载"身重肿坐不欲起，风劳脚疼，灸三十五十壮，针入五分补之"。用火针刺血，可加强泻热消肿功效。

王执中灸药结合治膝病医案二则

原文1：

舍弟行一二里路，膝必酸疼不可行，须坐定以手抚摩久之，而后能行，后因多服附子而愈。

原文2：

予冬月膝亦酸疼，灸犊鼻而愈。以此见药与灸不可偏废也。若灸膝关、三里亦得，但按其穴酸疼，即是受病处，灸之不拘。（南宋·王执中《针灸资生经·卷五·膝痛》，另可见于《普济方·卷四百一十九·针灸门》）

【辨证思路及方法】本案之膝痛，因其膝部酸痛不可行，灸之而后能行，显系虚象也。盖人至中年之后，阳气衰减，两足无根，不能温运下肢，故而出现膝痛。然若得小憩，阳气运行，则又能行。由此可知本病治法以辅助阳气为先，俾阳气充盛，经络温通，其病自除。

【用穴及操作分析】局部着艾则可温运气血，辅助阳气，使得气血运行畅通，本证自然治愈，此为阿是穴应用一例。然若痛处广泛，则可选用局部扶阳要穴，如阳关、阴市穴之类。

洪迈灸治足蹙医案一则

原文：

僧普清苦脚气二十年，每发率两月，灸背夹脊三七壮，即时痛止。（南宋·洪迈《夷坚志·脚气》）

【辨证思路及方法】本案之脚湿气乃感染湿热邪气，或邪自内发，下注于双足，以致气血不和，经脉不畅而成肿痛。本案邪气久恋，湿热凝结不散，其治颇难。究其临床治疗，应针对其发病机制采用清热祛湿、凉血解毒、杀虫止痒之法。

【用穴及操作分析】夹脊穴位于背腰部，当第一胸椎至第五腰椎棘突下两侧，后正中线旁开半寸,一侧 17 个穴位,与脏腑密切相关,是体内脏腑与背部体表相联通的点。其联系主要以督脉和足太阳膀胱经的联系为基础,并且这种联系有一定的特殊性,它不仅具有经络的循环往复特性,而且借助于气街径路与上下、左右、前后经脉之气沟通,从而使夹脊穴成为督脉和足太阳膀胱经气的转输点。针刺夹脊穴,一针连及二经,可使全身气血流通,阴阳调和,故能起到督脉和背俞穴同样的治疗作用。《医学入门》指出,"虚者灸之使火气以助元阳也;实者灸之使实邪随火气而发散也;寒者灸之使其气之复温也;热者灸之,引郁热之气外发,火就燥之义也"。灸法之药性和温热效应可抗炎、改善局部血液循环。艾灸夹脊穴,可振奋阳气以祛湿邪而使病自愈。

杨继洲针治腿病医案二则

原文 1:

癸酉[①]秋,大理李义河翁患两腿痛十余载,诸药不能奏效。相公[②]推余治之,诊其脉滑浮,风湿入于筋骨,岂药力能愈,须针可瘥。即取风市、阴市等穴针之。官至工部尚书[③],病不再发。(明·杨继洲《针灸大成·卷九·医案》)

【注释】①癸酉:明神宗万历一年(1573)。②相公:宰相的尊称。③工部尚书:官名,工部的最高长官,掌管全国屯田、水利、土木、工程、交通运输、官办工业等。

【辨证思路及方法】本案之腿痛,虽为平常疾病,然其治也务必注重层次。病位分肌表、营卫、气血、脏腑、经络、筋骨。邪在表者,宜汗;在肌者,宜解;在营卫者,宜和;在气血者,宜调;在脏腑者,或宜于散,或宜于丸,或宜于膏。以上皆药之可愈也。然病在经络、筋骨,又非药力所及,故曰"须针可愈"。

【用穴及操作分析】本案以"两腿痛"为主要表现,伴"脉浮滑"。两腿痛十余年,诸药不能奏效,诊脉浮滑,可辨为风湿入侵筋骨,非药力所及,故针风市穴以祛风湿、通经络、壮筋骨,阴市穴温经散寒。阴市穴性纯阳,能消散阴翳,可用于治阴寒极盛的经络病,有逐寒湿的作用。诸穴同用可助阳散寒化湿,使风寒湿得祛,气血畅行,则筋骨病愈。

原文 2:

庚辰[①]夏,工部郎许鸿宇公患两腿风,日夜痛不能止,卧床月余。宝源局[②]王公,乃其属官,力荐余治之。时名医诸公坚执不从。许公疑而言:两腿及足,无处不痛,岂一二针所能愈?余曰:治病必求其本[③],得其本穴会归[④]之处,痛可立而止,痛止即步履,旬日之内,必能进部。此公明爽,独听予言,针环跳、绝骨,随针而愈。不过旬日,果进部,人皆骇异。假使当时不信王公之言,而听旁人之语,则药力岂能及哉?是惟在乎信之笃[⑤]而已,信之笃,是以获其效也。(明·杨继洲《针灸大成·卷九·医案》)

【注释】①庚辰:明神宗万历八年(1580)。②宝源局:明清时管理铸造钱币的官署。③治病必求其本:首见于《素问·阴阳应象大论》的"治病必求于本",意在告诫医者在错综复杂的临床表现中,要探求疾病的根本原因,宜针对疾病的根本原因确定正确的治本方法。④会归：会合，归结。⑤笃：忠实，一心一意。

【辨证思路及方法】 本案之腿风，临床表现主要为夜间睡眠或安静时出现双侧下肢难以名状的不适感、蚁走感、胀麻感、蠕动感和刺痛感等。患者常辗转反侧，甚至被迫下床不停走动、捶打以缓解症状。严重时可影响患者的睡眠，显著降低其生活质量。本病以中老年多见，属中医学"痹证""血痹"的范畴。中老年人气血虚，气血运行不畅，肝肾亏损，使下肢经脉、经筋失去血之荣养；且夜间或安静时阳气在里，阳气失调，使气血运行不畅。临证以疏泄经络郁滞之阳气、疏通双下肢之经络为治疗大法。

【用穴及操作分析】 环跳，又称髀厌、髀枢、环谷、枢中等，位于股外侧部，侧卧屈股，当股骨大转子最凸点与骶骨裂孔的连线的外 1/3 与中 1/3 交点处，为足少阳、太阳二脉之会，具有利腰腿、通经络之功效。《针灸大成》指出（环跳）"主冷风湿痹不仁，风疹遍身，半身不遂，腰胯痛蹇，膝不得转侧伸缩"。故环跳常为坐骨神经痛、下肢麻痹、半身不遂等病证的首选穴位。绝骨又名悬钟，属足少阳胆经，为八会穴之髓会。《标幽赋》记载"悬钟、环跳，华佗刺躄足而立行"。故两穴合用共奏疏通经络、平衡阴阳、通畅气血之功。此外，《素问·宝命全形论》指出"凡刺之真，必先治神"；《灵枢·本神》指出"凡刺之法，必先本于神"。治神是针刺施治的基础和前提条件。治神是建立在患者对医生的信任基础之上的，只有取得患者对医生的信任，患者才可能达到精神放松、神安气定的治神状态。正如《素问·五脏别论》所言"拘于鬼神者，不可与言至德；恶于针石者，不可与言至巧；病不许治者，病必不治，治之无功矣"。

腰腿足膝病涵盖范围极广，几乎所有主要表现为下肢肌肉或关节疼痛，不能行走的疾病均可归入足腿病范畴。本病与西医学中的腰椎间盘突出症、坐骨神经痛、糖尿病周围神经病变、关节退行性变、风湿性关节炎、强直性脊柱炎、骨质疏松、截瘫、脊髓炎、急性炎症性脱髓鞘性神经病、静脉或淋巴管道阻塞、心肾疾病等均有对应关系。中医学中的脚气、坐骨神经痛、痹证也可部分归入足躄范畴。

现代中医多认为，此属外邪壅阻血脉经络、脉络不通、气血运行不畅所致，多局部取穴、循经取穴，辅以阿是穴，而循经取穴中，又多取环跳、阳陵泉、膝阳关等穴以通络止痛，阴陵泉、足三里以健脾除湿，肾俞、腰阳关以散寒。然其经络痹阻只局限于肢体部位，并无他症，若按上述诸穴治之，则难免成墨守教条。

所录案中，淳于意案之足热，相当于西医学中的痛风、风湿性关节炎、类风湿关节炎等疾病。中医理论认为，足热可因外邪郁于肌表而发热，或素体阴虚内热，或热毒蕴结、气血壅滞而发热。临床用穴总以祛除外邪、滋阴清热为治则，取太溪、太冲、涌泉为主穴。"足热而躄"，现多认为是由阴虚内热或火（湿）热内郁等所致，常施以滋阴降火、清热养阴、清肝理脾、祛湿除热之法，临床选穴不一而足，随证而配。然此案为酒醉而得，若从以上角度或思路分析，不免有点单薄牵强。仓公从病因入手，从酒之性、大醉后气血阴阳之变化论之，得"足热而躄"实为肾阴受损、阴虚阳亢所致，故只取涌泉一穴即从根本上治愈疾病。现代治疗中，一方面在辨证诊断时常陷入既定思维而直指病机，却忽略以患者为本，综合分析疾病之诱因或病因；另一方面，常多经、多穴配伍成方，其症或可解，但难免有不得要领之嫌，且增加病患痛苦。

窦氏案，现多认为属坐骨神经痛，多取大肠俞、夹脊穴、环跳、委中、阳陵泉、悬钟等以通经止痛。而窦氏此案独取关元穴重灸之，一方面，此是因为窦氏重视"保扶阳气"为本，认为肾气复长，则筋骨乃用，行动自如；另一方面，《诸病源候论》记载，"肾气不足，受风邪之所为也。劳伤则肾虚，虚则受于风冷，风冷与真气交争，故腰脚痛"，而关元穴恰可救肾气、保肾气。

同理，甄氏案，一则从患者实际病情出发，仅四穴即可标本同治，穴取简便，效见疾速；一则从寒湿入手，以阳辅、下巨虚祛除所受之寒湿外邪的同时，又可助环跳、阳陵泉通行气血经络。依照现代治疗方法，其症或可解，但必取效迂回，一方面未直达病所，另一方面《灵枢·九针十二原》记载，"疾高而内者，取之阴之陵泉"，而肾俞偏补，散寒力弱，故有"取穴杂而不专"之嫌。

而对于甄氏第二则病案，经脉痹阻是病机，其形成之因、致病之本并未得到阐释与治疗。甄权认为本病案病因为风寒湿，病机为瘀，治疗当从血入手。"腰脚不随，不能跪起"责之于风寒湿入侵，滞留经脉。取环跳、阳陵泉疏通经络，再以上髎、下巨虚上下两穴将风寒湿尽除，遂"得跪"。

可见，现代治疗之法若只着眼于疏调腰部经脉气血、通经活络，其症或可得缓，然诸邪留滞不去，症必反复，日久弥重，蕴积不解，即可成毒。

华氏案之脚躄不能行，现多认为是经络气血痹阻，治以益气养血、祛瘀活血通络为主，多针刺环跳、膝阳关、梁丘、阴陵泉、阳陵泉、足三里、三阴交等穴。然仅考虑通经活络未免思路狭窄，且针灸服药不及病所。故华佗易之以灸，认为脚躄不能行，责之阳气郁遏不通，故艾灸夹脊穴，且以灸疮为法，意在通达阳气，则经络亦通，病去。现代人或难以接受灸疮，但此治疗思路及经验仍可作为临床参考与应用。

洪遵案、洪迈案之脚气，现多认为由脾胃二经湿热下注而成，常以足三里、三阴交、阴陵泉为主穴。足三里为足阳明经合穴，三阴交为足太阴、足少阴、足厥阴经交会穴，阴陵泉为脾经合水穴，三穴合用，可通过疏通经络，以泻脾胃二经湿热，导邪外出，从而达到治愈之目的。而洪遵案从"风"论治。盖其症如"虫行"，系风性善行数变，选择风市这一治风要穴，灸之可祛风散邪，则脚气可愈。洪迈案却从阳论治。夹脊穴可以主治督脉及足太阳膀胱经相关的脊柱、腰腿痛症；而艾灸的主要作用为温通经络、益气活血、祛寒止痛；故通过艾灸夹脊穴，可以通调督脉及足太阳膀胱经经气，使经脉得以温通，痹证得除。故临床之治需慎辨。

王氏三案之足肿，可归入西医学之浮肿范畴。王氏之治均行温阳行气之法，通过治法可以推测病机，此两案皆为脾肾阳虚，气化无力，下焦水液泛滥，水湿停积而成之水肿，属于"阴水"的范畴。若对水肿病机认识不足，滥用腧穴、盲目施灸，遂至久治不愈。王执中临证时注重辨证取穴，并反对盲目追随前人用穴，主张客观认识前人经验，纠正前人错误做法，其实事求是的精神值得当今临床借鉴。

王氏二案虽同为膝痛，然王执中不拘一法，既有药物治疗，亦有针灸治疗。其弟病膝痛，以酸痛喜按为主，王氏认为此为阳气亏虚，无以温煦筋脉，故以附子剂温补肾阳，温经通络，则膝痛得愈。另一案为王执中自身实践，冬日病膝痛，犊鼻处按之酸痛，王氏认为"凡按其穴，疼痛既是病处，针之往往能应手取效"。故灸犊鼻一穴，以活血行气，祛风散寒，使筋脉得舒，灸至病除。此二案体现了王氏"针灸须药"的思想，临床上注重随证施治，或针或药，或针药并施，其客观理性的辨证态度始终贯彻于临证的过程中。

杨氏案之两腿痛，现多认为属风寒湿痹阻经络，治以祛除寒湿、温阳通络止痛为主，多取阴陵泉、阳陵泉、委中、风市、阴市、绝骨、昆仑等穴以疏通经络，祛风散寒除湿，针用泻法，或加灸法，或加拔罐法。而杨氏从脉象浮滑即诊为风湿入于筋骨，实为辨证之精要，所选之穴亦为祛风湿、通经络、壮筋骨之要穴。此病在现代治疗中与杨氏相似，可根据情况酌情加灸法或拔罐法。

第九章　其他医案

第一节　误针误灸

楼英载孙兆治误灸咳血医案一则

孙兆（11世纪），北宋医家，进士出身，官至殿中丞，著有《伤寒方》《伤寒脉诀》，修订林亿、高保衡等校补的《黄帝内经素问》，名为《重广补注黄帝内经素问》。其父为尚药奉御孙用和，其弟孙奇，皆为当时名医。

原文：

孙兆因博士^①王玠惠咽喉噎塞^②，胸膈不利，时发寒热，夜多盗汗，忽心胸塞闷，咳血三数日即止，晚后脉数，口干，涎唾稠粘，咳嗽一二声不透，肩背微痛，尝于关元、气海、中脘、三里等穴着艾，不详病得之肺虚，其状中^③客^④热症，皆因误灸服暖药所致。遂与《外台》第一广济紫菀汤^⑤，为丸合服之，立效。（明·楼英《医学纲目·卷之十七·小肠部·咳唾血》）

【注释】①博士：官名，秦汉时是掌管书籍文典、通晓史事的官职，后成为学术上专通一经或精通一艺、从事教授生徒的官职。②噎塞：堵塞。③中：中焦。④客：指病邪自外侵入。⑤广济紫菀汤：《外台秘要》载"《广济》疗患肺胀气急，咳嗽喘粗，眠卧不得，极重，恐气欲绝。紫菀汤方。紫菀（六分），甘草（八分，炙），槟榔（七枚），茯苓（八分），葶苈子（三合炒末，汤成下），上五味，切，以水六升，煮取二升半，绞去滓，分温三服，每服如人行四五里久进之，以快利为度。忌生葱、菜、热面、海藻、菘菜、大醋、蒜、粘食"。

【辨证思路及方法】患者咽喉噎塞，胸膈不利，兼有咳嗽，可见病位在肺，其时发寒热，夜多盗汗，系因气虚不敌外邪，亦不能固摄汗液，汗多伤阴，已成气阴两虚之证。病家不识其证，反用艾灸于关元、气海、中脘、三里等穴温阳助火，致使患者病情加剧，心胸塞闷，咳血三数日，晚后脉数，口干，涎唾稠黏。其治当立即停止艾灸，改用滋阴补气之法，清补肺气，平其虚火。取穴宜以尺泽、肺俞、太渊、足三里、太溪、列缺、照海穴为主。服药宜紫菀汤之类，其方紫菀、五味子、生姜（合皮切）、白石英（研，绵裹）、款冬花、桂心、人参、钟乳（研，绵裹）、麦门冬（去心）、桑根白皮、大枣（擘）、粳米，既能滋阴、清肺中虚热，又可清补肺气、培土生金。

【用穴及操作分析】关元穴在脐下三寸，以其为"人生之关要，真元之所存……元阴元阳交关之处，穴属元气之关隘"，故为人身要穴之一，灸之可以培元固本、温肾壮阳。气海穴在脐下一寸半，为生气之海，灸之可以助阳益气、培元固本。中脘穴在脐上四寸，为胃之募穴，又为八会穴之腑会，灸之可温胃健脾、温补中焦。足三里穴为胃之下合穴，又是胃经合穴，可补脾胃气血，为保健要穴，灸足三里多用于治疗寒证虚证。此处患者胸膈不利主要是因为气阴两虚，灸此四穴，皆有补火助阳之弊，致使火客中焦，食气伤阴。此灸实为"虚虚"之治。

李杲载误灸致头痛医案一则

原文：

昔有人年少时气弱，常于气海、三里灸之，节次约五七十壮。至年老添热厥头痛，虽冬天大寒犹喜寒风。其头痛则愈微，来暖处或见烟火，其痛复作，五七年不愈。皆灸之过也。荆芥穗、川芎各二分，蔓荆子、当归身、苍术各三分，酒黄连、生地黄、藁本、甘草各五分，升麻、防风各七分，酒黄柏、炙甘草、黄芪各一钱，酒黄芩、酒知母各钱半，羌活三钱，柴胡五钱，细辛少许，红花少许，上锉如麻豆大，分作二服，每服水二盏煎至一盏，去渣稍热服食后。（金元·李杲《兰室秘藏·卷中·头痛门》，另可见于《针灸聚英·卷一上·足阳明胃经》《证治准绳·类方·第四册·头痛》及《古今医统大全·头痛门》）

【辨证思路及方法】本案为误灸导致头痛的医案。患者头痛，遇寒则微愈，遇热则加剧，证属热厥头痛。艾灸之所以会导致本案中的不良反应，是由患者于年少时过量施灸所致。至于发病部位为何在头部巅顶，则与人体之气的升降有关。人体以三十岁为界，三十前人体之气呈上升趋势，三十后人体之气呈下降趋势；少年人升生之性旺盛，此时再以动辄五七十壮的巨量灸气海，则其气上冲则发为头痛，以三里能降气，故头痛一疾直到晚年才发作。

【用穴及操作分析】在施加针灸疗法时，一定要考虑到患者本身气机运动与穴位升降之性。具体而言，中医秉承中国古代哲学思想，其所谓的"补"贵在顺其性。故少年人当升之时辅以升托即是补，老年人当降之时佐以沉降仍是补，反之为泻。就本案所取两个穴位而言，气海为补气要穴，应少年人升生之机，本与患者相宜，但患者灸之太过，则升发之力超其所宜，发为热厥头痛。

关于足三里，《类经图翼》曰："小儿忌灸三里，三十外方可灸，不尔反生疾。"《外台秘要·明堂》则指出"人年三十以外，若不灸三里，令气上冲目，使眼无光，盖以三里能下气也"。同样是足三里穴，三十岁以下应避免施灸，而三十岁以上则必灸之，为何？其原因在于穴有升降之性。足三里穴属阳明，胃以降为和，足三里又为土经合土穴，合治内腑，其性沉降，故足三里穴沉降之性甚强，甚和胃之本性，若顺其性则为大补。

灸法导致的变证及意外并非少见。古代医家病案不乏关于针灸误用或因误灸所致变证之论述，如张仲景在《伤寒论？辨太阳病脉证并治》中有7项条文涉及太阳病误灸导致火逆等变证。

此外，古代医家认为某些部位或腧穴不可妄用灸法，如杨继洲在《针灸大成》中论曰："头不多灸策。"吴亦鼎在《神灸经纶》中云："脑为诸阳之会，颈项近咽喉，肾俞为致命之所，俱不可灼艾也。""臂脚穴，多灸脱人真气，令人血脉枯竭，四肢削瘦无力。"

所录楼氏案，因病家不辨病证，直取关元、气海、中脘、足三里穴行灸法，实为助长邪火，耗气伤阴，重虚其疾，故至"忽心胸塞闷，咳血三数日"。肩背微痛实为虚火灼络之征，治当取天突、膻中、中府、尺泽、列缺、照海、太溪、肾俞、肺俞。本案提醒医家，临床上并不是所有的证型均可使用灸法。一般情况下，高热、大出血、中风闭证及肝阳头痛等，不适宜用灸法治疗。

而李氏案，若掌握了机体气机和穴位特性，便可知，本案患者如果仅重灸气海，则升发之力太过，少年时即将发为热厥头痛，以其同时灸以降为补的足三里穴，则此病至老年时才发作。若本案患者仅灸足三里穴，则本应升发之气机反而沉降，应有目不明的表现。故医者在施灸时应因人制宜，不应机械死板地看待补泻。

因此，临床仍需重视辨证的重要性，不可盲目地使用灸法，否则将出现非徒无益反害之效，故医者当有所警惕。

第二节　滞　针

周密载他医解滞针医案一则

原文：

今世针法不传，庸医野老，道听途说，勇于尝试，非惟无益①也。比间赵信公在维扬制阃②日，有老张总管者，北人也，精于用针，其徒某得其粗焉。一日信公侍姬苦脾血疾垂殆③。时张老留旁郡，急呼其徒治之。某曰："此疾有殆，仅有一穴或可疗。"于是刺足外踝二寸余，而针为血气吸所留，竟不可出。某仓惶请罪，曰："穴虽中而针不出，此非吾师不可，请急召之。"于是命流星马宵征。凡④一昼夜而老张至，笑曰："穴良是，但未得吾出针法耳。"遂别于手腕之交刺之⑤，针甫入⑥，而外踝之针跃而出焉。即日疾愈，亦可谓奇矣。（南宋·周密《齐东野语·卷十四·针砭》）

【注释】①非惟无益：哪怕是好事也会弄得很糟。②制阃（kǔn）：谓统领一方军事。③垂殆：犹垂危，即病情严重。④凡：总共。⑤别于手腕之交刺之：即在足外踝滞针处对侧的手腕大约相同的部位针刺。如左侧外踝滞针，则刺右侧手腕大约相同部位处。⑥甫入：刚刚进入。

【辨证思路及方法】本案针刺虽中病穴，然而正邪搏击于内，著针难出，故针不能出，而为滞针。张老之徒见之此状而仓皇，实为学艺不精。处理滞针或在局部用针，或在远端下手，治法甚多，总以疏散气血、松解肌肉为主要原则。

【用穴及操作分析】本案在足外踝滞针处对侧的手腕大约相同的部位针刺，病左刺右，病右刺左，此为《灵枢·官针》中所记载的巨刺之法。近代医家治病，取对侧相应部位针之都源出于这种方法。然而此法用于滞针之松解实在少见，可见古人之松解之法甚多。

程约针治折针医案一则

原文：

程约，字孟博，婺源人，世攻医，精针法。同邑①马荀仲，自许齐名，约不然也。太守韩瑗尝有疾，马为右胁下针之，半入而针折，马失色曰：是非程孟博不可。约至，乃为左胁下一针，须臾而折针出，疾亦愈。由是优劣始定。（明·江瓘《名医类案·治折针》）

【注释】①同邑：同县。

【辨证思路及方法】本案并未对所患病证做过多的叙述，重点在于记录针刺不当及补救的方法。滞针多为患者精神紧张引起的肌肉强烈挛缩或医者捻转角度过大造成的肌纤维缠绕；折针除了与肌肉挛缩有关，亦乃医之针术未精使然。

【用穴及操作分析】本案之补救措施，并不是现代所采用的局部揣摩循按，弹拨针柄使肌肉放松或于折针、滞针旁再下一针，而是运用了左病右取、下病上取的方法，在健侧针取一穴，这样既有利于局部气血的流通，又可转移患者的注意力，正所谓医者意也，以意取效尔。

滞针在针刺疗法中亦不少见。针刺入肉后因受肌群裹挟而固定于肌群间，捻之不转动，插之不内入，提之不外出为滞针。滞针的原因包括以下几点。①患者精神紧张，当针刺入腧穴后，局部肌肉强烈收缩；②行针手法不当，向单一方向捻针太过，以致肌肉组织缠绕针体而成滞针；③留针时间过长，有时也可出现滞针。

所录周氏案主要讲述古人松解滞针之法。张老在足外踝滞针处对侧的手腕大约相同部位针刺，此针入而外踝之针立刻缓缓提出，这就是替针出针法的一个例子，在远端肢体交叉对应处取一穴刺之，以宣散气血，则针可出，给予我们一种解除滞针的新思路。

而程氏案主要讲述折针及其补救之法。折针即毫针刺入体内的部分在皮下折断，是针法操作时的异常情况。其多因用针有损伤、剥蚀等缺损，并与患者体位的较大移动有关。碰到折针现象出现，医生首先得镇静，叮嘱患者不要乱动，以免移动体位。在对断针进行观察后，可采取相应措施：若针身尚有一部分露在外面，可用镊子拔出；如虽已陷入肉中，但有残端可见的，可用食指和中指在针孔周围挤压，使针身露出表皮之外，再用摄子拔出；倘若针身已陷入深部，则须借助外科手术取出。

第三节　灸不发疮

罗天益灸未能发疮医案一则

原文：

国信副使①覃公中四十九岁，至元丙寅②春，病脐腹冷疼，完谷不化③，足胻寒而逆，皮肤不仁④，精神困弱。诊其脉沉细而微，遂投以大热甘辛之剂，及灸气海百壮，三里二穴各三七壮，阳辅各二七壮。三日后，以葱熨，灸疮皆不发。复灸前穴，依前壮数，亦不发。十日后，疮亦更不作脓，疮口皆干。癸丑岁初，予随朝承应，冬屯于瓜忽都地面，学针于窦子声先生。因询穴腧，曰：凡用针者气不至而不效，灸之亦不发。大抵本气空虚，不能作脓，失其所养故也。更加不慎，邪气加之，病必不退。异日因语针灸科忽教授，亦以为然。至元戊辰⑤春，副使除⑥益都府判，到任未几时，风疾，半身麻木，自汗恶风，妄喜笑，又多健忘，语言微涩。医以续命汤⑦复发其汗，津液重竭，其证愈甚，因求医还家。日久神气昏愦⑧，形容羸瘦，饮食无味，便溺遗失，扶而后起，屡易医药，皆不能效。因思《内经》云：阳气者若天与日，失其所则折寿而不彰。今因此病，而知子声先生之言矣。或云：副使肥甘足于口，轻暖足于体，使令足于前，所为无不如意，君言失其所养，何也？予曰：汝言所养，养口体者也；予论所养，养性命者也。且覃氏壮年得志，不知所养之正，务快于心，精神耗散，血气空虚，因致此疾。《灵枢经》云：人年十岁，五脏始定，血气始通，其气在下，故好走；二十岁血气始盛，肌肉方长，故好趋；三十岁五脏大定，肌肉坚，血气盛满，故好步；四十岁五脏六腑十二经脉，皆大盛以平定，腠理始疏，华荣颓落，发颊斑白，平盛不摇，故好坐；五十岁肝气始衰，肝叶始薄，胆汁始减，目始不明；六十岁心气始衰，善忧悲，血气懈惰，故好卧；七十岁脾气始衰，皮肤已枯；八十岁肺气衰，魄魂散离，故言善误；九十岁肾气焦，脏枯，经脉皆虚；百岁五脏皆虚，神气皆去，形骸独居而终矣。盖精神有限，嗜欲无穷，轻丧性命，一失难复，其覃氏之谓欤！（元·罗天益《卫生宝鉴·卷二·灸之不发》）

【注释】①国信副使：官名，宋、元时的国家使臣。②至元丙寅：元世祖至元三年（1266）。③完谷不化：大便中夹有大量未消化食物的腹泻表现。④皮肤不仁：肌肤麻木，不知痛痒的征象。又称肌肤不仁。由邪入于肌肤或气血不足，气血运行不畅所致。⑤至元戊辰：元世祖至元五年（1268）。⑥除：任命官职。⑦续命汤：《奇效良方》载续命汤"麻黄（去节，先煮掠去沫，焙，一两半），独活（一两半），升麻（半两），葛根（半两），羚羊角屑（一两），桂心（一两），防风（去叉，一两半），甘草（炙，一两），上㕮咀，每服六钱匕，水二盏，浸一宿，明旦煎取一盏，去滓温服，衣覆避外风"治风痉，口噤不开，身背强直，发如痫状"。⑧神气昏愦：头脑昏乱，神志不清。

【辨证思路及方法】本案病"脐腹冷疼"，提示寒证；"完谷不化"，《素问·阴阳应象大论》指出"清气在下，则生飧泄"，又《脾胃论》云"清气在阴者，乃人之脾胃气衰不能升发阳气"，提示完谷不化是由脾气亏虚，失于运化，清阳不升所致。"足胕寒而逆"，脾主四肢，脾阳亏虚，阳虚四肢失于温煦故寒。"皮肤不仁，精神困弱""脉沉细而微"，示气血不足。故投以大热甘辛之剂，及灸气海、三里、阳辅穴，并用葱熨，以温补阳气。但因其阳亏，本气空虚，不能作脓，故灸后不发。加之自年轻时便失饮食调摄，致精神耗散，血气空虚，遂于两年后更加感受邪气而得中风之疾。

【用穴及操作分析】本证为脾阳亏虚，气血不足，罗天益以温补脾阳为主。气海穴居脐下，为元气之海，灸之大补元气，化生气血。足三里为胃经合穴、胃腑下合穴，《灵枢·邪气脏腑病形》指出"合治内腑"，灸之有补益脾胃、化生气血之功。加灸阳辅以接续阳气，温化寒湿。葱辛散温通，以葱熨能宣通阳气，温散寒凝。诸穴加灸、熨，合以大热甘辛之剂，均为温补脾阳之法。

汪机载罗天益灸而未能发疮医案一则

原文：

覃公，四十九岁，病脐腹冷疼，完谷不化，足胕寒逆，精神困弱，脉沉细微。灸气海、三里、阳辅，三日后，以葱熨灸疮，皆不发。复灸数壮，亦不发。十日后，全不作脓，疮干而愈。（明·汪机《针灸问对·卷之下·八十二问灸之不可何如》）

【辨证思路及方法】本案症见"脐腹冷疼、完谷不化、足胕寒逆、精神困弱、脉沉细微"，显系火亏。而补火助阳之法，灼艾第一，故以艾灸温阳散寒。然本法如不得疮发脓坏，其疾不愈。故古人或再灸，或葱熨，或热熨，或麻油渍之，或服补发之剂以治灸疮不发，务要得疮发脓坏，所患即瘥。本案实出《卫生宝鉴》，其载覃公"前穴又十日后，疮亦不作脓，疮口皆干"。虽未点明后效，然结合《卫生宝鉴》下文之意细思之，则此病当因不得成脓而败。至《针灸问对》则称"全不作脓，疮干而愈"，此必历经百年，传抄错讹。

【用穴及操作分析】欲补阳气者，必着眼于脾肾。气海灼艾能补先天之火，三里得火则壮中焦生机，兼之阳辅扶阳抑阴之穴，三穴合用，共奏补火消翳之功，倘得阳回阴散则能病愈。

不发疮，属阳虚范畴，是因阳虚不能使气血聚集而形成疮口鼓邪外出。由于西医学并无阳虚这个概念，故治疗时只能针对症状进行对症治疗。如完谷不化则给予助消化治疗。

现代中医认为阳虚包括心阳虚、脾阳虚、肾阳虚、肺阳虚。治疗可主要灸关元、神阙，并配合刺关元、气海、足三里行补法。

所录罗氏案属脾阳亏虚，气血不足，取中脘、气海、关元、天枢、足三里、太白、并施灸。效罗氏，针灸药并用，加以附子理中之剂温补脾胃，再酌加八珍之类补益气血取效更佳。罗氏辨证当以脾阳亏虚为主，故治之以温通，但由灸而不发可知患者气血亏虚，所以还应在饮食、起居、情志上注意调养，并酌情用补益气血之药，方可拨乱反正。

而汪氏案，现代临床中属于虚证。他请教当时的针灸名家窦汉卿，窦氏认为是"本气空虚，不能作脓，失其所养"而致。明代杨继洲《针灸大成·头不多灸策》中也提到灸疮的发与不发或发疮的快慢，与人体质的强弱、治疗的方法有关。由于发疮可以提高疗效，古人提出了许多方法来促发灸疮，如在原来的疮面上加大火力，增加壮数，补充热刺激；采用葱白、皂角汤、乌臼叶、麻油等辛温通散、生肌之品涂敷穴位外表；或内服滋补中药，提高机体反应力。

但是现代临床因种种原因鲜有行化脓灸法者，致使良法沉沦。然若能恰当、持久、足量应用温和灸、隔物灸等法则亦能收效，但总不美于化脓灸者。

第四节　强身健体

窦材论灸疗保健强身医案一则

原文：

绍兴间，刘武军中步卒王超者，本太原人，后入重湖为盗，曾遇异人，授以黄白住世之法，年至九十，精彩腴润。辛卯年①间，岳阳民家，多受其害，能日淫十女不衰。后被擒。临刑，监官问曰：汝有异术，信乎？曰：无也，惟火力耳。每夏秋之交，即灼关元千炷。久久不畏寒暑，累日不饥，至今脐下一块，如火之暖。岂不闻土成砖，木成炭，千年不朽，皆火力也。死后，刑官令剖其腹之暖处，得一块非肉非骨，凝然如石，即艾火之效耳。故《素问》云：年四十，阳气衰而起居乏；五十体重，耳目不聪明矣；六十阳气大衰，阴痿，九窍不利，上实下虚，涕泣皆出矣。夫人之真元，乃一身之主宰，真气壮则人强，真气虚则人病，真气脱则人死。保命之法，灼艾第一，丹药第二，附子第三。人至三十，可三年一灸脐下三百壮；五十，可二年一灸脐下三百壮；六十，可一年一灸脐下三百壮，令人长生不老。余五十时，常灸关元五百壮，即服保命丹、延寿丹，渐至身体轻健，美进饮食。六十三时，因忧怒，忽见死脉于左手寸部，十九动而一止，乃灸关元、命门各五百壮，五十日后，死脉不复见矣。每年常如此灸，遂得老年康健。乃为歌曰：一年辛苦惟三百，灸取关元功力多，健体轻身无病患，彭篯寿算更如何。（宋·窦材《扁鹊心书·卷上·住世之法》）

【注释】①辛卯年：南宋孝宗乾道七年（1171）。

【辨证思路及方法】本案为夏秋之交直接灸关元强身健体的验案。本案强身健体的思路在于固护人体元气。窦材引《黄帝内经》之言佐证，年老体衰、耳目不明、清窍不利的关键在于阳气的衰少。故案中王超于夏秋之交大剂量灸关元穴，以补益阳气，则虽年老而不衰。《黄帝内经》言春为阳中之阳，夏为阳中之阴，阳气已极。故夏至一阴生，至秋则为阴中之阳。夏秋之交虽天地阳气充足，但已盛极而衰，阴阳消长的形式正在此时悄然改变，为补益阳气的最佳时机。本案全篇思路均为以阳立论，主线突出，条理清晰。

《扁鹊心书》除卷首、神方外，主体部分分为上、中、下三卷。中、下卷皆以病分篇，列治则治法，上卷则多为原则层面的论述。窦材将本案归入上卷，可见其对于固护元阳的重视。

【用穴及操作分析】关元为人体重要的补益穴，其居脐下三寸丹田之所，是人体元阴元阳关藏之处，任脉与足三阴经之交会穴，能沟通先后天之气，补益之功尤强。关元居腹部，腹为阴，足三阴与任脉亦为阴，取关元施灸能从阴引阳，使"阳得阴助而生化无穷"。于夏秋之交重灸关元最能补益阳气，而又无上火之弊。《类经图翼》提及关元穴"一云但是积冷虚乏皆宜灸……一云治阴证伤寒，及小便多、妇人赤白带下，俱当灸此，多者千余壮，少亦不下二三百壮，活人多矣。然须频次灸之，仍下兼三里，故曰若要丹田安，三里不曾干"，即提倡关元、足三里穴配合施灸，老年人不妨以此法施灸。

健康人在无病时施以针灸达到保健的目的，被称为逆针灸。该定义见于《针灸聚英》，其云："无病而先针灸曰逆。逆，未至而迎之也。"古人以逆灸达到预防疾病的目的，如《备急千金要方》云："河洛关中土地多寒，儿喜病痉，其生儿三日，多逆灸以防之。"可见古时艾灸在预防疾病方面扮演了重要的作用。随着现代人生活质量和需求的提高，逆灸抗衰老的作用逐渐受到人们的关注和重视。现代研究表明，逆灸具有抗衰老的作用，能促进性腺激素分泌，预防老年人生殖系统病变，调整下丘脑－垂体－性腺轴的功能。

目前已得到验证，针灸具有如下几种抗衰老途径。①抗氧化作用。研究表明，氧自由基对细胞及细胞器造成的氧化损伤会导致或加速细胞的老化、凋亡。而针灸可以提高体内多个组织中超氧化物歧化酶（SOD）的含量，降低丙二醛（MOD）的含量，从而清除体内氧自由基，达到逆转或减缓衰老的效果。②调节神经－内分泌。神经内分泌系统的衰退也是人体衰老的一个原因。随着年龄的增长，机体内某些激素和信号的靶点对上述物质的反应发生改变，导致内分泌系统合成、分泌、调节功能下降。作为结果，机体内环境改变、代谢异常，最终会导致衰老。由于下丘脑－垂体－肾上腺轴主管全身的内分泌情况，针灸又可以通过调节人体神经－内分泌－免疫网络，对该轴的功能产生调节作用。故针灸可以通过调节神经－内分泌系统，延缓衰老。③其他机制。近年来新兴研究表明，针灸还可以通过调节免疫系统、调节脂代谢紊乱、促进血液循环、调整微循环障碍、促进微量元素吸收等途径达到减缓衰老的目的。